Brigitte – Fit und schön

Karin Felix war sieben Jahre lang Stellvertretende Chefredakteurin bei Brigitte. Sie konzipierte 1984 das erste Brigitte-Sonderheft „Fit und schön". Heute arbeitet sie als freie Autorin.

Fotos: art foto polke (S. 110); H. Banderob (S. 149); Behnken (S. 211); H. Böhm (S. 90, S. 174/175); H. Breedveld (S. 86/87); G. Caspersen (S. 30/31, S. 113, 114, 116); E. Cicic (S. 11, S. 19–27); K. Elmers (Titelfoto, S. 52/53, S. 76, 102, 103, 104, 105, 183, 186, 218, 220); Fahrrad-Richter (S. 61); P. Godry (S. 63); B. Hansen (S. 106/107, 219); M. Holst (S. 50); Kerth (S. 128); Leis (S. 91); Ch. March (S. 17, 39, 58/59, 143, 189); M. Meyer (S. 49, 64); O. Möller (S. 120–127, 130/131, 134, 144, 145, 150–173); Moser (S. 36/37, 47, 179); K. Niermann (S. 80–85); Novich (S. 89); P. Pfander (S. 8/9, 98/99, 115, 118, 119, 178, 180, 184/185, 192/193, 194, 200, 203, 204, 205); Ch. Rosenfeld (S. 141); D. Schleifenbaum (S. 78); M. Schmidt (S. 195); J. Schumacher (S. 15, 32/33, 34, 41–45, 101, 133, 196, 198, 202); I. Thoma (S. 49, 206); Tisné (S. 68, 72/72, 147, 199); R. Wirth (S. 208/209).

Zeichnungen: B. Borchert (S. 28); M. Kollenrott (S. 92–97); G. Meermann (S. 54, 55); H.-U. Osterwalder (S. 176); R. Wendlinger (S. 56, 57).

Herausgeber: Peter Brasch
Lektorat: Marita Heinz
Gestaltung: Ekkhart Blunck, Dietmar Meyer
Produktion: Jürgen Schmidt, Druckzentrale G + J
Satz: Utesch, Hamburg
Lithographie: Bütehorn, Hannover
Druck: Mohndruck, Graphische Betriebe, Gütersloh
Copyright 1988: Mosaik Verlag GmbH, München
9 8 7 6 5 4 3 2 1
Printed in Germany
ISBN 3-570-08052-8

Brigitte
FIT & SCHÖN

VON KARIN FELIX

BEWEGUNG

ENTSPANNUNG

ERNÄHRUNG

GESUNDHEIT

Ein Brigitte-Buch
im Mosaik Verlag

Inhalt

2. Entspannung – Ganz gelöst trotz Alltagsstreß

3. Gesund essen – Fitness geht auch durch den Magen

4. Gut aussehen – Schönheit, die natürlich wirkt

Vorwort

Dieses Buch will Sie dazu anregen, etwas für sich selbst zu tun – für einen gesunden und schönen Körper, für Ihre Gelassenheit und Selbstsicherheit. Es wendet sich an alle Frauen, ganz gleich, wie alt sie sind und wie ihre sportliche Kondition ist. Es informiert ausführlich und gründlich über vier Bereiche:

○ Körperliche Bewegung
○ Seelische Entspannung
○ Gesundes Essen
○ Gutes Aussehen

In allen vier Kapiteln geht es ganz praktisch zu: Was Sie tun können, wird mit vielen Fotos und Zeichnungen anschaulich gemacht. Was Sie an Hintergrundwissen brauchen, wird leicht verständlich erklärt.

Das Buch soll Ihnen helfen, die erste Hürde zu nehmen für ein aktiveres, entspanntes Leben, ohne daß dabei neuer Leistungsdruck entsteht.

Betrachten Sie deshalb die vielen Vorschläge bitte nicht als „Arbeit". Was Sie für sich persönlich tun, soll Ihnen Spaß machen – suchen Sie sich also nur aus, was Ihnen spontan zusagt und was Ihnen guttut. Dann werden Sie bald am eigenen Körper erfahren, was das eigentliche Ziel dieses Buches ist: ein rundum gutes Selbstwertgefühl!

1/Bewegung

Alles, was Sie fit macht

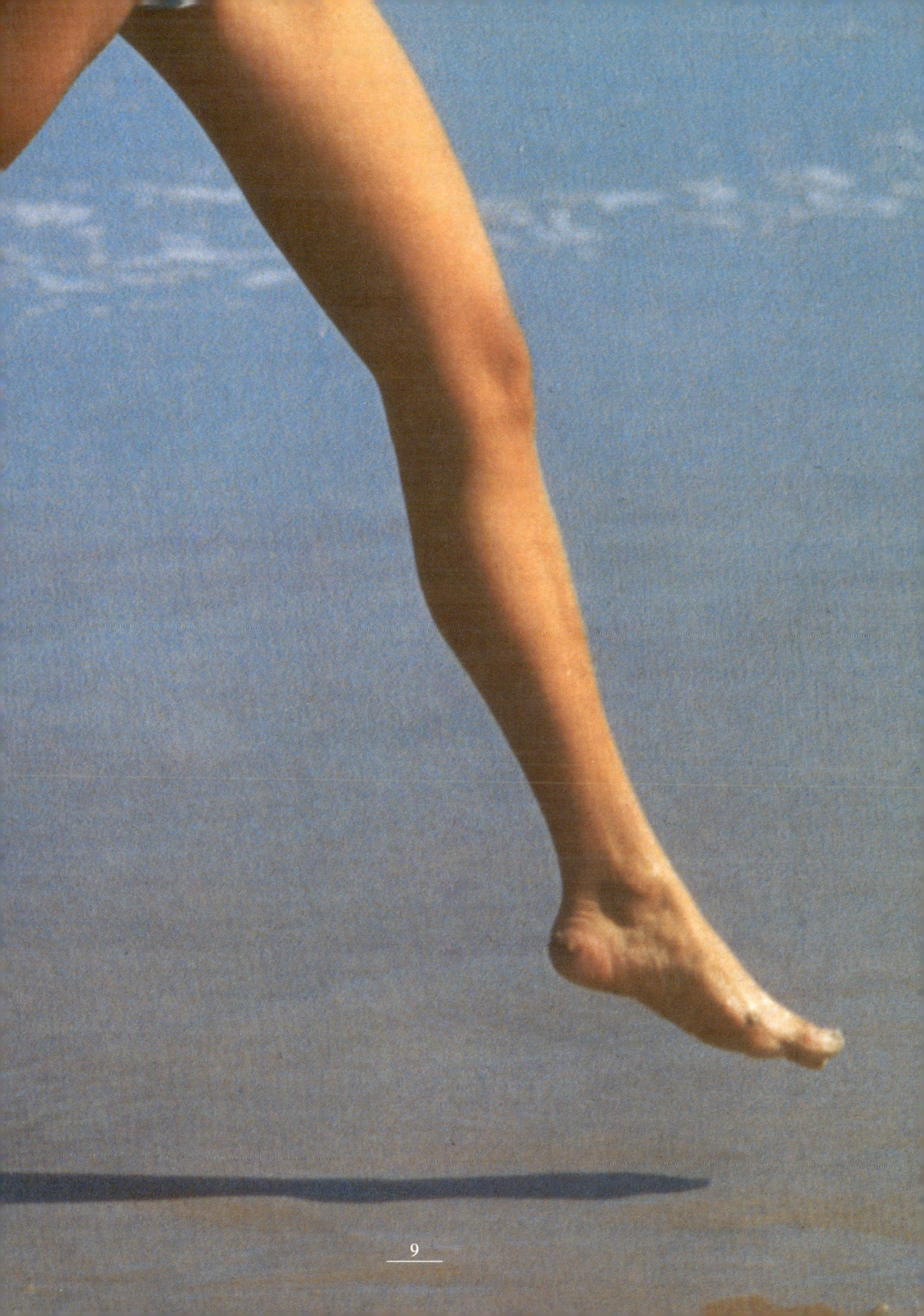

Körperliche Aktivität ist die einzige Tätigkeit, die mehr Energie bringt, als sie verbraucht! Dem Körper ist dabei jede Technik recht. Schon ein kurzer Spaziergang ab und an tut gut. Besser ist, eine längere Strecke zügig zu gehen. Und noch besser, sich regelmäßig so flott zu bewegen, daß einem richtig schön heiß wird. Dann entsteht erst, was man den Fitness-Effekt nennt: Wenn man den Körper beansprucht, wird er nicht schwächer, sondern kräftiger und widerstandsfähiger.

Und die Seele profitiert auch davon. Diese Erfahrung hat jeder schon gemacht: Unwohlsein schlägt aufs Gemüt. Doch wenn man sich mal so richtig körperlich abgearbeitet hat, dann ist man vielleicht müde, aber gut gelaunt und fröhlich.

Wenn der Körper in Bewegung gerät – was geschieht dann eigentlich?

Aus sportmedizinischer Sicht wird Fitness-Training in fünf Gruppen unterteilt: Ausdauer-Training verbessert die gesamte Herz- und Kreislauftätigkeit. Dazu gehören: Jogging, Gehen, Schwimmen, Radfahren, dynamische Gymnastik*, Bodybuilding mit leichten Gewichten*, Tanzen, einige Kampfsportarten. Kraft-Training stärkt, vergrößert, vermehrt die Muskeln. Dazu gehören: Bodybuilding, Schwimmen, einige Kampfsportarten. Schnelligkeits-Training gibt die Kraft, sich kurzfristig ganz schnell zu bewegen. Dazu gehören: Tanzen, einige Kampfsportarten, alle Ballsportarten. Koordinations-Training läßt den Ablauf der Bewegung präzise und sicher werden. Dazu gehören: alle Gymnastikarten, Schwimmen, Tanzen, alle Kampfsportarten. Beweglichkeits-Training macht Muskeln, Sehnen, Gelenke elastisch. Dazu gehören: alle Gymnastikarten, Bodybuilding, Jogging, Gehen, Schwimmen, Radfahren, Tanzen, alle Kampfsportarten.

In der Praxis ist kaum ein Fitness-Training nur einer dieser Gruppen zuzuordnen, viele sind sogar eine Mischung von allen. Am gesündesten sind dabei alle Fitness-Arten, die zum Ausdauer-Training gehören. Weil sich im Körper durch die „ausdauernde" Bewegung eine Menge tut:

Das Herz wird größer und leistungsfähiger

Dadurch kann es mehr Blut in den Kreislauf pumpen und schlägt dabei auch noch langsamer: normalerweise hat man im Ruhezustand einen Puls von ungefähr 80 Schlägen in der Minute. Das sind pro Tag 115 000 Schläge. Sportliche Menschen haben einen Ruhepuls von nur etwa 60 Schlägen, macht am Tag 86 000 Schläge – das Herz hat 30 000 gespart. Die langsamere Gangart hilft dem Herzen, sich selbst besser mit Blut zu versorgen. Das geschieht durch die Herzkranzgefäße, die durch die vermehrte Blutmenge weiter und elastischer werden. Deshalb ist sportliche Bewegung auch die beste Vorbeugung gegen Herzinfarkt: in elastischen Herzkranzgefäßen lagern sich weniger Stoffwechselschlacken und weniger Cholesterin ab; sie sind die Hauptursachen für die lebensgefährliche Verengung.

Der Atem wird tiefer und kräftiger

Trainierte Lungen können größere Luftmengen aufnehmen und dadurch mehr Sauerstoff in den Körper transportieren. Im Ruhezustand atmet der Mensch etwa acht Liter Luft in der Minute ein und aus. Bei körperlicher Anstrengung er-

---

* Langsame Gymnastikarten (wie zum Beispiel Stretching) und Bodybuilding mit schweren Gewichten sind kein Ausdauertraining! Die dynamische Gymnastik und die Bodybuilding-Übungen in diesem Buch wurden jedoch zum Ausdauertraining ausgebaut.

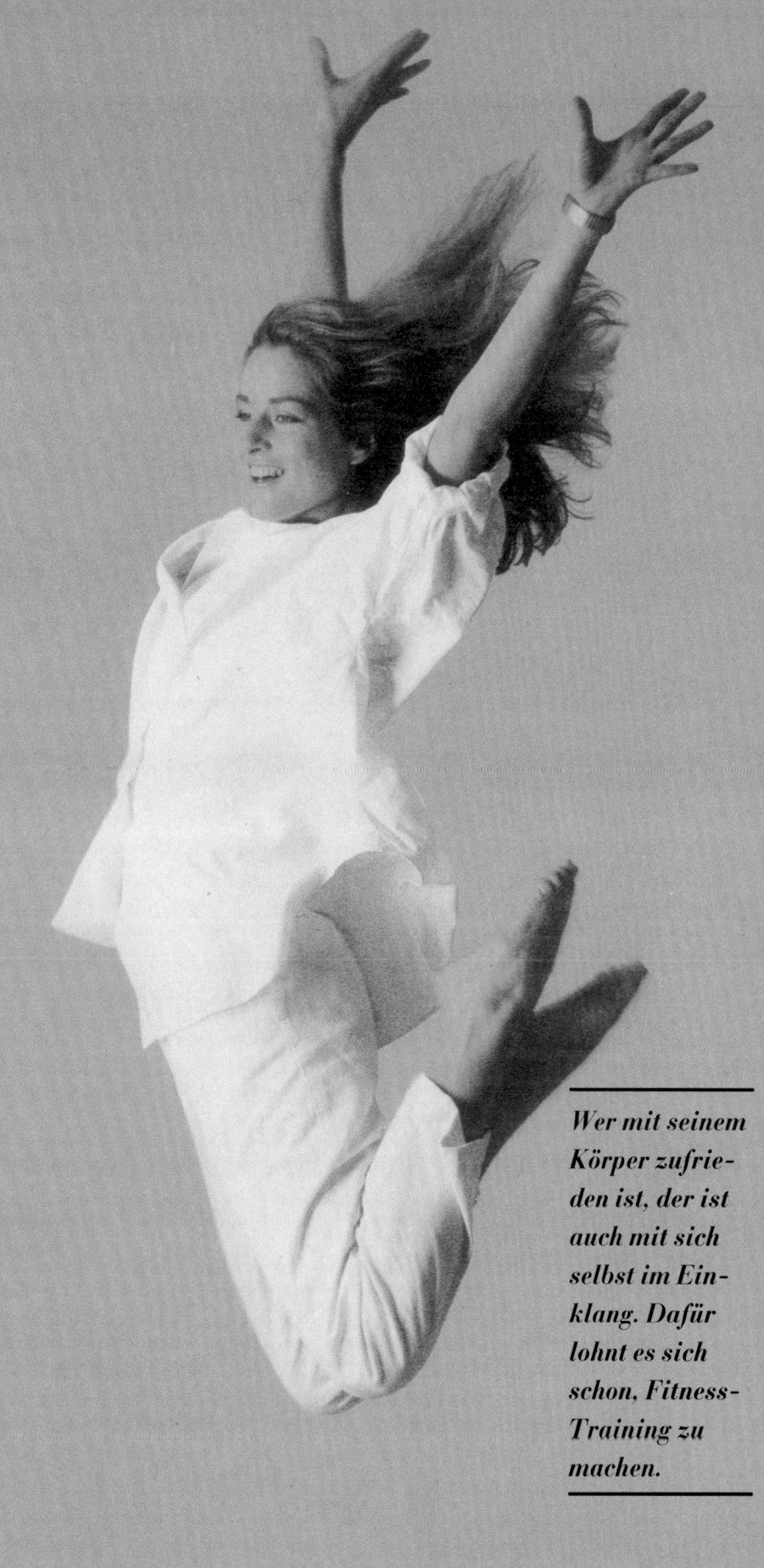

Wer mit seinem Körper zufrieden ist, der ist auch mit sich selbst im Einklang. Dafür lohnt es sich schon, Fitness-Training zu machen.

höht sich die Menge bis auf 100 Liter! Vier Prozent davon gelangen als Sauerstoff in die Körperzellen. Im Ruhezustand also etwa ein Drittel Liter Sauerstoff in der Minute, bei sportlicher Aktivität dagegen 3½ bis 4 Liter. Je mehr Sauerstoff eingeatmet wird, desto besser wird die Nahrung in Energie umgesetzt.

Durch die Muskeln fließt mehr Blut
So gelangen mehr Nährstoffe und mehr Sauerstoff in die Muskelfasern. Sie werden kraftvoller, neue Muskeln bilden sich.

Die Gelenke und Knochen werden stärker
Muskeln, Sehnen, Bänder, Knorpel – alles, was die Knochen umgibt und zusammenhält, wird besser durchblutet. Das gibt ihnen mehr Halt. Zur Verstärkung von außen kommt noch, daß die Knochen selbst stabiler werden. Das ist wichtig fürs Alter: besonders Frauen neigen nach den Wechseljahren zu Osteoporose, einer Schwächung der Knochen durch Kalziummangel. Durch Bewegung gelangt mehr Blut – und dadurch mehr Kalzium – in die Knochen.

Der Stoffwechsel arbeitet schneller
Zusammen mit der höheren Sauerstoffzufuhr werden Nährstoffe und Fettdepots schneller verbrannt, der Körper verbraucht mehr Kalorien. Das ist auch der Grund, warum man schneller abnimmt, wenn man während einer Diät Fitness-Training macht: auf weniger Essen allein antwortet der Körper mit verlangsamtem Stoffwechsel – er paßt sich der neuen Situation an und verbrennt um 20 Prozent weniger Kalorien. Bewegung jedoch läßt den Stoffwechsel weiterhin auf hohen Touren laufen.

Die Verdauung klappt besser
Körperliche Bewegung übt stimulierende Reize auf die Darmmuskeln aus und beschleunigt ihre Tätigkeit.

Man schläft gut
Weil man nach einer körperlichen Anstrengung angenehm müde und entspannt ist, schläft man ohne Probleme ein. Und fällt in einen tiefen Schlaf. Der kann sogar kürzer sein als sonst – trotzdem fühlt man sich am Morgen frisch.

Das Abwehrsystem bleibt intakt
Wer einen kräftigen Stoffwechsel hat, ist weniger anfällig für ansteckende Krankheiten und Immunschwächen. Schlacken und Schadstoffe werden schneller abgetragen. Viele Ärzte sind heute der Meinung, daß man so auch einem Fehlverhalten der Zellen, die Ursache für Krebs, vorbeugen kann.

Das Gehirn wird besser durchblutet
Nach neuesten Untersuchungen steigt die Blutzufuhr im Gehirn bei ausdauernder körperlicher Belastung bis zu 25 Prozent. Man vermutet, daß dies positive Wirkungen auf den ganzen Körper hat. Sicher weiß man bisher, daß ein gut durchblutetes Gehirn einen klaren Kopf macht – man kann besser denken.

Und schließlich: Die Lebensfreude steigt
Intensive Bewegung erzeugt ein besseres Körpergefühl. Und sie hebt die Laune, weil der Körper vermehrt Endorphine bildet. Das sind körpereigene Schmerzstiller, die – ähnlich wie Opiate – stimmungsaufhellend wirken. Manche Langstreckenläufer fühlen sich davon sogar ausgesprochen „high".

Wieviel Zeit braucht man, um fit zu werden?

Sich fit fühlen, eine gute Figur haben möchte jede Frau. Daß man dafür etwas tun muß, ist klar. Aber oft bleibt es beim guten Vorsatz, weil die Zeit fehlt. Vermeintlich. Denn für den Anfang, solange man Fitness-Training noch als eine Pflicht empfindet, genügen schon fünf Minuten am Tag! Sportmediziner haben etwas Tröstliches herausgefunden:

Wenn der Organismus fünf Minuten ununterbrochen belastet ist, kommt es bereits zu „Trainingsreizen", das heißt, Herz, Kreislauf, Stoffwechsel und Atmung kommen bereits auf Touren. Und so viel Zeit ist selbst beim anstrengendsten Arbeitstag noch drin. Zum Beispiel für eine aufmunternde dynamische Gymnastik nach der Arbeit (wie auf Seite 19 beschrieben).

Natürlich hat länger dauernde körperliche Bewegung eine größere Wirkung. Ideal sind nach sportwissenschaftlichen Untersuchungen 45 bis 60 Minuten. In diesem Zeitraum wird der Organismus so intensiv belastet, daß alle Funktionen sich optimal steigern. Wenn man erst mal Spaß an sportlicher Bewegung gefunden hat, kann man selbstverständlich weitertrainieren, aber für die Gesundheit reicht eine knappe Stunde völlig aus. Und für Anfänger sollte sie auch erst mal die obere Grenze sein. Es ist sinnvoller, die Bewegungen von Mal zu Mal um ein paar Minuten zu steigern, als sich gleich zu Beginn bis zur Erschöpfung zu verausgaben. Erschöpfung nimmt einem nur die Lust aufs nächste Training. Also zu Beginn über die ersten fünf Minuten hinaus nur so viel, wie man leicht verkraften kann.

Und noch etwas Tröstliches zeigen die Sportuntersuchungen: <u>es genügt schon, jeden zweiten Tag zu trainieren!</u> Die positive Wirkung auf den Organismus wird sogar verstärkt, wenn der Körper sich zwischendurch einen Tag lang ausruht. Längere Pausen sollte man allerdings nicht machen – danach „vergißt" der Körper die hinzugewonnene Fitness. Und die Anstrengung ist so groß wie am ersten Tag. Bewegt man sich jedoch jeden zweiten Tag, kann man auf die neugewonnene Fitness-Stufe aufbauen: die bereits trainierten Organe arbeiten kräftiger und müheloser, man wird weniger schnell müde und von Mal zu Mal beweglicher.

Testen Sie selbst: Wie hoch geht der Puls?

Am Pulsschlag können Sie kontrollieren, ab wann Fitness-Training sich positiv für Ihre Gesundheit auswirkt und wieviel Sie sich höchstens zumuten dürfen.

Zum Messen zählen Sie Ihren Puls am besten in der Bewegung (hinterher geht der Herzschlag sehr schnell wieder zurück), und zwar möglichst mit den Fingerspitzen an der Halsschlagader. Sechs Sekunden lang zählen und dann eine Null dranhängen – das ist die einfachste Methode.

An der Zeichnung können Sie ablesen, wie hoch der Puls in Ihrem Alter mindestens gehen soll (untere Kurve), wenn Sie eine positive gesundheitliche Wirkung erzielen wollen. Anfänger sollten diese Zahl nicht überschreiten. Die obere Kurve zeigt den maximalen Pulsschlag, bei dem Sie aufhören sollten, auch wenn Sie schon gut im Training sind.

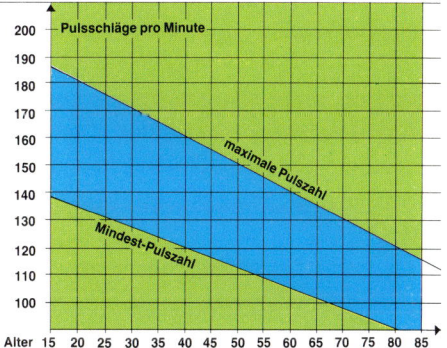

Mit welchem Training soll man anfangen?

Eine Zeitlang – als die Aerobic-Welle aus Amerika auf Deutschland überschwappte – hatte man den Eindruck, so schnell wie möglich herumzutoben und sich dabei bis zur Erschöpfung zu verausgaben, bringe am meisten für die Gesundheit. Langzeituntersuchungen jedoch zeigen: das stimmt gar nicht. Viel besser: nur so viel tun, daß man unter der Erschöpfungsgrenze bleibt. Dabei spielt es keine große Rolle, ob Sie ein Mal zügig wandern, beim nächsten Mal Gymnastik machen, beim übernächsten Mal Bodybuilding – wenn Sie nur regelmäßig überhaupt etwas tun. Denn in Bewegung bleiben, darauf kommt's an! Im Grunde ein Leben lang. Jedes Jahr ein Aktiv-Urlaub mit viel Sport und in der Zwischenzeit gar nichts – das sind dann zwar schöne Ferien, aber für die Gesundheit bringt es nicht viel. Der Urlaub kann allerdings ein guter Anlaß sein, einen Sport auszuprobieren, den man gerne lernen möchte. Denn auf Dauer macht es den meisten Menschen mehr Spaß, einen „richtigen" Sport zu beherrschen, als immer nur dieselben Übungen zu wiederholen.

Welche Tageszeit ist die beste?

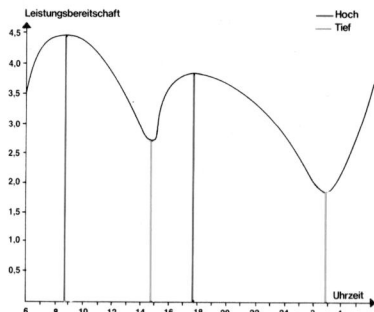

Zweimal am Tag sind Sie in Hochform! Diese Kurve zeigt Ihre Leistungsfähigkeit im Laufe des Tages: sie steigt an, wenn die innere Uhr den Blutdruck hebt und vermehrt Hormone ins Blut ausgeschüttet werden. Das erste Leistungshoch ist danach am Vormittag. Im Bereich des zweiten, etwas geringeren Leistungshochs zwischen 16 und 20 Uhr erzielen Sie beim Training die größte gesundheitliche Wirkung. Denn nach dem Leistungstief am Nachmittag wird der Körper intensiver gefordert.

Nun hat allerdings nicht jeder Zeit fürs Fitness-Training, wenn der Bio-Rhythmus gerade Hochform anzeigt. Macht nichts, wenn man sich nur darauf einstellt, daß man dann schneller ermüdet. Lieber bei Erschöpfungsanzeichen aufhören, als verbissen bis zum Umfallen weitermachen!

Ausnahme: Gleich nach dem Essen sollten Sie nicht loslegen, da ist der Organismus schon ziemlich mit Verdauen beschäftigt. Viel Blut, das der Herzmuskel für seine beschleunigte Tätigkeit bräuchte, fließt jetzt in die Magen- und Darmwände. Wenn Sie Fitness-Training machen, um abzunehmen, ist die Zeit vor dem Mittag- oder Abendessen am günstigsten. Energisches Üben vermindert den Appetit – man fühlt sich auch schon mit Diätportionen satt.

So machen Sie sich Fitness zur guten Gewohnheit

1. Nehmen Sie sich nicht zu viel vor

Fangen Sie ganz „sanft" an, wenn Sie bisher kein Fitness-Training gemacht haben. Mit fünf Minuten Gymnastik. Oder mit einer halben Stunde zügigem Gehen. Das ist zu Beginn sicher eher regelmäßig durchzuhalten als Joggen oder Bodybuilding. Zwar können Sie durchaus gleich loslaufen, wenn's Ihnen Spaß macht – nur sollten Sie dann erst mal nach einer Viertelstunde Schluß machen. Außer Muskelkater handeln Sie sich sonst vielleicht noch Zerrungen ein – und schon sinkt die Lust, fit zu werden, unter Null.

2. Probieren Sie aus, was Ihnen Spaß macht

Vieles können Sie erst mal allein testen – Gymnastik, Gehen, Laufen, Schwimmen, Radfahren usw. In diesem Buch finden Sie präzise Vorschläge dafür. Wenn Sie der Typ sind, der sich ohne Termin nicht aufrappeln kann, melden Sie sich in Fitness-Studios zum Probetraining an. Wer in einer großen Stadt wohnt, hat's da am besten. Dort kann man problemlos fünf bis zehn Probestunden mit den unterschiedlichsten Programmen füllen, von klassischer Gymnastik bis zum Afro-Tanz. Aber auch wenn Sie's allein probieren, können Sie herausbekommen, wor-

Diese Muskeln werden beim Fitness-Training straffer

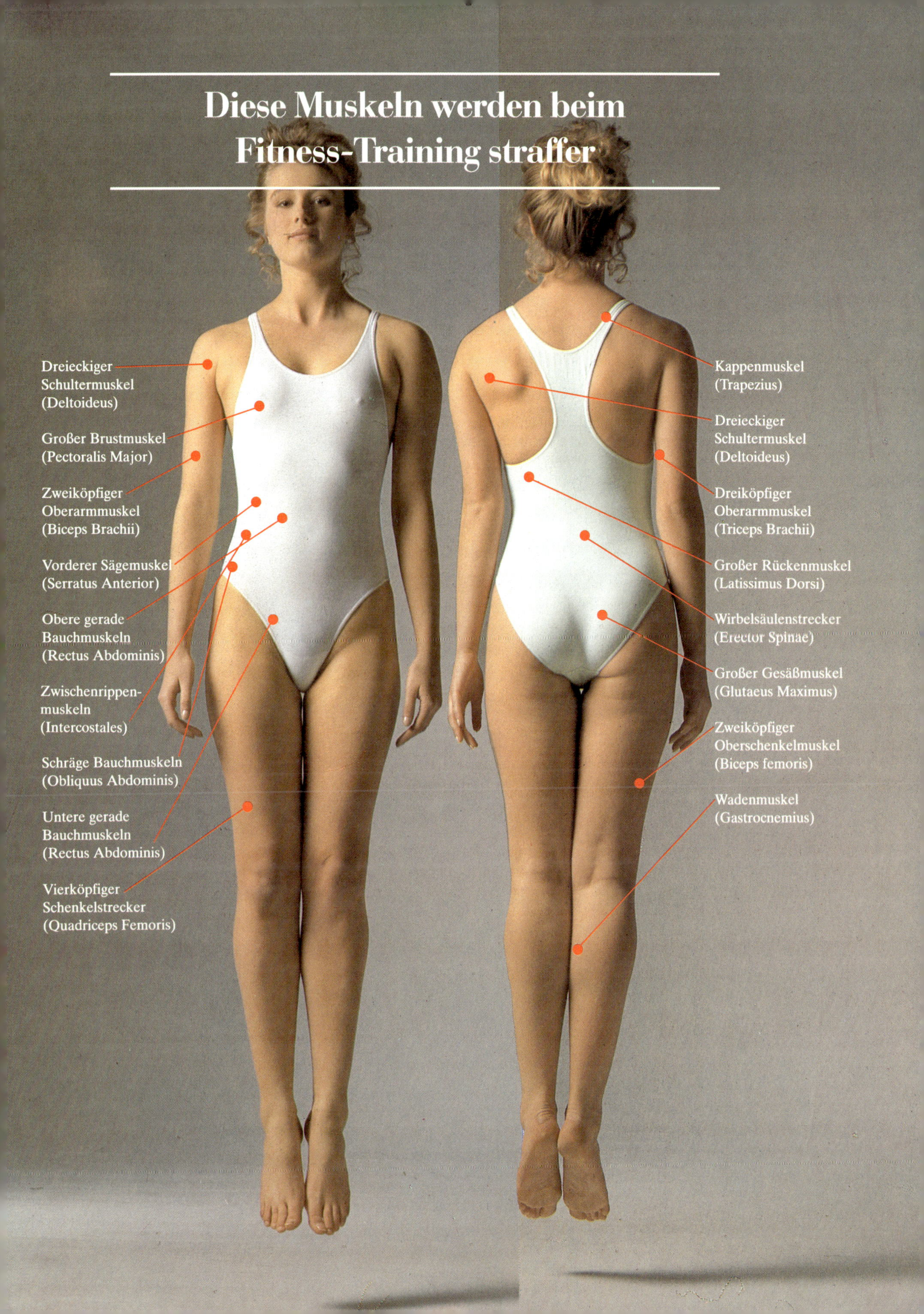

Dreieckiger
Schultermuskel
(Deltoideus)

Großer Brustmuskel
(Pectoralis Major)

Zweiköpfiger
Oberarmmuskel
(Biceps Brachii)

Vorderer Sägemuskel
(Serratus Anterior)

Obere gerade
Bauchmuskeln
(Rectus Abdominis)

Zwischenrippen-
muskeln
(Intercostales)

Schräge Bauchmuskeln
(Obliquus Abdominis)

Untere gerade
Bauchmuskeln
(Rectus Abdominis)

Vierköpfiger
Schenkelstrecker
(Quadriceps Femoris)

Kappenmuskel
(Trapezius)

Dreieckiger
Schultermuskel
(Deltoideus)

Dreiköpfiger
Oberarmmuskel
(Triceps Brachii)

Großer Rückenmuskel
(Latissimus Dorsi)

Wirbelsäulenstrecker
(Erector Spinae)

Großer Gesäßmuskel
(Glutaeus Maximus)

Zweiköpfiger
Oberschenkelmuskel
(Biceps femoris)

Wadenmuskel
(Gastrocnemius)

auf Ihr Körper am Anfang am besten anspricht – auf langsame, fließende Bewegungsabläufe, gezielte Anstrengungen (wie beim Bodybuilding) oder eher auf dynamische Tänze, um sich richtig auszutoben.

3. Geben Sie nicht zu schnell auf

Wenn Sie „Ihr" Training gefunden haben: machen Sie's mindestens ein paar Wochen lang regelmäßig. Erst wenn der Körper so gelenkig ist, daß die Bewegungen leichtfallen und die Koordination ohne Nachdenken klappt, hat man richtig Freude daran. Es kommt zwar überhaupt nicht darauf an, daß Sie ein Sport-As werden. Aber Erfolgserlebnisse sollen Sie sich gönnen – und die können Sie nach drei-, viermal noch nicht haben. Wenn Sie dann schon aufgeben, haben Sie nur Ihre Zeit verschwendet.

4. Achten Sie auf Ihre Körpersignale

Wenn Ihnen bestimmte Bewegungen weh tun, wenn Sie Schmerzen im Rücken oder an den Gelenken haben oder sogar Schwellungen bekommen – sofort aufhören! Es wäre falsch – und manchmal sogar gefährlich –, über den Schmerz hinwegzutrainieren. Ihr Körper signalisiert sehr schnell, was Ihnen nicht bekommt oder was Sie falsch machen. Wenn Sie in einem Fitness-Studio trainieren, besprechen Sie mit dem Trainer, was Sie anders machen müssen. Wenn Sie allein üben, lassen Sie die schmerzenden Bewegungen erst mal aus oder ändern sie soweit in Richtung „sanft" ab, bis sie angenehm sind. Halten die Schmerzen auch nach dem Training an, sicherheitshalber einen Arzt aufsuchen.

5. Bringen Sie Abwechslung in Ihr Training

Wer ein halbes Jahr Jazz-Gymnastik oder Bodybuilding gemacht hat, langweilt sich leicht bei den immer gleichen Übungen. Dann ist es Zeit, sich etwas Neues vorzunehmen. Das bringt Abwechslung, trainiert andere Muskeln, spornt zu neuer Anstrengung an. Und vielleicht entdecken Sie dabei auch, wie gut sich zwei verschiedene Fitness- oder Sportarten ergänzen, die Sie dann im Wechsel machen.

6. Suchen Sie sich Gleichgesinnte

Gemeinsam sind wir stark – dieser Satz ist zwar nicht fürs Fitness-Training geprägt worden, trifft aber auch hier zu. Wenn Sie zu mehreren trainieren, spornt man sich gegenseitig an. Und zusammen mit anderen kann man sich über Fortschritte lebhafter freuen als allein. Überreden Sie Freundinnen, Freunde, Ehemann, Kinder zum gemeinsamen Joggen, Yoga oder Tennis. Wenn niemand mitzieht, buchen Sie Stunden im Tanzstudio oder Sportclub – da treffen Sie auf jeden Fall Gleichgesinnte!

7. Bauen Sie Fitness in Ihren Tagesablauf ein

Lassen Sie Rolltreppe und Lift links liegen. Machen Sie Ihren Einkauf mal zu Fuß statt mit dem Auto. Gehen Sie nicht zur nächsten, sondern zur übernächsten Haltestelle – wenn Sie flache Schuhe anhaben, laufen Sie auch mal ein Stück im Sturmschritt. Jede Bewegungsart, die Sie zum kräftigeren Durchatmen bringt, ist ein kleines Fitness-Training!

Aerobic – was bedeutet das?

Aerob (= mit Sauerstoff): so bezeichnet man alle Ausdauersportarten. Dabei nimmt der Körper viel Sauerstoff auf und verbraucht ihn für die Verbrennung von Nährstoffen zu Energie. Diese Art von Energiegewinnung ermöglicht eine gleichmäßige, lang andauernde Belastung. Von aerob leitet sich auch das Wort Aerobic für die schnelle Ausdauergymnastik ab.

Anaerob (= ohne Sauerstoff): das sind Sportarten wie Bodybuilding mit schweren Gewichten, Weit- und Hochsprung, Kurzstreckenlauf. Die Kraft hierfür baut der Körper ohne Verwendung von Sauerstoff auf – sie ermöglicht explosive, aber nur kurz andauernde Leistungen.

Vor und nach dem Training:
Aufwärmen und Abkühlen

Aufwärmen heißt, die Muskeln und Sehnen zu lockern und allmählich auf die Anspannungen beim Training einzustimmen. Das geschieht durch Übungen, die den Körper erwärmen und mehr Blut in die Muskeln fließen lassen. Je anstrengender das folgende Training für Muskeln und Sehnen ist, desto länger sollte die Aufwärmphase sein. Bei einer sanften Gymnastik wie Stretching dagegen sind die ersten Übungen selbst, langsam und unangestrengt ausgeführt, schon das Aufwärm-Training.
Die einfachste Aufwärm-Übung: locker im Stand loslaufen, erst langsam, dann mit steigender Geschwindigkeit, bis es Ihnen rundum warm geworden ist. Dazu genügen schon zwei Minuten.

Wer's sanfter angehen lassen will, kann den Aufwärm-Effekt auch mit Stretching-Übungen erreichen. (Siehe Seite 28)
Abkühlen nach dem Training ist genau so wichtig. Es ist der allmähliche Übergang zur körperlichen Ruhe. Hören Sie nach heftigen Bewegungen nie abrupt auf – es könnte Ihnen schwindlig oder sogar schwarz vor den Augen werden!
Die einfachste Abkühl-Übung: ein paar Minuten langsam vor sich hin schlendern.

Oder auch jetzt ein paar sanfte Stretch-Bewegungen machen.

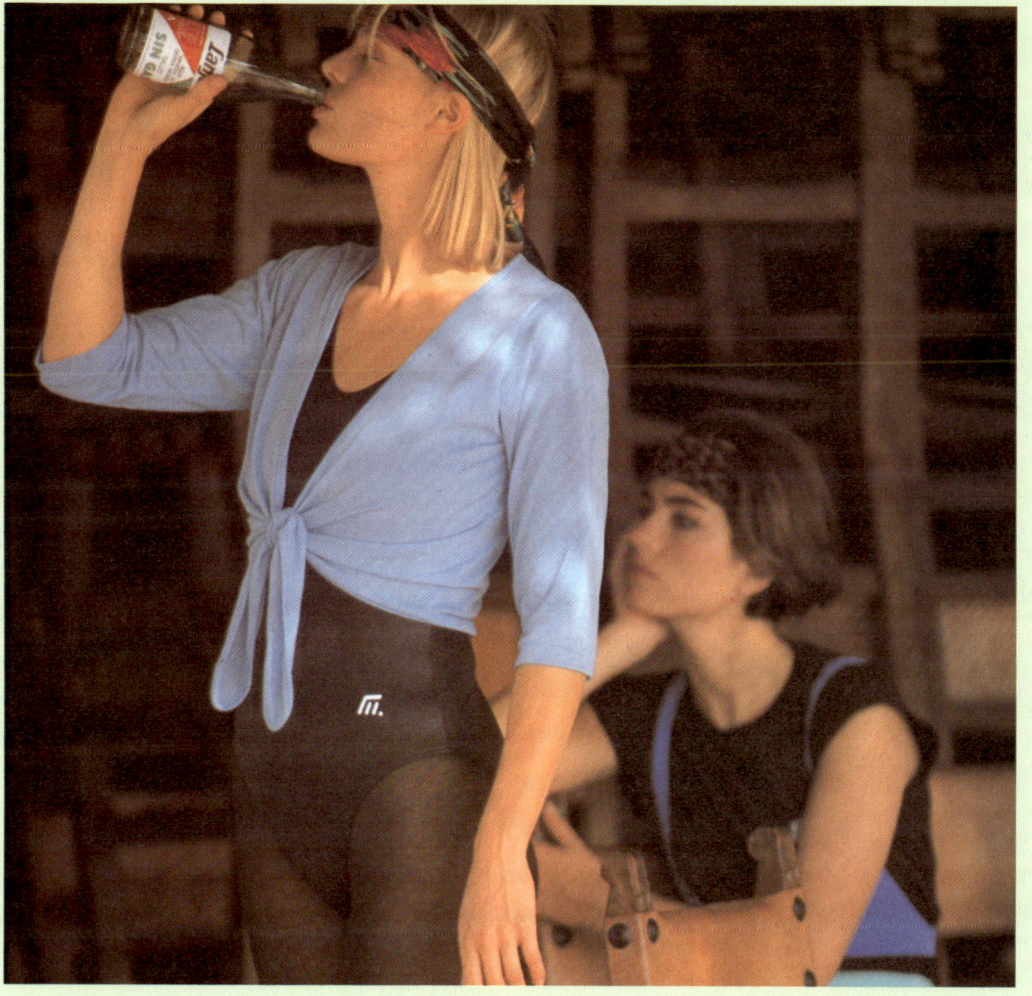

Ein kräftiger Schluck Mineralwasser nach dem Training: nicht nur ein Genuß, sondern auch notwendig, um den Wasserverlust im Körper auszugleichen.

GYMNASTIK

Das körperfreundliche Training

Unsere Großmütter haben noch geturnt, unsere Mütter gingen zur Gymnastik, wir machten ein paar Jahre lang Aerobic. Das haben viele zwar inzwischen wieder aufgegeben – weil's ihnen zu anstrengend war und weil schlecht ausgebildete Trainer oft unmögliche Verrenkungen in lebensgefährlichem Tempo forderten. Seriöse Fitness-Institute haben aber daraus gelernt und in den letzten Jahren Aerobic zu einer ganzen Reihe verschiedener Gymnastik-Programme weiterentwickelt. Heute kann jede Frau (und natürlich auch jeder Mann) nach Lust, Laune und Kondition trainieren – schnell oder langsam, dynamisch oder besinnlich. Dabei tauchen auch immer neue Bezeichnungen auf. Die gebräuchlichsten sind zur Zeit:

Klassische Gymnastik: Bewegungsübungen im konventionellen Stil. Fitness-Effekt: sie fördern die Beweglichkeit, straffen Haut und Muskeln.

Rhythmische Gymnastik: Bewegungsübungen mit Keulen, Ball und Reifen. Fitness-Effekt: man bekommt ein gutes Gefühl für Rhythmus, wird beweglicher.

Tanzgymnastik: Eine Mischung aus Ballett- und Tanzschritten mit Musikbegleitung. Fitness-Effekt: man wird gelenkiger, die Muskeln werden gestrafft.

Jazzgymnastik: Spezielle Übungen aus dem Jazztanz. Fitness-Effekt: Beweglichkeit und Gefühl für Rhythmus werden gefördert.

Aerobic-Gymnastik: Die körperfreundlichere Variante von Aerobic-Dance. Langsame Dehnungsübungen wechseln sich ab mit schnellen Bewegungen zu heißer Musik. Fitness-Effekt: man wird beweglich, der Kreislauf wird auf Hochtouren gebracht. Das fördert die Sauerstoffaufnahme des Blutes und damit die Kondition.

Stretching: Kombinierte Übungen aus Yoga, Ballett und modernem Tanz – bei sanfter Musik dehnt und streckt man sich langsam. Dabei wird besonders auf ruhige und tiefe Atmung geachtet. Fitness-Effekt: Die Atmung wird verbessert, Muskeln und Haut werden durchblutet, man wird elastischer. Sehr entspannend. (Zehn Stretching-Übungen finden Sie auf Seite 28)

Slimnastik: Neues Modewort für eine Kombination aus Gymnastik und Bodybuilding. Erst wird geturnt, dann mit Gewichten geübt. Fitness-Effekt: gezielte Straffung der Muskeln, vor allem an Bauch und Hüften, Oberschenkeln und Po. Schlank (= slim) wird man davon allein allerdings nicht, aber man kann die Figur verbessern.

Calisthenics: Ursprünglich das amerikanische Wort für Gymnastik. Weil's so gut klingt, werden unter dieser Bezeichnung neuerdings in Fitness-Studios Kombinationen aus Gymnastik, Stretching und Aerobic angeboten. Erst mal nachfragen oder in einer Probestunde herausfinden, welche Übungen dabei überwiegen. Danach richtet sich der Fitness-Effekt.

Boxgymnastik: Übungen aus dem Fitness-Training von Boxern (in tänzelnden Bewegungen mit Boxhandschuhen auf einen Punchingball oder Sandsack schlagen). Fitness-Effekt: trainiert Schnelligkeit und Kondition, stärkt die Muskeln.

Gymnastikarten wie die letzten drei – Slimnastik, Calisthenics, Box-Gymnastik – gehören zu den modischen Fitness-Trends, die kommen und gehen. Wenn wieder eine neue Phantasie-Bezeichnung auftaucht – das beste ist immer, eine Probestunde zu nehmen. Wenn Sie Spaß daran haben und es für Ihre Kondition nicht zu anstrengend ist: mitmachen – der Körper ist für jede Bewegung dankbar!

Speziell für Brigitte entwickelt:
Die dynamische Gymnastik

Dieses Fitness-Programm ist ideal für Frauen. Die Übungen sind so zusammengestellt, daß sie insbesondere Busen, Bauch, Beine und Po straffen. Dabei werden alle wichtigen Muskeln (siehe Muskelübersicht auf Seite 15) in harmonischem Rhythmus angespannt und entspannt. Das Rückgrat wird gestärkt. Außerdem wird der Kreislauf auf Touren gebracht: das fördert die Durchblutung, belebt den Stoffwechsel – und macht gute Laune!

Bitte lesen, bevor Sie
mit der Gymnastik anfangen:

○ Beginnen Sie mit einer Aufwärm-Übung: gehen, laufen, tanzen Sie zwei bis fünf Minuten im Zimmer herum, bis Ihnen warm wird.

○ Fangen Sie ganz langsam mit den Gymnastik-Übungen an, und steigern Sie mit der Zeit die Geschwindigkeit.

○ Atmen Sie bewußt: bei Anspannung ausatmen, beim Entspannen einatmen. Achten Sie darauf, daß Sie nie die Luft anhalten oder herauspressen.

○ Um sich zu lockern, schütteln Sie zwischen den Übungen ab und zu Beine und Arme aus.

○ Wenn Sie dabei Ihren Kreislauf prüfen wollen, messen Sie sofort nach dem Trainingsprogramm Ihren Puls (wie's geht, steht auf Seite 13).

○ Haben Sie nach dem ersten Durchgang noch nicht oder gerade die minimale Pulszahl erreicht, und fühlen Sie sich noch fit genug, turnen Sie die Übungen ein zweites Mal durch – etwas schneller als vorher. Oder Sie nehmen sich nur die Übungen für Ihre „Problemzone" noch einmal vor.

○ So beenden Sie das Training: zum Abkühlen des Körpers ein paarmal im Zimmer auf- und abgehen oder ein paar sanfte Stretch-Übungen machen, wie auf Seite 28 beschrieben.

○ Schon nach den ersten drei, vier Malen werden Sie einen Erfolg verspüren: Die Muskeln fühlen sich straffer an. Wenn Sie das Training mindestens einen Monat durchhalten, wird man es Ihrem Körper auch schon ansehen. Dann sollten Sie aber unbedingt weitermachen, sonst schlaffen die Muskeln wieder ab.

○ Mindestens jeden zweiten Tag trainieren. Noch besser wäre jeden Tag – wenn die Übungen erst mal Routine werden wie das tägliche Zähneputzen, muß man sich nicht jedesmal neu dazu überwinden.

○ Rhythmische Musik paßt gut zu diesem Training – probieren Sie's mal aus. Damit können Sie auch das Tempo steigern, wenn Sie noch dynamischer trainieren wollen!

○ So, wenn Sie umblättern, kann's losgehen!

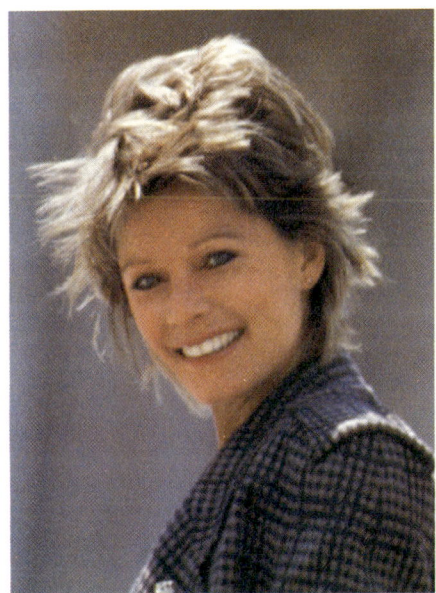

Das Gymnastik-Programm auf den nächsten acht Seiten wurde von Gabriela Just entwickelt und für die Fotos vorgeturnt. Gabriela Just unterrichtet in München in ihrem eigenen Fitness-Studio, der „Just Dance Factory". Sie hat immer wieder die Erfahrung gemacht, daß alle, die durch Gymnastik körperbewußter geworden sind, Lust auf noch mehr Bewegung bekommen. Viele verstärken dann ihr Gymnastik-Programm (oder gehen zu Tanz-Trainings über). Die Übungen, die Gabriela Just hier vorschlägt, kann jede untrainierte Frau mitmachen. Und auch für Fortgeschrittene sind sie eine Herausforderung, weil sich das Tempo enorm steigern läßt.

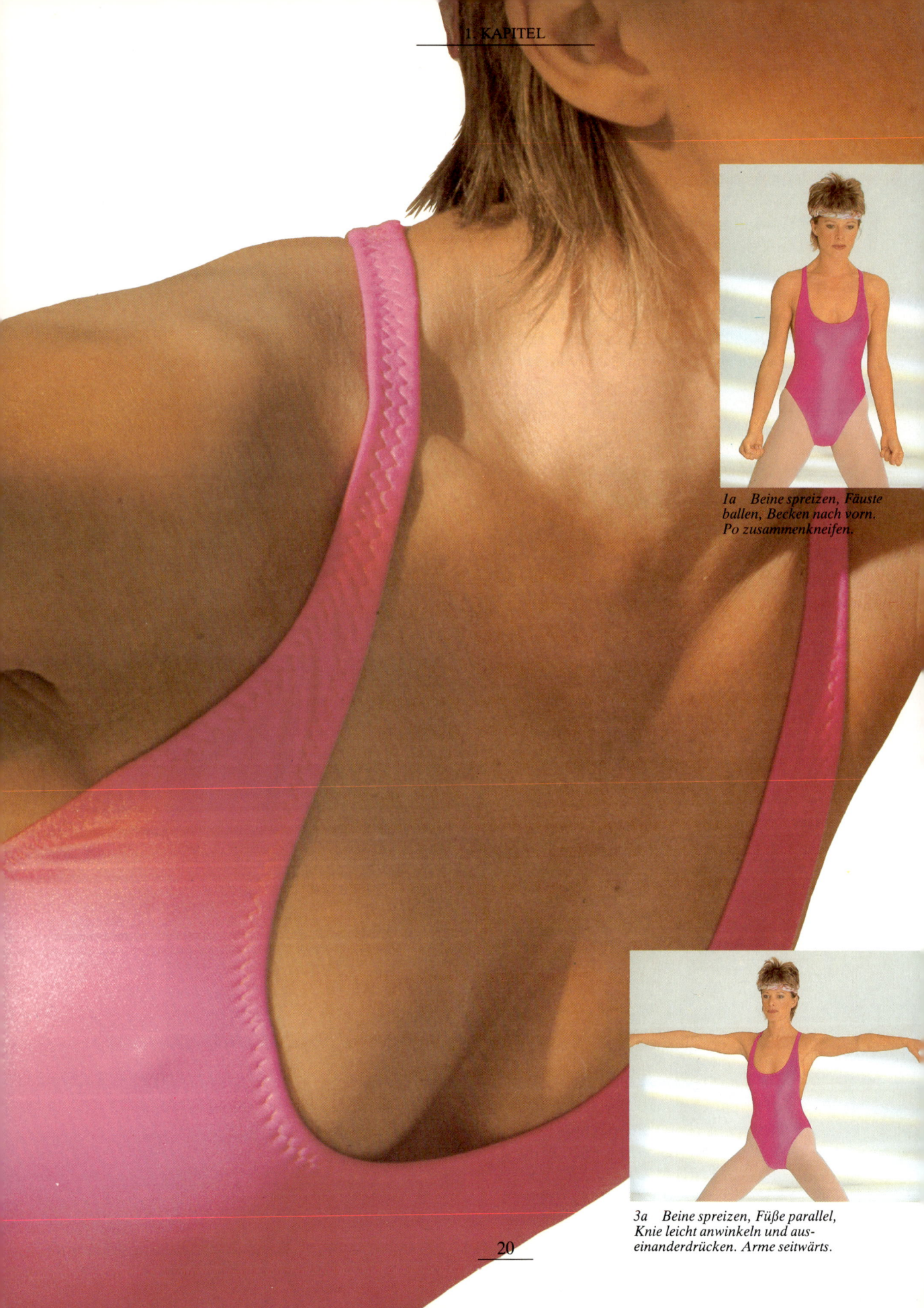

1a Beine spreizen, Fäuste
ballen, Becken nach vorn.
Po zusammenkneifen.

3a Beine spreizen, Füße parallel,
Knie leicht anwinkeln und aus-
einanderdrücken. Arme seitwärts.

Das strafft den Busen

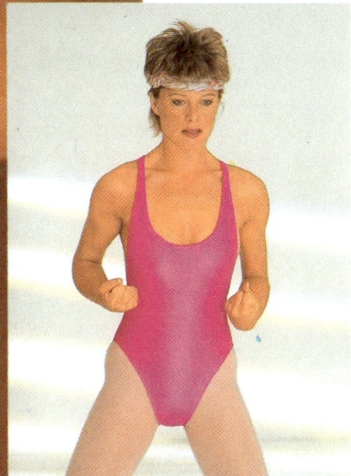

*1b Unterarme heben. Arme zurück-
und vorschieben.
Langsam, aber mit Kraft. 10 x.*

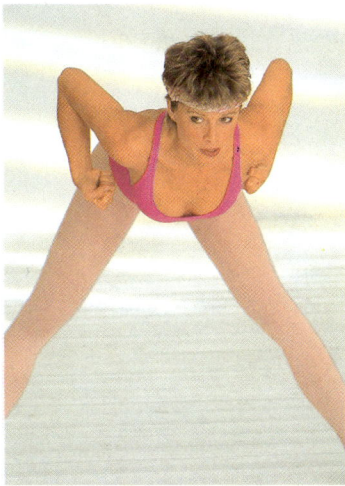

*1c Dann langsam nach vorn beugen.
Rücken nicht durchdrücken;
er bleibt flach.*

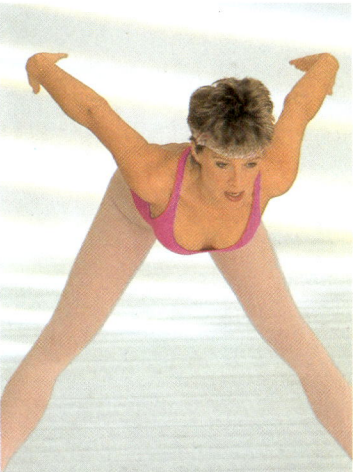

*1d Arme strecken und beugen, dabei nur
die Unterarme bewegen. Mindestens 10 x.*

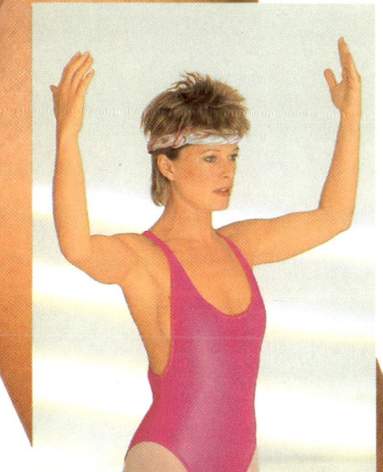

*2a Mit gespreizten Beinen Po
anspannen, das Becken nach vorn,
Arme in Schulterhöhe.*

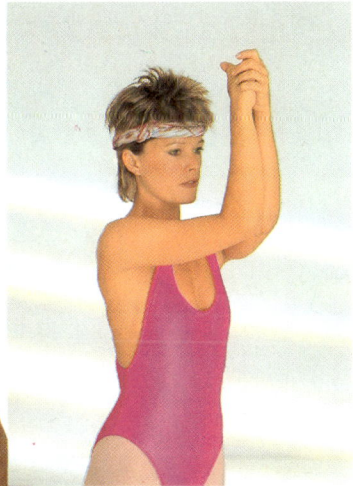

*2b Ellenbogen langsam und mit Kraft
nach vorne führen.
Hände zusammendrücken. 10 x.*

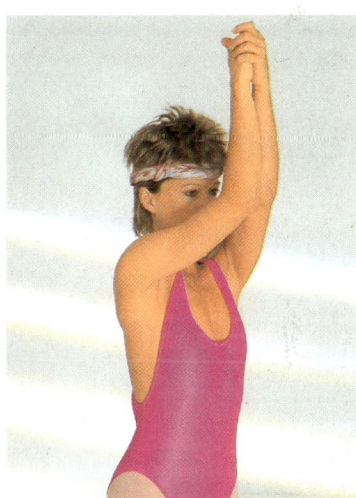

*2c Hände falten, weit nach oben ziehen.
Langsam und mit
Kraft runterziehen. 10 x.*

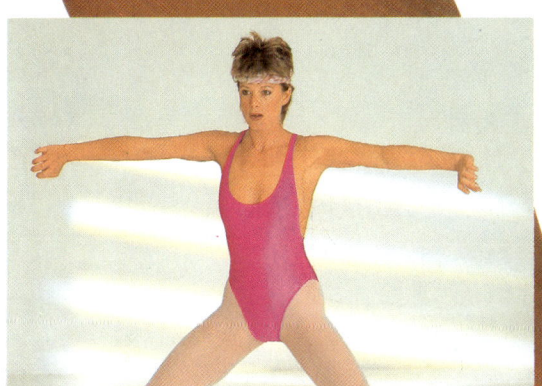

*3b Schultern nach vorn und hinten rollen. 10 x. Weiterma-
chen, auch wenn's brennt. Ruhig atmen. Rücken flach!*

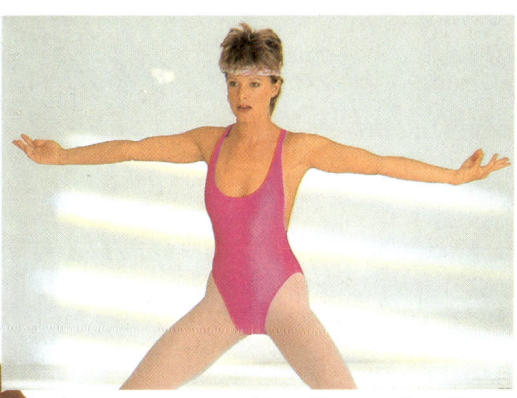

*3c Jetzt mit beiden Armen kleine Kreise machen. 10 x vor,
10 x zurück. Oberkörper bewegt sich nicht.*

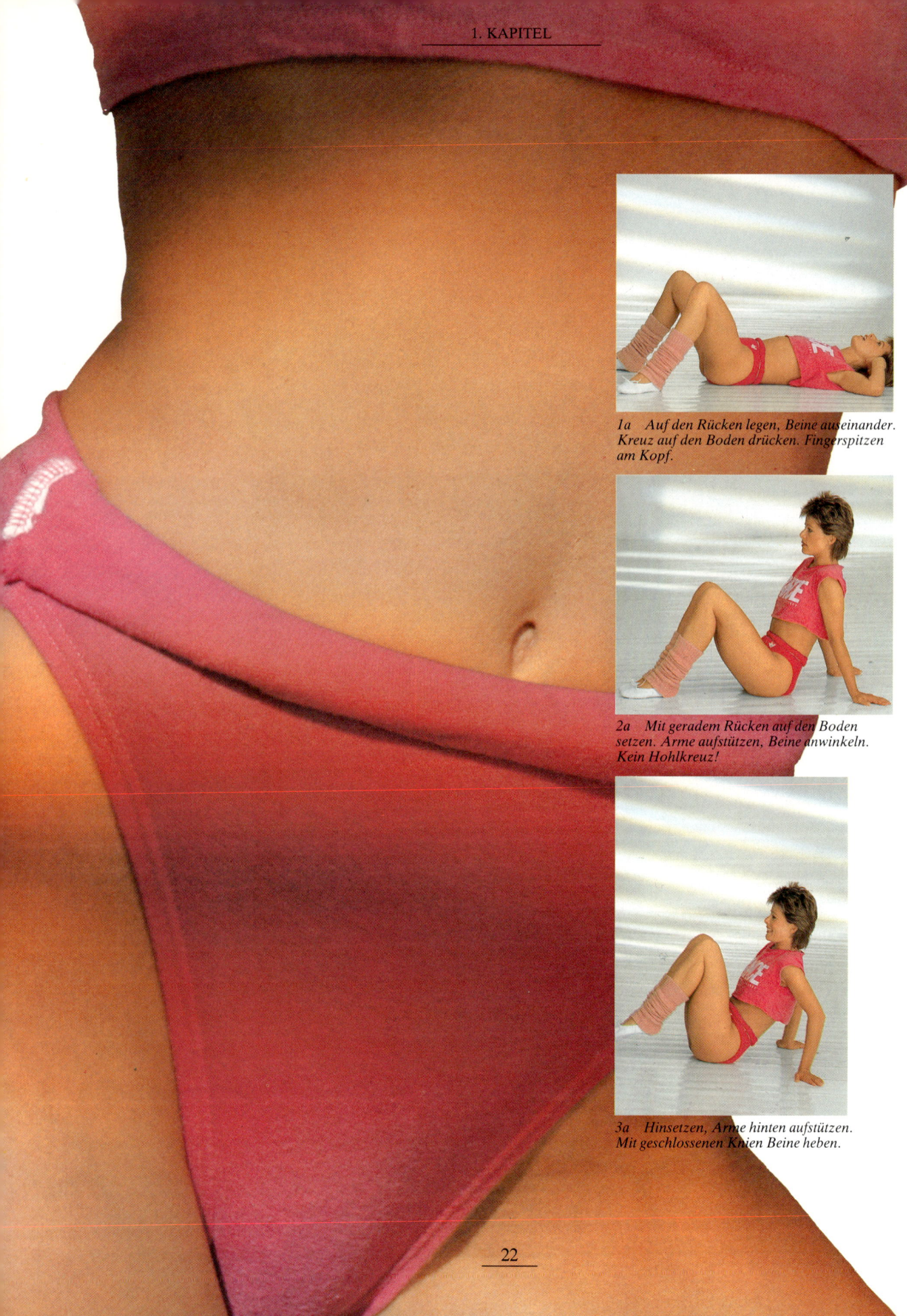

1a   Auf den Rücken legen, Beine auseinander. Kreuz auf den Boden drücken. Fingerspitzen am Kopf.

2a   Mit geradem Rücken auf den Boden setzen. Arme aufstützen, Beine anwinkeln. Kein Hohlkreuz!

3a   Hinsetzen, Arme hinten aufstützen. Mit geschlossenen Knien Beine heben.

Das macht einen flachen Bauch

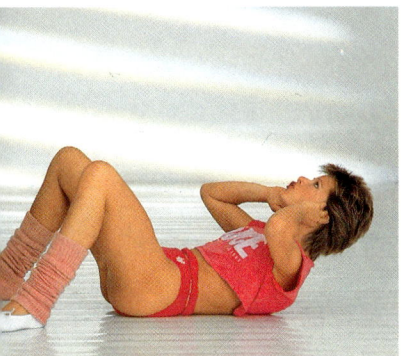

1b Den Oberkörper leicht anheben. Halten und dabei bis sechs zählen. Zurücklegen, heben. 8 x.

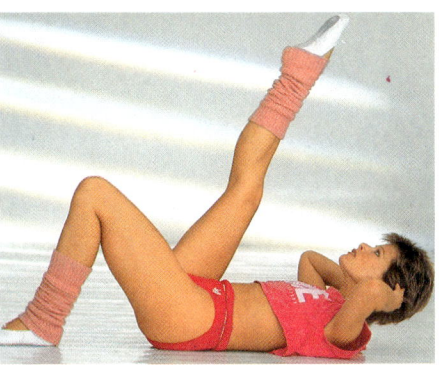

1c Oberkörper anheben. Ein Bein strecken, senkrecht hochziehen. Halten, bis sechs zählen, absenken. 8 x. Dann Bein wechseln

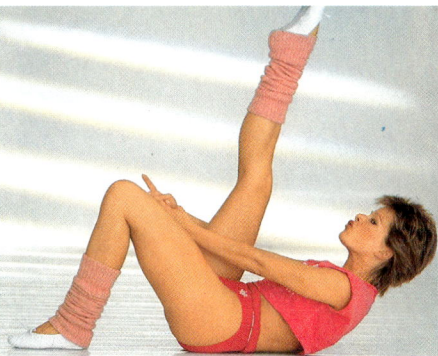

1d Für Fortgeschrittene: jetzt die beiden Arme nach vorn schieben. 8 x. Dann Beinwechsel.

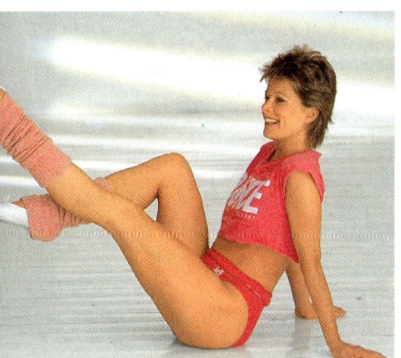

2b Beine hoch und „radfahren". Oder abwechselnd beugen und strecken. Mindestens eine halbe Minute.

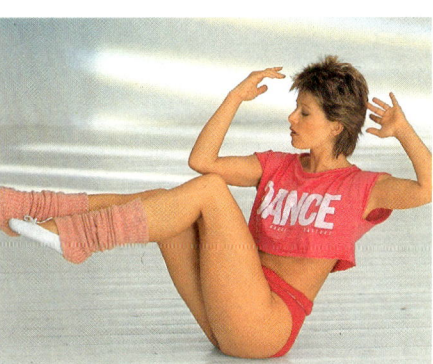

2c Für Fortgeschrittene: Arme und Beine heben. Oberkörper nach links drehen, linkes Knie anziehen. Rechtes Bein strecken.

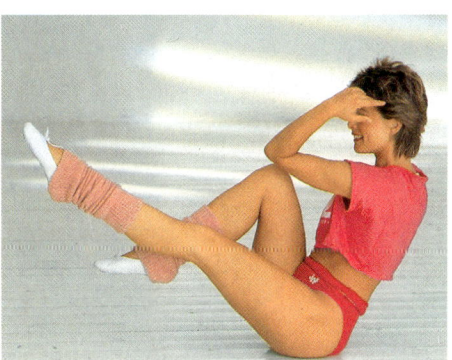

2d Jetzt umgekehrt: Oberkörper nach rechts drehen, Rechtes Knie anziehen. Im Wechsel mindestens 10 x. Dabei Bauch anspannen!

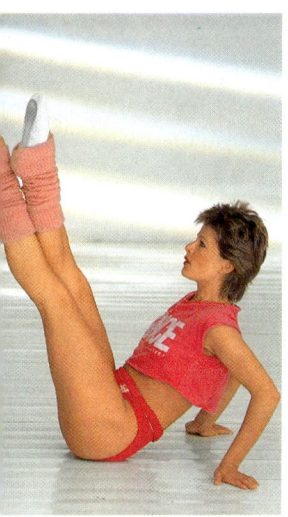

3b Beine strecken, beugen, 10 x. Dann Beine mit Tempo kreuzen, 20 x.

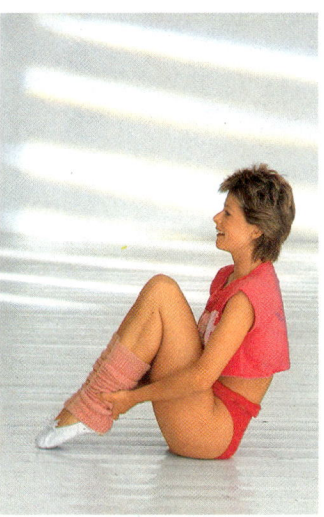

3c Balanceübung für Fortgeschrittene: Beine heben, Fesseln von hinten fassen.

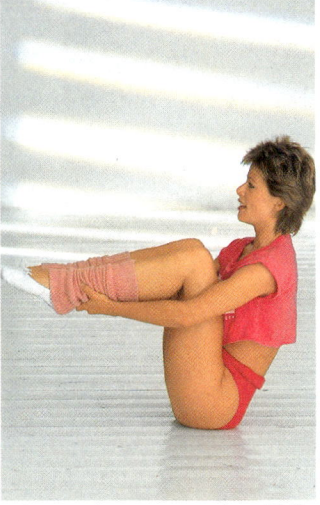

3d Bauch anspannen, dann bleibt man im Gleichgewicht. Beine heben . . .

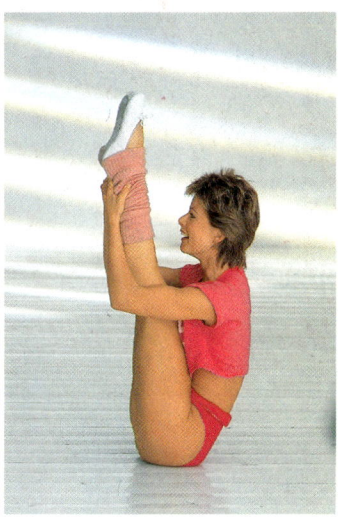

3e . . . bis sie gerade sind. An die Nase ziehen. Zurück auf den Boden. 5 x.

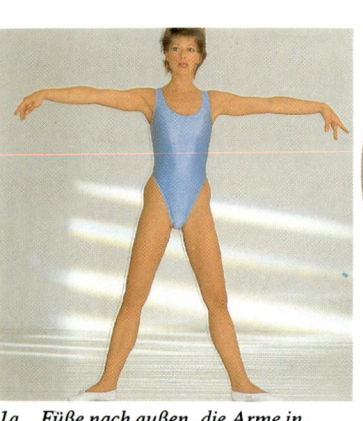

1a Füße nach außen, die Arme in Schulterhöhe. Becken nach vorn.

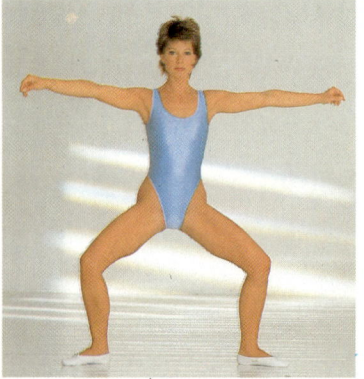

1b Mit geradem Rücken in die Knie gehen. Körperschwerpunkt: genau in der Mitte.

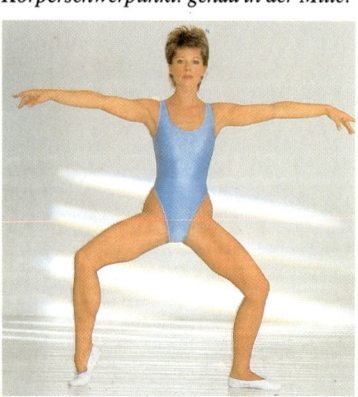

1c Eine Ferse heben, absetzen. Andere Ferse heben, absetzen. 10 x oder mehr.

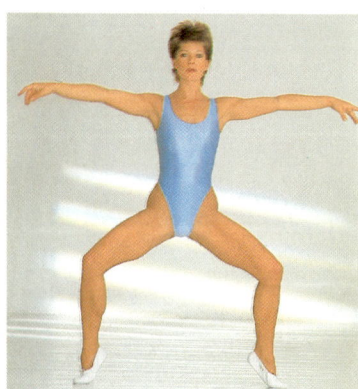

1d Jetzt beide Fersen gleichzeitig heben. Kurz halten. 8 x oder mehr.

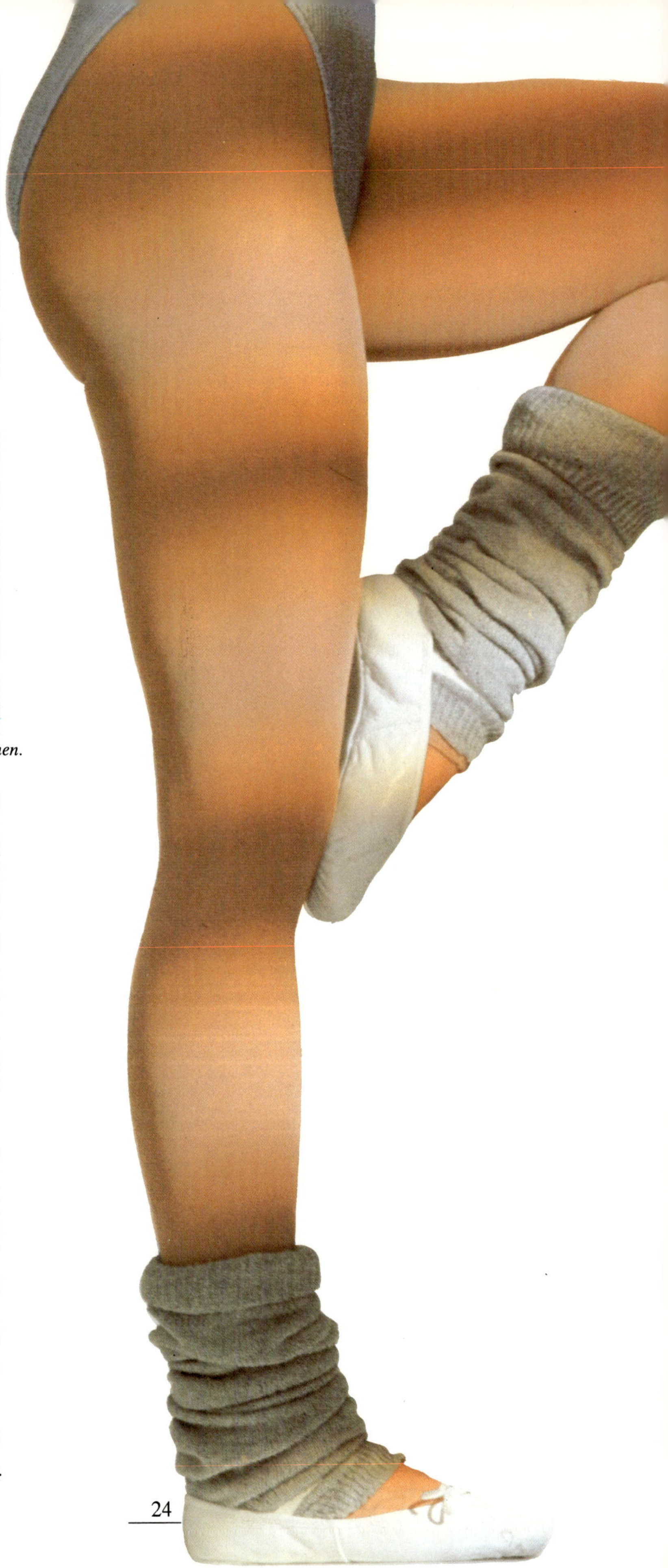

Das kräftigt die Beine

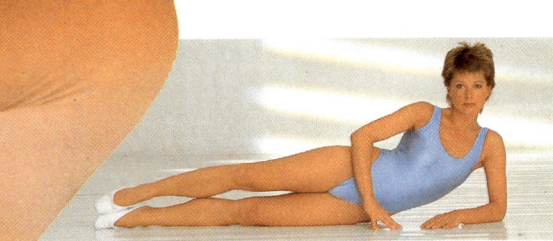

2a   Auf die Seite legen, Beine aufeinander. Hüfte leicht nach vorn kippen. Aufstützen. Schulter und Ellenbogen bilden eine Linie.

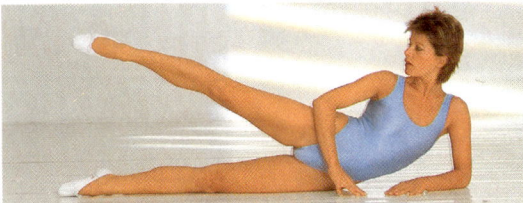

2b   Rechtes Bein mit durchgedrücktem Knie langsam heben, so hoch es geht. Senken. Rücken gerade. 10 x. Bein wechseln.

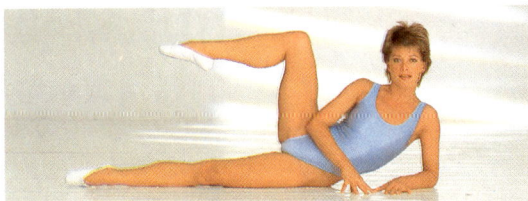

2c   Jetzt das Knie im rechten Winkel Richtung Schulter ziehen. Langsam und kraftvoll. 10 x. Bein wechseln.

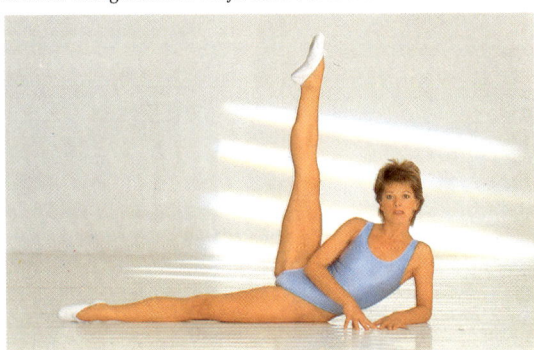

2d   Rechtes Bein gestreckt so weit wie möglich nach oben ziehen. Nicht nachfedern. 10 x. Dann Bein wechseln.

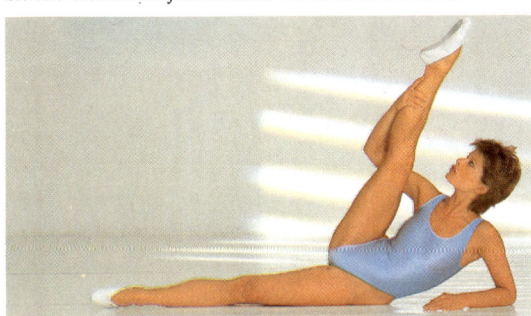

2e   Dehnübung für Fortgeschrittene: Bein anheben, mit der Hand langsam in Richtung Nase ziehen. Etwas halten. Je 1 x.

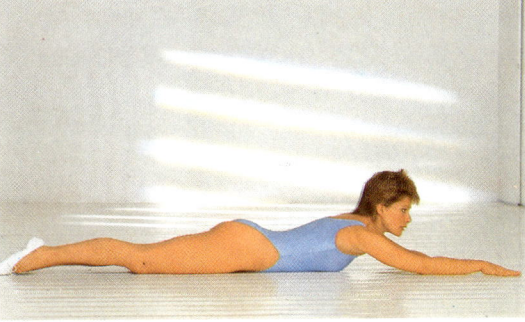

3a   Auf den Bauch legen (bequemer mit Matte), Oberkörper aufrichten. Arme nach vorn strecken, Hände flach nebeneinander.

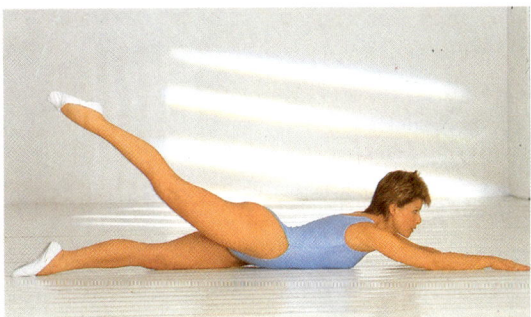

3b   Ein Bein langsam nach oben, Hüfte etwas vom Boden heben. Nicht nachfedern. Bein senken. 10 x. Bein wechseln.

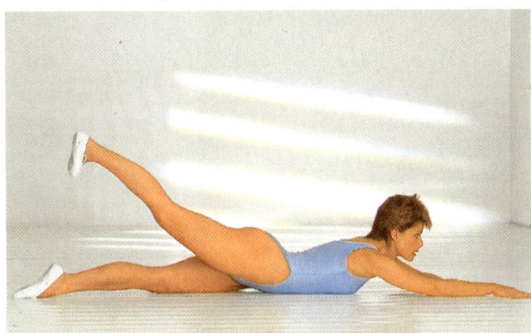

3c   Ein Bein heben und halten. Fußspitze anziehen, strecken. 10 x. Bein wechseln. Oberkörper bleibt flach auf dem Boden.

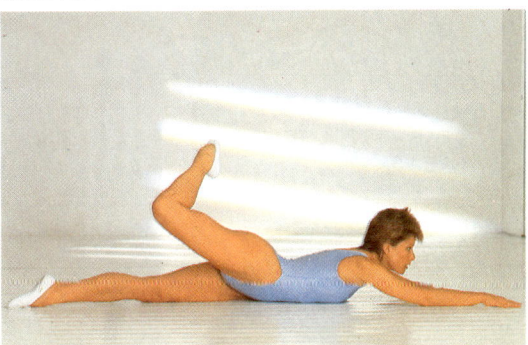

3d   Jetzt ein Bein anwinkeln, nach oben ziehen. Nicht nachfedern. 8 x. Bein wechseln. Oberkörper bleibt flach, Kopf hoch.

Zum Schluß: Übungen für einen festen Po

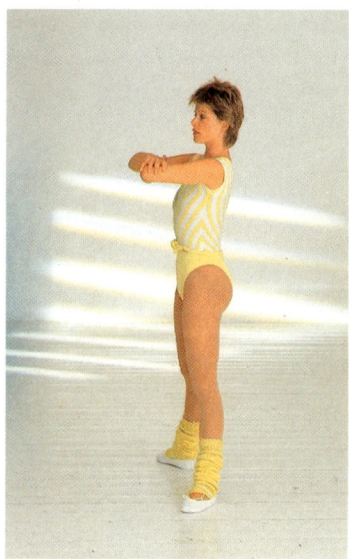

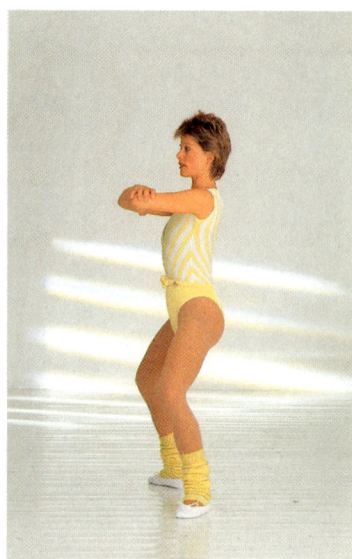

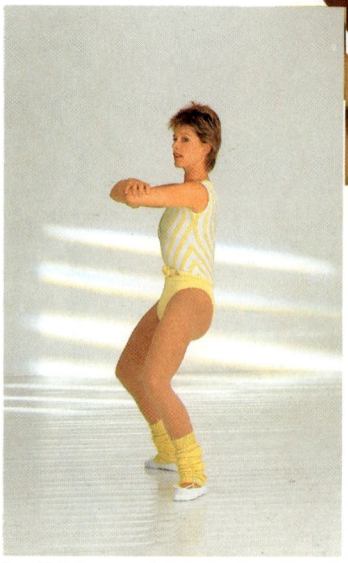

1a Beine spreizen, Füße ausdrehen. Arme heben und die Ellenbogen umfassen.

1b Ganz leicht in die Knie gehen, Oberkörper aufrecht, Po zusammenkneifen.

1c Rücken rund machen, das Becken weit vorschieben, Po einziehen. 10 x.

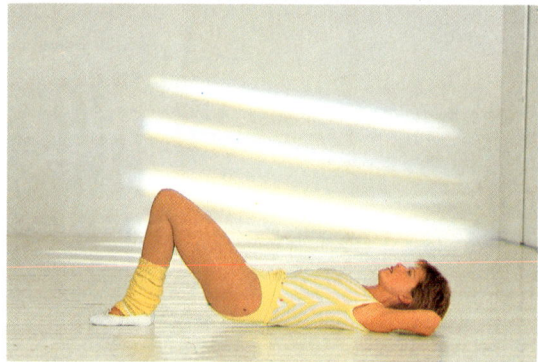

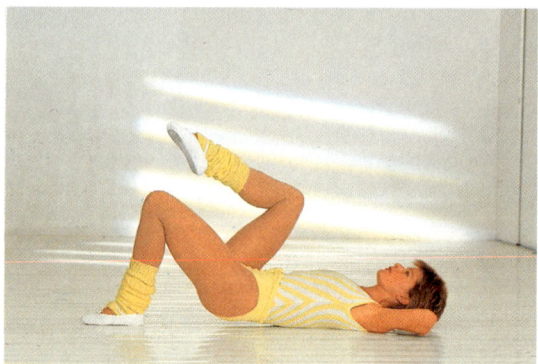

2a Hinlegen, Beine locker nebeneinander. Hände im Nacken verschränken. Jetzt das Becken leicht anheben und oben behalten.

2b Ein Bein anwinkeln, langsam heben, strecken. 10 x. Bein wechseln. Becken bleibt angehoben, Kopf bleibt unten.

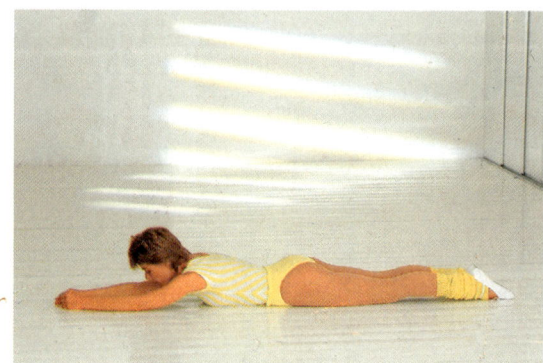

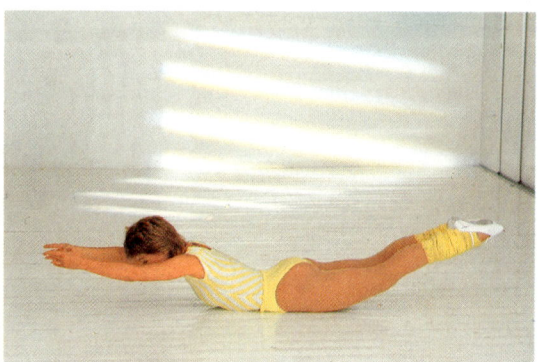

3a Die letzte Übung stärkt auch den Rücken: auf den Bauch legen, Arme, Beine und Füße sind ausgestreckt. Tief einatmen . . .

3b . . . Beine und Arme gleichzeitig heben. Dabei ausatmen. Po zusammenkneifen. Füße aneinanderpressen. Position halten . . .

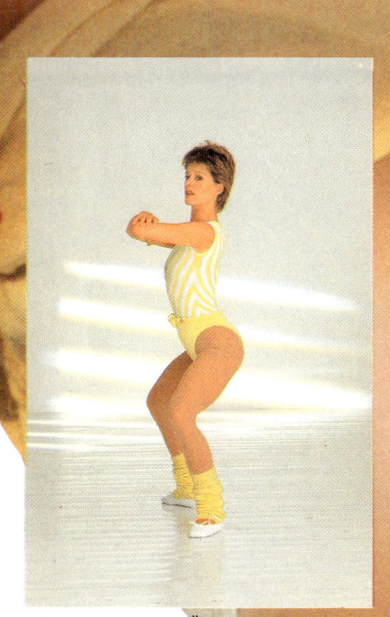

*1d   Jetzt dieselbe Übung
mit Hohlkreuz: Becken vor- und
zurückschieben. 10 x.*

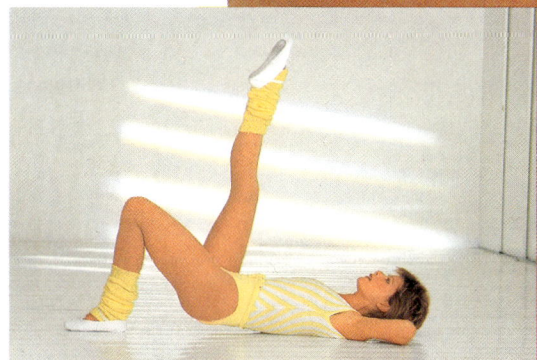

*2c   Mit gestrecktem Bein Fußspitze 10 x anziehen und
strecken. Bein wechseln. Wichtig: das Becken bleibt angehoben!*

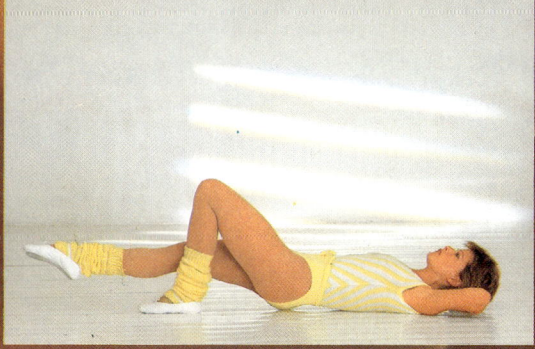

*2d   Ein Bein lang ausstrecken. Dicht überm Boden kurz
halten, Po anspannen. Bein wieder anziehen. 10 x. Bein
wechseln.*

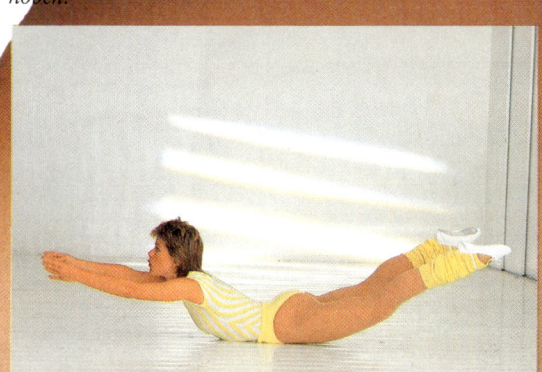

*3c   . . . so lange wie möglich. Und wenn's geht, Arme und
Beine noch höher ziehen. Ohne zu federn. Absenken. 5 x
wiederholen.*

Die sechs besten Stretching-Übungen

Jede Dehnung
mindestens fünfmal
wiederholen!

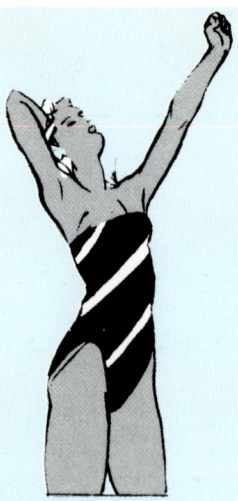

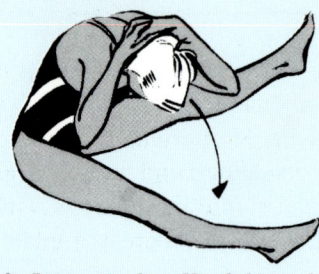

Im Sitzen die Beine grätschen. Hände hinter dem Kopf falten. Oberkörper beugen, langsam zum rechten Knie ziehen. Langsam wieder hochkommen, zum linken Knie beugen.

Mit leicht gegrätschten Beinen aufrecht stehen, Knie ganz leicht anwinkeln. Aus der Hüfte heraus erst einen Arm weit nach oben strecken, Dehnung halten, Arm locker lassen. Dasselbe mit dem anderen Arm. Den Kopf dabei in den Nacken legen.

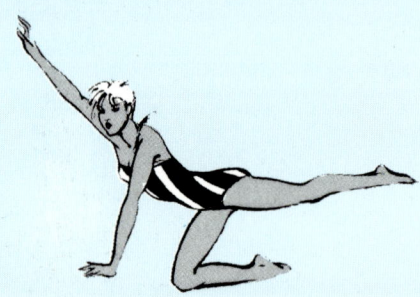

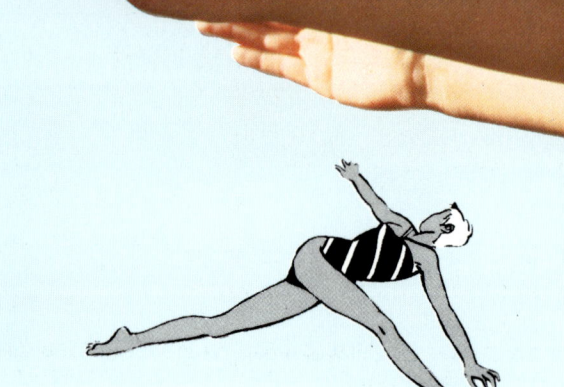

Auf Hände und Knie stützen, die Arme sind durchgestreckt. Jetzt das linke Bein und den rechten Arm in die Waagrechte bringen und sich ganz lang machen. Das Ganze mit dem rechten Bein und dem linken Arm wiederholen.

Hinlegen, Arme zur Seite, Beine lang ausstrecken. Das rechte Bein langsam heben, nach oben strecken, nach links auf den Boden senken. Dabei den Kopf nach rechts wenden. Auf demselben Weg zurück in die Ausgangsstellung. Die Übung mit dem linken Bein wiederholen.

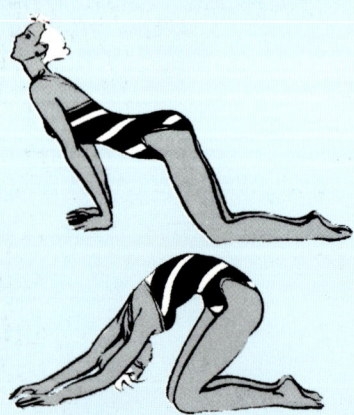

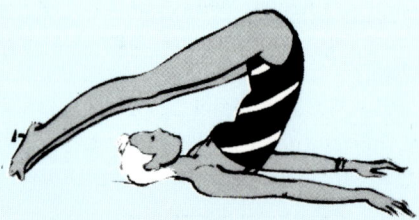

Dehnen wie eine Katze! Wieder auf Arme und Beine stützen. Den Po zu den Fersen schieben, Kopf zwischen den Armen hängen lassen und einen runden Rücken machen. Dann aufrichten, Oberkörper nach vorn strecken. Kopf und Schultern nach oben ziehen.

Aus dem Liegen die geschlossenen Beine über den Körper heben, bis die Fußspitzen den Boden über dem Kopf erreichen. Diese Schlußübung müssen Sie nur einmal machen, wenn Sie die Stellung so lange halten können, bis die Atmung leicht und natürlich wird. Wenn's geht, eine Minute lang durchhalten. Danach erst hinsetzen, dann ganz langsam aufstehen.

Stretching: Die sanfte Art, in Form zu bleiben

Das Wort Stretching (strecken) sagt schon, worum es hier geht: bei den Übungen werden einzelne Körperteile gedehnt, ein paar Sekunden festgehalten und wieder losgelassen.

Für ein Kreislauftraining ist Stretching zu langsam. Aber es hat andere Vorteile:

was man erreichen will: er zieht sich reflexartig zusammen.

Jede Dehnung zwischen 10 und 30 Sekunden lang halten – auf jeden Fall so lange, bis die leichte Spannung abklingt. Tut sie das nicht, ist die Dehnung zu stark – nachlassen, bis es sich gut anfühlt.

Langsam, tief und regelmäßig atmen, den Atem nicht anhalten. Jede neue Dehnung mit Einatmen beginnen. Ausnahme: beim Vorbeugen immer ausatmen.

Nicht nachfedern! Auch das verhärtet die Muskeln, statt sie elastisch zu machen. Die Dehnung in einer einzigen langsamen Bewegung erreichen und halten.

○ Durch die Dehnung fließt mehr Blut in die Muskeln – sie werden locker und elastisch.

○ Die Gelenke werden beweglicher – das ist für jede Sportart gut.

○ Die konzentrierte, tiefe Atmung entspannt auch den Kopf – besonders wohltuend nach einem anstrengenden Tag!

○ Die Kombination aus Anspannung und Entspannung macht Stretching ideal zum Einleiten und Beenden eines Fitness-Trainings: Vor dem Training, weil gut durchblutete Muskeln weniger anfällig für Zerrungen sind;
nach dem Training, weil beim Stretchen der Kreislauf behutsam wieder auf eine ruhigere Gangart gebracht wird.

Ist sie zu schwach, ohne zu federn etwas weiter strecken. Bei jeder Übung die Konzentration auf den gedehnten Körperteil lenken. So bekommt man schnell ein Gespür dafür, wieviel Spannung richtig ist. Und kann die Übungen selber variieren, zum Beispiel, indem man den Winkel der Dehnung leicht verändert.

Dehnen mit der richtigen Technik

Das wichtigste: Lieber zu wenig als zu stark dehnen! Im gedehnten Muskel soll nur eine ganz milde Spannung zu spüren sein. Wird er zu stark gespannt, passiert das Gegenteil von dem,

Keine Lust, allein zu turnen?
Gründen Sie eine Gymnastik-Gruppe

Ist kein Fitness-Studio da, das Ihnen zusagt? Dabei haben Sie wahrscheinlich schon mit Freundinnen darüber gesprochen: man müßte, man sollte, man möchte mehr für seinen Körper tun. Aber allein rafft man sich nicht auf, die Gymnastik-Stunden im Turnverein sind zu langweilig, die Termine im Fitness-Studio ungelegen.

Wenn mindestens fünf Personen sich einig sind, lohnt sich eine private Gymnastik-Gruppe bereits: die Gymnastiklehrerin kostet pro Stunde zwischen 50 und 100 Mark. Es kommt dabei natürlich auf Ihre Ansprüche an – ob Sie zum Beispiel eine Sportstudentin engagieren oder eine fertig ausgebildete Gymnastiklehrerin.

Zuerst sollten Sie gemeinsam herausfinden, welche Art Fitness-Training Ihnen allen am meisten entspricht – ob Sie sich dabei einfach nur entspannen oder gezielt etwas für eine straffere Figur tun wollen, ob's Stretching, Yoga oder Jazztanz sein soll oder vielleicht eine Mischung von allem.

Dann suchen Sie nach der passenden Lehrerin. Das können Sie per Zeitungsannonce versuchen. Der Text sollte so formuliert sein, daß die Art der gewünschten Gymnastik gleich klar ist. Oder Sie rufen Turn- und Sportvereine und Fitness-Studios an. Es lohnt sich auch, bei Turnlehrerinnen in Schulen nachzufragen. Hören Sie sich auch in Ihrem Bekanntenkreis um, wer schon mal bei einer guten Lehrerin geturnt hat.

Erfahrungsgemäß melden sich auf eine Annonce viele, die sich zutrauen, Gymnastikunterricht zu geben. Da sollten Sie sich etwas Zeit nehmen und genau nachfragen, welche Erfahrungen die Bewerberinnen mitbringen und welche Art von Unterricht sie schon gegeben haben.

Dann muß noch ein geeigneter Raum gefunden werden. Wenn Sie nicht mehr als fünf Personen sind und einer von Ihnen einen großen Raum hat, zum Beispiel in einer Altbauwohnung, ist das natürlich am bequemsten – und am gemütlichsten. Sonst: Annonce aufgeben. Und

herumfragen. Zum Beispiel in der Firma, in der Sie arbeiten. Oder bei kommunalen oder kirchlichen Stellen (Gemeindesaal). Vielleicht hat auch Ihre neue Gymnastiklehrerin eine Idee.

Wenn Sie sich nun auch noch auf einen Termin geeinigt haben, kann's losgehen. Die Lehrerin wird sich für den Anfang ein Programm zurechtgelegt haben. Sprechen Sie am besten

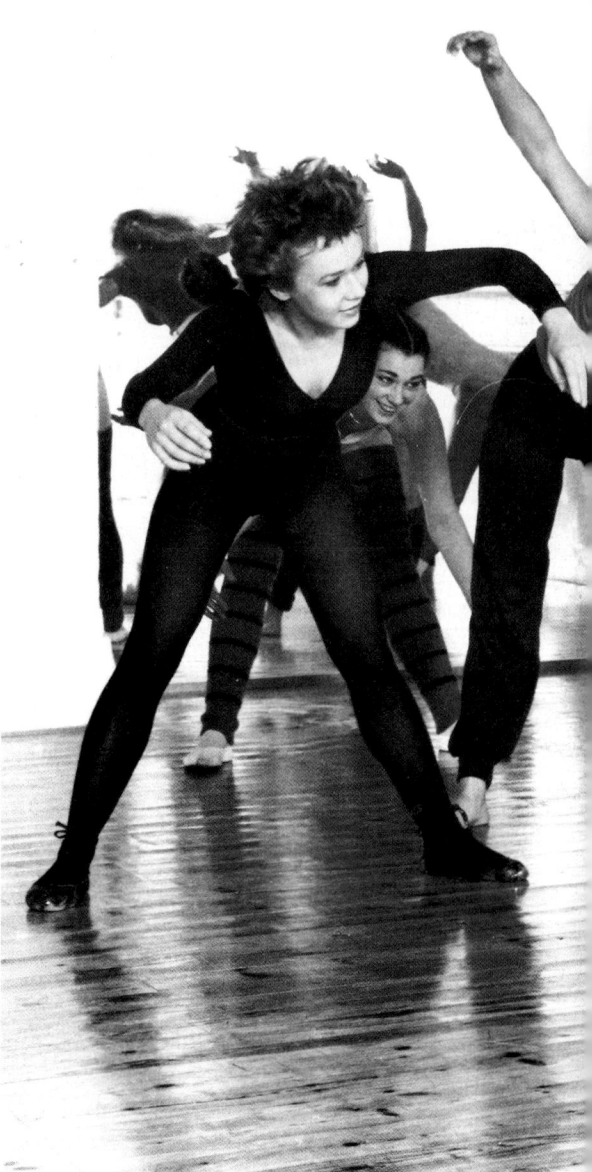

gleich nach dem ersten Mal mit ihr darüber, ob es Ihnen allen zugesagt hat. So lernt die Lehrerin Ihre Wünsche kennen, und Sie selber kriegen für Ihr Geld, was Sie erwarten. Im übrigen wird sich das Programm im Laufe der Zeit immer wieder mal ändern. In einer Gruppe, in der sich alle kennen, kann man auch mal Sonderwünsche äußern: ich bin heute so verspannt im Rücken. Oder vor den Winterferien: können wir nicht ein paar Abende lang Skigymnastik machen?

Apropos Ferien: damit die Lehrerin auf ihre Kosten kommt, einigt man sich am besten darauf, daß jeder seinen Beitrag zahlt, egal ob er kommt oder nicht (außer man vereinbart „Betriebsferien"). Das übt auch auf alle einen gewissen Druck aus, die Stunde nicht einfach ausfallen zu lassen.

Natürlich wird die eine oder andere Teilnehmerin nach einer Weile abspringen. Weil sie keine Lust mehr hat oder es terminlich nicht schafft. Andererseits werden Sie immer wieder neue Interessentinnen finden, wenn die Gruppe erstmal läuft. Außerdem muß der Kreis ja nicht auf Frauen beschränkt bleiben. Auch Männern – und Kindern – tut gemeinsame Bewegung gut!

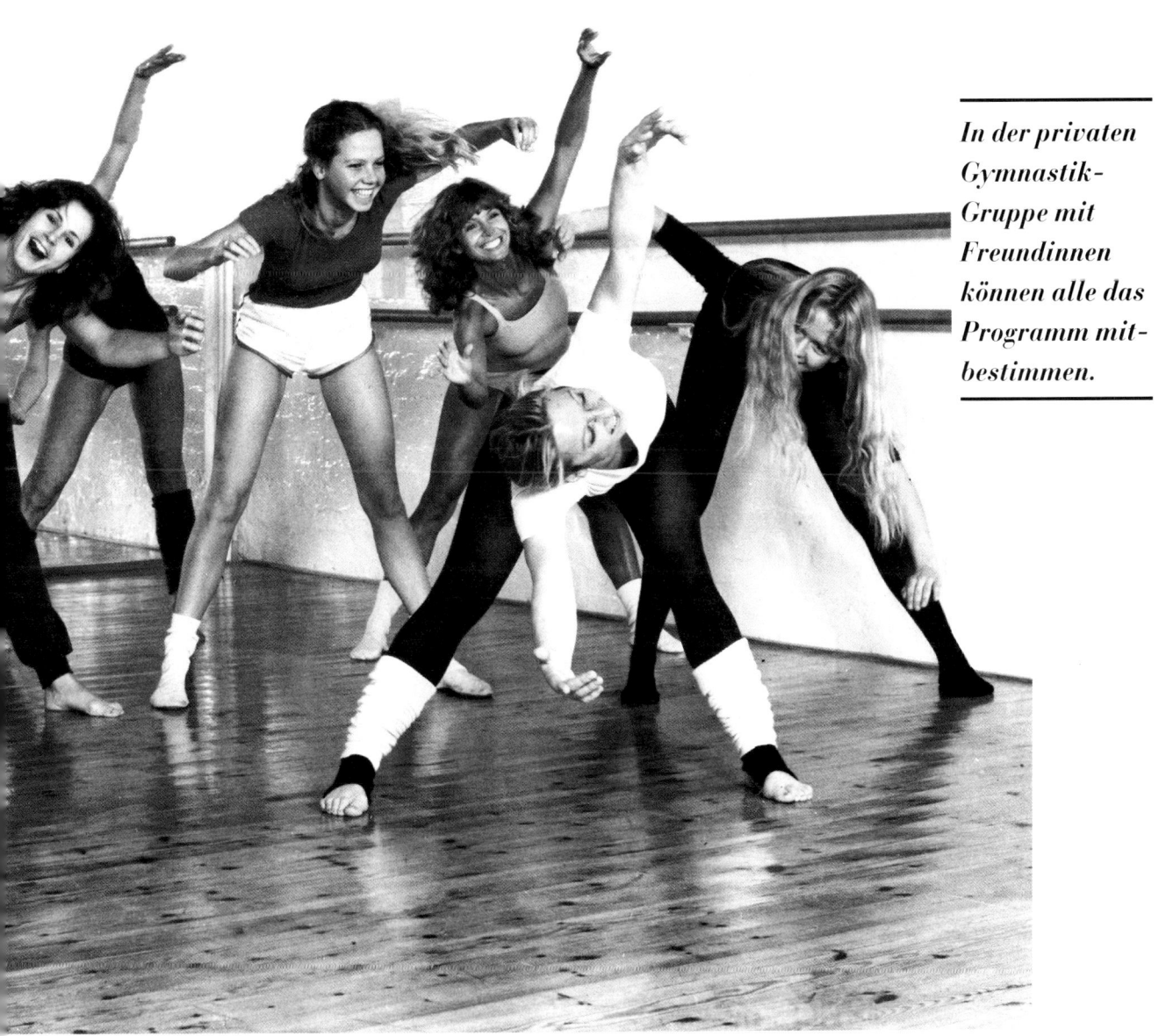

In der privaten Gymnastik-Gruppe mit Freundinnen können alle das Programm mitbestimmen.

Wenn Sie müde, verspannt oder lustlos sind: So kommen Sie ganz schnell in Schwung

Tips, wie Sie in fünf Minuten den Kreislauf auf Hochtouren und sich in gute Stimmung bringen:

Laufen Sie auf der Stelle
Langsam anfangen, Tempo steigern bis zum Wettrennen mit sich selbst.

Hüpfen Sie im Kreis herum
Abwechselnd die Knie erst ein bißchen, dann so hoch wie möglich ziehen. Nächster Durchgang: die Füße hinten hochziehen bis zum Po. Zum Schluß: mit beiden Beinen gleichzeitig hüpfen.

Tanzen Sie
Bewegen Sie sich, so wild Sie können, nach Ihrer Lieblingsplatte, nach irgendeiner Radiomusik. Wenn Sie gerade allein sind, können Sie dabei gleich alle Verrenkungen ausprobieren, die Sie sich in der Öffentlichkeit nicht trauen . . .

Lassen Sie die Hüften kreisen
Wenn Sie noch einen Hula-Hupp-Reifen haben: benutzen Sie ihn wieder. Sonst machen Sie die Drehbewegung ohne – so schwungvoll wie's nur geht.

Springen Sie – mit Seil
Beim Seilspringen trainieren Sie nicht nur den Kreislauf, sondern auch noch Beine und Arme intensiv. Jedes etwas dickere Seil ist dafür geeignet. Wenn es Ihnen Spaß macht, können Sie das Training noch verstärken: in Sportabteilungen kann man extra schwere Springseile (1,5 Kilo) kaufen.

Machen Sie mal sanfte Sofa-Gymnastik
Wenn Sie so matt sind, daß Sie sich nur noch hinlegen wollen – tun Sie's. Den Kreislauf können Sie auch im Liegen trainieren. Und dabei auch noch was für die Figur tun. Zum Einstimmen radeln Sie mit den Beinen – erst ganz geruhsam, dann mit kräftigem Treten. Die Übungen rechts schließen sich an:

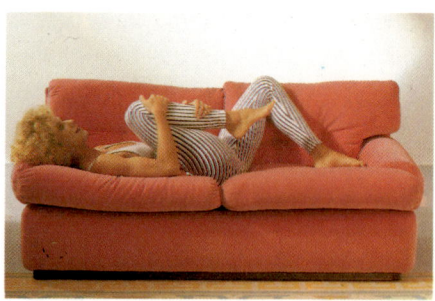

1   *Entspannt den Rücken: Auf den Rücken legen und ein Bein an die Brust ziehen.*

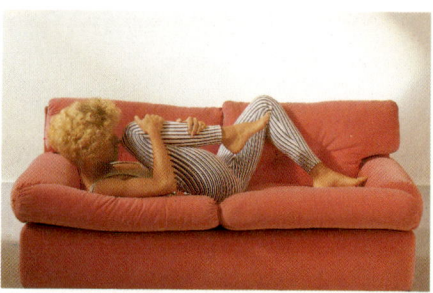

2   *Stirn an das Knie herandrücken, so wird der Hals- und Nackenbereich intensiv gedehnt. Das hilft auch gegen Streß-Kopfschmerzen.*

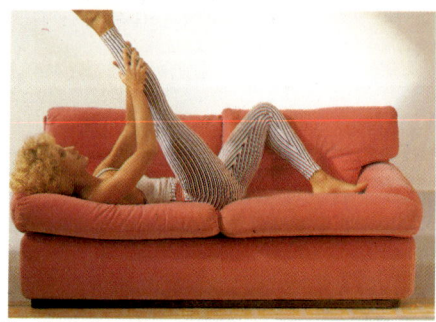

3   *Ganz langsam ein Bein strecken – das Knie muß nicht durchgedrückt sein. Das lockert den Oberschenkel und die untere Rückenpartie. Das gleiche mit dem anderen Bein.*

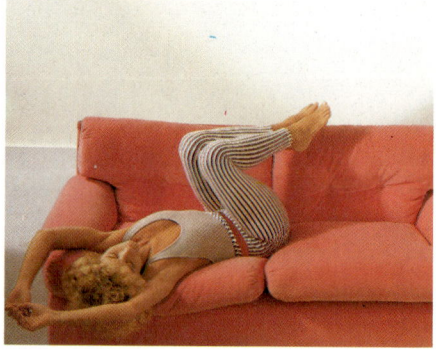

4   *Gut für die Beine: Füße an der Sofalehne abstützen. Arme über den Kopf schwer herunterbaumeln lassen.*

Ein Sofa ist nicht nur zum Faulenzen da. Darauf lassen sich auch Anti-Streß-Übungen machen – und zwar auf höchst bequeme Art.

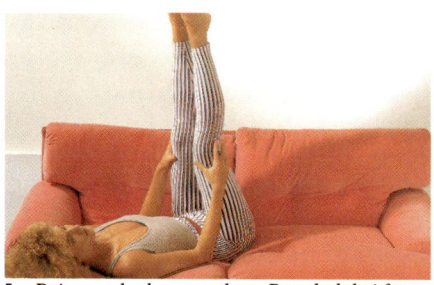

5   Beine nach oben strecken. Bauch dabei fest anspannen und den Rücken aufs Sofa drücken. Kein Hohlkreuz machen. Entspannen. Tief ausatmen.

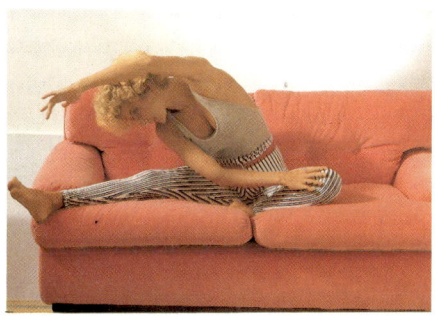

9   Jetzt die andere Seite dehnen. In jeder Position mindestens fünf ruhige, tiefe Atemzüge lang verharren.

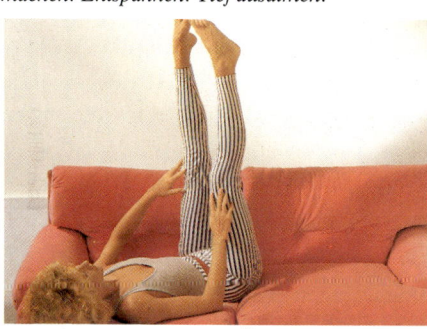

6   Zur Verstärkung dieser Übung die ganze Beinmuskulatur langsam, nicht ruckartig anspannen. Fußspitzen zusammenführen, Fersen aneinanderdrücken und wieder die Spitzen.

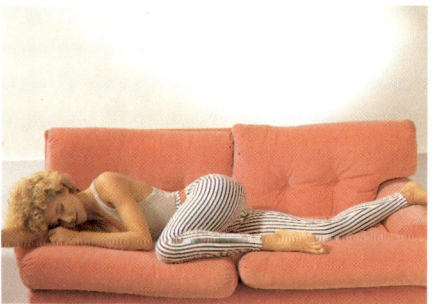

10   Entspannt und erfrischt zugleich: Seitlich hinlegen und Bein so weit anziehen, daß sich Knie und Ellenbogen berühren.

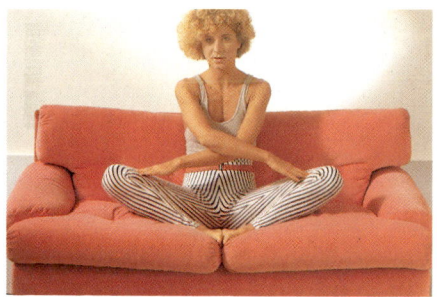

7   Lockert die Hüften: Fußsohlen zusammenlegen. Arme über Kreuz. Mit den Händen gegen die Knie drücken.

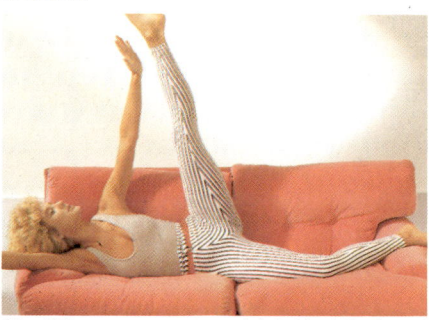

11   Körper anspannen und dabei jeweils einen Arm und ein Bein hochheben und gestreckt zusammenführen.

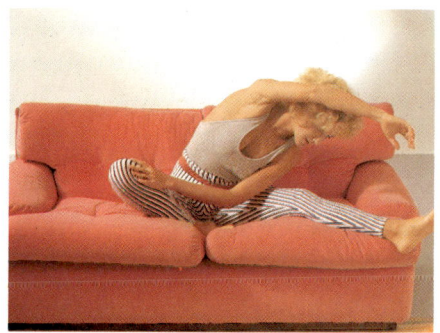

8   Dehnt Arme, Beine und Rückenmuskeln: aus Position 7 heraus mit einem Arm zur Fußspitze zielen. Das Knie dabei mit gekreuztem Arm nach unten drücken.

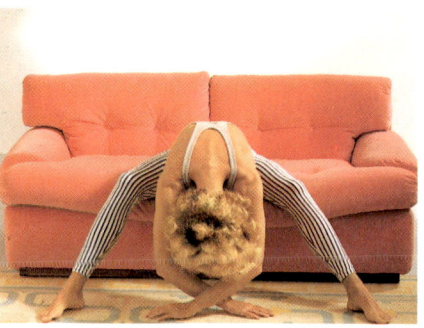

12   Perfekte Entspannung: Zum Schluß den ganzen Oberkörper nach vorn fallen lassen. Mit dem Körper leicht anwippen, bis man sich ganz locker fühlt.

Fürs Büro:
Die unsichtbare Gymnastik

Nachmittags zwischen zwei und drei kommt der Leistungsknick (siehe Tabelle Seite 14). Da würde man am liebsten ein Mittagsschläfchen halten. Die meisten sitzen aber dann an ihrem Arbeitsplatz – nicht gerade der richtige Ort, um sich mit Seilspringen wieder in Fahrt zu bringen! Hier sind zehn Übungen, die Sie fast unbemerkt im Sitzen machen können – lauter wahre Muntermacher:

1. Unterm Tisch die Schuhe ausziehen, Zehen vorstrecken, einatmen. Dann Zehen anziehen, Ferse durchdrücken, ausatmen.
2. Füße ziemlich schnell kreisen lassen, abwechselnd nach innen und außen.
3. Die Beine ausstrecken, übereinanderlegen. Das untere Bein hochdrücken, das obere Bein fest dagegendrücken.
4. Beide Füße fest gegen den Boden stemmen, ein paar Sekunden lang, dann locker lassen und die Fußspitzen auf- und abbewegen.
5. Rechte Hand auf das rechte Knie stemmen und gegen diese Kraft versuchen, das Bein hochzuheben. Dasselbe mit links.
6. Arme neben dem Stuhl fallen lassen. Schultern fast bis zu den Ohren anheben, langsam Schultern wieder senken und fest nach unten stemmen.
7. Hände hinter dem Rücken falten, Ellbogen nach hinten drehen, Arme kräftig dehnen.
8. Die Finger beider Hände vor dem Bauch ineinanderhaken und mit aller Kraft nach außen ziehen.
9. Ellbogen aufstützen, Kopf in die Hände legen. Den Kopf fest nach unten drücken. Nach kurzer Anspannung locker lassen und wiederholen.
10. Den ganzen Oberkörper und die Arme so weit wie möglich nach oben strecken. – Das ist zwar nicht „unsichtbar", wie oben versprochen, dafür aber besonders effektiv. Man kann sich natürlich auch gut im Stehen strecken – jedesmal wenn man zum Händewaschen geht.

Übrigens: Diese Übungen können Sie gut auf langen Auto- oder Bahnfahrten machen. Und im Flugzeug. Übung Nr. 3 müssen Sie dann allerdings auslassen – dazu reicht der Platz im Flugzeug nicht. Versuchen Sie statt dessen mal, mit den Füßen den Vordersitz hochzustemmen . . .

Das entlastet den verspannten Rücken: Je eine Schulter heben und senken, dabei den Kopf von einer Seite zur anderen drehen.

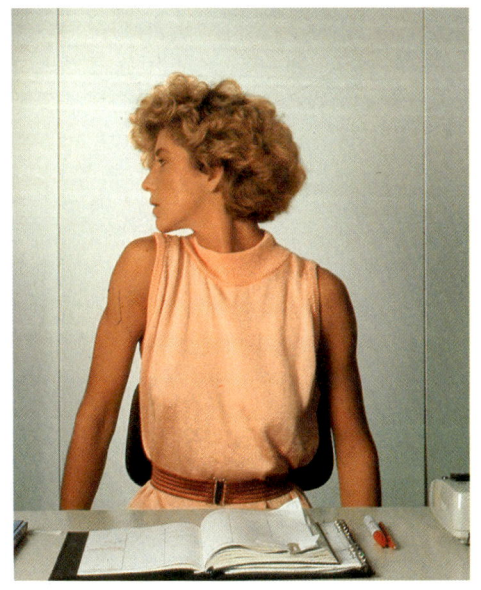

Vorsicht vor falschen Übungen!

Gymnastik ist gut – wenn man sie richtig macht. Bei einigen Bewegungen kann man sich jedoch mehr Schlechtes als Gutes

antun. Das gilt sogar für ein paar Gymnastik-Klassiker.

Hüten Sie sich bei folgenden Übungen vor Fehlern:

○ Mit den Händen den Boden berühren: Bei durchgedrückten Knien ist das für die Kniegelenke und die Wirbelsäule ausgesprochen gefährlich. Wenn man das Ganze auch noch mit Schwung macht, wird die Gefahr, sich Zerrungen zu holen, noch größer. Richtig: Die Übung immer mit leicht eingeknickten Kniegelenken machen.

○ Kniebeugen: Wenn der Po schnell und ruckartig bis auf die Fersen abgesenkt wird, führt das zu einer starken Belastung der Bänder und Sehnen an den Knien. Richtig: Knie langsam und nur so tief beugen, daß die Oberschenkelmuskeln noch das Körpergewicht tragen.

○ Liegestütz: Die meisten neigen dazu, sich so hoch zu stemmen, daß die Ellbogen durchgedrückt sind. Dadurch werden die Gelenke überlastet. Richtig: Nur so weit hochgehen, daß in der oberen Position die Ellbogen noch ganz leicht angewinkelt sind. Erleichterung für Anfänger: Liegestütz im Knien.

○ Kopfrollen gefährdet die Bandscheiben, ohne verspannte Nackenmuskeln zu lockern. Richtig: Kopf vor-, rück-, seitwärts heben und senken.

○ Rumpfkreisen: Dabei werden die Bandscheiben unnötig strapaziert, vor allem beim Rückwärtsbeugen. Richtig: Diese Übung ganz ausfallen lassen und sie durch Hüftkreisen ersetzen. Dabei soll der Oberkörper sich nicht bewegen.

○ Taschenmesser: Diese altbekannte Übung gegen Bauchspeck hat eine gefährliche Nebenwirkung: man bekommt Rückenschmerzen davon. Weil es für die meisten zu anstrengend ist, die ausgestreckten Beine gleichzeitig hochzuheben, beugen sie dabei den Rücken krampfhaft hoch. Richtig: Die Beine zunächst anwinkeln, anheben und oben erst ausstrecken.

○ Aufsitzen: Wenn man den Oberkörper bei gestreckten Beinen ganz gerade anhebt, werden die Bandscheiben zu sehr belastet. Richtig: Die Beine anwinkeln. Erst den Kopf anheben, Kinn auf die Brust ziehen, mit ganz rundem Rücken langsam hochkommen, dann erst Oberkörper ausstrecken. Zurück den gleichen Weg.

○ Beine nach hinten hochschwingen: Bei dieser Bewegung wird die Wirbelsäule unnatürlich und gefährlich gekrümmt. Noch schlimmer, wenn man dabei Kopf hebt. Richtig: Den Rücken ganz geradehalten, den Kopf gesenkt lassen. Das Bein langsam vom Boden anheben, auf Rückenhöhe nach hinten dehnen. Dann das Bein langsam wieder senken.

○ Hüftschwung: Noch eine unnötige Belastung für die Wirbelsäule, vor allem, wenn man die Hüften so hoch stemmt, daß der Bauch sich nach oben wölbt. Richtig: Nur so hoch gehen, daß die Schulterblätter noch den Boden berühren. Rücken, Po und Beine sollen dabei eine gerade Linie bilden. In der höchsten Position sollen noch die Hüftknochen und die Knie zu sehen sein.

BODYBUILDING

Training für eine Figur nach Maß

Immer mehr Frauen machen Bodybuilding. Wenn ihnen Gymnastik zu sanft ist und Jogging zu langweilig. Und wenn sie ihre „schwachen Stellen" – zu viel Bauch, zu schlaffe Oberschenkel – ganz gezielt und schnell wegbekommen wollen.

Bodybuilding ist Gymnastik gegen Widerstand. Den Widerstand bilden die Gewichte. Das können einfache Hanteln sein oder auch Maschinenkolosse mit verschieden schweren Stahlgewichten. Die Arbeit mit Gewichten ersetzt zwar nicht das gesunde Kreislauftraining, bei dem Herz und Atem, Durchblutung und Stoffwechsel gleichzeitig gefördert werden. Aber man kann damit tatsächlich seinen Körper modellieren.

Zur Klärung gleich vorweg: Muskelpakete bekommen Frauen durch Bodybuilding nicht. Das liegt in der weiblichen Natur – am weiblichen Geschlechtshormon Östrogen nämlich.

Während das männliche Hormon Testosteron schiere Muskeln bildet, sorgt Östrogen dafür, daß die Muskeln von Frauen mit einer Fettschicht umhüllt werden. Frauen können ihre Körperkraft bis zu 60 Prozent steigern, ohne daß sie äußerlich vor Muskeln strotzen. Wenn sie Bodybuilding nicht als Hochleistungstraining – also viele Stunden pro Tag – betreiben, erreichen sie nur Positives: der Körper wird straff, bekommt abgerundete Formen und fließende Konturen.

Und noch etwas: Abnehmen kann man durch Bodybuilding allein nicht. Das erreicht man nur mit einer gleichzeitigen Diät. Denn die Muskeln, die sich durchs Training entwickeln, haben ein größeres spezifisches Gewicht als das Fettgewebe. Mit dem Zentimetermaß aber kann man den Erfolg messen, und der Spiegel zeigt es ebenfalls: der Körper bekommt bessere Proportionen.

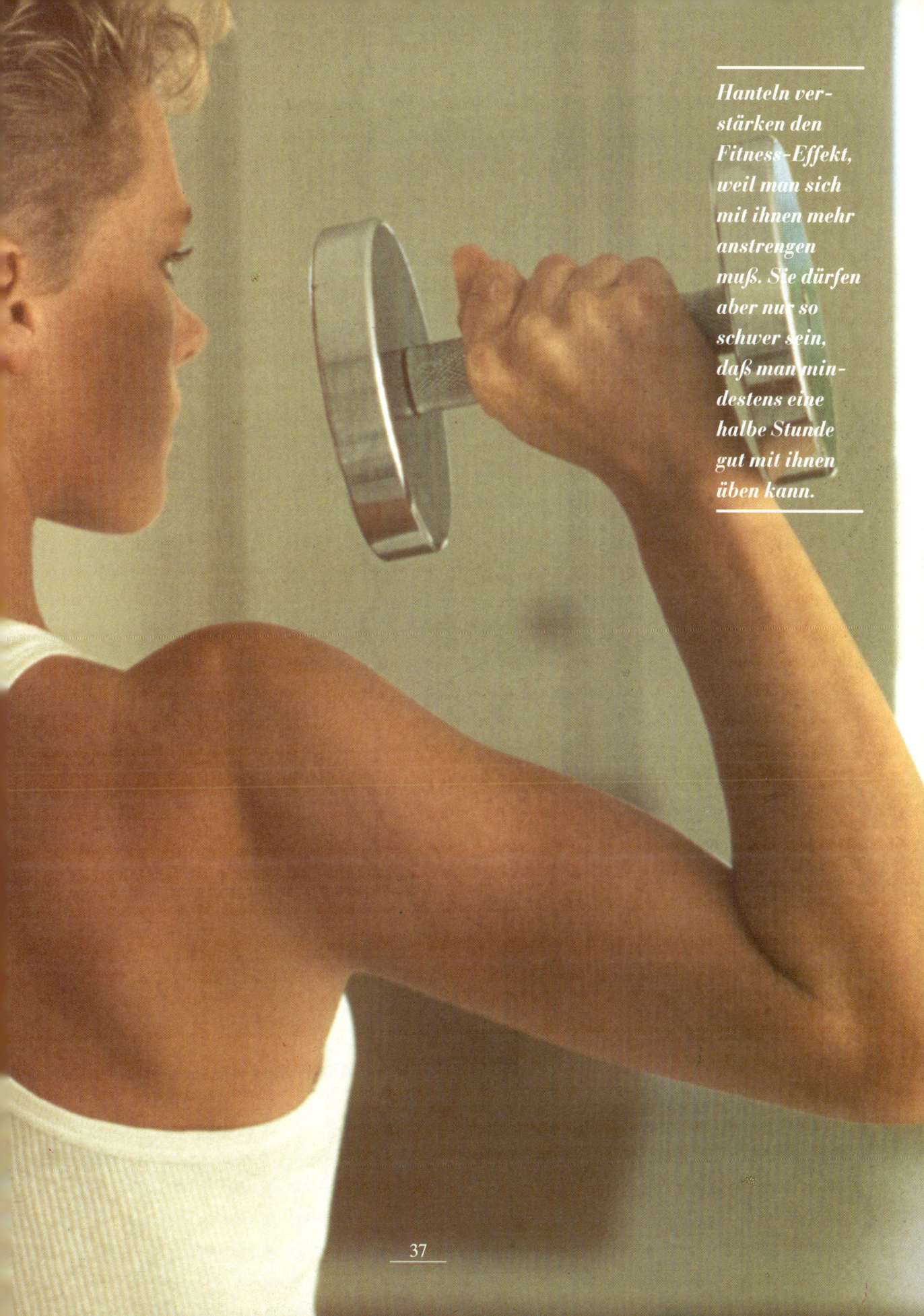

Hanteln verstärken den Fitness-Effekt, weil man sich mit ihnen mehr anstrengen muß. Sie dürfen aber nur so schwer sein, daß man mindestens eine halbe Stunde gut mit ihnen üben kann.

Was man mit Bodybuilding erreichen kann

So wirkt sich Krafttraining auf den ganzen Körper aus:

Kondition und Fitness insgesamt werden gestärkt. Dafür werden Von-Kopf-bis-Fuß-Übungen mit kleinen Gewichten möglichst schnell und oft gemacht.

Die Muskeln und das Gewebe einzelner Körperpartien werden gestrafft. Auch das erreicht man mit leichten Gewichten, gezielt eingesetzt, und mit möglichst vielen Wiederholungen.

Mehr Muskeln werden aufgebaut. Dafür nimmt man schwerere Gewichte, mit weniger Wiederholungen.

So werden Problemzonen bearbeitet:

An Armen und Schultern: Die Stärkung der Oberarmmuskeln (Bizeps und Trizeps, siehe Muskelübersicht Seite 15) macht Oberarme wieder straff. Gefestigte Schultermuskeln (Trapezius und Deltoideus) lassen den Oberkörper breiter erscheinen – und dadurch automatisch die Taille schmaler.

Am Busen: Das Training der großen Brustmuskeln (Pectoralis Major) hilft gegen Hängebusen. Einen kleinen Busen macht es zwar nicht größer, aber aufrechter und straffer.

Am Bauch: Frauen bekommen mit zunehmenden Jahren ein „Bäuchlein", weil die Bauchmuskeln (Obliquus und Rectus Abdominis) erschlaffen. Diese Muskeln sprechen besonders gut auf Krafttraining an, der Bauch wird wieder fest und flach.

An den Hüften und am Po: An dieser Partie setzt sich bei den meisten Frauen zuerst Fett an – und leider auch Zellulite. Durch Straffung der großen Gesäßmuskeln (Glutaeus maximus) wird hier das Gewebe wieder fester. Dadurch vermindert man gleichzeitig die Zellulite. Auch ein „Hängepo" hebt sich wieder.

An den Beinen: Ob zu dick oder zu dünn – Bodybuilding hilft gegen beides. Weil das Straffen der Oberschenkelmuskeln (Quadriceps und Biceps) und der Wadenmuskeln (Gastrocnemius) überschüssiges Fett abbaut und den Beinen wieder Form gibt. Auch Hautfalten an den Knien verschwinden – das schlaff gewordene Gewebe wird wieder gestärkt.

Sogar gegen Rückenschmerzen empfehlen einige Ärzte das Bodybuilding. Wenn zum Beispiel die Ursache eine leichte Wirbelsäulenverkrümmung ist, dann helfen vor allem Übungen, die die Rückenmuskulatur (Latissimus Dorsi und Erector Spinae) stärken. Dies sollte man allerdings unbedingt vorher mit einem Arzt besprechen.

Nicht zuletzt: Bodybuilding ist ungeheuer entspannend! Das überrascht Sie vielleicht zunächst. Aber wenn Sie sich eine Stunde ganz auf die Übungen und auf Ihren Körper konzentrieren, wird der Kopf garantiert frei von all den Gedanken und Problemen, die Sie vorher beschäftigt haben.

Ein gutes Körpergefühl bekommt man außerdem. Die Muskelfasern werden bei der Belastung stärker durchblutet, man spürt ein mehr oder weniger starkes „Brennen" in den Muskeln. Ein untrügliches Zeichen dafür, daß die Muskeln sich festigen.

Aber Arbeit ist Bodybuilding schon – Körperarbeit im wahrsten Sinne des Wortes. Nach sechs bis acht Wochen regelmäßigem Training (zwei- bis dreimal pro Woche) zeigen sich die ersten Erfolge. Und dann heißt es weitermachen! Richtig fest bleiben die Muskeln nämlich nur, solange sie immer wieder beansprucht werden. Das muß zwar nicht heißen: ein Leben lang Bodybuilding. Wer sich durch das Training gestärkt fühlt, kann auf andere Fitness- oder Sportarten umsteigen. Das ist auf lange Sicht vergnüglicher und abwechslungsreicher. Hauptsache, Sie bleiben in Bewegung, damit die hinzugewonnene Kraft nicht wieder erschlafft.

> Bodystyling, Bodyforming, Bodymodelling – das sind Begriffe, mit denen Bodybuilding-Studios werben. Meistens ist das nichts anderes als Bodybuilding – eben Übungen mit Gewichten. Manchmal kombiniert mit Gymnastik und mit Ernährungs- und Diättips. Bei allen Wörtern, die Ihnen nichts sagen, nachfragen, was wirklich geboten wird!

Krafttraining im Bodybuilding-Studio – wie geht das?

Ganz leicht. Denn es ist keine Technik zu erlernen, man kann von der ersten Minute an trainieren. Aber es ist auch ein wenig monoton, man macht immer wieder ganze Serien von Übungen still vor sich hin. Die ersten Stunden wird man von einer Trainerin oder von einem Trainer überwacht. Denn anfangs überschätzt man leicht seine Kräfte. Mit dem Trainer wird auch besprochen, was man an seiner Figur verbessern möchte und welche Übungen dafür am besten geeignet sind. Ein modernes Studio hat so viele Geräte, daß man damit über 1500 verschiedene Übungen machen könnte.

Der Trainer kontrolliert anfangs die richtige Atemtechnik: grundsätzlich wird bei Anstrengung ausgeatmet, bei Entspannung eingeatmet.

Auch beim Bodybuilding gilt: vorher aufwärmen! Im Studio gibt's dafür Standfahrräder.

Das Übungsprogramm besteht aus sogenannten Trainingseinheiten, eine festgelegte Anzahl von „Sätzen", die man in einer Stunde durcharbeitet. Sätze sind die 15- bis 20mal wiederholten Übungen an einem bestimmten Gerät. Nach einer Pause von 30 bis 60 Sekunden wird der ganze Satz wieder von vorn angefangen – zwei- bis dreimal, je nach Kondition und Schwierigkeitsgrad. In den Pausen sollen Atem und Pulsfrequenz sich wieder normalisieren.

Am Anfang arbeitet man mit ganz leichten Gewichten, später werden „scheibenweise" Gewichte zugelegt. Allerdings gilt vor allem für Frauen: lieber fünf Kilo zu leicht (und mehr Wiederholungen) als auch nur ein halbes Kilo zu schwer. Nicht weil schwere Gewichte zu große Muskeln bilden, sondern weil die Verletzungsgefahr (Zerrungen, Muskelrisse) zu groß wird. Deshalb niemals ohne Absprache mit dem Trainer Gewicht zulegen!

Die Trainingseinheit im Bodybuilding-Studio dauert eine Stunde. Wer intensiv an sich arbeiten und schnell einen Erfolg sehen will, geht mindestens zweimal in der Woche hin. Ideal ist: jeden zweiten Tag, damit nur ein Ruhetag zwischen dem Training liegt.

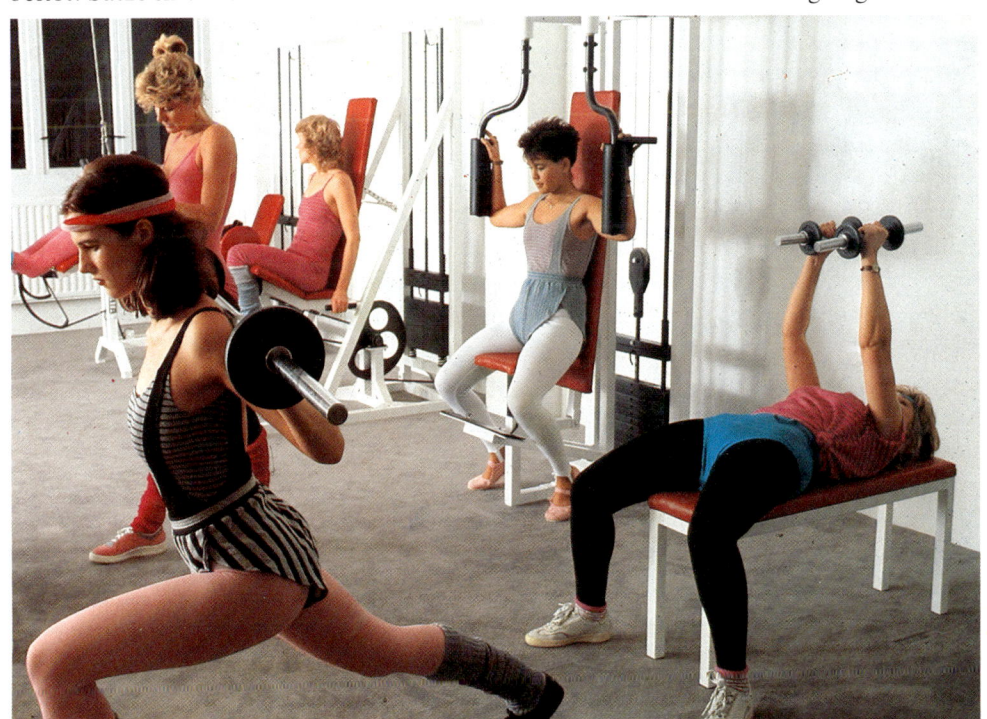

Mit den Übungsgeräten im Bodybuilding-Studio läßt sich jede Muskelpartie bearbeiten. Den Erfolg kann man schon nach zwei Monaten sehen.

So finden Sie ein gutes Studio fürs Bodybuilding

In größeren Städten ist die Auswahl inzwischen ziemlich groß. Das Angebot reicht vom reinen Geräteraum bis zu Anlagen mit allem Drum und Dran: Gymnastikräume, Sauna, Solarium, Schwimmbad, Whirlpool.

Die meisten nennen sich Fitness-Studios und arbeiten wie Clubs oder Vereine. Man unterschreibt eine Beitrittserklärung für ein halbes oder ganzes Jahr oder sogar für länger. Je langfristiger der Vertrag, desto billiger wird der Beitrag pro Monat. Die Preise sind – je nach Ausstattung – höchst unterschiedlich. Sie reichen von etwa 50 Mark bis 150 Mark im Monat. Darin sind meist alle Einrichtungen enthalten, egal, wie oft man sie nutzt. Vor der Entscheidung muß man sich deshalb erst mal klarmachen, wieviel Zeit man für Bodybuilding, Sauna, Schwimmen und eventuell noch Gymnastikstunden erübrigen kann. Wer nur Krafttraining machen will, schaut sich am besten gleich bei kleineren Instituten um, die sich auf Bodybuilding beschränken.

○ Vereinbaren Sie zuerst eine Probestunde. In guten Fitness-Instituten sind sie umsonst.
○ Nehmen Sie diese Probestunde zur gleichen Zeit, in der Sie auch später Ihr Training machen wollen. Wenn das in den Abendstunden, samstags oder sonntags ist, muß man in manchen Studios mit einem so großen Gedränge rechnen, daß man vor den Geräten Schlange steht, bis man an die Reihe kommt. So ein Studio sollten Sie meiden, weil Sie sonst nie in einer Stunde mit Ihrem Programm fertig werden.
○ Fragen Sie nach der Ausbildung des Trainers! Auch wenn es Ihnen vielleicht schwerfällt – diese Sorgfalt sind Sie sich schuldig. Damit Sie fachkundig beraten werden, wenn Sie spezielle Wünsche an das Trainingsprogramm haben – zum Beispiel wegen Problemen mit dem Rücken – oder wenn einzelne Übungen Ihnen nicht bekommen. Ein gutes Studio beschäftigt studierte Sportlehrer oder zumindest Leute mit langjähriger Erfahrung im Bodybuilding. Eine gewisse Sicherheit bedeutet es, wenn das Studio Mitglied im Deutschen Bodybuilder- und Kraftsport-Verband ist – die Trainer haben zumindest eine Grundausbildung.

○ Testen Sie den Trainer im Vorgespräch. Zu Beginn der Probestunde muß er sich bei Ihnen erkundigen, was Sie bisher für Ihre Kondition getan haben. Und er muß Sie fragen, ob Sie irgendwelche Verletzungen hatten oder akute gesundheitliche Beschwerden haben. Wenn man Sie nur mit ein paar lässigen Tips an die Geräte läßt, sind Sie in diesem Studio nicht an der richtigen Adresse.
○ Achten Sie darauf, ob die Fitness- und Umkleideräume sauber sind. Wenn es schon da nach Schweiß riecht – das kann einem das ganze Training vermiesen.
○ Schauen Sie, ob die Trainingsgeräte so weit auseinanderstehen, daß jeder genug Platz für seine Übungen hat. (Ob die Geräte technisch einwandfrei in Ordnung sind, kann man als Laie ja nicht beurteilen.)
○ Wenn Sie sich entschieden haben: unterschreiben Sie erst mal nur für die kürzeste Vertragsdauer. Denn richtig kennenlernen werden Sie die guten und die schlechten Seiten Ihres Clubs erst im Laufe des Trainings.
○ Lesen Sie das Kleingedruckte. Sonst kann es Ihnen passieren, daß Ihr Vertrag sich automatisch verlängert: weil die Kündigung womöglich schon drei Monate vor Vertragsende fällig ist – wenn Sie normalerweise noch gar nicht wissen, ob Sie in einem Vierteljahr noch weitermachen wollen.
○ Wenn Ihnen etwas mißfällt – kritisieren Sie's! Für Ihr Geld dürfen Sie auch etwas erwarten und fordern. Zum Beispiel freundliche und aufmerksame Behandlung durch die Trainer. Fehlt es daran, sprechen Sie mit dem Club-Inhaber. Der fürchtet die Konkurrenz – und deshalb auch unzufriedene Kunden. Außerdem bekommen Leute, die sich bemerkbar machen, automatisch mehr Zuwendung – und an der kann Ihnen nur gelegen sein bei der sonst ziemlich einsamen Körperarbeit am Gerät.

Wenn Sie sportlich völlig untrainiert sind: lieber vorher den Arzt fragen, ob Bodybuilding für Sie geeignet ist!

Bodybuilding können Sie auch zu Hause machen

Wenn Ihnen die Atmosphäre in den techniküberladenen Fitness-Studios zu unpersönlich ist: stellen Sie sich Ihr eigenes Krafttraining für zu Hause zusammen.

Fangen Sie mit leichten Gewichten an. Viele Wiederholungen mit leichten Hanteln bringen mehr als sehr „beschwerte" Übungen, von denen man nur wenige schafft.

Vorher sollten Sie schon eine Zeitlang Gymnastik ohne Gewichte gemacht haben. Damit der Körper elastisch ist und Sie sich keine Zerrungen holen. (Eine gute Vorbereitung ist die dynamische Gymnastik ab Seite 19.)

Beginnen Sie jedes Gewichttraining mit Aufwärm-Übungen (siehe Seite 17). Wollen Sie das Bodybuilding mit einem Kreislauftraining verbinden, sollten Sie zuerst mindestens fünf Minuten auf der Stelle laufen.

Beenden Sie die Übungen mit „Abkühlen" (siehe Seite 17), um den Körper nicht abrupt in Ruhestellung zu bringen.

Achten Sie bei jeder Übung auf Ihren Atem: Bei Anstrengung ausatmen, bei Entspannung einatmen.

Auf den folgenden vier Seiten finden Sie Übungen, die den ganzen Körper durchtrainieren. Sie brauchen dazu ein Paar einfache Hanteln und mittelschwere Gewichtsmanschetten für die Knöchel. Nehmen Sie alle Übungen mit den angegebenen Wiederholungen durch. Zum Schluß machen Sie noch einmal die Übungen nur für Ihre Problemzonen.

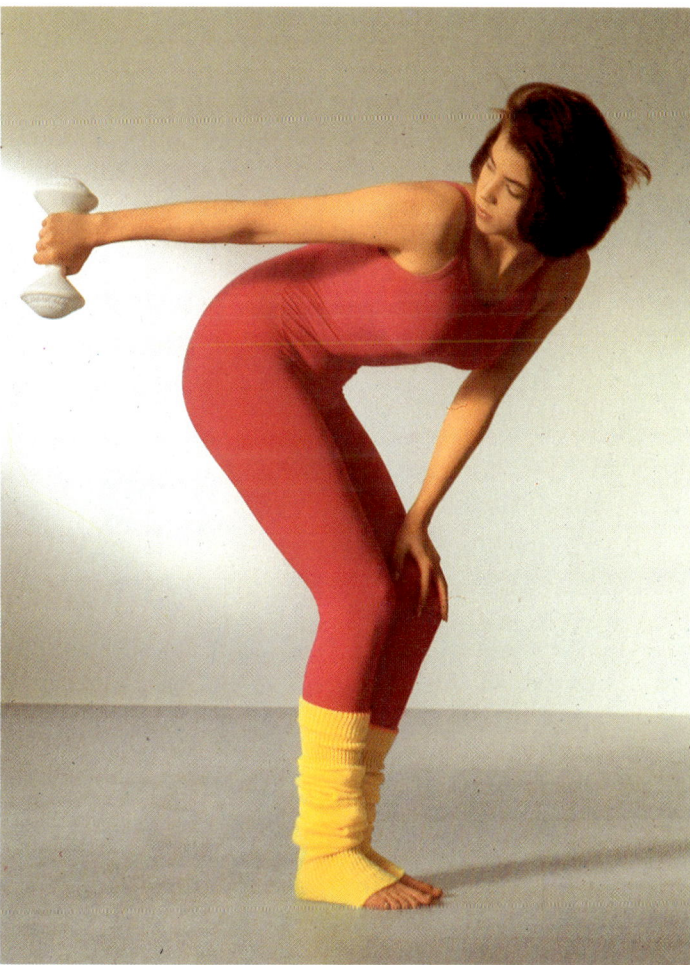

Mit Bodybuilding können Sie gezielt Ihre Arme stärken und damit Ihr Tennis- oder Squash-Spiel verbessern.

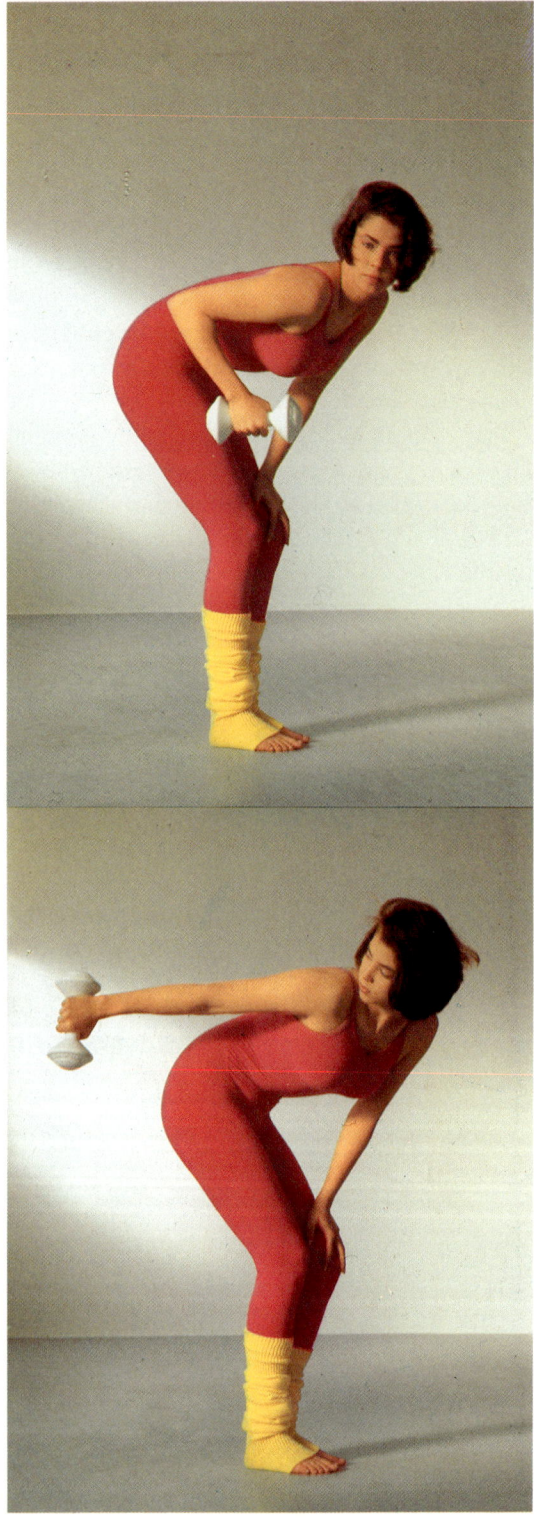

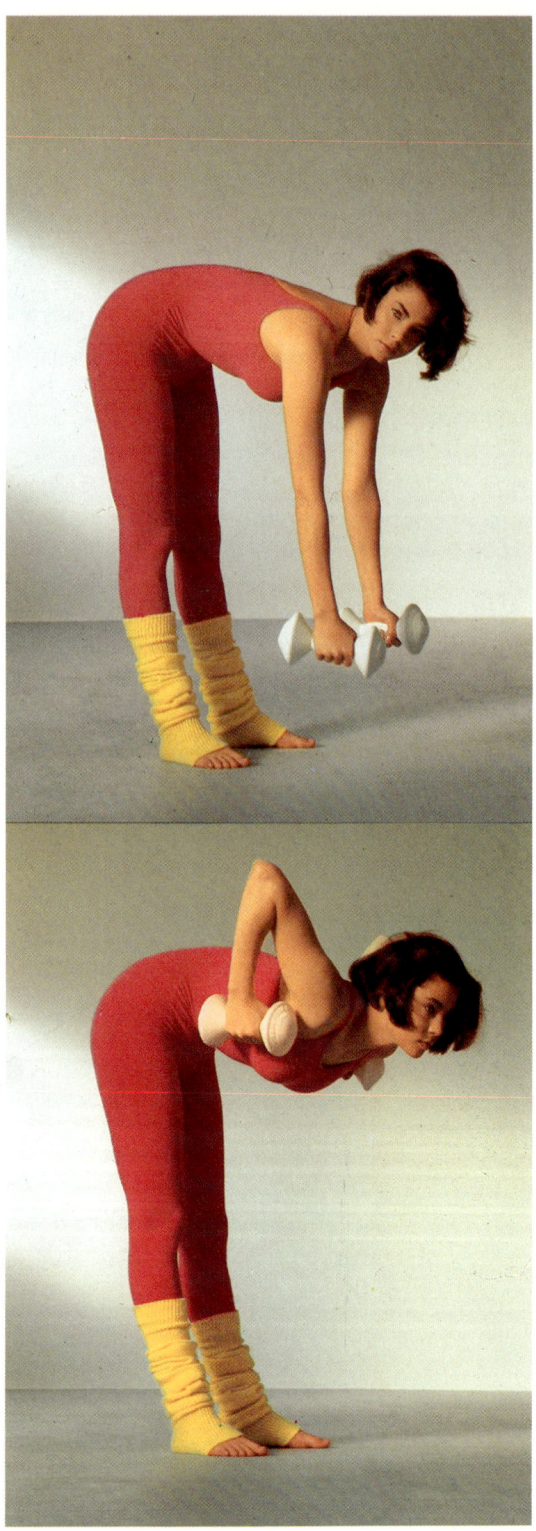

Für die Arme: Leicht in die Knie gehen, eine Hand auf den Oberschenkel legen. Nun die Hantel zur Schulter hochziehen. Dabei einatmen (Foto oben). Dann die Hantel möglichst weit nach hinten stoßen. Dabei ausatmen (Foto unten). Achtmal pro Seite, dann mit beiden Armen und zwei Hanteln gleichzeitig.

Für den Rücken: Mit zwei Hanteln vorbeugen, bis der Oberkörper in der Horizontalen ist (Foto oben). Langsam die Gewichte hochziehen, bis sie seitlich die Taille berühren. Dabei ausatmen (Foto unten). Langsam herunterlassen, dabei einatmen. Der Rücken bleibt gerade. Zehn Wiederholungen.

Übungen mit leichten Hanteln

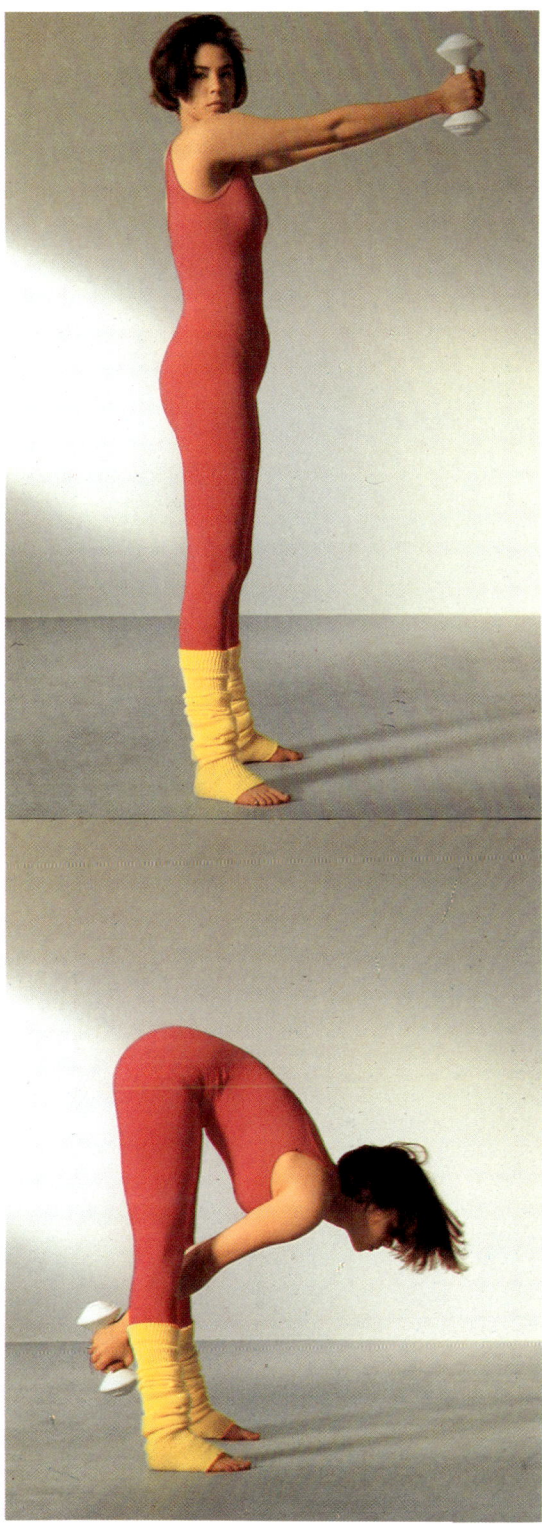

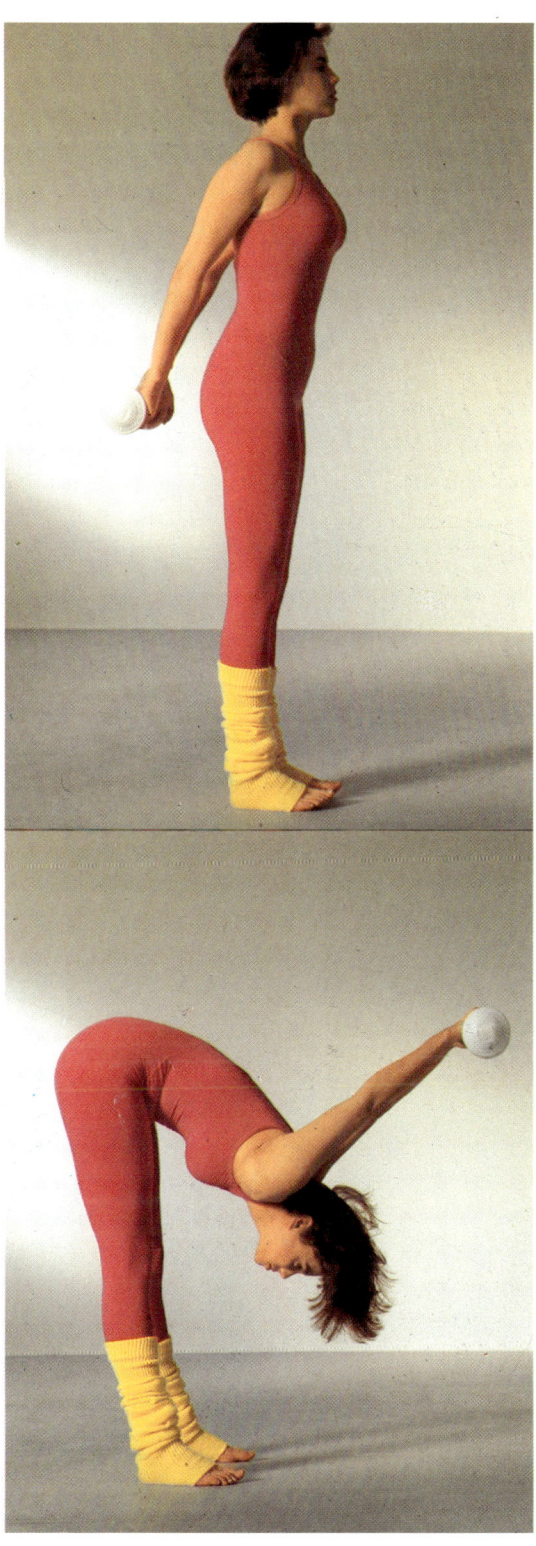

Für Schultern und Oberkörper: Mit leicht gespreizten Beinen stehen, Hantel mit beiden Händen fassen (Foto oben). Das Gewicht langsam über den Kopf und dann durch die Beine nach hinten führen (Foto unten). Acht Wiederholungen.

Für den Busen: Geradestehen, Füße schulterbreit auseinander. Eine Hantel hinter dem Körper halten (Foto oben). In den Hüften vorbeugen und die Arme so weit wie möglich über den Kopf führen (Foto unten). Zehn Sekunden so bleiben. Beim Vorbeugen ausatmen, beim Aufrichten einatmen. Fünf Wiederholungen.

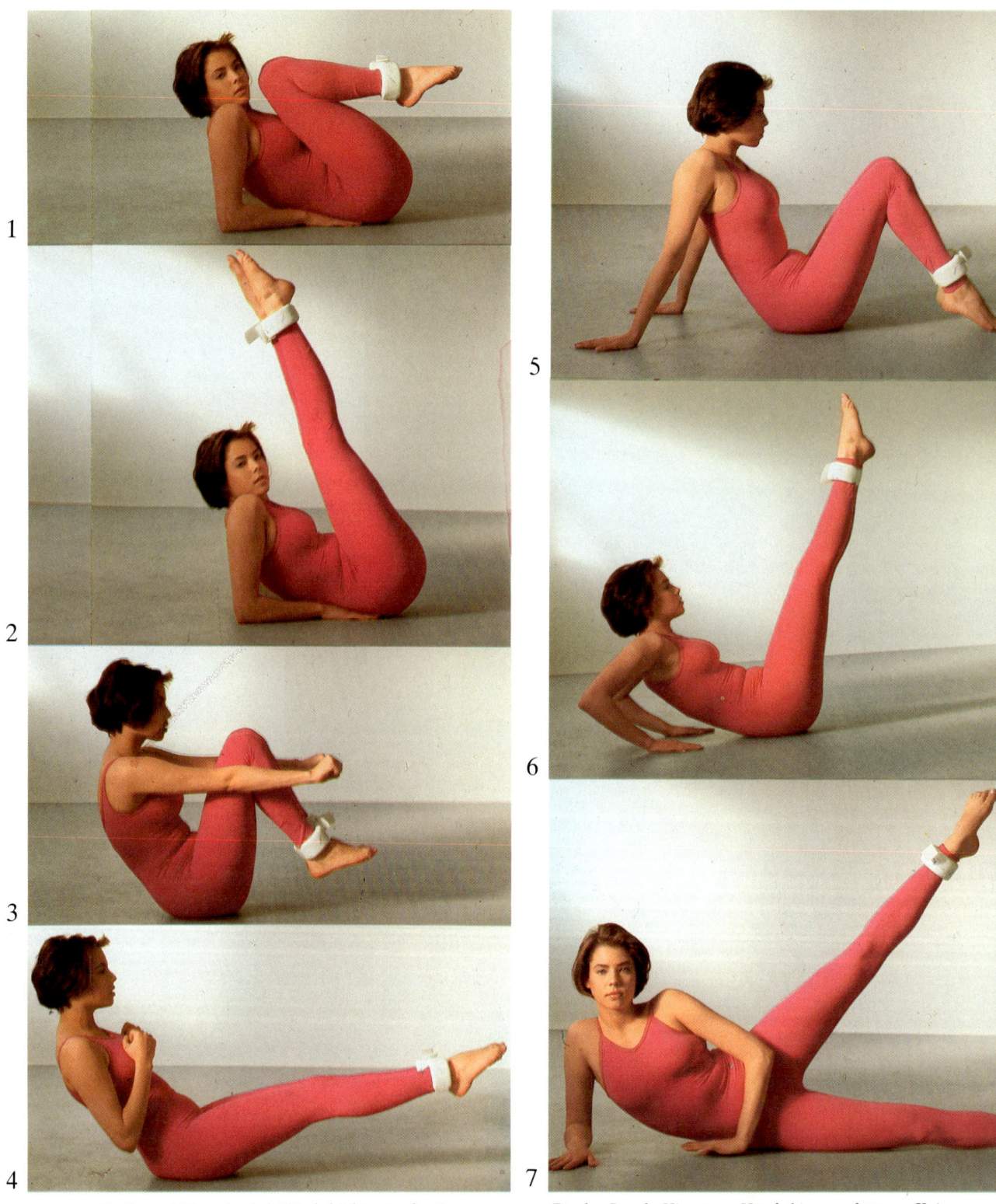

1

2

3

4

5

6

7

Für Po und Oberschenkel: Hände leicht unter den Po schieben. Beine anwinkeln (Foto 1) und strecken (Foto 2). Zehnmal. Für den Bauch: Hinsetzen, Beine anziehen, Arme mit geballten Fäusten vorstrecken (Foto 3). Dann die Beine strecken, Arme gleichzeitig an die Brust ziehen (Foto 4). Die Beine bleiben hierbei stets dicht überm Boden. Acht Wiederholungen.

Für den Bauch: Hinsetzen, Hände hinten aufstützen, Knie leicht anziehen (Foto 5). Beine durchdrücken, nach oben strecken (Foto 6). Zehn Wiederholungen. Für die Oberschenkel: Auf die Seite legen, Arme aufstützen. Das oben liegende Bein langsam heben (Foto 7) und wieder senken. Zehn Wiederholungen, dann Seitenwechsel.

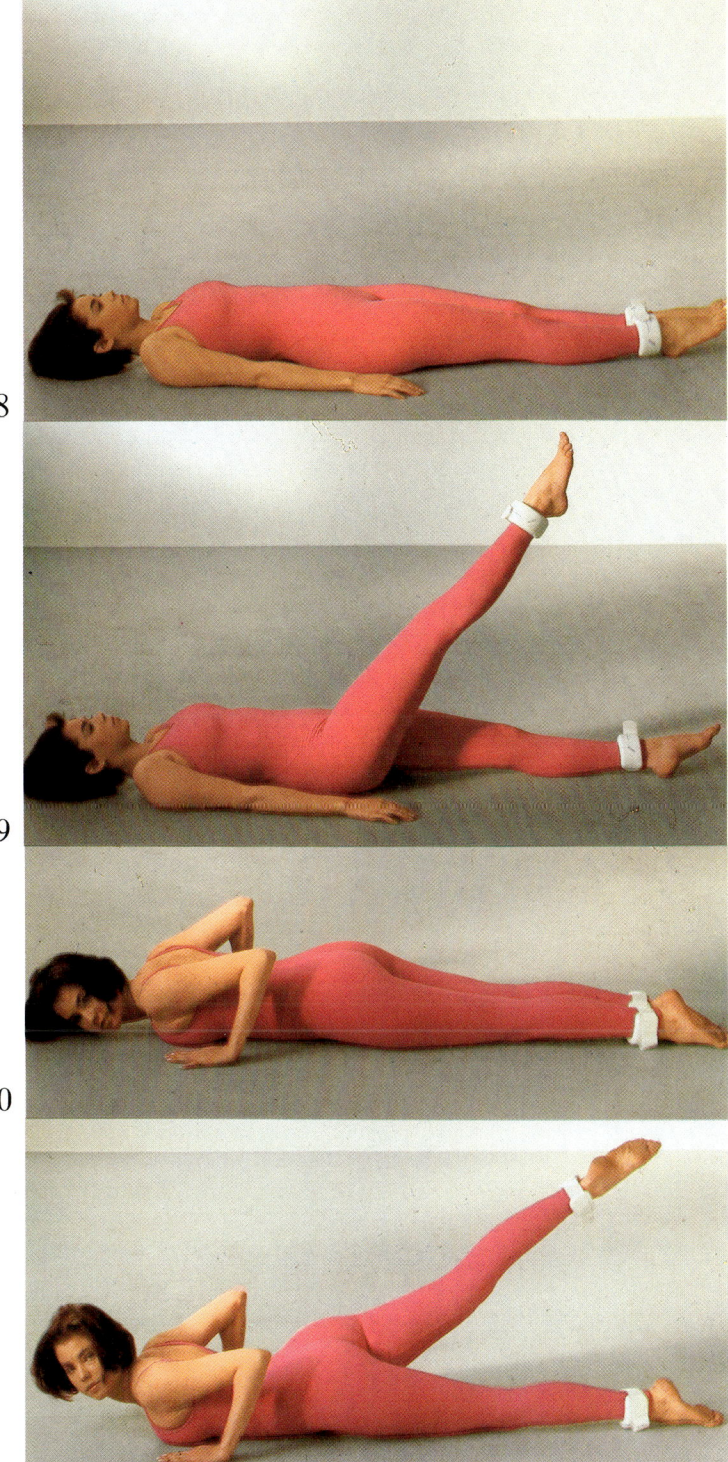

8

9

10

11

Übungen mit Gewichts- manschetten

So wird Bodybuilding vergnüglicher

Mit guter Musik.
Klassische oder Meditations-
musik paßt gut dazu
(alles, was nicht
zu hektisch ist).
Zu zweit. Man kann
sich gegenseitig stützen,
Arme oder Beine des andern
festhalten (um gegen
den Widerstand
anzudrücken), die
Übungen gegenseitig
kontrollieren.

*Für Bauch und Oberschenkel: Auf den Rücken legen.
Handflächen auf den Boden (Foto 8). Ein Bein langsam
heben (Foto 9) und dann bis kurz über den Boden senken.
Achtmal, dann Seitenwechsel. Für Po und Beine: Auf den
Bauch legen, Arme seitlich aufstützen (Foto 10). Kopf und
ein Bein heben (Foto 11), wieder senken. Kurz über dem
Boden das Bein wieder heben. Achtmal, dann Seiten-
wechsel.*

JOGGING

Das natürliche Fitness-Training

Als es noch Dauerlauf hieß, machten es freiwillig nur ältere Herrschaften im Turnverein. Seit Jogging aus Amerika importiert wurde – mit dem neuen Namen und mit knallbunter, witziger Kleidung – machen es Leute jeden Alters. Mit Begeisterung – auch wenn man es ihnen äußerlich nicht ansieht. Denn während sie laufen, haben sie ein in sich gekehrtes Gesicht, schnaufen und schwitzen vor sich hin. (Was die Gegner darin bestärkt, Jogging als einen verbissenen, einsamen Sport abzulehnen.)

Was ist das Besondere am Jogging?

○ Zu allererst ist es eine ganz alltägliche Fortbewegung – das natürlichste Fitness-Training, das man sich vorstellen kann.

○ Man ist dabei an der frischen Luft, in Kontakt mit den Elementen. Man spürt die Wärme der Sonne, die Erfrischung des Windes, auch die belebende Massage des Regens.

○ Man nimmt die Natur wahr. Wer nicht gerade in den Straßenschluchten der Großstädte herumtrabt, sondern sich Grünflächen oder Parks, Wiesen oder Wälder aussucht, erlebt intensiv die Jahreszeiten. Das unterschiedliche Grün der Pflanzen, den Duft der Blumen, Vogelgezwitscher.

○ Man wird entspannt und ausgeglichen. Die Anstrengung, die wohltuend durch den ganzen Körper pulsiert, macht gut gelaunt.

○ Man fühlt sich kräftig. Wer bei jedem Wetter läuft, wird besonders widerstandsfähig, auch gegen Erkältungskrankheiten.

Was Sportärzte zum Joggen sagen

Sie sind sich einig: Wenn es nicht übertrieben wird, ist Laufen die günstigste Belastungsform für das Herz-Kreislauf-System. Damit wird die Sauerstoffversorgung des Herzens und der Muskulatur verbessert. Und das Herz auf eine niedrigere Schlagfrequenz, also auf Schongang, gebracht. Lauftraining ist in Rehabilitationskliniken fester Bestandteil des Nachsorgeprogramms für Herzinfarktgeschädigte.

Eine Einschränkung machen die Ärzte: wer Probleme mit den Gelenken, vor allem den Fuß-, Knie- und Hüftgelenken, hat, darf nicht joggen. Oder nur sehr dosiert nach ärztlicher Anweisung.

Wer über 40 ist und bisher unsportlich gelebt hat, sollte sich vor dem Joggen ärztlich untersuchen lassen. Dabei werden die Gelenke geprüft, und bei einem Belastungstest (auf dem Standfahrrad) wird die Leistungsgrenze festgestellt.

So kann man auch Herzstörungen erkennen, die im Ruhezustand oder bei geringer körperlicher Belastung unbemerkt bleiben.

Stimmt es, daß Jogging süchtig macht?

So ganz ist es noch nicht bewiesen, aber vieles deutet darauf hin, daß ausgedehntes Laufen eine Art Sucht werden kann: wenn man es lange durchhält, werden zusätzliche Endorphine im Blut gebildet – körpereigene Opiate, die regelrecht „high" machen können. Das wäre eine Erklärung für die Beschreibungen besonders ausdauernder Jogger, daß sie nach einiger Zeit euphorisch werden, das Gefühl haben zu schweben und scheinbar ganz mühelos immer weiterlaufen können. Einige Wissenschaftler schließen daraus, daß man auch Depressionen regelrecht „davonlaufen" kann.

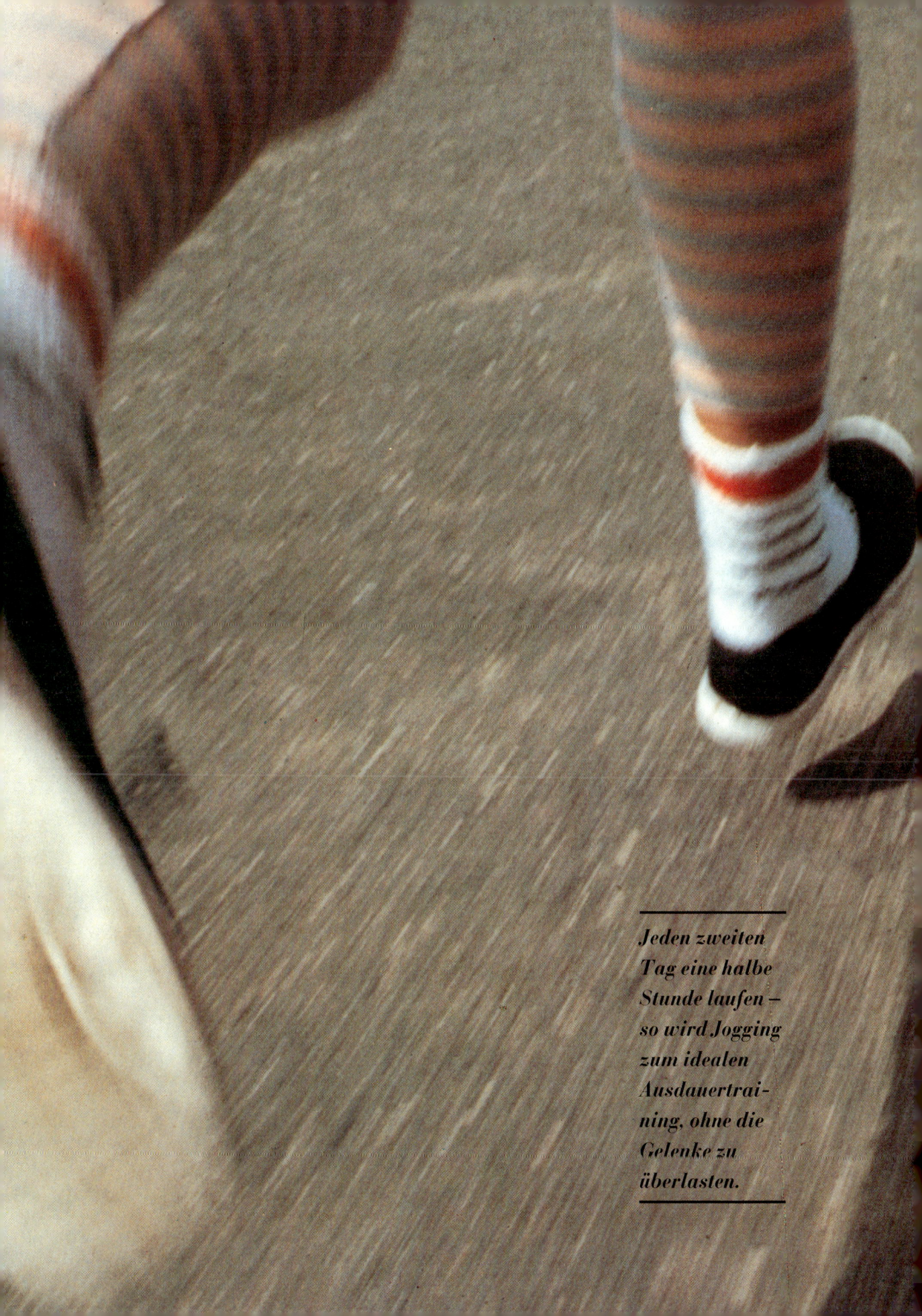

Jeden zweiten Tag eine halbe Stunde laufen – so wird Jogging zum idealen Ausdauertraining, ohne die Gelenke zu überlasten.

Joggen für eine gute Figur

Weil man beim Joggen automatisch kräftig atmet, bekommt der Körper viel Sauerstoff, um Fett zu verbrennen (und wieder in Energie umzusetzen). So kommt auch das eigene Körperfett zum Schmelzen – man wird schlanker. Das geht freilich nicht ganz schnell – je nach Laufgeschwindigkeit verbrennt der Körper in einer Stunde zwischen 500 und 800 Kalorien. Aber hinzu kommt ein günstiger Nebeneffekt: Laufen vertreibt den Hunger. Wer eine Weile Jogging gemacht hat, bekommt weniger Eßgelüste und ißt mit der Zeit kleinere Portionen. Außerdem festigt Joggen die Muskeln und die Haut, vor allem an Bauch, Po und Oberschenkeln.

So bringen Sie sich in Jogging-Trab:

Das Gute am Joggen ist, daß man es nicht erlernen muß – laufen kann jeder. Hier ein paar Tips, wie aus Laufen ein optimales Fitness-Training wird:

○ Nicht gleich loslaufen – erst „aufwärmen". Dehnen Sie sich nach allen Seiten, oder machen Sie ein paar Stretch-Übungen, wie auf Seite 28 beschrieben.
○ Zuerst ganz langsam laufen. Das ist noch ein Teil der Aufwärm-Übung – und ganz wichtig, damit Muskeln und Gelenke warm und locker werden.
○ Wenn Sie die Geschwindigkeit steigern – nur so weit, daß Sie nicht aus der Puste kommen. Sie sollten sich mit einem Mitläufer immer noch unterhalten können.
○ Zwischendurch immer wieder eine Gehphase einlegen, damit es nicht zu anstrengend wird. Aber niemals stehenbleiben.
○ Arme und Schultern entspannt mitschwingen lassen. Achten Sie auch darauf, daß Hände und Finger sich nicht verkrampfen.
○ Am entspanntesten läuft es sich, wenn der Oberkörper aufrecht ist, mit einer leichten Vorwärtsneigung. Halten Sie den Kopf gerade – so sehen Sie auch etwas von der Umgebung und nicht nur den Boden vor Ihren Füßen.
○ Setzen Sie die Füße auf, wie Sie es gewohnt sind. Es gibt zwar umfangreiche Erklärungen, wie's richtig sein soll – aber wenn man sich darauf umstellen will, wird man nur verkrampft. Jeder hat seine eigene Gang- und Laufart einprogrammiert.
○ Atmen Sie mit leicht geöffnetem Mund so unangestrengt wie möglich – dann wird daraus mit der Zeit ganz von allein die richtige Jogging-Atmung: kombinierte Mund- und Nasenatmung beim Einatmen, hauptsächlich Mundatmung beim Ausatmen.
○ Wenn Sie beim Atmen mitzählen wollen: 3 bis 4 Schritte lang einatmen und 3 bis 4 Schritte lang ausatmen, immer im gleichen Rhythmus, ist ein kräftesparendes Atemtempo für mittlere Laufgeschwindigkeit. Wenn Sie schneller werden, muß die Atemfrequenz sich natürlich auch erhöhen.
○ Schließen Sie das Joggen nie mit einem Endspurt ab. Lassen Sie es sanft ausklingen.
○ So beenden Sie es kreislauffreundlich: langsamer laufen, gehen, ein paar Stretch-Übungen, Schluß.

Jeden zweiten Tag laufen – das reicht

Um fit zu werden und es auch zu bleiben, ist dieser Rhythmus ideal: einen Tag joggen, einen Tag aussetzen. Damit treibt man den Kreislauf häufig genug in die Höhe und beansprucht andererseits die Gelenke nicht zu sehr.

Ideal ist eine Laufzeit zwischen 20 und 30 Minuten. Geschwindigkeit und Kilometerzahl sind dabei unwichtig. Lieber langsam anfangen. Mit der Zeit werden Sie ohne große Anstrengung fast von allein immer etwas schneller.

Wenn Sie Lust haben, länger zu laufen, tun Sie es nur nach und nach. Die Laufzeit von einem Tag auf den anderen zu verdoppeln, birgt zu viele Risiken: Muskelzerrungen und Bänderdehnungen können die Folge sein.

Wer's genau wissen will, mißt nach 20 Minuten Joggen seinen Puls (nach der Tabelle auf Seite 13). Wenn die altersbedingte Höchstzahl erreicht ist, langsamer werden und bald aufhören. Ist die maximale Pulszahl schon überschritten, beim nächsten Mal langsamer laufen.

Der beste Pulsmesser ist das eigene Körpergefühl: laufen Sie nur so lange und so schnell, daß Sie sich während der ganzen Jogging-Phase und auch noch danach wohl fühlen!

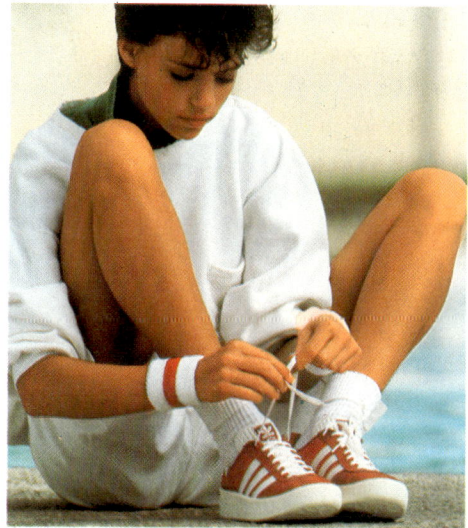

Wichtig: gute Schuhe

Muskeln, Sehnen, Bänder und Gelenke sind beim Laufen erheblichen Stößen ausgesetzt. Mit gut gepolsterten Schuhen, die eine stoßdämpfende Sohle haben, wird ein Teil der Belastung abgefangen. Wer schwache oder verletzungsanfällige Fußgelenke hat, sollte sich Laufschuhe mit einem höheren Schaft anschaffen, die geben seitlich mehr Halt. Weil beim Laufen die Füße anschwellen, Schuhe gleich eine halbe Nummer zu groß kaufen!

Joggen kann man das ganze Jahr. Man sollte sich nur in jeder Jahreszeit so anziehen, daß die Muskeln warm und gut durchblutet bleiben.

Wenn Sie Gelegenheit dazu haben, ersetzen Sie im Winter das Joggen durch Skilanglauf. Dabei wird der Körper rundum trainiert, ohne die Gelenke zu belasten.

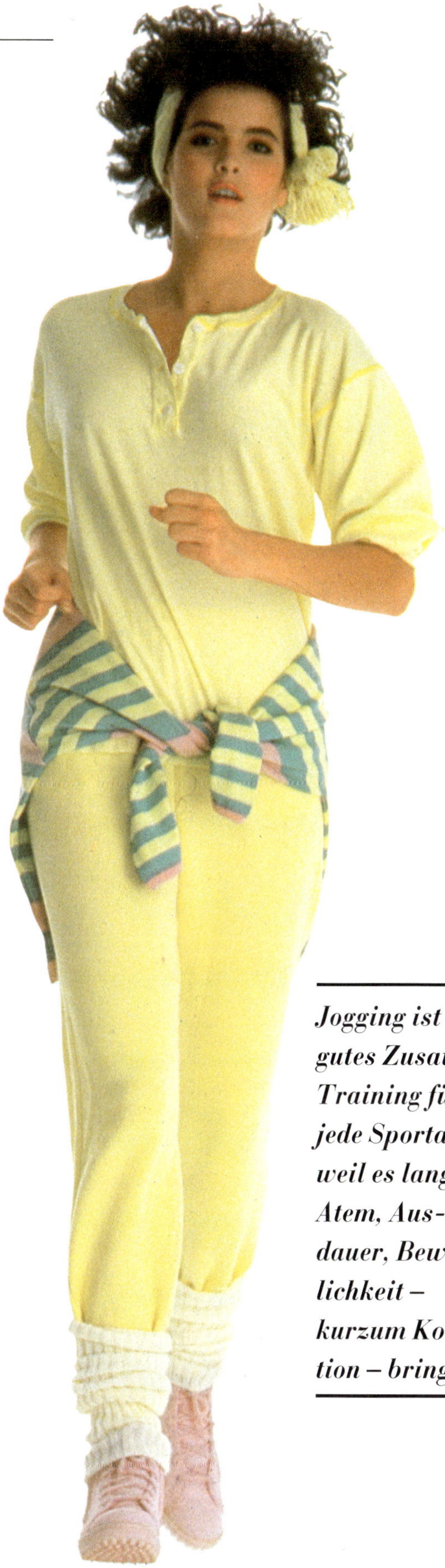

Jogging ist ein gutes Zusatz-Training für jede Sportart: weil es langen Atem, Ausdauer, Beweglichkeit – kurzum Kondition – bringt.

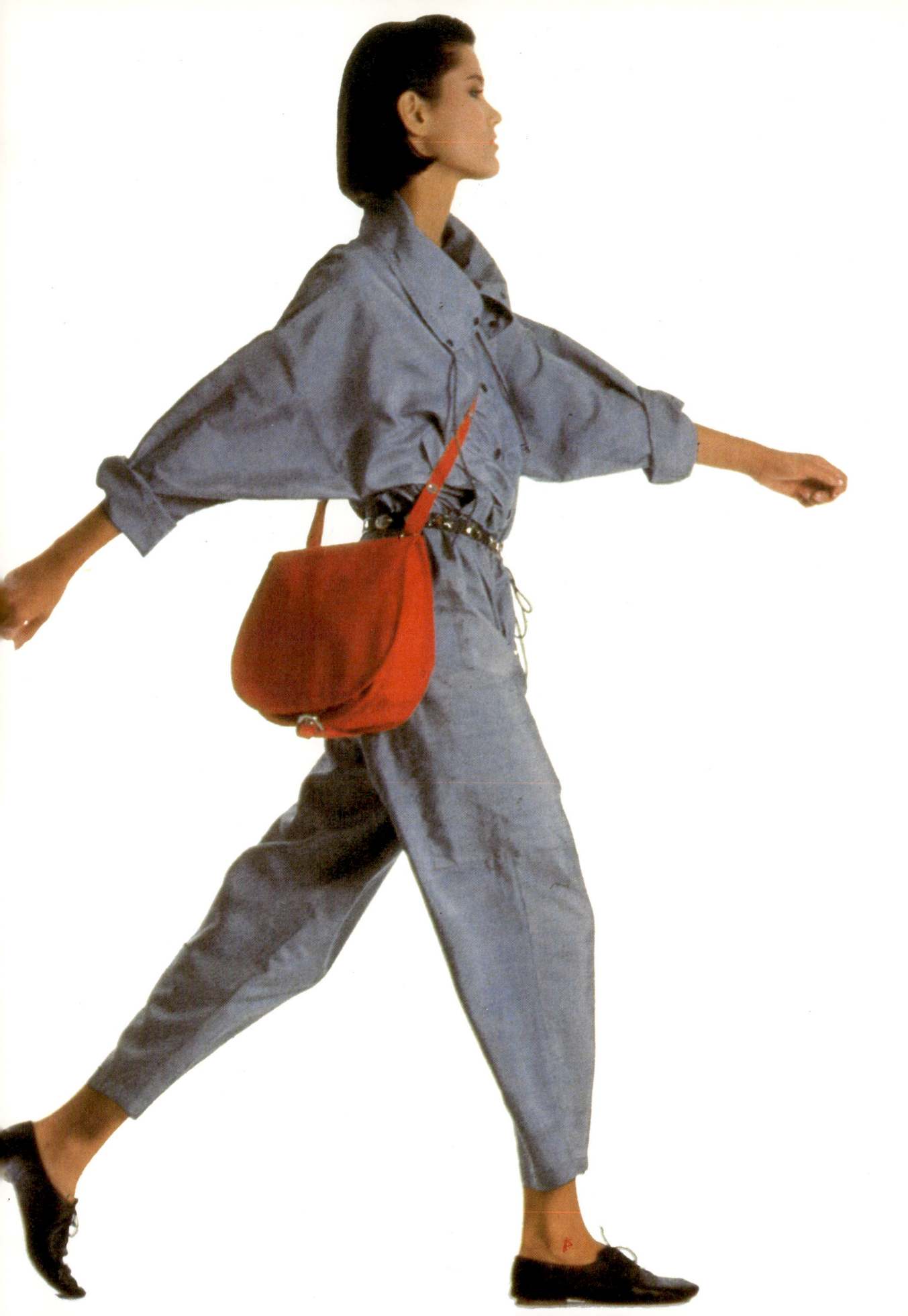

GEHEN

Das gemütliche Training

Zu diesem Fitness-Training müssen Sie sich gar nicht überwinden – Sie machen es bereits. Vielleicht ist es bisher nur ein gelegentliches Spazierengehen, aber mit einem bißchen mehr Tempo und Ausdauer wird schon ein Gesundheitssport daraus. Und zwar so einfach und mit so wenig Aufwand wie bei keiner anderen Sportart. Wettergerechte Kleidung und ein Paar bequeme feste Schuhe – das ist alles, was Sie dazu brauchen. Wer mag, kann sich allerdings auch zum Gehen perfekt ausrüsten – in Sportgeschäften gibt es bereits spezielle Gehschuhe mit Spezialsohlen und gepolstertem Fußbett.

Gehen kann gesundheitlich soviel bringen wie Joggen, es dauert nur etwas länger. Wenn Sie jeden Tag eine Stunde Gehen einplanen – und manchem fällt das leichter, als jeden zweiten Tag zu joggen –, können Sie Ihre Leistungsfähigkeit genauso verbessern. Schlendern oder Schaufenster-Betrachten ist mit Gehen allerdings nicht gemeint, sondern eine flotte Gangart, die Sie ein wenig ins Schwitzen bringt. In Zahlen sind das etwa fünf bis sechs Kilometer pro Stunde. Die haben Sie bereits geschafft, wenn Sie zum Beispiel auf dem Weg zum und vom Arbeitsplatz ein, zwei Busstationen zu Fuß gehen (jeweils eine halbe Stunde). Oder wenn Sie in der Mittagspause eine Runde drehen, statt in der Kantine zu sitzen. Oder wenn Sie sich einen schönen Spazierweg aussuchen, den Sie in einer Stunde zügig abschreiten.

Dabei werden Sie merken, daß Ihr Atem tiefer und gleichmäßiger wird. Denn die Lungen transportieren mehr Sauerstoff in die Körperzellen, der Stoffwechsel wird beschleunigt. Die Beschleunigung hält nach dem Gehen noch eine Weile an – der Körper verbrennt mehr Kalorien, um sie in Energie umzuwandeln. Gehen ist ein ideales Begleittraining zur Diät: weil's nicht besonders anstrengend ist. Selbst stark Übergewichtige schaffen das einstündige Gehpensum pro Tag. Weil man dann weniger Hunger hat.

Und weil die Bewegung an frischer Luft Entspannung und gute Laune bringt.

In den USA, wo „Walking" ebenso wie Jogging zuerst als Fitness-Training entdeckt wurde, gibt es bereits zahllose Walking-Clubs und in jeder Stadt organisierte Geh-Veranstaltungen.

Man muß sich ja nicht gleich organisieren – aber sich mit anderen zum regelmäßigen einstündigen Gehen zu treffen ist eine gute Idee.

Die Ärzte empfehlen Gehen

Menschen jeden Alters können damit anfangen, auch wenn sie bisher überhaupt noch keinen Sport gemacht haben.

Verordnet wird Gehen zur Behandlung und zur Vorbeugung von Osteoporose (Knochenerweichung durch Kalkmangel), einer Krankheit, von der besonders Frauen über 50 Jahren betroffen sind.

Angeraten wird Gehen allen, die Gelenkprobleme haben – oder durch übermäßiges Joggen bekommen haben.

Übrigens: die „Geher", die sich zum „Gehsport" in den deutschen Leichtathletik-Verbänden treffen, sind mit diesem Gehen nicht gemeint. „Geher" erkennt man an ihrem Entengang mit dem starken Hüftschwung. Dieser Sport ist eine olympische Disziplin – bisher allerdings nicht für Frauen! In Amerika heißt er „Race walking".

Gehen mit Gewichten?

Gewichtsmanschetten um die Handgelenke oder um die Knöchel verstärken den Fitness-Effekt vom Gehen! Das mag zunächst befremdlich klingen – aber wenn Arme und Beine beim Gehen „beschwert" mitschwingen, verbraucht der Körper mehr Sauerstoff und verbrennt mehr Kalorien.

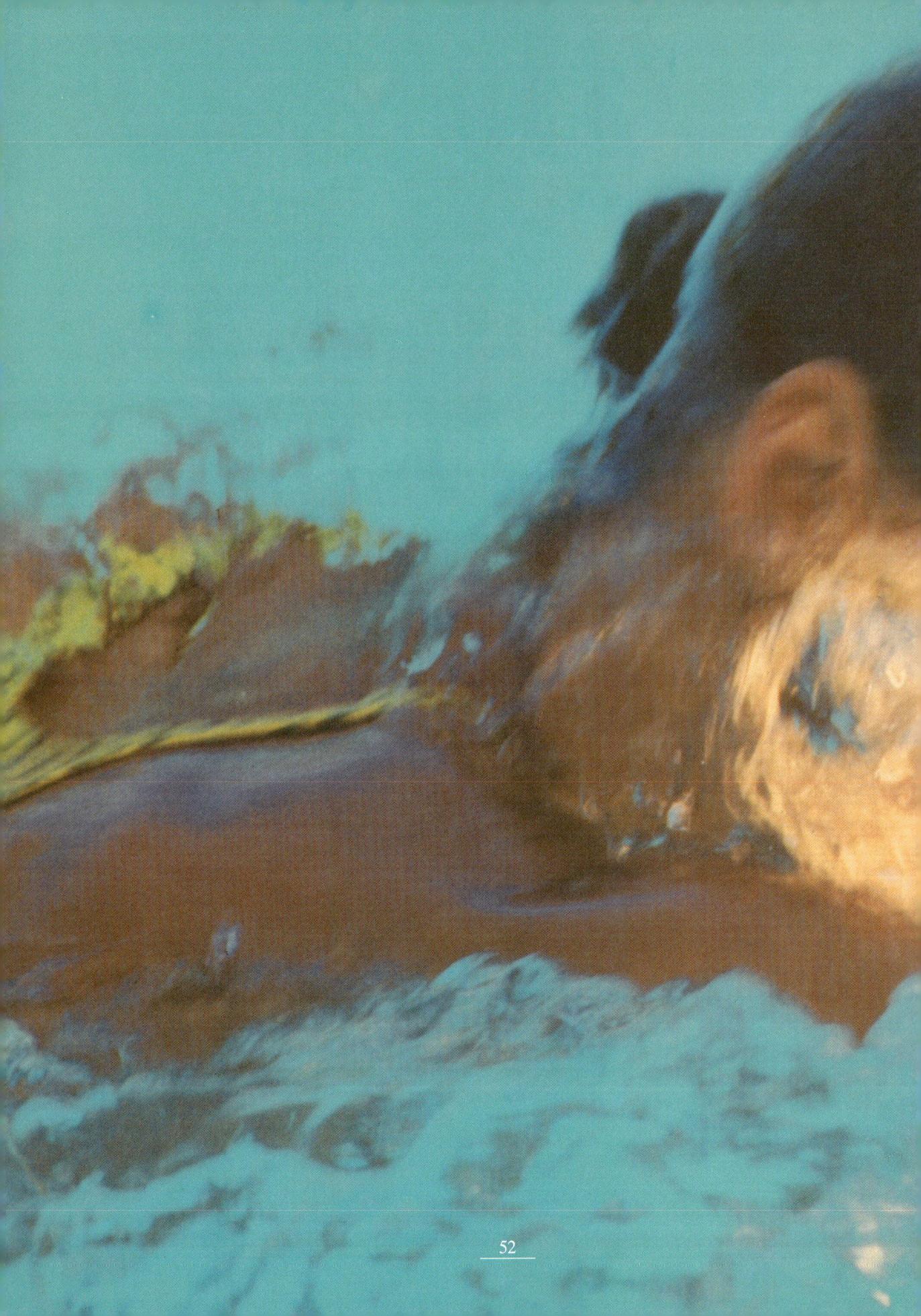

SCHWIMMEN

Das schwerelose Training

Für die meisten Menschen ist Schwimmen eine Wohltat. Man fühlt sich leicht, fast schwerelos, das Wasser – wenn es nicht zu kalt ist – umspült und massiert einen angenehm. Nach dem Schwimmen ist man herrlich erfrischt.

Fast nebenbei ist Schwimmen ein besonders intensives Rundum-Training:

Es stärkt das Herz, die Atmung, den Kreislauf.

Es entlastet die Gelenke, vor allem Wirbelsäule und Schultern. Deshalb tut es so gut gegen Rükkenschmerzen.

Es verbessert den Stoffwechsel. Im Wasser verliert der Körper Wärme. Um den Verlust auszugleichen, muß der Stoffwechsel auf Hochtouren arbeiten. Beim Schwimmen in 25 Grad warmem Wasser zum Beispiel wird er bis zu 100 Prozent beschleunigt.

Es härtet ab und stärkt das Abwehrsystem gegen Erkältungen.

Für Übergewichtige ist Schwimmen neben Radfahren der ideale Sport. Man muß nicht sein ganzes Körpergewicht mitschleppen und bewegt trotzdem alle Muskeln. Mit Schwimmen kriegt man überflüssige Pfunde am schnellsten los, weil zwei Wirkungen zusammenkommen:

○ Man kämpft gegen den Widerstand des Wassers an – und verbraucht dadurch in derselben Zeit mehr Energie als bei anderen Sportarten.

○ Durch den erhöhten Stoffwechsel wird zusätzlich Energie verbraucht. Die holt sich der Körper ziemlich schnell aus den Fettreserven.

Auch wenn man sich im Wasser ganz leicht fühlt – die Schwimmbewegungen gegen den Widerstand des Wassers kosten soviel Kalorien wie Bodybuilding: je nach Geschwindigkeit 500 bis 900 pro Stunde.

Wenn Schwimmen das einzige Fitness-Training ist, das Sie sich vornehmen, gilt auch hier: regelmäßig, also mindestens dreimal die Woche – sonst lohnt sich die Mühe kaum. Zugegeben: das Rundendrehen im Schwimmbad kann ganz schön eintönig sein. Interessanter wird es, wenn Sie sich ein richtiges Trainingsprogramm vornehmen. Mit Zeitmessen, mit verschiedenen Schwimmstilen, mit Wassergymnastik. Hier sind einzelne Vorschläge – stellen Sie sich daraus Ihr persönliches Programm zusammen:

Intervall-Schwimmen:

Dies ist das leichteste Training. Dabei strengt man sich nicht übermäßig an, und trotzdem kommt der Puls ganz schön in Fahrt. So geht's: 25 Meter Schwimmen, dann eine Pause von etwa 45 Sekunden, wieder 25 Meter Schwimmen. In diesem Rhythmus weiter, am Anfang mindestens zehnmal, später bis zu 20 Minuten lang. Die Pausen sollten dabei nie so lang werden, daß der Puls wieder auf seine Ruhezahl sinkt.

Ausdauer-Schwimmen:

Mindestens zehn Minuten stetig schwimmen, ohne sich zwischendurch am Beckenrand festzuhalten oder stehenzubleiben. Die Schwimmstile können dabei gewechselt werden. Wenn Sie länger schwimmen wollen oder können – 20 Minuten ohne Unterbrechung sind genug. In dieser Zeit ist der Kreislauf ausreichend lange auf Hochtouren, jetzt ist eine Pause nötig und richtig.

Wie schnell Sie schwimmen, ist unwichtig. Entscheidend ist nur das richtige Atmen: immer im Rhythmus der Bewegung durch Mund und Nase ein- und ausatmen, niemals die Luft anhalten. Auch unter Wasser nicht. Sondern gegen den Wasserdruck ausatmen!

Leider unvermeidlich: Nasse Haare

Flach und entspannt im Wasser liegend – so lockern Sie Muskeln und Gelenke am besten. Wer krampfhaft den Kopf über Wasser hält, strengt sich unnötig an. Und die Haare werden trotzdem naß, weil die absolut dichte Wasserkappe noch nicht erfunden wurde! Stellen Sie sich lieber gleich darauf ein, die Haare nach dem Schwimmen zu waschen oder trockenzufönen. Dann können Sie das Schwimmen viel mehr genießen.

Schwimmen: Mit der richtige

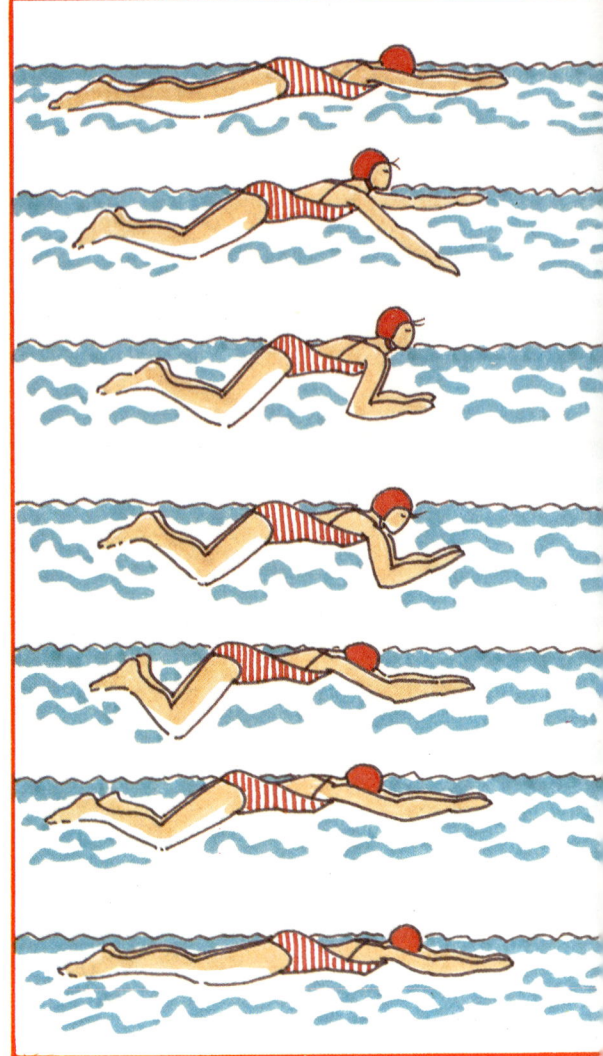

Brustschwimmen

Locker und ausgestreckt durchs Wasser gleiten – dabei zeigen Gesicht und Handflächen nach unten. Dann die Handflächen zur Seite drehen und die Arme bis in Schulterhöhe nach hinten führen. In dieser Phase Kopf hoch, einatmen und zugleich anfangen, die Beine anzuziehen. Während die Arme wieder nach vorn wandern, taucht das Gesicht ins Wasser – ausatmen und die nur hüftbreit gespreizten Beine nach hinten abstoßen. Bis zum erneuten Einatmen wieder lang ausgestreckt durchs Wasser gleiten.

temtechnik machts's mehr Spaß

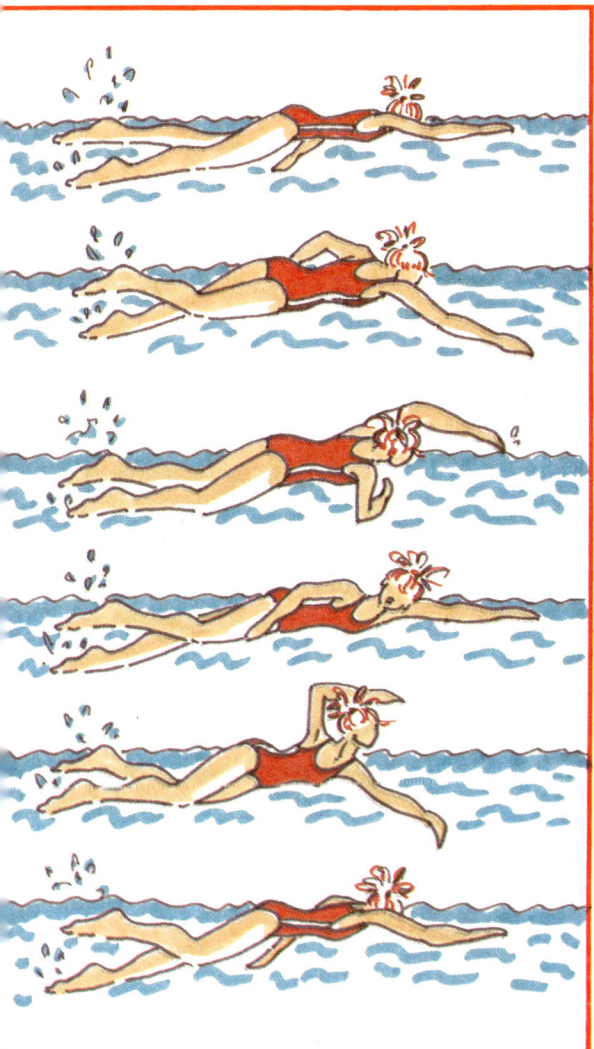

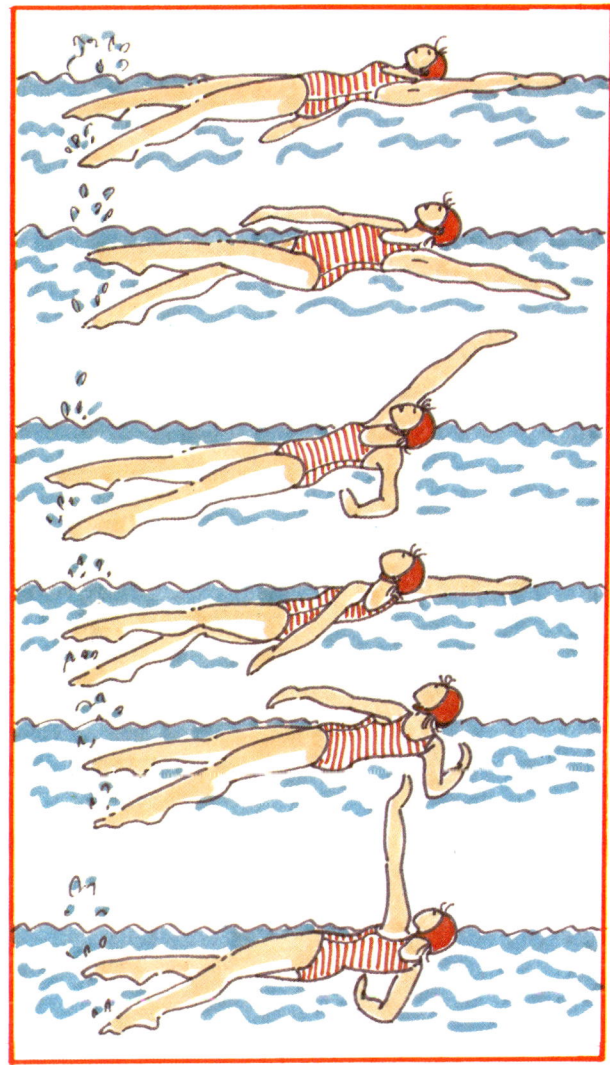

raulen

*ährend ein Arm über Wasser nach vorn
holt wird und der andere Arm unter
asser nach hinten drückt, dreht sich der
opf ganz von selbst zur Seite, und das
esicht taucht hinter der Bugwelle des
opfes aus dem Wasser auf. Einatmen.
ann die Hand vor dem Kopf ins Wasser
uchen und mit der offenen Handfläche
cht am Körper nach hinten pressen, unge-
hr bis zur Hüfte. Dabei ins Wasser
usatmen. Beine ständig auf- und
schlagen.*

Rückenschwimmen

*Bei diesem Schwimmstil sind die Probleme
mit dem Atmen am geringsten, weil das
Gesicht nicht ganz ins Wasser eintaucht.
Ausgangsstellung: flach auf dem Rücken im
Wasser liegen, ein Arm zeigt in Schwimm-
richtung, der andere liegt am Körper an.
Während der eine Arm kräftig mit der
offenen Handfläche gegen das Wasser
gedrückt wird, etwa bis in Hüfthöhe, ist das
Einatmen am leichtesten. Im gleichen
Moment wird der andere Arm aus dem
Wasser über den Kopf nach vorn geführt –
danach ausatmen. Die Beine schlagen
inzwischen wie beim Kraulen mit
gestreckten Füßen auf und ab.*

Einfach, aber effektiv:
Die Brigitte-Wasser-Gymnastik

Im Wasser wird die Wirkung von Gymnastik-Übungen durch die Schwerkraft noch verstärkt. Die Bewegungen gegen den Wasserwiderstand erfordern Kraft. Sie sind deshalb durchaus vergleichbar mit Gewichttraining!

Fangen Sie an mit Gehen und Laufen in brusthohem Wasser. Langsam beginnen – dann steigern Sie die Geschwindigkeit, so gut Sie können. Wenn's anstrengend wird, bringt es am meisten: für Bauch, Po und Beine vor allem.

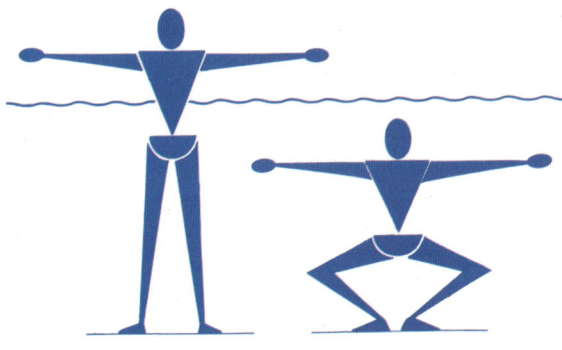

Aufwärm-Übung, die gleichzeitig das richtige Atmen im Wasser trainiert: In brusthohem Wasser die Arme ausbreiten. Tief durch Mund und Nase einatmen. Knie beugen, bis der Kopf untergetaucht ist. Durch den Mund ausatmen, wieder hochkommen. Zehnmal wiederholen. Ausruhen, dann weitere zehnmal.

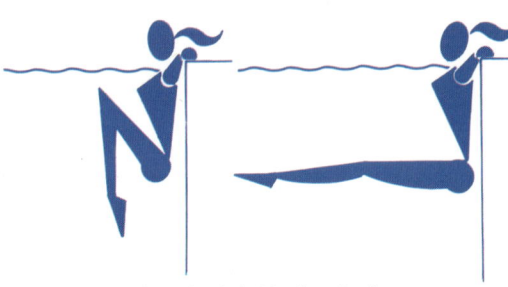

Für Bauch und Oberschenkel: Mit dem Rücken zum Beckenrand Arme seitlich ausstrecken, festhalten. Knie bis zur Brust hochziehen, dann waagrecht ausstrecken. Zehnmal wiederholen.

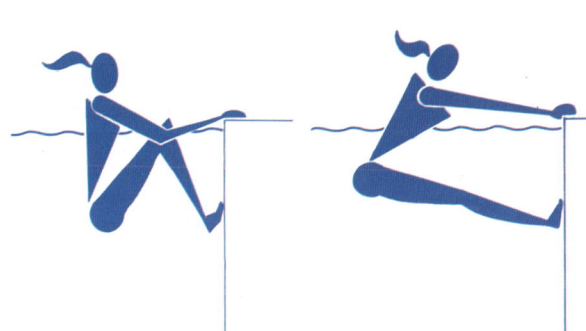

Für Beine und Po: Am Schwimmbad-Rand festhalten, Füße gegen die Wand stemmen, so hoch wie möglich. Beine strecken, 15 bis 30 Sekunden halten, dann Knie wieder beugen. Zehnmal.

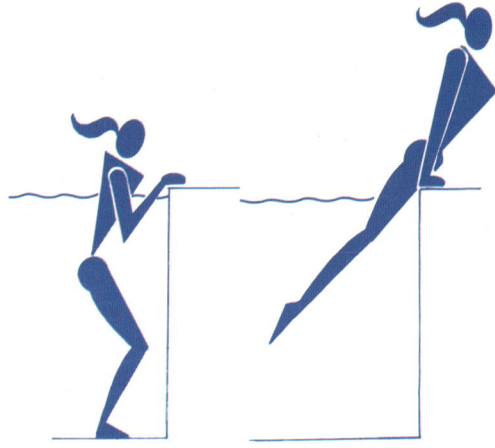

Für Rücken und Arme: Bis zur Brust im Wasser stehen, Gesicht zum Beckenrand, Hände schulterbreit aufstützen. Knie leicht beugen, mit Schwung hochspringen, bis die Oberschenkel die Schwimmbad-Kante berühren. Fünf Sekunden halten. Zehnmal wiederholen.

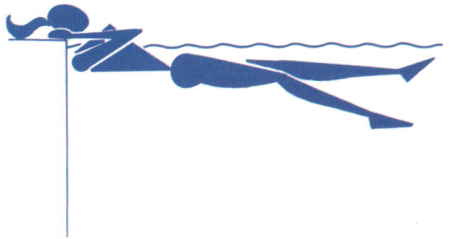

Für Beine und Bauch: Mit dem Rücken zum Beckenrand festhalten und Beine hochbringen. Mit den Füßen paddeln wie beim Rückenschwimmen. Mindestens eine Minute lang, dabei die Ausholbewegungen der Beine variieren.

Wenn Sie regelmäßig Gymnastik machen – versuchen Sie die gleichen Bewegungen in brusthohem Wasser auszuführen. Die meisten Übungen sind auch als Wasser-Gymnastik geeignet. Nur braucht man dort sehr viel mehr Kraft!

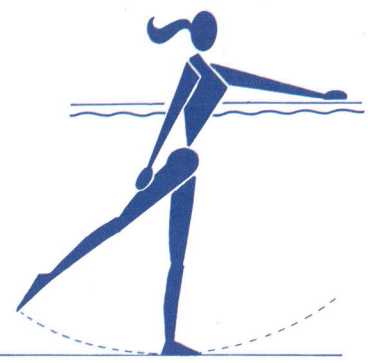

Für Oberschenkel und Po: Seitlich zum Beckenrand stehen, eine Hand aufstützen. Durchgestrecktes Bein nach vorn und hinten schwingen, so hoch wie möglich. Zehnmal, dann Bein wechseln.

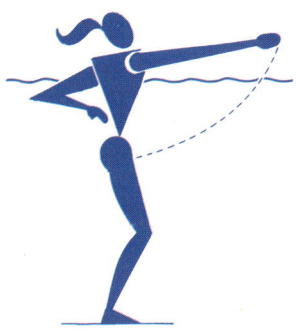

Für Busen und Schultern: In schulterhohem Wasser die Arme wie bei den verschiedenen Schwimmstilen bewegen: Kraulen, Brustschwimmen, Rückenschwimmen, Butterfly. Je zehnmal.

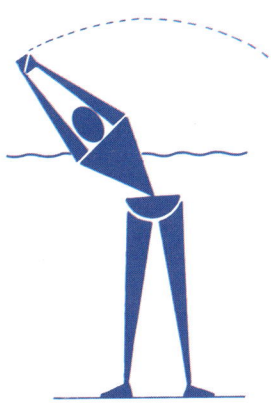

Wasserstretching für Busen und Taille: In brusthohem Wasser die Arme hochstrecken, Hände über dem Kopf falten, mit den Handflächen nach außen. Langsam nach beiden Seiten dehnen – so weit es geht – und jeweils 15 bis 30 Sekunden halten.

Sechs Tips für Ihre Sicherheit im Wasser

1. Nicht gleich nach dem Essen schwimmen – lieber mindestens eine Stunde warten. Für den Verdauungsprozeß fließt viel Blut in Magen und Darm, das Gehirn wird vorübergehend schlechter mit Blut versorgt. Das kann Schwindelgefühle, Muskelkrämpfe, Herzbeschwerden hervorrufen.

2. Vor dem Schwimmen duschen, um sich abzukühlen. Oder ganz langsam ins Wasser gehen. Der Kältereiz verengt die Blutgefäße, das Herz muß stärker arbeiten. Wenn die Belastung zu plötzlich ist, kann es unter Umständen nicht genug Sauerstoff bekommen, Herzschmerzen sind die Folge.

3. Wenn das Wasser weniger als zwanzig Grad hat, lieber nur ein kurzes Schwimm-Training machen. Sonst kühlt der Körper zu sehr aus, und man holt sich Verkühlungen und möglicherweise später Rheuma.

4. Bei Trommelfellverletzungen das Ohr unbedingt vor Wasser schützen: mit einem in Öl getränkten Wattebausch. Man riskiert sonst Gleichgewichtsstörungen.

5. Wenn Sie in stark gechlortem Wasser schwimmen, setzen Sie eine Schwimmbrille auf. Sonst werden die Augen nicht nur unschön gerötet, Sie können auch eine regelrechte Bindehautentzündung bekommen. Übrigens: Schwimmbrillen kann man auch auf Kurz- oder Weitsichtigkeit einschleifen lassen.

6. Es spricht nichts dagegen, während der Periode zu schwimmen. Es ist sogar eine besonders wirksame Therapie gegen krampfartige Unterleibsschmerzen. Schützen Sie sich mit einem Tampon – er hält absolut dicht.

Schwangeren Frauen tut Schwimmen gut – besonders in den letzten Monaten, wenn andere Bewegungen schon beschwerlich werden. Der Auftrieb des Wassers entspannt den belasteten Rücken und die Beine. Und das Bewegungstraining im Wasser verhindert, daß Muskeln und Haut schlaff werden.

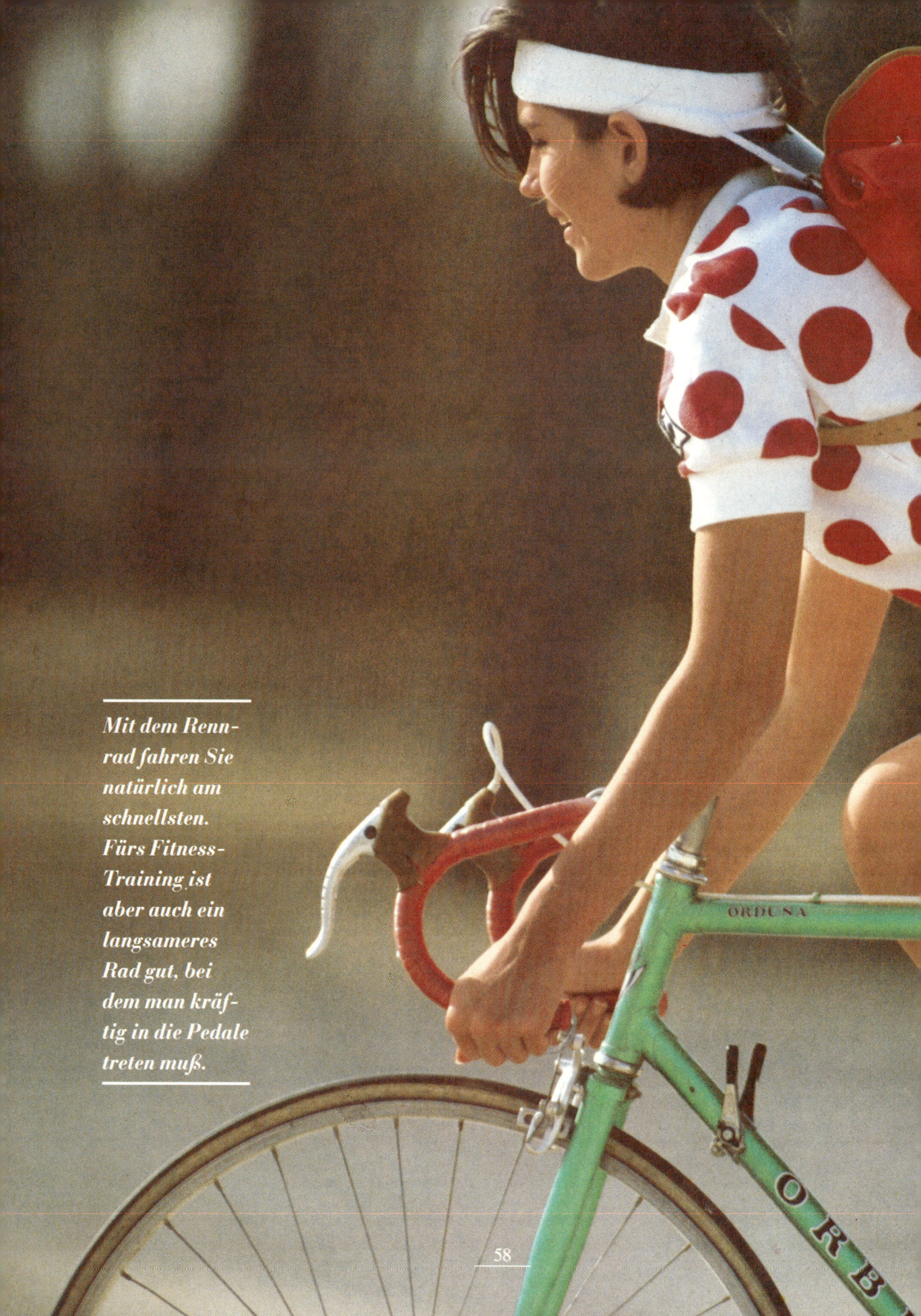

*Mit dem Renn-
rad fahren Sie
natürlich am
schnellsten.
Fürs Fitness-
Training ist
aber auch ein
langsameres
Rad gut, bei
dem man kräf-
tig in die Pedale
treten muß.*

RADFAHREN

Das Training, das Sie schnell voranbringt

Radfahren ist – zumindest im Sommer – der angenehmste Gesundheitssport. Man kommt mit dem gleichen Kraftaufwand viermal so schnell vom Fleck wie beim Gehen. Man kann es mit kleinen oder großen Ausflügen verbinden, sich an schöner Landschaft und frischer Luft erfreuen und dabei Anstrengung und Erholungspausen je nach Lust und Durchhaltevermögen dosieren. Oder, wenn man wenig Zeit hat, sein Kreislauftraining in zwanzig Minuten durchziehen.

Für den Körper bringt Radfahren eine Menge:

Es ist einerseits Ausdauer- und Kreislauftraining und gleichzeitig Krafttraining. Und überflüssige Pfunde strampelt man sich auch noch ab.

Ausdauer und Kreislauf: Wer einigermaßen trainiert ist, kann bis zu sechs, sieben Stunden flott fahren. Bei keiner anderen Sportart hält man so lange durch. Die andauernde Bewegung wirkt wie eine ausgedehnte Sauerstoffdusche. Selbst wenn man zwischendurch nicht weitertritt. Denn das Herz schaltet nicht sofort zurück in den Ruhegang – es pumpt weiter vermehrt Sauerstoff durch den Körper.

Krafttraining: Wenn man mit Tempo oder bergauf radelt, erhöht man die Anstrengung. Das wirkt dann wie eine Bodybuilding-Maschine – die Muskulatur wird umfassend trainiert, es werden sogar neue Muskelfasern aufgebaut. Zum Beispiel da, wo Jogging nichts ausrichtet, nämlich an der Vorderseite der Oberschenkel. Und die Rückenmuskulatur wird gekräftigt – eine gute Hilfe gegen Rückenschmerzen. Passionierte Radrennfahrer unterscheiden noch zwischen Kraftaufbau beim Treten in hohen

Gängen und Aufbau „schlanker" Muskulatur bei hoher Tretgeschwindigkeit in niedrigen Gängen.

Gewichtsabnahme: Bei ausdauernder Tretanstrengung greift der Körper auf die Fettreserven zurück, vor allem das Unterhautfettgewebe an Po und Oberschenkeln wird reduziert. Bei einer Durchschnittsgeschwindigkeit von 20 Kilometern pro Stunde verbraucht man immerhin fast 600 Kalorien.

Für Übergewichtige ist Radfahren der beste Einstiegssport. Das Gewicht wird vom Sattel getragen, Knie und Knöchel sind entlastet. Der Körper kann sich erst langsam, dann mit zunehmendem Fahrtempo auf das Kreislauftraining einstellen.

Schöner Zusatzeffekt: Durch die Straffung von Po und Oberschenkeln verflüchtigt sich auch Zellulite!
Übrigens: Ärzte empfehlen Radfahren als Behandlung gegen Muskelverletzungen, bei Beschwerden an Achillessehnen, Knien, Schienbeinen und Hüftgelenken. Zum Beispiel Langstreckenläufern, die ihre Gelenke übermäßig belastet haben.

So wird Radeln zum Fitness-Training:

○ Planen Sie jeden zweiten Tag mindestens eine halbe Stunde ein. Und am Wochenende eine längere Radtour.
○ Fahren Sie am Anfang ganz gemütlich. Das ersetzt auch das Aufwärm-Training (zwei Minuten Laufen und Hüpfen auf der Stelle sind natürlich trotzdem gut).
○ Immer in Bewegung bleiben, die Geschwindigkeit spielt dabei erst mal keine Rolle.
○ Erste Trainingssteigerung: alle 10 Minuten erhöhen Sie das Tempo fünf Minuten lang, so weit Sie können, ohne sich erschöpft zu fühlen. Danach wieder gemütlich rollen.
○ Zweite Trainingssteigerung: Radfahren auf eine Stunde ausweiten. Oder die Tempophasen verdoppeln: fünf Minuten langsam, fünf Minuten schnell fahren.
○ Beenden sollten Sie das Training immer mit mindestens fünf Minuten geruhsamem „Ausradeln" als Abkühlphase.
○ Wenn Sie Ihren Belastungs-Puls testen wollen: den genauesten Pulswert bekommen Sie, wenn Sie zum Pulsmessen nicht erst absteigen, sondern nur kurz mit dem Treten aufhören. Dann eine Hand an die Halsschlagader legen, sechs Sekunden Puls zählen und eine Null dranhängen. (Wie hoch Ihr Puls gehen darf, steht auf Seite 13.)

Welches Fahrrad ist am besten?

Das ideale Rad für alle Fälle gibt es nicht. Vorwärts kommt man zwar mit jedem Drahtesel, aber wenn man sich ein neues Rad kauft, sollte man sehr genau überlegen, wofür man es am meisten braucht.
Das Tourenrad, auch Leichtsportrad oder Stadtrad genannt, ist eine Vernunftsentscheidung. Weil man es für Stadtfahrten, Ausflüge und für ein gemäßigtes Fitness-Training benutzen kann.
Das Rennrad eignet sich nur fürs sportliche Flitzen. Und zwar auf asphaltierten Straßen – die superschmalen Reifen sind zu empfindlich für Wald- und Feldwege.
Das Mountain-Bike (= Bergrad) ist eine Kreuzung zwischen Tourenrad und Gelände-Rennrad. Mit einer Schaltung bis zu 18 Gängen und den breiten Stollenreifen kann man die steilsten Berge hochfahren, auf jeder Straße und sogar querfeldein radeln. Wer viel in bergiger Landschaft und auf nichtasphaltierten Wegen fährt, nutzt es am besten aus.

Tips für den Radkauf

Ganz gleich, für welchen Fahrradtyp Sie sich entscheiden – die folgenden Punkte sollten Sie beachten:

Radgröße: Wichtiger als der Felgendurchmesser ist die Rahmenhöhe. Als Faustregel gilt: Beinlänge (innen von der Ferse bis zum Schritt gemessen) minus 25 Zentimeter.

Lenker: Der sogenannte Gesundheitslenker erscheint auf Anhieb als der bequemste. Für längere Fahrten ist er nicht zu empfehlen, weil durch die aufrechte Haltung alle Unebenheiten der Straße direkt gegen die Wirbelsäule stoßen. Mit dem flachen Sportlenker fährt man dagegen automatisch in bandscheibenfreundlicher Schräghaltung. Man kann sie allerdings nicht variieren. Beim Rennlenker kann man am besten abwechseln. Hält man sich an dem untersten Griff fest, fährt man am leichtesten, weil man aerodynamisch den geringsten Widerstand bietet. Hält man sich oben am Bügel, fährt man ganz gemütlich und entspannt Schulter- und Nackenmuskulatur. Hände auf den Bremsen ist der Kompromiß zwischen beiden Haltungen. (Einen Rennlenker kann man sich natürlich auch aufs Tourenrad montieren lassen.)

Sattel: So bequem wie möglich soll er sein, das ist klar. Nehmen Sie trotzdem nicht den weichsten und auch keinen sehr breiten – er ist eher hinderlich für eine flüssige Bewegung von Oberschenkeln und Gesäßmuskeln. Weil man die Sitzfreundlichkeit des Sattels erst nach einer längeren Probefahrt beurteilen kann, sollten Sie Umtauschrecht vereinbaren. Die Sattelhöhe ist richtig, wenn man das untere Pedal mit durchgedrücktem Knie erreicht. Dabei sollte man auf dem Pedal mit dem Absatz stehen können (und nicht nur mit der Fußspitze). Außerdem muß der Sattel genau waagrecht sitzen. Sattelspitzen, die ein wenig nach oben ragen, können bei längeren Fahrten ziemlich unangenehm sein.

Gangschaltung: Rennräder haben eine Kettenschaltung mit bis zu vierzehn Gängen. So was macht Spaß, wenn man's auf Geschwindigkeit anlegt. Wem es beim Radfahren eher auf Ausdauer als auf Renntempo ankommt, der ist mit einer 5-Gang-Kettenschaltung oder einer 3-Gang-Nabenschaltung gut bedient. Zumindest drei Gänge sind bei Steigungen schon hilfreich.

Bremsen: Die alte Rücktrittbremse wird immer seltener angeboten. Sie ist zwar bequem, aber in Gefahrensituationen unsicher: wenn die Pedale gerade in ungünstigem Winkel stehen, kann man nicht sofort mit voller Kraft bremsen. Schneller reagieren Felgenbremsen, die an Vorder- und Hinterrad angebracht sind. Auf Stahlfelgen verlieren sie allerdings bei Nässe bis zu 80 Prozent ihrer Wirkung. Die (teureren) Alufelgen sind rauher, auf ihnen greifen die Bremsen auch bei feuchtem Wetter zuverlässig.

Gewicht: Es gibt immer wieder Situationen, in denen man das Rad anheben und ein kleines Stück tragen muß. Machen Sie den Test schon im Fahrradgeschäft – können Sie das Rad Ihrer Wahl ohne große Kraftanstrengung hochheben? Im Zweifelsfall ein leichteres nehmen.

Probefahrt: Nur bei wenigen Fachhändlern kann man vor dem Kauf proberadeln. Sie sollten aber darauf bestehen, wenn Sie sich ein teures Fahrrad neuer Art (wie das Mountain-Bike unten) zulegen wollen.

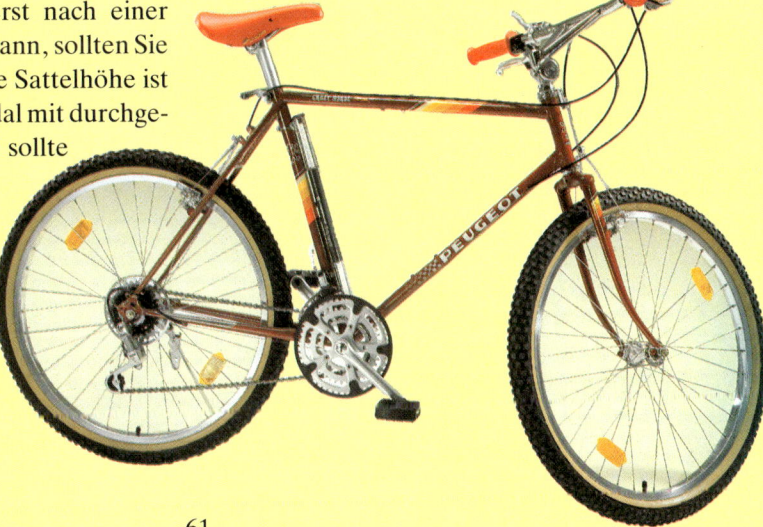

TANZEN

Das Training mit den schönsten Bewegungen

Tanzen ist ein Fitness-Trend geworden. Es fing damit an, daß viele Frauen genug hatten von den immer gleichen Gymnastik- und Aerobic-Bewegungen und zur Abwechslung in die Tanzklassen ihrer Fitness-Studios reinschauten. Da konnte man schon seit Jahren Ballett, Step und Jazztanz lernen. Durch den großen Zulauf angeregt, haben clevere Studioleiter(innen) ihr Programm immer weiter ausgebaut – heute wird in größeren Städten Tanz in allen Variationen angeboten (siehe Liste unten). Selbst Volkshochschulen fordern zum Tanzen auf. Die bewährten Renner sind Jazztanz, Step, Flamenco; weiter im Kommen sind Bauchtanz, Afro- oder Afro-Brasil-Dance, neu und begeistert aufgenommen Musical-Dance.

Wie fit wird man vom Tanzen?

Tanzen ist ein Konditionstraining von Kopf bis Fuß. Da werden Bewegungen, Drehungen und Sprünge geübt, die nach und nach alle Muskeln beanspruchen. Außerdem werden Balance, Beweglichkeit, Haltung und Atem trainiert. Bei allen Tänzen lernt man, seinen Körper zu beherrschen – immer gibt es Schritte, die einzelne Körperteile kontrolliert in Bewegung bringen, während andere „festgehalten" werden. Weil beim Tanzen jeweils neue Schrittfolgen hinzu-

gelernt werden, ist es interessanter als reines Fitness-Training. Von Stunde zu Stunde werden die Bewegungen schneller und exakter, gehen die Schritte fließender ineinander über – für solche Erfolgserlebnisse strengt man sich gern an. Dabei kommt man schon ins Schwitzen und Fettpolster schmelzen (falls man sich die verlorenen Kalorien hinterher nicht gleich wieder anißt).

Was einen anfangs vielleicht stört: die meisten Tanzstudios haben eine Spiegelwand. Da werden Schritte und Haltung kontrolliert – und ganz nebenbei erwünschte und unerwünschte Körperrundungen. Das spornt an, noch ein bißchen mehr zu machen, um straffer und schlanker zu werden.

Tanzen macht selbstbewußt

Trotz aller Anstrengung tun die rhythmischen und ästhetischen Bewegungen bei schöner Musik gut. Dem Körper und der Seele. Discogänger haben eine Ahnung davon – beim Tanzenlernen wird es noch deutlicher: es macht Spaß und entspannt ungeheuer. Wenn man über die ersten unsicheren Schritte hinaus ist, die Bewegung und die Musik genießen kann, wird man so richtig gelöst. Die zunehmende Körperbeherrschung gibt auch seelische Kraft und Selbstbewußtsein.

Ist Tanzen für jede Frau richtig?

Wenn sie Musik mag – ja. Ein bißchen musikalisch sollte man schon sein. Aber Musikalität kann man – gerade zusammen mit Bewegung – auch wecken. Lassen Sie sich bei der Entscheidung für einen Tanzkurs ganz von Ihrem Gefühl und von Ihren Musikvorlieben

leiten – dann wird es automatisch auch ein gutes Fitness-Training. Vereinbaren Sie trotzdem zuerst eine Probestunde, um zu sehen, ob Ihnen das Tanztraining auch wirklich liegt. Einstiegsalter und Anfangskondition spielen beim Tanzen keine Rolle. Auch Frauen über sechzig können beim Bauchtanz noch einen schönen Hüftschwung lernen.

Eines brauchen Sie allerdings, wenn Sie einen Tanz beherrschen wollen: Ausdauer. Ein, zwei Jahre muß man schon durchhalten, bis es nach was aussieht. Aber Sie müssen ja nicht gleich vortanzen!

Vorsicht vor Übertreibung

Tanzlehrer(innen) haben einen durch jahrelange harte Arbeit trainierten Körper. Bei ihnen sehen die kompliziertesten Drehungen und Sprünge kinderleicht aus. Lassen Sie sich davon nicht verleiten, sich zuviel zuzumuten. Führen Sie nur Bewegungen aus, bei denen Sie sich gut fühlen. Ein guter Lehrer achtet ohnehin darauf, daß die Tanz-„Schüler" das Training nicht schneller vorantreiben, als es ihre Kondition erlaubt.

Tanztherapie als Fitness-Training?

Die Tanztherapie ist ein Sonderfall unter den modernen Tanzprogrammen. Begründet wurde sie schon in den 40er Jahren, als Ausdruckstänzerinnen mit psychisch Kranken zu tanzen begannen, um so seelische Spannungen zu lösen. Inzwischen ist daraus ein Bereich der Psychotherapie geworden. Spezialisierte Therapeuten behandeln damit Menschen, die Probleme haben, zum Beispiel überängstlich und unsicher sind. Bei der Tanztherapie wird in freien, tänzerischen Bewegungen versucht, Gefühle auszudrücken. Begriffe wie „festes Auftreten", „sich klein oder groß fühlen" werden tanzend gestaltet. Das körperliche Erleben wirkt oft stärker als Reden: Angst wird abgebaut, das Selbstvertrauen gestärkt, der Lebensmut wieder geweckt. Ihre Wirkung geht daher über den Bereich „Fitness" weit hinaus.

Die bekannteren Tänze werden in Tanzschulen, Tanzstudios, Fitness-Studios, Volkshochschulen angeboten.

Die ungewöhnlicheren Tanzarten sind oft in Tageszeitungen, Anzeigen- und Stadtteil-Blättern und Stadtzeitungen ausgeschrieben. Wenn nicht, suchen Sie selbst per Anzeige einen Trainer.

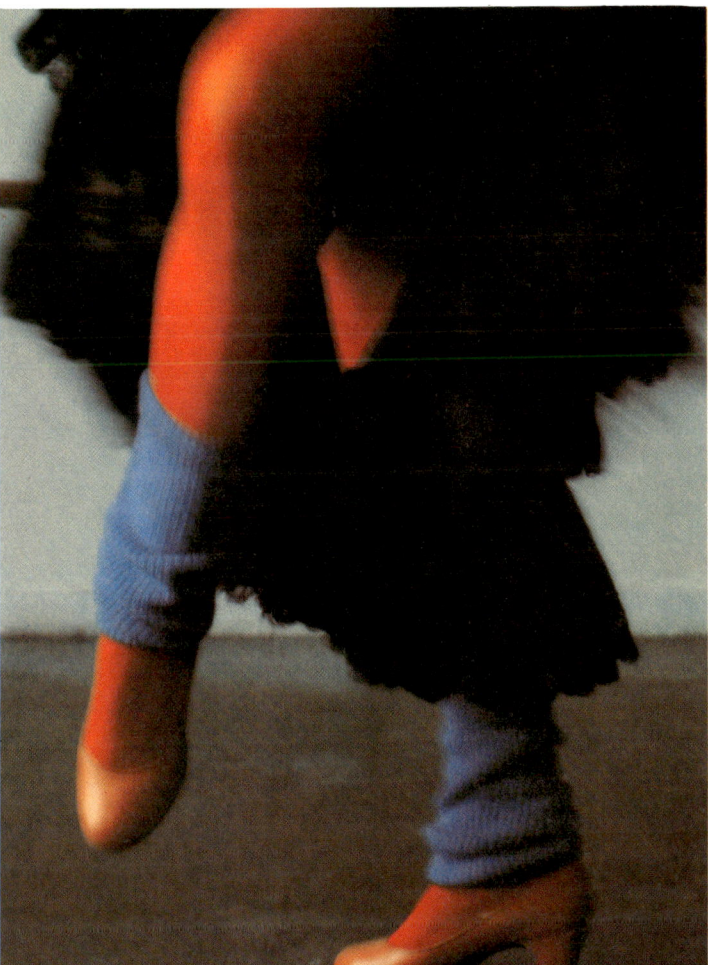

Tänze, die man in Kursen lernen kann:

Ballett
Jazztanz
Step
Modern Dance
Musical Dance
Afro-Dance
Afro-Brasil-Dance
Bauchtanz
Indischer Tempeltanz
Indische Folkloretänze
Flamenco
Tango
Standard-Tänze
Break-Dance
Disco-Dance
Rock 'n' Roll
Square Dance
Sirtaki

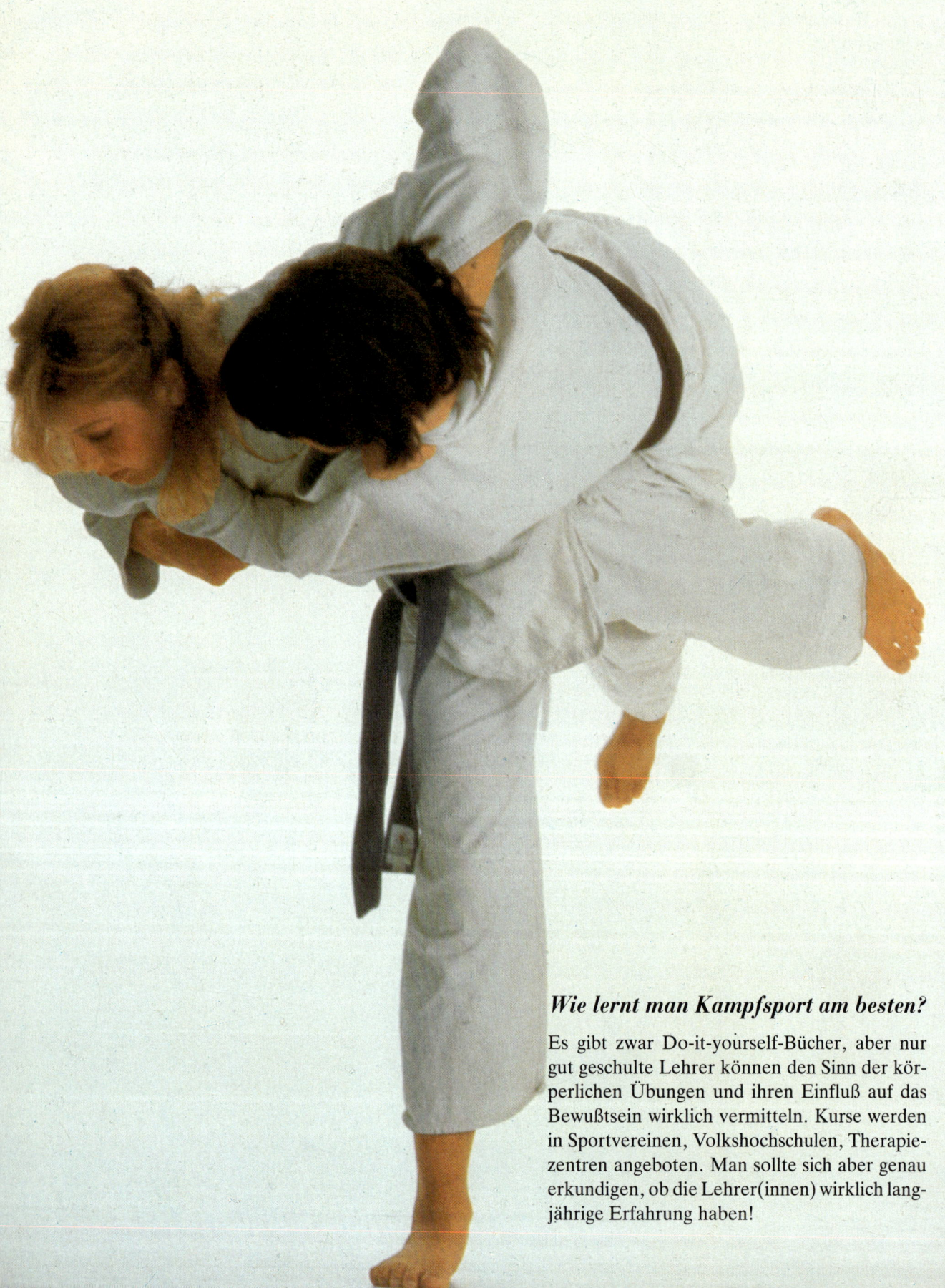

Wie lernt man Kampfsport am besten?

Es gibt zwar Do-it-yourself-Bücher, aber nur gut geschulte Lehrer können den Sinn der körperlichen Übungen und ihren Einfluß auf das Bewußtsein wirklich vermitteln. Kurse werden in Sportvereinen, Volkshochschulen, Therapiezentren angeboten. Man sollte sich aber genau erkundigen, ob die Lehrer(innen) wirklich langjährige Erfahrung haben!

KAMPFSPORT

Selbstverteidigung als Fitness-Training

Im Gegensatz zu westlichen Fitness-Arten erschließen sich die östlichen Kampfsportarten erst durch aufwendiges und geduldiges Lernen. Ihnen allen liegen komplizierte Regeln zugrunde, die ihre Ursprünge in der mittelalterlichen japanischen Samurai-Kriegskunst, in Verteidigungstechniken der ehemals waffenlosen chinesischen Bauern und in den Lehren des Zen-Buddhismus haben. Von den tödlichen Techniken entschärft, sind heute daraus verschiedene rituelle Formen der Selbstverteidigung geworden. Die Bewegungsabläufe erfordern körperliche Fähigkeiten, die intensiv trainiert und ausgebildet werden müssen: Schnelligkeit, Geschmeidigkeit, vollkommene Körperbeherrschung und ausdauernde Kraft. Das eigentliche Ziel aber ist Konzentration, Beherrschung der Gedanken, Abbau von Angst. Die körperliche Disziplin soll zur inneren Disziplin führen. Man könnte es auch Meditation in ritueller Bewegung nennen. Dabei verschiebt sich bei den verschiedenen Kampfsportarten der Schwerpunkt von betont kämpferischer zu sanft fließender Bewegung.

Judo, Aikido

Die sanftere Art zu kämpfen. Beim Judo benutzt man Hände und Füße, um den anderen mit speziellen Wurftechniken aus dem Gleichgewicht zu bringen. Beim Aikido lernt man vor allem, die Hebelwirkungen von Händen, Armen und Schultern einzusetzen. Bei beiden Selbstverteidigungsarten herrschen fließende, elegante Bewegungen vor. Die ganze Kraft wird in der Körpermitte, vier Finger unter dem Nabel, gesammelt. Das macht den (symbolisch) Angegriffenen stark und schnell genug, um einen (symbolischen) Angreifer zu überlisten: mit überraschendem Ausweichen und unvermuteten Angriffen. Das Training besteht aus einer Mischung von Körper- und Atemübungen. Vor allem das tiefe und lange Ausatmen aus dem Bauch stärkt die Konzentration auf die eigene Mitte – eine Haltung, die sich auch seelisch auswirkt.

Karate, Taekwondo, Kung-fu

Das sind die härtesten Kampfkünste zur Selbstverteidigung. Alle ohne Waffen, aber mit aktiven Angriffselementen. Bei Karate werden überwiegend Handtechniken angewandt, bei Taekwondo vor allem Fußtechniken, bei Kung-fu beide. Zur Meisterschaft gehören bis zu 1000 Positionen – Haltungen, Sprünge, Tritte, Hiebe. Wie zum Beispiel das spektakuläre Zersplittern eines Steins mit der Handkante, der Faust oder dem Fuß. Im Treffmoment wird ein wilder Schrei losgelassen: dabei löst sich die körperliche Spannung, aber auch seelischer Überdruck – die inneren Kräfte machen sich Luft.

T'ai Chi

Frei übersetzt bedeutet das Wort „Schattenboxen", ein traditionelles chinesisches Übungssystem, das auf dem Prinzip des harmonischen Ausgleichs der Gegensätze – yin und yang – basiert. Ohne Anstrengung werden ruhige, fließende Bewegungen ausgeführt. Die Selbstverteidigung besteht nur aus Loslassen und Nachgeben – die kreisförmigen Bewegungen neutralisieren einen Angriff, ohne ihm Widerstand entgegenzusetzen. Es ist die meditativste unter den östlichen Kampfsportarten. Auch dabei wird der Körper durchtrainiert, aber im Vordergrund steht die geistig-seelische Entspannung.

Weitere Kampfsportarten

Kendo: Schwertkampf nach der alten Samurai-Schule.
Wendo: Selbstverteidigungstechniken speziell für Frauen.
Kyudo: Rituelles Bogenschießen.
Ju-Jutsu: Früher hieß es Jiu-Jitsu und war reine Selbstverteidigung; inzwischen wurde daraus ein Kampfsport mit verschiedenen Techniken.

Welcher Sport tut Ihnen gut?

Sportart	Wer hat Spaß daran?	Was bringt's?	Wie lernt man den Sport?	Was braucht man am Anfang?	Kalorien-verbrauch pro Stunde
Badminton und Federball	Wer am liebsten mit einem Partner spielt	Ausdauer, Beweglichkeit. Gutes Kreislauftraining	Kann man sich selbst beibringen, im Freien oder, in Sportclubs, in der Halle	Badminton- oder Federballschläger, Bälle	300–500
Bogen-schießen	Wer einen eher meditativen Sport sucht und sich körperlich nicht strapazieren will	Stärkt die Muskulatur des Oberkörpers, steigert die Konzentrationsfähigkeit	Entweder allein auf einer einsamen Wiese oder im Verein	Bogen, Pfeile, Zielscheibe. Im Verein kann man die Ausrüstung leihen	ca. 300
Drachen-fliegen	Wer das Ungewöhnliche und das Risiko liebt	Streßabbau durch Freude am elementaren Gefühl des Fliegens. Entspannung, völlige Ruhe	In Drachenflugschulen	Für die Ausbildung stellt die Schule die Ausrüstung	unbe-deutend
Fallschirm-springen	Wie bei Drachenfliegen	Trainiert Konzentration und Reaktionsvermögen, gibt Selbstsicherheit in extremen Situationen	Ausbildung in Luftsportvereinen mit Fallschirmsportgruppe	Fliegerärztlich bescheinigte Tauglichkeit. Ausrüstung wird vom Verein gestellt	unbe-deutend
Fechten	Wem es auf Körperbeherrschung und schöne Bewegungen ankommt. Wer sich für Zweikampf begeistern kann	Schult die Geschicklichkeit und schnelle Reaktion. Ausgezeichneter Schnellkraftsport	In Fechtvereinen	Manche Vereine stellen die Ausrüstung. Sonst: Florett, Degen oder Säbel, Spezialkleidung	400–600
Frauenfußball	Wer Gruppenspiele mag und gerne schnell läuft, wem das spielerische Element beim Sport wichtig ist	Ausdauer und Schnellkraft, Geschicklichkeit	Weil man selber kaum genügend Freundinnen zusammenbringt: in Fußballvereinen mit Frauenfußball-Abteilungen	Fußballschuhe und Trikot	450–600
Golf	Wer sich gerne in der Natur aufhält. Wem es nichts ausmacht, drei, vier Stunden für ein 18-Löcher-Spiel zu gehen	Gutes Ausdauertraining. Erhöht die Konzentrationsfähigkeit	In Trainerstunden der Golfclubs oder der wenigen öffentlichen Golfplätze	Sortiment von mindestens sechs Schlägern, Schlägertasche, Bälle, Golfschuhe	250–300
Hockey	Wer Gruppenspiele mag. Wer einen gesunden Rücken hat (wegen der gebückten Spielhaltung)	Erhöht Reaktionsvermögen und Konzentration. Guter Ausdauersport	In Hockeyclubs und Hockeyabteilungen von Sportvereinen	Hockeyschläger und -schuhe, Vereinsdreß	ca. 600
Reiten	Wer Tiere und die Natur liebt und nicht ängstlich ist	Kräftigt Rücken, Bauch- und Beinmuskulatur	In einer Reitschule	Reithose und -stiefel, Kappe, Gerte. Pferd kann gemietet werden	ca. 300
Rollschuh-laufen	Wer tänzerische Bewegungen mag, wen Zuschauer nicht stören	Trainiert die Beinmuskulatur, steigert Schnellkraft und Ausdauer	Bringt man sich selber bei. Auf ruhigen Seitenstraßen, asphaltierten Plätzen, Rollschuhbahnen oder Roller-Centers	Rollschuhe	350–400
Rudern	Wer keine Angst vor Wasser hat und sich körperlich verausgaben will	Ausgezeichnet für Kraft und Ausdauer. Stärkt Arme, Beine und Brustmuskulatur	Wenn man ein Boot hat, kann man sich's selbst beibringen, einfacher ist es im Ruderverein	Im Verein werden Ruderboote gestellt	200–700, je nach Tempo
Segeln	Wer Wind und Wetter – und Wasser – liebt. Wer gern ganze Tage auf dem Boot verbringt	Schulung der Ausdauer und Reaktionsfähigkeit	Im Segelkurs	Beim Kurs werden die Boote gestellt	200–300

Sportart	Wer hat Spaß daran?	Was bringt's?	Wie lernt man den Sport?	Was braucht man am Anfang?	Kalorien-verbrauch pro Stunde
Segelfliegen	Wer einen ungewöhnlichen Sport sucht und die Natur aus der Vogelperspektive erleben möchte	Erhöht das Reaktionsvermögen	In einer Segelschule oder im Luftsportverein	Während der Ausbildung wird das Segelflugzeug gestellt	150–200
Skifahren	Wer die Berge im Winter liebt. Wer Schnee und Kälte mag. Wer keine Angst vor Höhe hat	Stärkt vor allem die Bein- und Gesäßmuskulatur	Durch gut fahrende Freunde oder – besser – im Skikurs	Einen Skianzug. Ski, Stöcke, Schuhe kann man in fast jedem Skiort leihen	500–600
Skilanglauf	Wer die Winterlandschaft genießen und sich dabei auf rundum gesunde Art bewegen will	Das beste Training für Kreislauf, Atem, Stoffwechsel und alle Muskeln von oben bis unten	Kann man sich von guten Läufern abschauen oder im Langlaufkurs lernen	Ski, Stöcke, Schuhe. Kann man oft auch leihen. Außerdem bequeme Hosen und einen leichten Anorak	700–900
Squash	Wer rasanten Hallensport liebt	Intensives Ausdauer-, Schnellkraft- und Reaktions-Training. Strafft Bein- und Gesäßmuskulatur	Man kann es sich von einem Partner beibringen lassen. Besser sind fünf, sechs Trainerstunden, um gefährliche Ausholbewegungen zu vermeiden	Squashschläger und -schuhe	500–900
Tauchen	Wer sich gern im Wasser aufhält. Wer einen „stillen" Sport mit intensivem Naturerlebnis sucht. Wer nicht zu ängstlichen Überreaktionen neigt	Trainiert die Ausdauer, kräftigt die Beine	Man kann es selbst lernen – sicherer ist es in einer Tauchschule. Bester Einstieg: Urlaub am Meer	Im Tauchkurs werden die nötigen Geräte ausgeliehen	300–500
Tennis	Wer einen spielerischen Sport sucht, bei dem man sich auf intelligente Weise austoben kann	Guter Ausdauersport, der auch Schnellkraft und Reaktionsvermögen trainiert. Strafft Beine und Gesäßmuskulatur	Von einem gut spielenden Partner. Streßfreier bei einem Tennislehrer	Tennisschläger, -schuhe, -bälle	400–500
Tischtennis	Wer in spielerischer Bewegung schnell mal Streß abbauen will	Fördert das Reaktionsvermögen und die Konzentration, schult das Auge	Einfach durch Mitmachen. Wer Platz für eine Tischtennisplatte hat, findet immer Partner	Tischtennisplatte und Schläger	300–350
Volley-, Hand- und Basketball	Wer gern regelmäßig in der Gruppe trainiert. Wer den Kampf gegen einen Gegner braucht, um sich abzureagieren.	Erhöht Ausdauer, Schnellkraft und Reaktionsvermögen. Trainiert alle Muskeln	Im Turn- oder Sportverein	Hallensportschuhe	300–600
Wasserball	Wie oben. Außerdem: Wem gechlortes Schwimmbad-Wasser nichts ausmacht	Wie oben. Außerdem: Absolute Sicherheit im Wasser	Im Schwimmverein	Schwimmanzug, Kappe mit Ohrenschützern	700–900
Wasserski	Wer sich eigentlich nicht viel aus Sport macht, aber seine Freizeit am Wasser sportlich „verschönen" will	Trainiert Bein- und Oberkörpermuskulatur	In vielen Badeorten werden Wasserski verliehen. Dort zeigt man auch, wie's geht. Wer nicht gerade Akrobatik machen will, kann es schnell	Außer dem Schwimmanzug ist alles in der Miete inbegriffen	300–450
Windsurfen	Wer einen kraftvollen Sport auf dem Wasser sucht und wem Schwimmen zu langweilig ist	Fördert die Ausdauer und den Gleichgewichtssinn, strafft Arm- und Beinmuskulatur	In Surfschulen	Surfschulen verleihen auch die Surfbretter	200–500

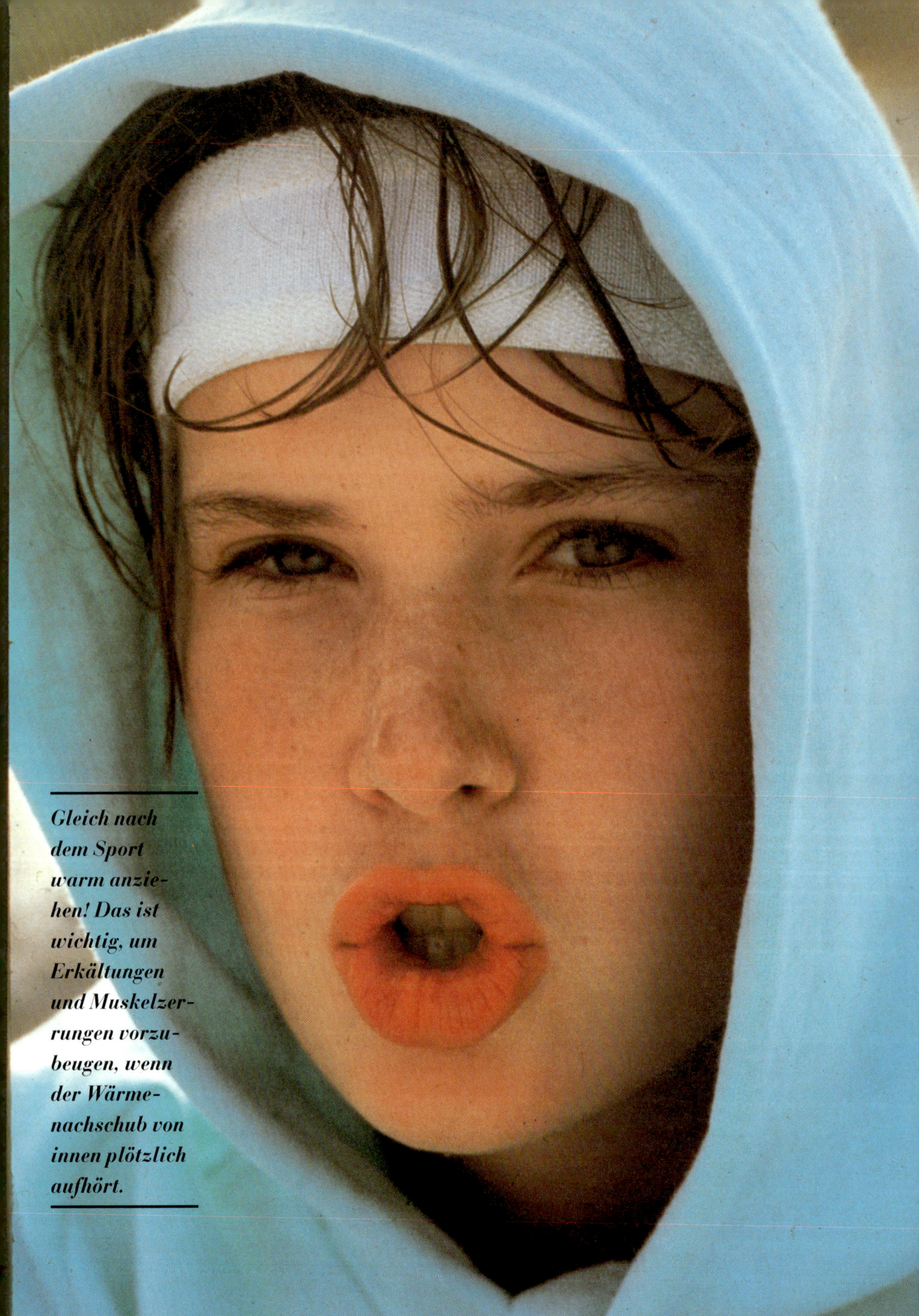

*Gleich nach
dem Sport
warm anzie-
hen! Das ist
wichtig, um
Erkältungen
und Muskelzer-
rungen vorzu-
beugen, wenn
der Wärme-
nachschub von
innen plötzlich
aufhört.*

Der Schmerz, der mit Verspätung kommt: Muskelkater

Das unangenehme Gefühl von steifen Muskeln, die bei jeder Bewegung weh tun, hat jeder schon mal verspürt. Und zwar immer dann, wenn man ziemlich intensiv etwas Ungewohntes getan hat: eine neue Gymnastik ausprobiert, eine lange Bergwanderung gemacht, Großputz erledigt oder auch maßlos gelacht hat. Früher erklärten die Ärzte Muskelkater so:

Werden die Muskeln stark beansprucht, produzieren sie mehr Milchsäure, als sie wieder abbauen, es entsteht ein schmerzhafter Stau im Gewebe. Allerdings müßten diese Schmerzen gleich nach der Belastung auftreten, dann ist die Milchsäurekonzentration am größten. Aber richtig weh tut's ja erst nach ein bis zwei Tagen. Deshalb ist man inzwischen der Auffassung, daß starke Anspannung in ungeübten Muskeln winzige Risse verursacht. Weil die Schmerznerven außerhalb der Muskeln im Bindegewebe enden, meldet sich der Kater mit Verspätung. Und hält zwei bis vier Tage an – bis die Miniaturrisse verheilt sind. Viel tun kann man nicht, um die Heilung zu beschleunigen. Aber man kann die Schmerzen lindern: mit warmen Bädern, mit Sauna – überhaupt indem man den Körper warm hält. Und den Sport oder die Fitness-Übungen, die den Muskelkater hervorgerufen haben, ein paar Tage lang vermeidet. Es wäre allerdings ganz falsch, länger als drei Tage gar keinen Sport mehr zu machen, weil die Muskeln dann in ihre alte Trägheit und Steifheit zurückfallen. Besser ist, sie mit Lockerungs- und Dehnübungen – zum Beispiel mit Stretching – weiterhin zu bewegen, ohne sie stark zu belasten. Dann bleiben sie gut durchblutet und elastisch. Wenn die Schmerzen abgeklungen sind, mit dem Training weitermachen – in den trainierten Muskeln tritt der Kater nicht wieder auf. Aber bevor Sie wieder richtig loslegen: noch sorgfältiger aufwärmen! (Siehe Aufwärm-Übungen Seite 17)

Wenn der Körper „Schmerz" signalisiert: gehen Sie niemals achtlos darüber hinweg. Es kann nur eine momentane Überanstrengung, aber auch eine Verletzung sein. Spüren Sie genau hin – dann können Sie bei den meisten Anzeichen selbst erkennen, was die Ursache des Schmerzes ist. Und, wenn sie harmlos ist, auch selbst behandeln.

Generell gilt:

- ○ Lassen Sie bei gymnastischen oder Kraftübungen alle Bewegungen aus, die schmerzhaft sind.
- ○ Verlangsamen Sie bei Seitenstechen das Tempo. (Es taucht am häufigsten bei Jogging-Anfängern auf, die sich zuviel zumuten.)
- ○ Behandeln Sie Schwellungen sofort, auch wenn unklar ist, woher sie kommen. Kühlen (mit Eis, Kältespray oder im Notfall mit kaltem Wasser) ist die eine Methode, die andere ein Druckverband. Der ist oft schneller verfügbar als Eis (Bandagen sollte man deshalb immer in der Sporttasche in Reserve haben).
- ○ Bei starken Schmerzen unbedingt gleich zum Arzt!

Die beste Vorbeugung gegen Muskelkater:

Wenn Sie mit einem neuen Sport oder Fitness-Training beginnen – lassen Sie es sachte angehen.

Überwinden Sie sich zur Regelmäßigkeit – alle zwei bis drei Tage trainieren hält die Muskeln geschmeidig und steigert ihre Belastungsfähigkeit.

Die häufigsten Sportverletzungen und ihre Behandlung

Verletzung	Anzeichen	Erste Hilfe	Behandlung	Nachsorge
Augenverletzung (an Augenlid, Augapfel, Fremdkörper)	Zugeschwollenes Lid, Gefühl eines Fremdkörpers im Auge, Sehstörung, Schmerzen, Druckgefühl	Fremdkörper mit viel Wasser ausspülen, sonst: Hände weg vom Auge! Blutende Wunden mit Eiswürfel oder Kältekissen kühlen	Immer zum Augenarzt oder in die Augenklinik. Größere Wunden (ab 1 cm) müssen genäht werden (vom Chirurgen oder Augenarzt)	Kontrolluntersuchung beim Augenarzt
Bänderriß (Zehen, Sprunggelenk, Knie, Ellbogen, Schulter)	Schmerzen, Schwellung, Bewegungseinschränkung	Kühlen (Eiswürfel, Kältespray oder -kissen), mit Druckverband ruhigstellen und hochlagern	Unbedingt Röntgenkontrolle (Orthopäde oder Ambulanz einer Klinik); Operation oft unvermeidlich, danach bis zu 6 Wochen Gips	Fachärztliche Kontrolle, Heilgymnastik, vorsichtiges Bewegungstraining, elastischer Stützverband, kein Sport mit Belastungen für dieses Gelenk
Bluterguß (an der Oberfläche oder in der Tiefe des Körpergewebes)	Blauer Fleck, Schmerzen, Druckempfindlichkeit, Spannungsgefühl	Kühlen (Eiswürfel, Kältespray oder -kissen, notfalls auch unter fließend kaltem Wasser)	Feuchtkalte Umschläge mit essigsaurer Tonerde, Salbe mit Hirudin, Roßkastanienextrakt Aescin oder Verteilerenzymen dick auftragen	Nicht notwendig
Gehirnerschütterung	Übelkeit, Erbrechen, Sehstörungen, Bewußtlosigkeit, Erinnerungslücken	Ruhig lagern, Oberkörper und Kopf erhöht (Kopf zur Seite geneigt), kein Kaffee oder Alkohol; Notarzt rufen oder (bei Ausbildung in Erster Hilfe) in die nächste Klinik bringen	Nach Bewußtlosigkeit: ärztliche Beobachtung über 24 Std.; Hirnstrombild (EEG) aufzeichnen lassen; ruhighalten bis zum Abklingen von Kopfschmerzen (mindestens eine Woche)	Fachärztliche Kontrolle
Hexenschuß (akute Bandscheibenverschiebung im Bereich der Lendenwirbelsäule mit Druck auf den Ischiasnerv)	Schneidender Rückenschmerz mit Ausstrahlung in Gesäß und/oder Bein, stark eingeschränkte Bewegungsfähigkeit	Ins Bett legen oder abgestützt mit Kissen hinsetzen	Mit Eiswürfeln kühlen, bis der Schmerz nachläßt, dann Wärmflasche, Heizkissen, heißen Heublumensack oder Kompresse aus heißen zerstampften Pellkartoffeln in Alufolie auf den Schmerzpunkt pressen	Rückenschwimmen zur Kräftigung der Rückenmuskulatur, Massagen, Fango- und Heilerde-Packungen, Neuraltherapie
Knochenbruch (meist an Händen, Armen, Füßen, Beinen und Rippen)	Nicht immer äußerlich erkennbar (mitunter schmerzlose Überlastungsfraktur), sonst starke Schmerzen, Fehlstellung der Knochen, Knochenknirschen, Schwellungen, Bewegungseinbuße, bei offenem Bruch auch Hautwunde mit herausragenden Knochenbruchstellen	Falls ein Arzt nicht sofort erreichbar, Bruch vorsichtig schienen (mit Ast, Brett oder Lineal Bruchstelle ruhigstellen), kühlen (mit Eiswürfeln, Kältespray oder -kissen, notfalls nur mit Wasser), vom Orthopäden oder in einer Klinik weiterbehandeln lassen	Röntgen, orthopädische Bruchkorrektur je nach Art der Verletzung (ohne oder mit Operation), mehrere Wochen Gips- oder Hartschaumverband	Röntgenkontrolle, evtl. leichter Stützverband, Bewegungstherapie zur Anregung des Knochenwachstums, Magnet-Therapien, Vitamin-B-Injektionen bei Knochenheilungsstörung, aufbauendes Muskeltraining
Meniskusschaden (Verletzung am Zwischenknorpel des Kniegelenks)	Druckgefühl, Bewegungsschwierigkeiten, Bein kann nicht mehr gestreckt werden, Knie „klemmt"	Kältespray, Eiswürfel-Packungen, feuchtkalte Umschläge, Knie ruhig halten, Verletzte(n) in die Klinik bringen	Bis zu vier Wochen ruhigstellen, häufig Operation, neuerdings auch ambulant mit „Kniespiegelung"	Elastischer Stützverband, Bewegungstherapie, Heilgymnastik, kein Sport bis zur völligen Ausheilung

Verletzung	Anzeichen	Erste Hilfe	Behandlung	Nachsorge
Prellung (Quetschung der Weichteile)	Gewebe rund um den Muskel ist geschwollen und schmerzt bei Anspannung oder Druck	Kältespray, Kältekissen, kühlendes Gel oder Eiswürfel auf die Schmerzstelle pressen	Feuchtkalte Umschläge mit essigsaurer Tonerde oder Essigwasser, entzündungshemmende Enzymsalbe oder abschwellende Aescin- oder Hirudinsalbe dick auftragen, evtl. Stützverband	Verletzten Muskel ein paar Tage schonen; Achtung: Ein geprellter Muskel verträgt keine Massage
Schürfwunde (blutige Abschilferung der obersten Hautzellen, oft mit eingeriebenem Schmutz)	Brennen, Bluten, Nässen der Haut	Wunde mit verdünnter Arnika-Tinktur (1 Teil Arnika auf 2 Teile Wasser) vorsichtig reinigen, mit bakterienhemmender Sonnenhut-Tinktur betupfen (kein Jod!); Tetanus-Auffrischungsimpfung (bzw. Impfschutz überprüfen)!	Mehrmals täglich mit Ringelblumensalbe oder Johanniskrautöl einreiben	Bei schlecht heilenden Wunden Arzt aufsuchen, Narbenpflege mit spezieller Hautcreme zur Vorbeugung von Wucherungen
Sehnenscheidenentzündung (Reizzustand am überlasteten Gelenk, meist an der Hand)	Starke Schmerzen bei Bewegung, knarrendes Geräusch am Unterarm	Ab sofort mindestens eine Woche Sportpause	Gelenk mit elastischer Binde (notfalls Gips) ruhigstellen, entzündungshemmende Salben (z. B. Rheumasalbe)	Keine Belastung bis zur Ausheilung und völligen Schmerzfreiheit, danach nur allmählich Gelenk belasten; Gefahr chronischer Entzündung mit bleibenden Verschleißerscheinungen
Tennisarm (Überlastung der Sehnenansätze von Hand- und Fingerstreckmuskeln und/oder Knochenhaut am Ellenbogen)	Quälend ziehende Schmerzen im Unterarm, die bis in die Fingerspitzen ausstrahlen	Ab sofort Spielverbot für mindestens zwei bis drei Wochen	Kältekompressen, entzündungshemmende Salbe, eventuell Medikamente (z. B. proteolytische Enzyme, B-Vitamine), Stützverband	Spielpause bis zur Ausheilung, umstellen auf leichteren Schläger mit weicherer Bespannung und dünnerem Griff, andere Spieltechnik einüben, Tennisbandage
Verrenkung (Gelenkkopf springt aus der Gelenkpfanne, meist an Schulter oder Fingern)	Starke Schmerzen, eingeschränkte Beweglichkeit des verletzten Gelenks, Schwellung, Hitzegefühl, verschobene Symmetrie gegenüber dem Vergleichsgelenk	Verletztes Gelenk ruhiglagern, kühlen (Eiswürfel oder Kältekissen), Verletzte(n) schnell zum Orthopäden, Chiropraktiker oder in eine Klinik bringen	Unbedingt röntgen lassen (Knochen könnte gebrochen sein), fachkundiges Wiedereinrenken, notfalls unter örtlicher Betäubung, Gelenk dann ruhigstellen, Beinwell-Auflagen, Lehmwickel, einreiben mit Arnika-Tinktur oder Retterspitz	Heilgymnastik, Schwimmen, kein Sport bis zur völligen Schmerzfreiheit (mindestens 6 Wochen), wenn Gefahr einer erneuten Verrenkung; Achtung: Aus einer schlecht ausgeheilten Verrenkung kann ein chronisch „wackliges Gelenk" werden
Verstauchung („umgeknicktes", aber nicht ausgerenktes Gelenk, meist am Sprunggelenk)	Druckschmerz, Schmerzen bei Bewegung, Hitzegefühl, Schwellung	Kühlen (Eiswürfel, Kältekissen oder unter fließend kaltem Wasser), bis Schwellung etwas abklingt, hochlagern, elastischer Stützverband (nicht zu fest anliegend)	Umschläge mit essigsaurer Tonerde oder Essigwasser, Huflattich oder Beinwell auflegen, Lehmwickel (häufig wechseln), mit Arnika-Tinktur, Franzbranntwein oder Retterspitz einreiben	siehe: Bänderriß
Zerrung (schmerzhafte Überdehnung eines Muskels)	Starke ziehende Schmerzen bei Belastung des gezerrten Muskels	Kühlen (Eiswürfel, Kältespray oder -kissen), vorsichtige Massage der schmerzenden Muskelpartie quer zum Verlauf des Muskels	Blutergußauflösende Enzym- oder Hirudinsalbe oder abschwellende Aescinsalbe (Roßkastanie), elastischer Stützverband	Sportpause (außer Schwimmen) bis zur Ausheilung; Achtung: Zerrungen passieren leicht, wenn die Muskeln vor dem Sport nicht aufgewärmt werden

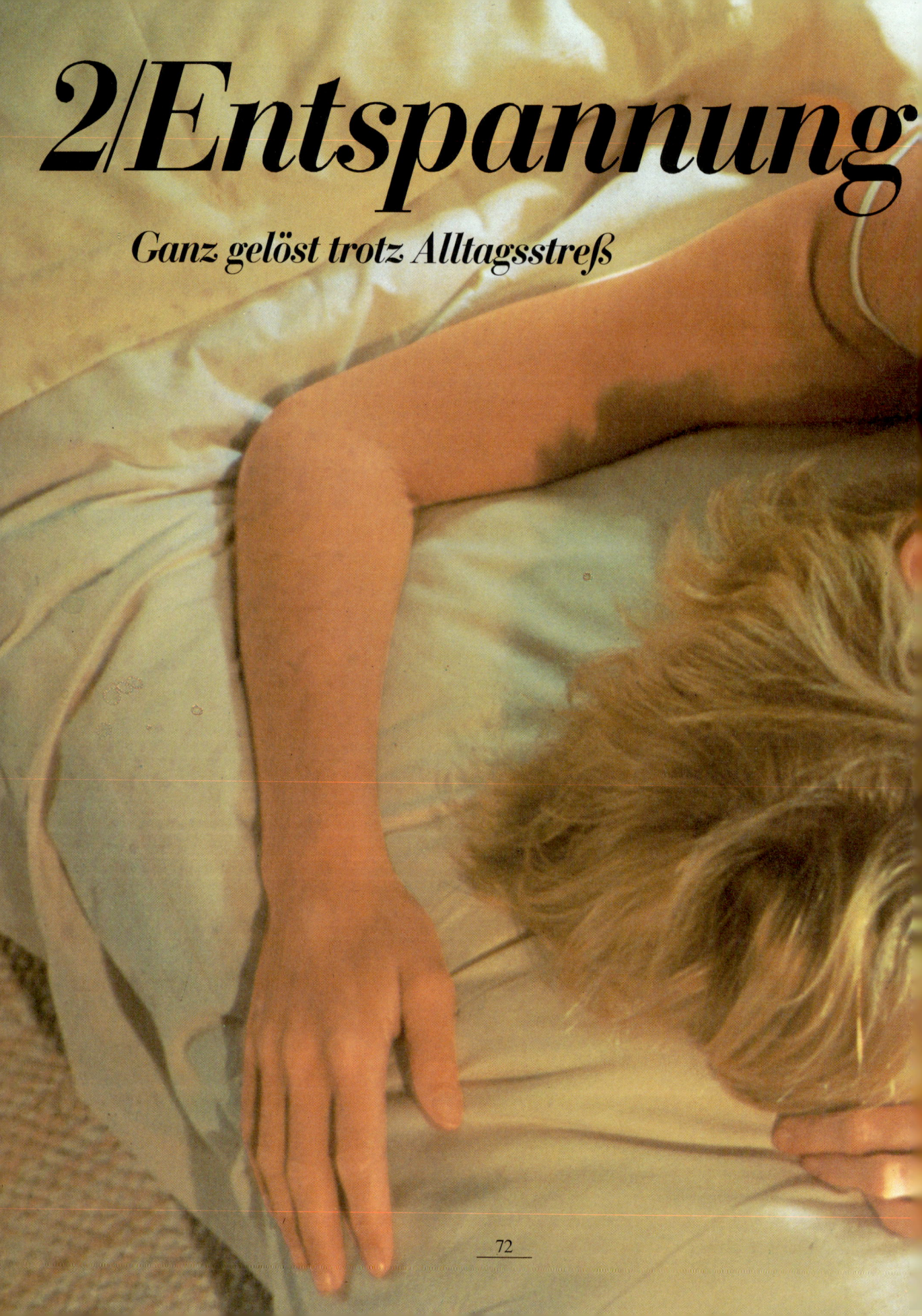

2/Entspannung

Ganz gelöst trotz Alltagsstreß

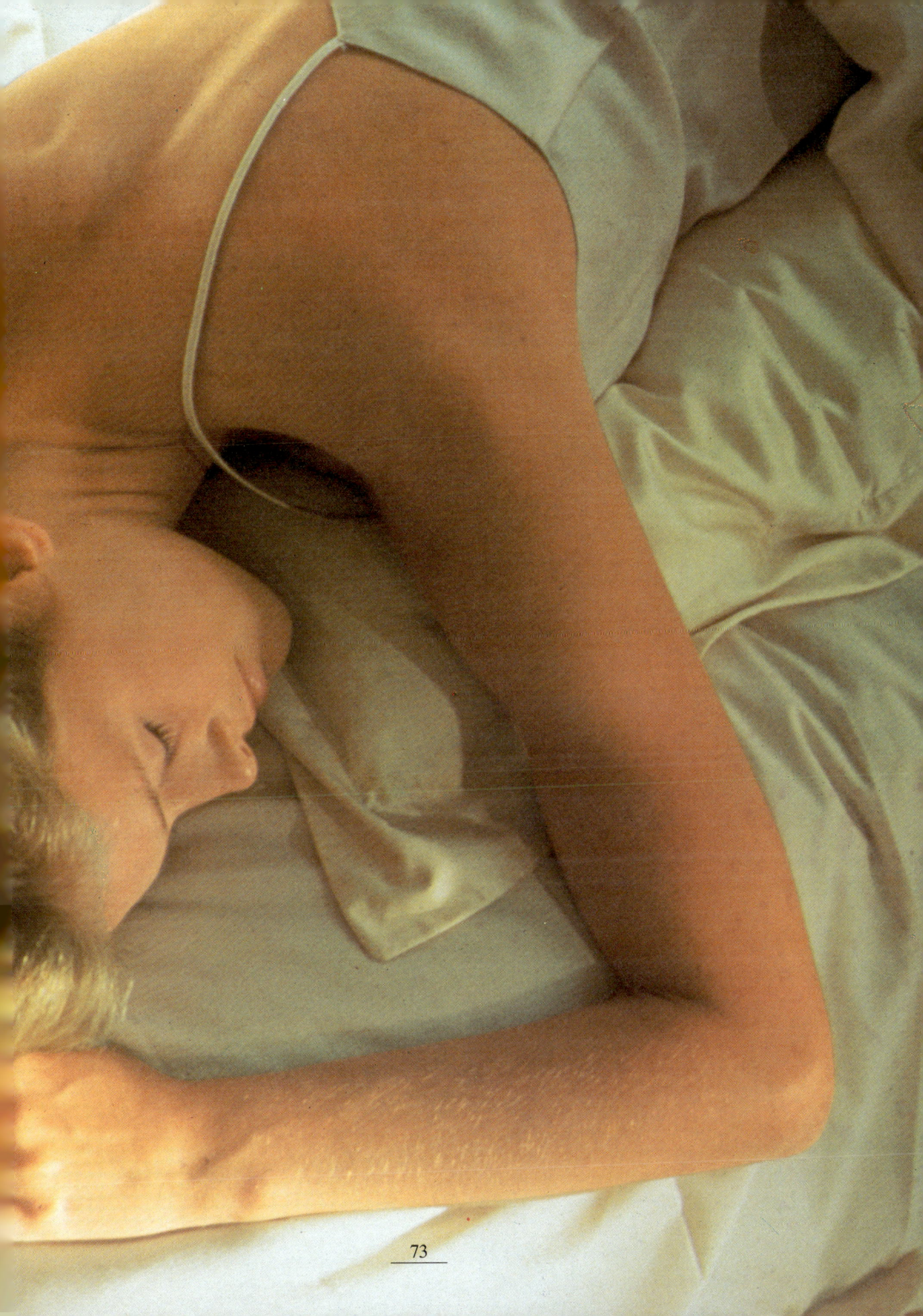

Wir entspannen uns nach Feierabend, am Wochenende, im Urlaub. Ein schönes Buch lesen, gemütlich mit Freunden essen, spazierengehen, in der Sonne liegen – das alles ist erholsam und entspannend. Doch manchmal können wir es gar nicht mehr genießen. Weil uns ständig Probleme durch den Kopf gehen und es uns einfach nicht gelingt, abzuschalten. Wenn's geballt kommt, fühlen wir uns so unter Druck, daß wir uns auch auf wesentliche Dinge nicht mehr konzentrieren können – wir sind im Streß.

Streß – was ist das eigentlich?

Zunächst einmal ist Streß etwas ganz Normales, nämlich die körperliche Reaktion auf Außenreize. Der Puls rast und der Atem stockt – dieser Streß kann auch was Tolles sein: wenn man sich gerade verliebt hat zum Beispiel. Ob Liebe oder Haß, Freude oder Schock, Lust oder Frust, der Körper reagiert auf schöne wie auf scheußliche Streß-Ereignisse so ziemlich gleich. Erst die gefühlsmäßige Bewertung macht aus dem einen Ereignis etwas Positives, Beflügelndes, das ungeahnte Kräfte freisetzt. Und aus dem anderen Ereignis etwas Negatives, Blokkierendes, das Kräfte verschleißt bis hin zum Herzinfarkt.

Der Streßforscher Hans Selye hat die Streßreaktionen in drei Stufen eingeteilt:

1. Alarmreaktion: Erst kommt der Schock, der den Widerstand kurzzeitig vermindert, dann die Gegenreaktion, die Flucht- oder Angriffsbereitschaft aktiviert: das Streßhormon Adrenalin wird ausgeschüttet; der Puls geht schneller, das Herz pumpt vermehrt sauerstoffreiches Blut durch den Körper; die Pupillen erweitern sich; Muskelpartien spannen sich an. Im Gehirn werden Endorphine produziert, die die Schmerzempfindung vermindern; außerdem wird die Gerinnungsfähigkeit des Blutes gesteigert.

2. Widerstand: In diesem Moment paßt sich der Körper vollkommen an die gefährliche Situation an: Angriff oder Flucht – für beides sind jetzt genügend Kräfte vorhanden. Danach kehren die Körperreaktionen zu einem Normalmaß, einem Gleichgewicht zurück.

3. Erschöpfung: Hält der Streßreiz aber zu lange an oder überfordert er den Menschen, dann brechen die Anpassungs- und Durchhaltemechanismen zusammen: seine körperliche und auch seine seelische Reizschwelle ist herabgesetzt. Man ist nicht mehr belastbar und wird schneller krank.

Im Prinzip funktionierten diese Streßreaktionen schon bei Steinzeitmenschen genauso. Wenn sie von wilden Tieren angegriffen wurden, hatten sie die Wahl: zu kämpfen oder zu flüchten. Wir dagegen können in der Regel weder kämpfen noch flüchten, wenn wir aggressiv sind. Wir fressen den Ärger in uns hinein, statt uns auszutoben. Wenn das häufig passiert, gerät der Körper in ständige Abwehrhaltung, in eine Art Dauerstreß.

In unserem Leben häufen sich die Streßfaktoren. Im Berufsleben geht's meist hektisch zu. Wer ehrgeizig ist und beruflich weiterkommen möchte, belastet sich zusätzlich. Das Leben in der Stadt ist anstrengend. Man ist von Lärm und schlechter Luft umgeben, verbringt viel Zeit in Verkehrsstaus. Auch das Privatleben kann einen „schaffen". Konflikte mit dem Partner und der Familie, Sorgen über die Kinder – oder auch „nur" das tägliche Organisieren von Haushalt und Essen. Besonders Frauen neigen dazu, sich zu überfordern. Weil sie zu vieles perfekt machen wollen – auch noch Gäste einladen ... und gut aussehen ... und Gewicht halten ... Ein Wunder, wie manche Frauen das alles schaffen!

Test: Sind Sie streßgefährdet?

Mit Hilfe der folgenden Fragen können Sie herausfinden, ob Sie sich zuviel zumuten oder ob Anspannung und Erholung bei Ihnen ausgewogen sind.

Geben Sie sich für die Antwort auf jede Frage bis zu fünf Punkte:

Trifft immer zu:	1 Punkt
Trifft häufig zu:	2 Punkte
Trifft manchmal zu:	3 Punkte
Trifft selten zu:	4 Punkte
Trifft nie zu:	5 Punkte

1. Ich esse mindestens eine heiße und ausgewogene Mahlzeit pro Tag.
2. Ich schlafe mindestens sieben bis acht Stunden in mindestens vier Nächten in der Woche.
3. Ich liebe, und auch mir wird Zärtlichkeit und Liebe zuteil.
4. Ich habe im Umkreis von 70 Kilometern mindestens einen Verwandten, auf den ich mich verlassen kann.
5. Ich trimme mich mindestens zweimal die Woche so, daß ich ins Schwitzen komme.
6. Ich rauche weniger als ein halbes Päckchen Zigaretten am Tag.
7. Ich trinke weniger als 12 Gläser Bier/Wein etc. in der Woche.
8. Ich habe das für meine Größe angemessene Gewicht.
9. Ich habe ein zufriedenstellendes finanzielles Auskommen.
10. Ich schöpfe Kraft aus meinem religiösen Glauben.
11. Ich besuche regelmäßig kulturelle und soziale Veranstaltungen.
12. Ich habe einen Freundes- und Bekanntenkreis.
13. Ich habe einen oder mehrere Freunde, mit dem/mit denen ich persönliche Fragen besprechen kann.
14. Mein Gesundheitszustand ist gut (Sehen? Hören? Zahnprobleme?)
15. Ich kann offen über meine Gefühle sprechen, wenn ich wütend oder verängstigt bin.
16. Mit den Menschen, mit denen ich zusammenlebe, bespreche ich regelmäßig die Probleme des privaten Alltags – zum Beispiel Haushaltsangelegenheiten, Geldgeschäfte.
17. Mindestens einmal die Woche unternehme ich etwas nur so zum Vergnügen.
18. Ich kann meine Zeit effektiv einteilen.
19. Ich trinke weniger als drei Tassen Kaffee oder Tee am Tag (weniger als drei Glas Cola).
20. Ich nehme mir täglich auch mal Zeit für mich selbst.

Um Ihre persönliche Punktzahl zu ermitteln, addieren Sie bitte die Punkte und ziehen von der Summe 20 Punkte ab.

Testauswertung
Unter 30 Punkte:
Sie gehören zu den beneidenswerten Menschen, die im Einklang mit sich und der Welt leben. Das Kapitel „Entspannung" in diesem Buch können Sie eigentlich überschlagen. Oder die Entspannungsübungen lernen, einfach weil's Spaß macht.

30 bis 50 Punkte:
Sie sind ziemlich anfällig für Streß. Vielleicht weil Sie zu ungesund leben – unregelmäßig essen, viel rauchen und trinken? Oder weil Sie sich Ihren Mitmenschen zu wenig anvertrauen, Kummer eher runterschlucken als sich auszusprechen? Gehen Sie die Fragen mit hoher Punktzahl noch einmal durch, und überlegen Sie, ob Sie Ihr Verhalten dort verändern können. Ab und zu etwas mehr Entspannung würde Ihnen guttun.

Über 50 Punkte:
Sie sind hochgradig streßanfällig. Wahrscheinlich wollen Sie zu viele Dinge in zu kurzer Zeit erledigen. Lassen Sie ruhig öfter mal was schleifen (manches erledigt sich dadurch von selbst). Tun Sie in der gewonnenen Zeit mal etwas nur für sich. Machen Sie die Entspannungsübungen aus diesem Buch. Oder melden Sie sich bei einem Kurs an – autogenes Training zum Beispiel oder Yoga (Beschreibungen ab Seite 112).

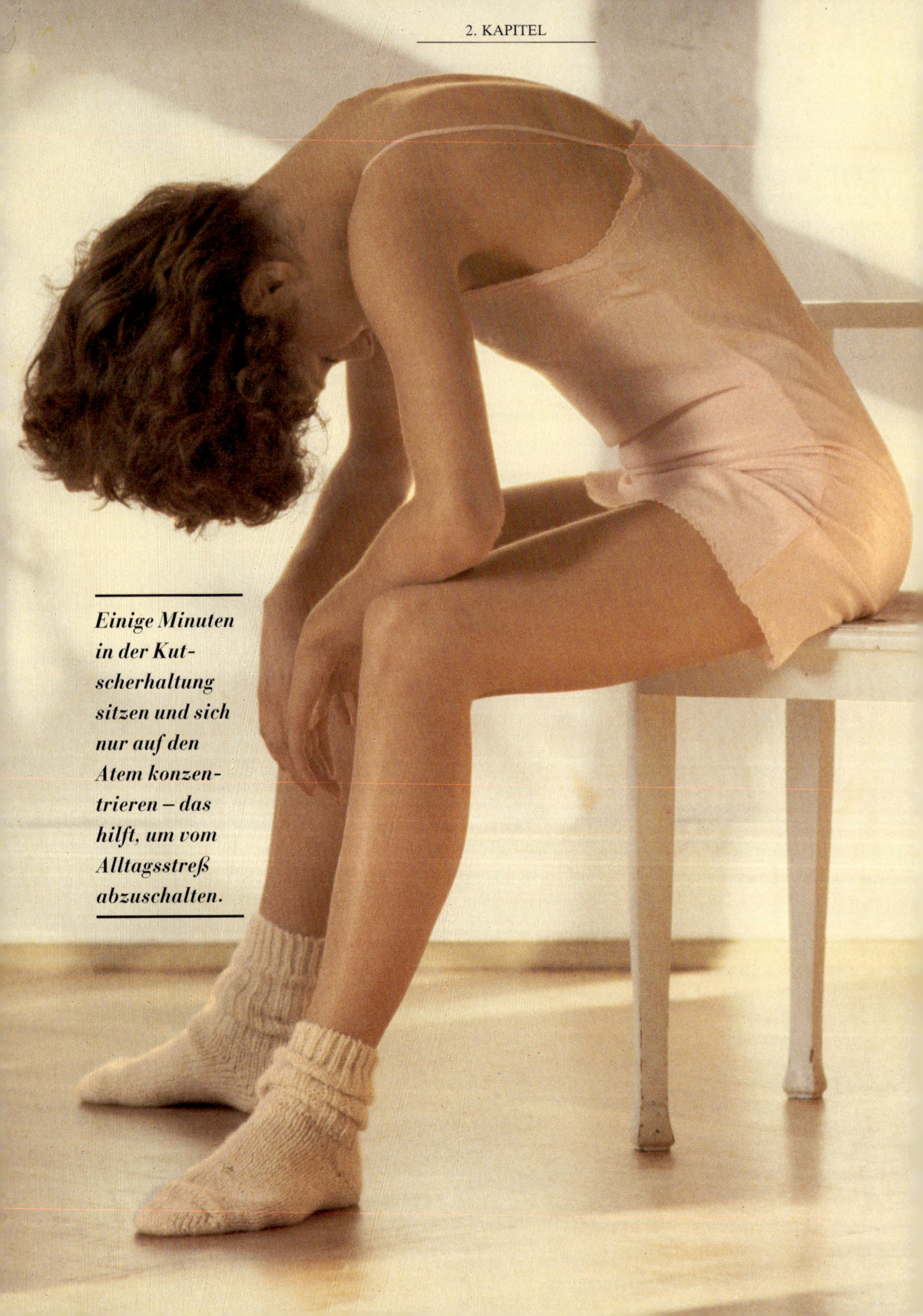

Einige Minuten in der Kutscherhaltung sitzen und sich nur auf den Atem konzentrieren – das hilft, um vom Alltagsstreß abzuschalten.

Entspannung: Viele Wege führen zum Ziel

Wer heute Hilfe sucht, um sich von Nervosität, körperlichen und seelischen Verspannungen zu befreien, steht vor einem schier unüberschaubaren Angebot an bekannten und neuen Entspannungsmethoden. Sie lassen sich, etwas vereinfacht, in fünf Hauptgruppen unterteilen:

○ Atemtraining
○ Muskelentspannung
○ Haltungsveränderung
○ Massage
○ Konzentration

Bei vielen Entspannungsübungen werden verschiedene dieser Techniken gleichzeitig angewendet. Atemübungen gehören immer dazu. Denn das richtige Atmen ist die Grundlage jeder Entspannung. Ein schlafendes Kind atmet noch „richtig": tief und gleichmäßig – das Bäuchlein hebt und senkt sich. Bei den meisten Erwachsenen hebt und senkt sich nur noch die Brust, und auch das nur schwach. Sie haben es verlernt, mit dem Bauch, das heißt mit dem Zwerchfell, zu atmen.

Was passiert nun bei den verschiedenen Entspannungsmethoden?

Beim reinen Atemtraining wird erst mal nur bewußt geatmet, um festzustellen, wo der Atem „hakt". Ob man kurz, flach, hastig, gepreßt atmet. Dann konzentriert man sich auf verschiedene Körperteile und versucht hineinzuatmen. Nicht nur in die Lunge und ins Zwerchfell, sondern in den ganzen Körper, in Arme und Beine, bis in die große Zehe. Das Ganze findet im Stehen, Sitzen oder Liegen statt, man macht es sich möglichst bequem, damit der Atem fließen kann. Durch Handauflegen oder leichten Druck auf einzelne Körperteile wird das gezielte Atmen noch verstärkt. Einige Atemschulen arbeiten gleichzeitig an der Stimme. Denn auch „falsches" Sprechen – zu angestrengt, zu näselnd, zu piepsig – kann durch richtiges Atmen verbessert werden.

Die Muskelentspannung arbeitet mit Kontrasten: Muskel-Anspannung und -Entspannung im Wechsel. Man geht davon aus, daß Muskelverspannungen meistens ein Zeichen von innerer Verkrampftheit sind. Ärger, Aufregung und Wut führen nicht nur zu (angespannten) Zornesfalten, sondern zu verhärteten Muskeln – im Gesicht und vor allem im Schulter- und Nackenbereich. Angespannte Muskulatur ist schlechter durchblutet, obwohl Herz und Kreislauf vermehrt dafür arbeiten müssen. Das hat auch Folgen für die Atmung, sie wird unnatürlich und verkrampft. Die Übungen zur Muskelentspannung sind einfach: einzelne Muskelpartien – wie Schultern, Arme oder Gesicht – werden einige Sekunden lang kräftig angespannt, bis zur Schmerzgrenze. Dann wird losgelassen und versucht, völlig zu entspannen. Dabei strömt viel Blut in die Muskeln, sie werden warm und schwer, man fühlt sich insgesamt entspannt. Wichtig ist dabei, nicht die Luft anzuhalten, sondern bei den Übungen ruhig und regelmäßig zu atmen.

Die Haltung verändern, um uns zu entspannen, das tun wir oft unbewußt: wir recken die Arme hoch, lassen den Kopf hängen oder verändern die Sitzposition. Und nehmen dann wieder die alte – angespannte – Haltung ein. Tiefergehende und länger anhaltende Entspannung erreicht man, wenn die Veränderungen bewußt geübt und so lange wiederholt werden, bis der Körper sie „verinnerlicht" hat und die entspannte Haltung zur Gewohnheit wird. Fehlhaltungen sind übrigens Symptome für das seelische Befinden: ängstliche Menschen zum Beispiel neigen dazu, mit hochgezogenen und vorgeschobenen Schultern durchs Leben zu laufen. Wenn sie lernen, die Schultern locker zu lassen, wird nicht nur der Brustraum frei und das Atmen leichter, auch die Angstgefühle verflüchtigen sich!

Massagen gehören zu den bekanntesten und ältesten Entspannungsmethoden. Für Sportler ist es eine Selbstverständlichkeit, sich die Muskeln weichkneten zu lassen. Je nach Art und Stärke der Massagegriffe kann man mit ihnen Körperverspannungen auflösen, Schmerzen lindern, einen Menschen beruhigen oder hellwach machen. Die übliche Massage mit breiten, fließenden Streichbewegungen sorgt vor allem für eine bessere Durchblutung von Muskeln und Haut. Druckpunktmassagen spüren gezielt Schmerzen auf und wirken entkrampfend. „Psychomassagen", das sind zum Beispiel Rolfing, Rebalancing, Posturale Integration oder Soma, arbeiten mit gezielten, festen Griffen direkt am Bindegewebe und lösen körperliche Verspannungen, aber auch blockierte Gefühle und festgefahrene Verhaltensmuster.

Konzentration ist ein wesentliches Element bei Methoden, die autosuggestiv arbeiten (wie autogenes Training): man konzentriert sich völlig auf ein Ziel, das man erreichen möchte, zum Beispiel darauf, daß einzelne Körperteile warm und schwer werden. Tatsächlich werden die Muskeln dadurch besser durchblutet und damit auch entspannt. Konzentration ist auch entscheidend bei den verschiedenen Meditationsformen, ob man das nun mit einem „Losungswort" zu erreichen versucht oder indem man sein ganzes Bewußtsein auf den eigenen Atem richtet.

Mit den Entspannungsübungen in diesem Kapitel können Sie alle beschriebenen Methoden kennenlernen und dabei an sich selbst erfahren, was bei Ihnen am besten wirkt: die stillen Atemübungen, die sanften Bewegungen, die kräftige Muskelentspannung oder die gezielte Akupressur-Massage. Das muß auch nicht immer dieselbe Methode sein – manchmal hängt es von der Stimmung ab, worauf man gerade anspricht.

Erst mal tief Luft holen!
Warum das so wichtig ist

Jede einzelne Körperzelle braucht ausreichend Sauerstoff, um zu funktionieren. Ohne Sauerstoff gibt es keinen Stoffwechsel; der Körper überlebt nicht länger als 15 Minuten. Die Gehirnzellen reagieren noch sensibler – sie sterben schon nach ungefähr drei Minuten ab.

Der Sauerstoff gelangt durch die Lungen in den Organismus. Das Blut transportiert ihn in die Zellen und von dort Kohlendioxyd in die Lungen – und in die Luft – zurück. Sauerstoffmangel macht müde, schlechtgelaunt und schließlich krank. Bei guter Sauerstoffversorgung dagegen wird die Blutzirkulation gesteigert, man fühlt sich frisch und leistungsfähig. Deshalb beginnt jede Entspannung mit tiefem regelmäßigen Durchatmen.

Das erklärt auch, warum Sport so schön entspannt: weil man bei körperlicher Anstrengung ganz automatisch tiefer atmet, also mehr Sauerstoff inhaliert!

Wie sehr der Atem unser Bewußtsein steuert, zeigt eine extreme Atemtechnik: die Hyperventilation (über lange Zeit exzessiv und schnell einatmen, nur kurz und flach ausatmen). Damit kann man, ähnlich wie mit halluzinogenen Drogen, in veränderte Bewußtseinszustände kommen und regelrechte Halluzinationen erleben – berauschende, aber auch alptraumhafte!

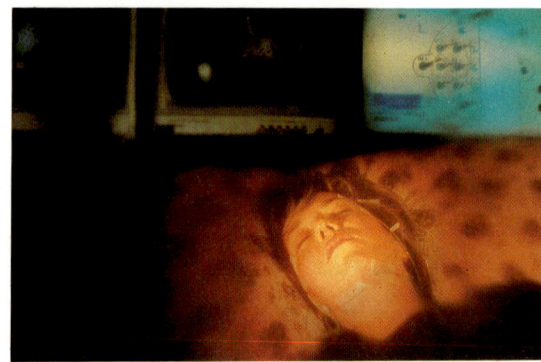

Entspannung ist meßbar

Ganz entspannt im Hier und Jetzt, das ist nicht nur ein Gefühl, es läßt sich auch an den Körperfunktionen ablesen. Wissenschaftlich erwiesen ist, daß regelmäßige Entspannung
○ die Muskeln elastischer macht,
○ die Atmung tiefer werden läßt,
○ die Durchblutung fördert,
○ den Blutdruck senkt,
○ den Hormonspiegel reguliert und
○ die Abwehrkräfte stärkt.
Viele Ärzte haben inzwischen eingesehen, daß mit Entspannung oft mehr zu erreichen ist als mit Tabletten. Sie empfehlen Entspannungstraining vor allem bei nervösen Herz- und Kreislaufbeschwerden, bei chronischen Schmerzen, Schlaflosigkeit, Migräne und Asthma.

In fünf Minuten entspannt

Jede der folgenden zehn Atemübungen können Sie in aller Ruhe im Sitzen machen. Dabei müssen Sie nichts „können". Sie brauchen sich nicht einmal zu bewegen. Nur mit geschlossenen Augen tief ein- und ausatmen. Als Zeitkontrolle können Sie sich einen Küchenwecker stellen – oder ruhig ab und zu auf die Uhr sehen. Wenn Sie die Übungen öfter machen, werden Sie bald ganz ohne Uhr ein gutes Gefühl dafür bekommen, wann fünf Minuten vorüber sind. Geben Sie sich anschließend noch ein bis zwei Minuten Zeit, um in Ihrem Körper nachzuspüren, was die Übung bewirkt hat.

Lesen Sie sich zuerst alle Vorschläge durch, und suchen Sie sich die Übung aus, die Ihnen spontan am meisten liegt. Dann kann's schon losgehen – am besten gleich jetzt!

1. Rundes Bäuchlein

Legen Sie beide Hände auf den Bauch, und fühlen Sie, wie er sich im Atemrhythmus hebt und senkt. Bauchmuskulatur dabei locker lassen. Wenn die Schultern dabei zu sehr nach vorne rutschen, ab und zu wieder etwas aufrichten.

2. Atemwelle

Stellen Sie sich vor, mit einer Welle am Strand zu atmen: einatmen, wenn die Welle kommt – ausatmen, wenn sie wieder abfließt.

3. Rückwärts zählen

Mit 100 geht's los: zählen Sie im stillen rückwärts bis 0. Dann fangen Sie wieder bei 100 an. Bei jeder Zahl wird ausgeatmet.

4. Sechs-drei-sechs-Atmen

Gute Übung gegen Hektik: beim Einatmen langsam bis sechs zählen. Atem anhalten, bis drei zählen. Ausatmen, dabei bis sechs zählen. Atem anhalten, bis drei zählen. Und so fort.

5. Körperspaziergang

Gehen Sie in Gedanken Ihren ganzen Körper durch, von den Zehen angefangen, bis zur Kopfspitze. Stellen Sie sich vor, daß Sie in jeden Körperteil „hineinatmen". Wo Sie sich verspannt fühlen, verweilen Sie ein wenig mit dem Atem.

6. Stein wegrollen

Schnelle Erleichterung bei Verspannungsschmerzen: geben Sie Ihrem Schmerz in der Vorstellung die Form eines großen, runden Steins. Den versuchen Sie jetzt in alle Richtungen zu rollen – beim Einatmen eine Drehung vorwärts, beim Ausatmen zurück. Fühlen Sie, wie der Schmerz-Stein immer kleiner wird ...

7. Große Nase

Atmen Sie sehr bewußt durch die Nase ein, und versuchen Sie den Atemraum hinter der Nase zu spüren. Das schafft ein freieres Atemgefühl.

8. Kerze ausblasen

Blasen Sie die Luft durch den Mund aus, so lange wie irgend möglich – als ob Sie eine brennende Kerze vorsichtig löschen wollen. Das Einatmen lassen Sie von selbst kommen.

9. Blumenduft

Denken Sie an Ihre Lieblingsblume, und stellen Sie sich ihren Duft vor. Ziehen Sie diesen Duft beim Einatmen tief in sich hinein.

10. Sommerwiese

Gehen Sie in der Phantasie über eine herrlich blühende Wiese. Schauen Sie sich alle Blumen, alle Gräser, alle Farben genau an. Atmen Sie den Duft von Gras und Sommerblumen tief ein.

FREI ATMEN

Sanfte Entspannung für jeden Tag

Fühlen Sie sich nach einem Arbeitstag oft abgespannt und müde? So antriebslos, daß Sie zu den schönen Dingen des Lebens gar keine Lust mehr haben? Dann sind dies die richtigen Übungen – sie machen munter, im Körper und im Kopf!

Die Bewegungsabläufe helfen, freier zu atmen und verspannte Muskelpartien zu lockern. Die Anleitungen dazu sind sehr ausführlich, um am Anfang ganz deutlich zu machen, worauf's ankommt. Aber schon, wenn Sie die Übungen ein paarmal gemacht haben, wird Ihr Körper Ihnen signalisieren, wie's für Sie richtig ist. Versuchen Sie, dieses Atemtraining regelmäßig – möglichst täglich nach der Arbeit – zu machen: die entspannende Wirkung wird von Mal zu Mal intensiver!

Bevor's losgeht:
Zu Beginn der Übungen setzen Sie sich ein paar Minuten aufrecht, aber bequem hin. Die Kleidung soll locker sein, in der Taille darf nichts einschnüren. Die Füße stehen flach auf dem Boden. Schließen Sie die Augen, und warten Sie ruhig, bis Sie Ihren Atem spüren. Sie brauchen ihn nicht zu verstärken, fühlen Sie nur, wie er kommt und geht. Das gilt für alle Übungen: Sie müssen gar nicht „tief einatmen" – lassen Sie Ihrem Atem seinen eigenen Rhythmus. Am Anfang fällt das manchem schwer, zuerst ist man leicht versucht, den Atem zu beeinflussen. Wenn Sie die Übungen aber mehrfach wiederholen, werden Sie Ihren Atem immer bewußter wahrnehmen. Sie werden unterscheiden können, wie Sie je nach Stimmung anders atmen und daß der Atem im Verlauf der Übungen von allein tiefer durch den Körper fließt.

Die Übungen aus der Atemtherapie von Professor Ilse Middendorf, Berlin, wurden so zusammengestellt, daß man sie auch ohne Kurs und Anleitung nachmachen kann. Die Atemtherapeutin Maria Höller führt sie vor.

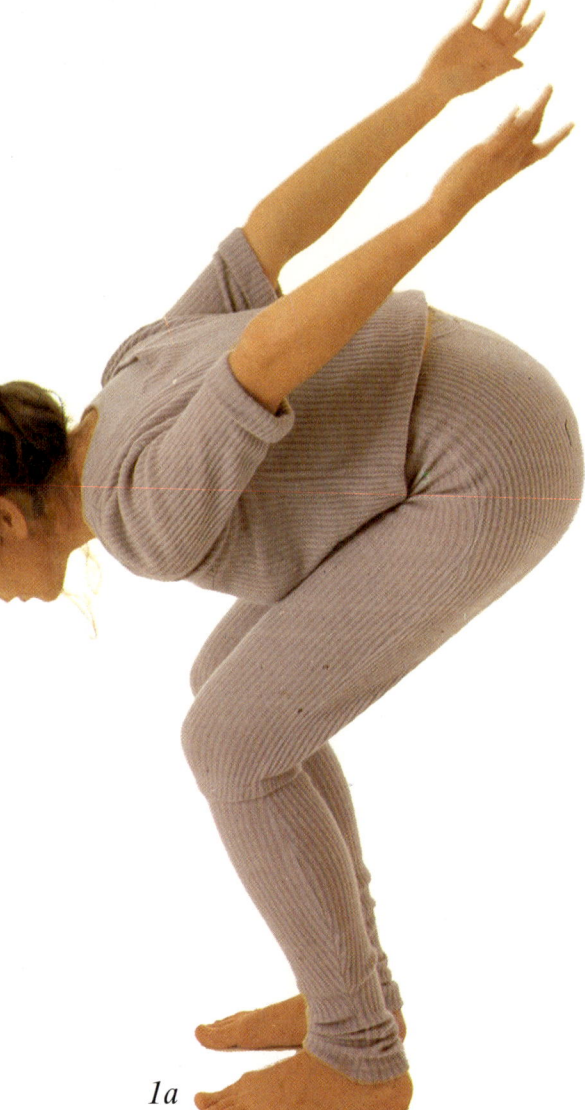

1a

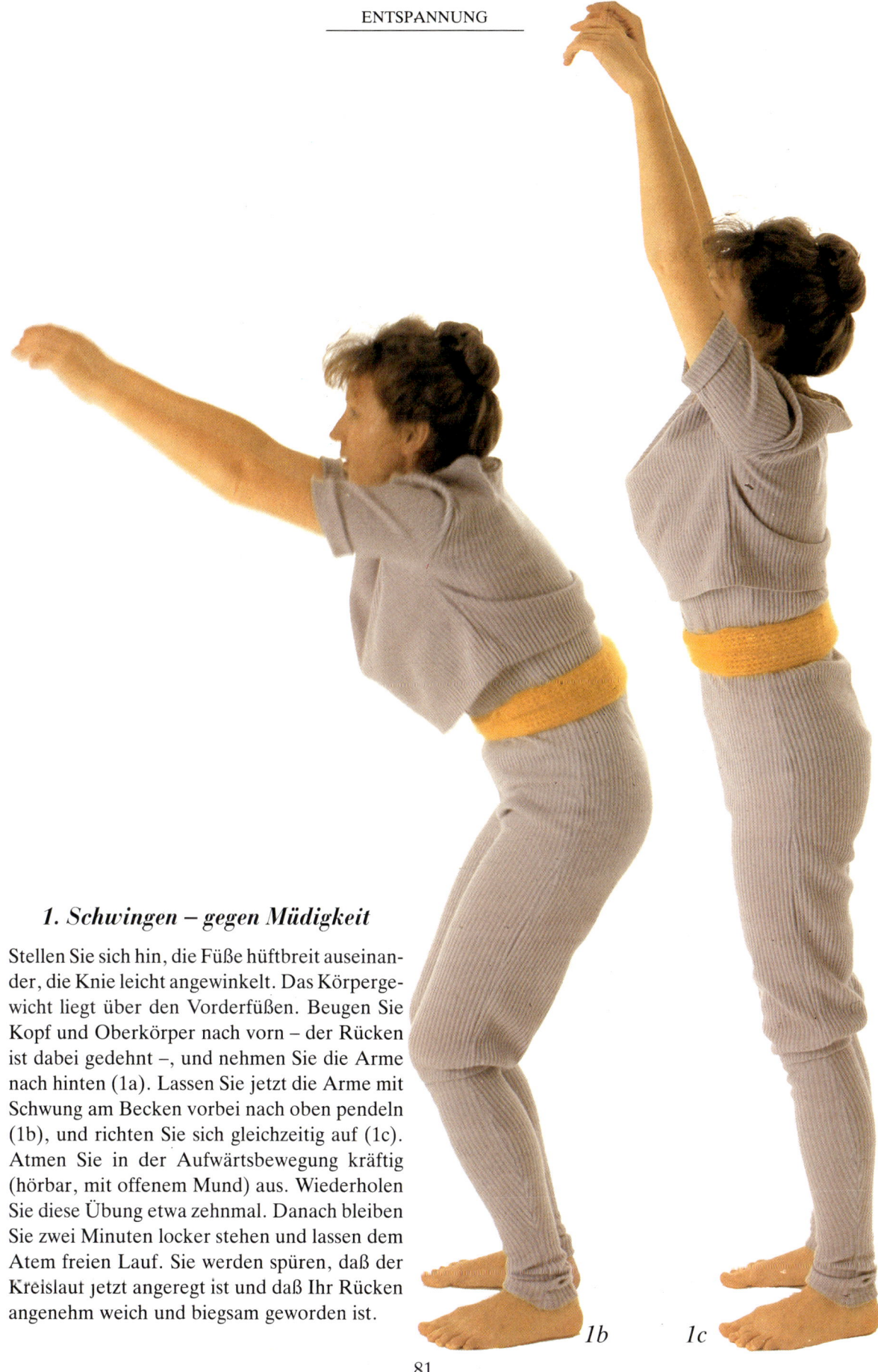

1. Schwingen – gegen Müdigkeit

Stellen Sie sich hin, die Füße hüftbreit auseinander, die Knie leicht angewinkelt. Das Körpergewicht liegt über den Vorderfüßen. Beugen Sie Kopf und Oberkörper nach vorn – der Rücken ist dabei gedehnt –, und nehmen Sie die Arme nach hinten (1a). Lassen Sie jetzt die Arme mit Schwung am Becken vorbei nach oben pendeln (1b), und richten Sie sich gleichzeitig auf (1c). Atmen Sie in der Aufwärtsbewegung kräftig (hörbar, mit offenem Mund) aus. Wiederholen Sie diese Übung etwa zehnmal. Danach bleiben Sie zwei Minuten locker stehen und lassen dem Atem freien Lauf. Sie werden spüren, daß der Kreislauf jetzt angeregt ist und daß Ihr Rücken angenehm weich und biegsam geworden ist.

1b   *1c*

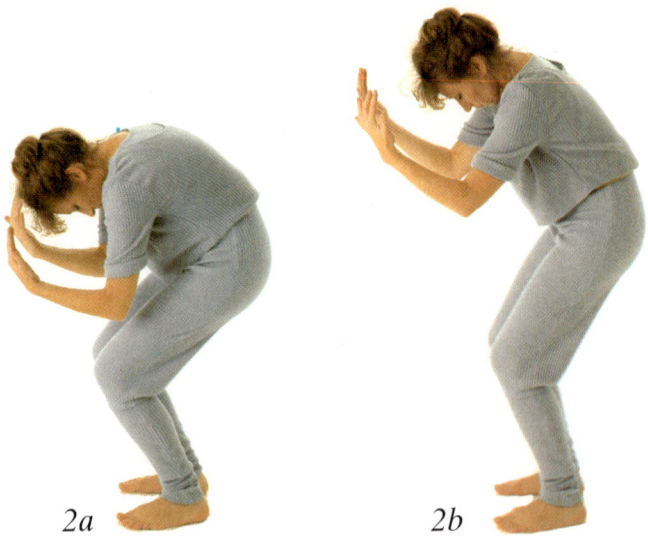

2a   2b

2. Entfalten – Verspannungen lösen

Stellen Sie sich hin, die Beine hüftbreit auseinander. Beugen Sie langsam die Knie und den Oberkörper. Machen Sie einen runden Rücken, ziehen Sie dabei die Arme an sich – mit den Ellenbogen nach unten –, bis Sie in einer Art Embryohaltung landen (2a). Während dieser ganzen Einwärtsbewegung sollten Sie einatmen. Das Ausatmen beginnt damit, daß Sie die Hände auf die Knie stützen und sich dann langsam erheben, „in den Raum entfalten" (2b). Richten Sie sich auf. Breiten Sie die Arme seitwärts oder nach oben aus, wie es Ihnen angenehm ist (2c und d). Nach fünf- bis sechsmaliger Wiederholung fühlen Sie sich gelöst und kräftig zugleich. Schultern- und Rückenverspannungen lösen sich.

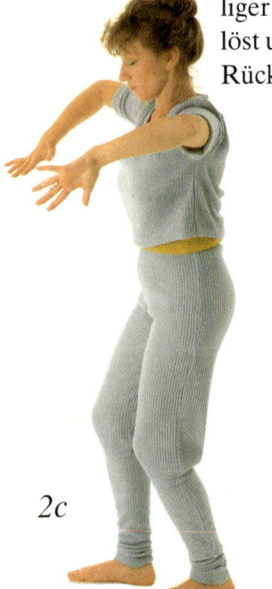

2c

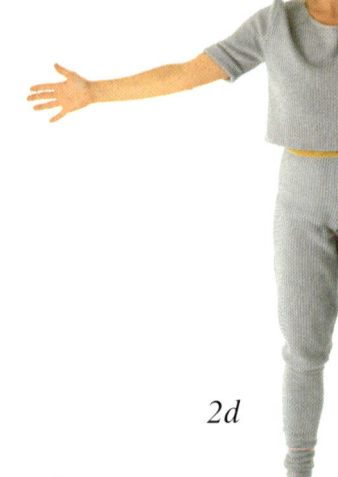

2d

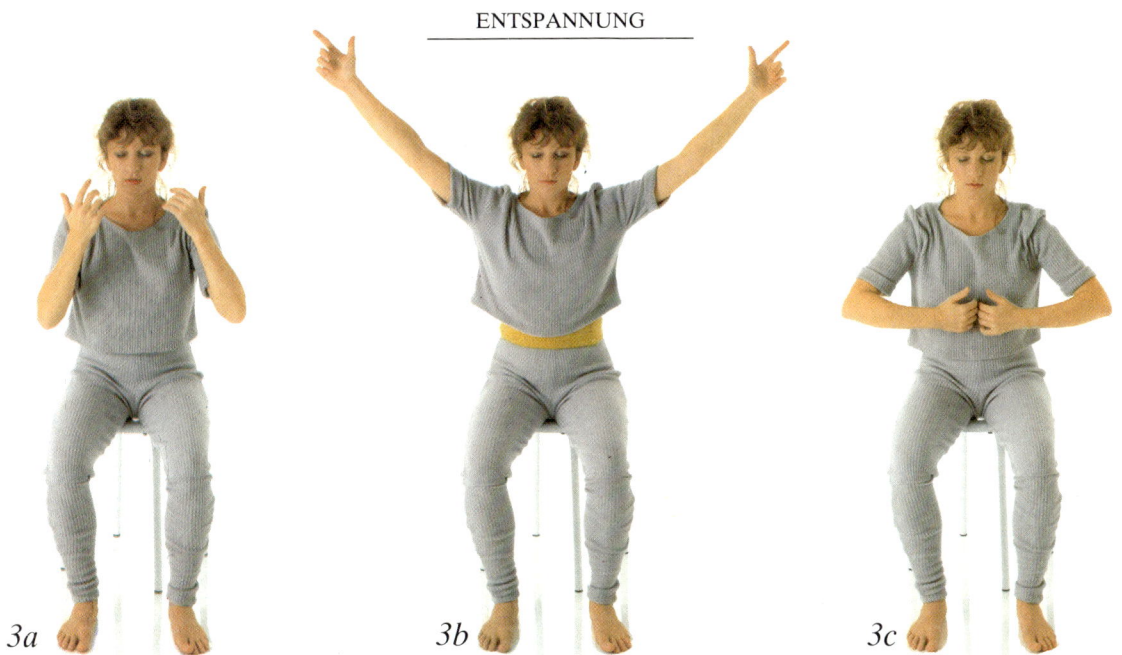

3a 3b 3c

3. Ausweiten – zum Wachwerden

Setzen Sie sich hin, mit den Beinen hüftbreit auseinander. Winkeln Sie die Arme locker an, die Hände in Schulterhöhe (3a). Breiten Sie jetzt die Arme nach oben und seitwärts aus, Zeigefinger und Daumen dehnen sich dabei nach außen (3b). Während dieser Bewegung atmen Sie ein. Führen Sie Arme und Finger in die Körpermitte zurück, etwa unterhalb des Brustbeins (3c). In der Abwärtsbewegung atmen Sie aus. Wiederholen Sie die Bewegung acht- bis zehnmal. Danach bleiben Sie in Ruhe sitzen. Sie spüren, wie der Atem in die Schultern und in den oberen Rücken geht. Verspannte Schultern werden sich jetzt warm anfühlen, im Kopf breitet sich eine gelöste Wachheit aus.

4. Beckenkreisen – gegen Nervosität

Setzen Sie sich auf einen Hocker. Beide Füße stehen in Hüftbreite auf dem Boden. Schließen Sie die Augen, lassen Sie das Becken kreisen (4a bis c). Der Oberkörper geht leicht mit, aber die Hauptbewegung ist im Becken. Kreisen Sie sieben- bis achtmal ziemlich langsam. Danach setzen Sie sich aufrecht (nicht steif). Versuchen Sie, auf dem höchsten Punkt der Sitzknochen zu sitzen. Bis Sie das Gefühl haben, vom Hocker bis zum Kopf eine gerade Linie zu bilden. Jetzt werden Sie den Eindruck haben, daß der Atem bis ins Becken fließt. Verweilen Sie ein paar Minuten in dieser Haltung. Die Übung ist gut gegen Kopfschmerzen, weil sie den oberen Körperbereich entlastet.

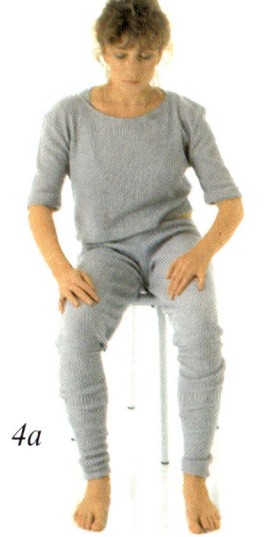

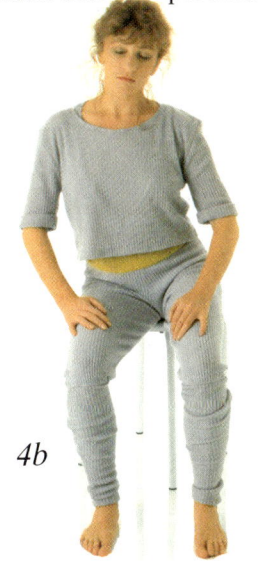

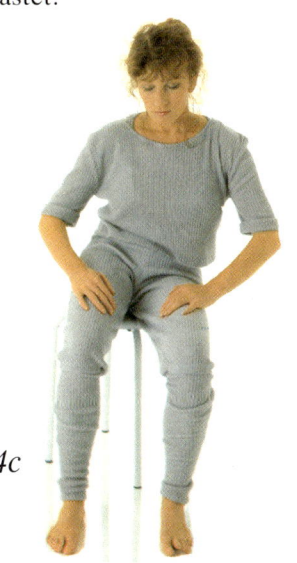

4a 4b 4c

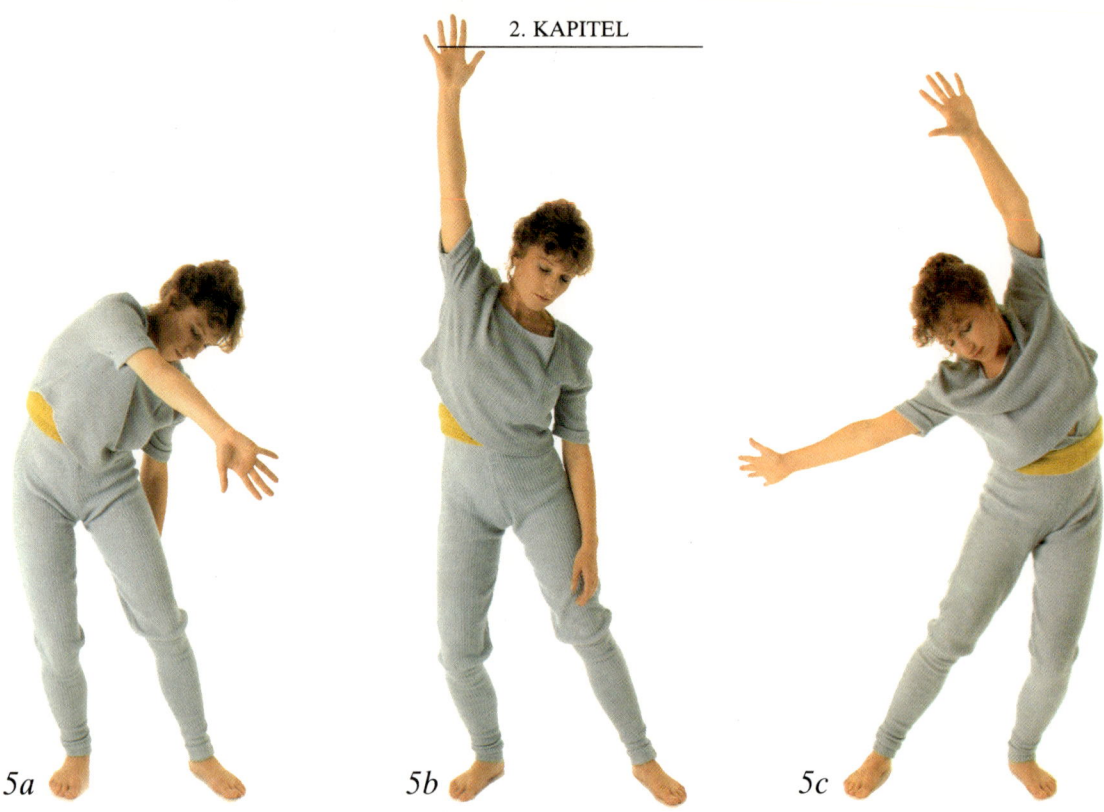

5a   5b   5c

5. Dehnen – neue Kräfte sammeln

Stellen Sie sich hin, die Beine leicht gespreizt, mit lockeren Kniegelenken. Schließen Sie die Augen. Dehnen, beugen und strecken Sie sich jetzt nach allen Seiten (5a bis f). Stellen Sie sich dabei das geschmeidige Dehnen einer Katze vor. Führen Sie die Bewegungen nur so weit, wie Sie sich angenehm fühlen – es soll kein ruckartiges Ausstrecken werden. Nach ein bis zwei Minuten Dehnen setzen Sie sich aufrecht hin und spüren Ihrem Atem nach. Sie atmen jetzt automatisch tiefer ein als vorher. Lassen Sie die Atemzüge – und auch die Gedanken – zu, wie sie kommen und gehen. Nach weiteren zwei bis drei Minuten beenden Sie die Übung mit kräftigem Ausatmen.

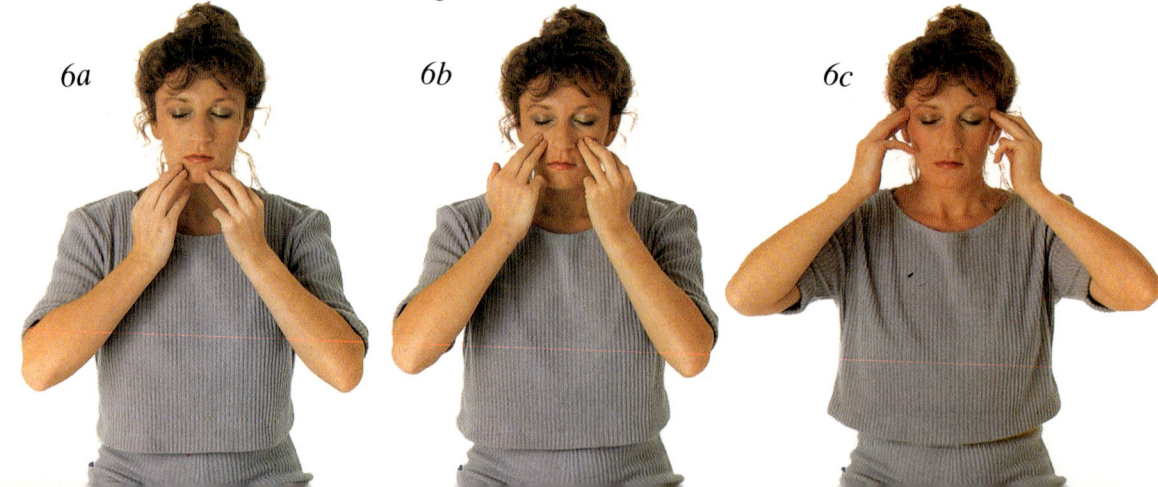

6a   6b   6c

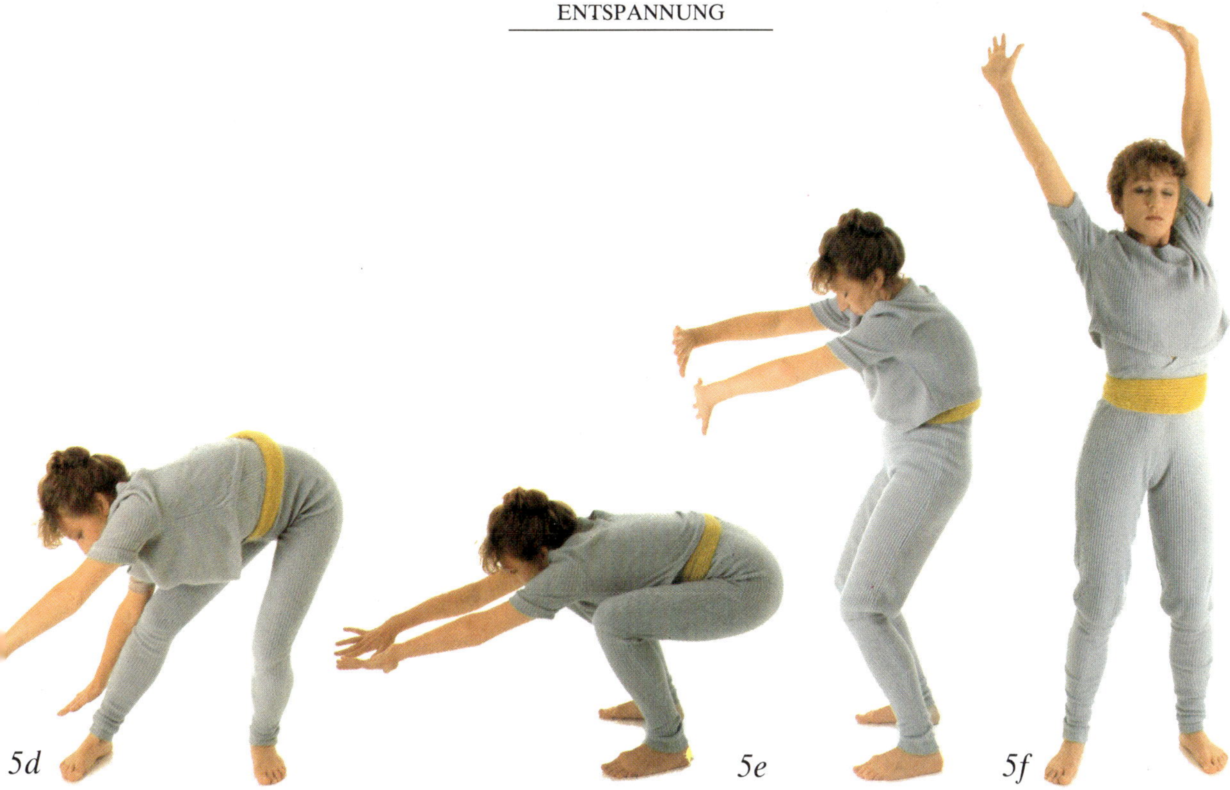

5d

5e

5f

6. Katzenpfötchen – das Gesicht entspannen

Setzen Sie sich locker, aber aufrecht hin. Legen Sie drei Finger jeder Hand ans Kinn (6a). Tasten Sie mit leichtem Druck der Fingerkuppen ganz langsam das Gesicht von unten nach oben ab, in sehr kleinen Abständen (6b bis d). Achten Sie darauf, wie Ihr Atem sich dabei verändert. Solange die Hände am Kinn sind, geht er bis ins Becken, dann immer höher bis in die Schultern. Danach dehnen Sie Ihr Gesicht mit beiden Händen ein klein wenig zur Seite (6e – nicht zerren!). Zum Abschluß lächeln Sie ganz leise – ohne Anspannung – in sich hinein (6f). Spüren Sie Ihren Atem – er ist jetzt locker und fließend. Dann schauen Sie mal in den Spiegel – so entspannt haben Sie sich lange nicht gesehen!

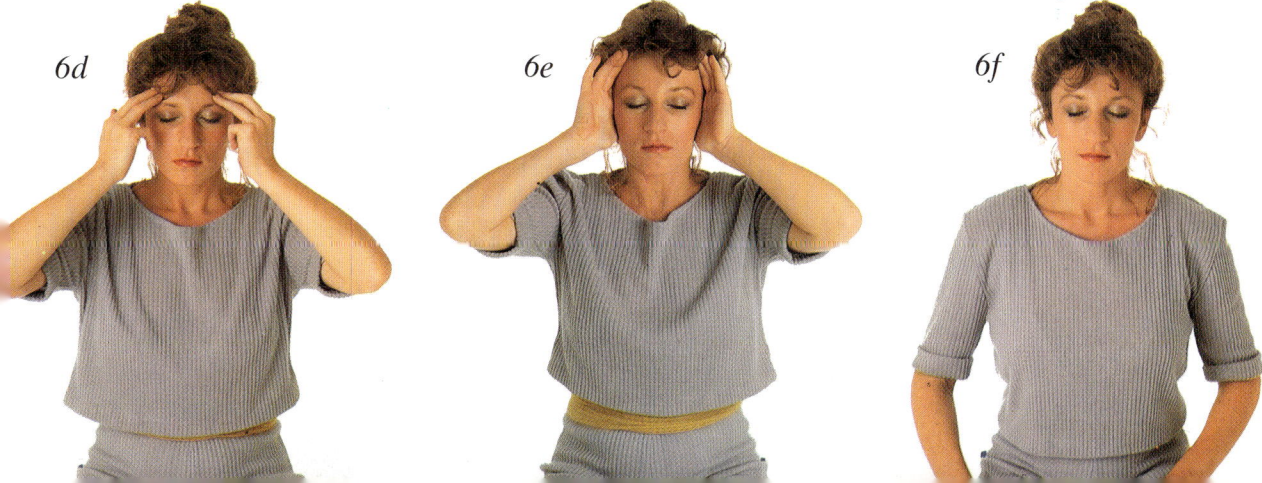

6d

6e

6f

Für Genießer: Entspannen mit Duft

Denken Sie einmal daran, wie der Duft von frischgemahlenem Kaffee, der Hauch eines guten Parfüms, der herbe Geruch von Kaminholz auf Sie wirken. Und dann stellen Sie sich vor, was Sie beim Einatmen von Auspuffgasen, Geruchsschwaden einer Müllhalde oder von Erbrochenem empfinden... Düfte beeinflussen unsere Stimmung. Naturheilkundige und Priester haben seit Jahrtausenden diese Wirkung genutzt, um Krankheiten zu heilen, um die Wahrnehmung zu erweitern, aber auch, um in Trance zu geraten. Diese alte Erfahrung wird heute wissenschaftlich erforscht. Inzwischen ist die biologische Wirksamkeit einer ganzen Reihe von ätherischen Ölen erwiesen: ihre Inhaltsstoffe können die Atemwege befreien, die Durchblutung fördern, die Drüsen anregen, die Gehirnzellen aktivieren – und erfrischen und entspannen!

So wirken die Düfte am besten

○ Baden mit duftenden Kräuter- oder Blumenessenzen, mit Pfefferminze, Rosmarin, Lavendel, Rosenduft

○ Betupfen mit einem Tropfen Pfefferminz-, Eukalyptus- oder Zitronenöl. Auf die Schläfen, aber auch (wenig!) unter die Nase

○ Abbrennen von Räucherstäbchen mit dem Duft von Sandelholz

○ Erhitzen von getrockneten Kräutern und Gewürzen wie Zimt, Muskat, Salbei auf einer ganz kleinen Flamme: in einigen Asienoder Esoterikläden gibt es spezielle Duftlämpchen, in denen aromatische Essenzen über einer Kerze oder einer elektrischen Birne verdunsten

○ Auf der Zunge zergehen lassen: Baldrian, Hopfen, Melisse, Johanniskraut, Jasmin, gibt's als Tropfen zum Einnehmen in der Apotheke. Zehn Tropfen, pur oder in Wasser aufgelöst einnehmen. So wirken sie über die Nasen- und die Magenschleimhäute.

Streß laß nach – mit Muskelkraft

Entspannung erreichen durch Verkrampfung – das klingt paradox, aber es funktioniert. Und zwar ganz einfach: Etwa sieben Sekunden lang die Muskeln mit aller Kraft anspannen, dann loslassen. Wenn Sie's kräftig genug gemacht haben, spüren Sie bald danach, wie die Wärme durch Ihren Körper strömt. Bei der Anspannung wurde nämlich Blut aus den Muskeln in den inneren Kreislauf gepreßt. Wenn die Spannung nachläßt, schießt eine größere Menge Blut in das Muskelgewebe zurück.

Die folgenden Übungen sind besonders hilfreich gegen momentanen Streß:
○ Wenn man sich gerade sehr über etwas geärgert hat.
○ Wenn man kurz davor ist, zur nächsten Zigarette zu greifen, obwohl man sich das Rauchen doch abgewöhnen will.
○ Wenn man nervös ist, weil man gleich ein wichtiges Gespräch führen oder eine Rede halten muß.

(Alle Übungen werden im Sitzen gemacht. Sie sind deshalb auch fürs Büro geeignet oder – falls man dort nie allein ist – notfalls auch für einen kurzen Rückzug auf die Toilette.)

1. Übung: Fäuste ballen

Arme angewinkelt vor die Brust halten, Fäuste ballen. Augen schließen, ruhig und regelmäßig atmen. Jetzt die Fäuste zudrücken und die gesamte Armmuskulatur kräftig anspannen, bis die ganzen Arme zu zittern beginnen. Dabei unbedingt weiteratmen! Wenn Sie an die Schmerzgrenze kommen, ist's genug. Jetzt loslassen – Arme locker fallen lassen. Augen noch einen Moment geschlossen lassen, langsam und tief atmen, die Schwere und Wärme in den Armen und Händen spüren.

Weil die Armmuskulatur gut durchblutet wird, ist „Fäuste ballen" auch eine gute Aufwärm-Übung für alle Ballsportarten wie Tennis, Squash, Golf.

2. Übung: Nacken rollen

Arme anwinkeln, Hände locker auf die Oberschenkel legen. Augen schließen, ruhig und regelmäßig atmen. Schultern hochziehen, so weit es geht. Kopf zurückdrücken, aber nicht nach oben anheben. Im Nacken spüren Sie jetzt ein Polster. Drücken Sie Hinterkopf und Schultern noch mehr zusammen (als wollten Sie die Nackenrolle zerquetschen), bis der Kopf zu vibrieren beginnt. Dabei unbedingt weiteratmen. Wenn Sie an die Schmerzgrenze kommen, loslassen. Schultern senken und Kopf locker nach vorne fallen lassen. Mit geschlossenen Augen ruhig und regelmäßig weiteratmen. Nun den gesenkten Kopf langsam ein paarmal nach rechts und links rollen, von einer Schulter auf die andere. Die Schultern dabei nicht anheben. Das Kopfrollen so lange fortsetzen, bis die Entspannungswärme in Schultern und Nacken zu spüren ist.

Wer hauptsächlich im Sitzen arbeitet, sollte diese Übung auch ab und zu als Vorbeugung gegen Rückenschmerzen machen.

3. Übung: Rückgrat stärken

Aufrecht sitzen, Arme anwinkeln. Augen schließen, ruhig und regelmäßig atmen. Schultern zurücknehmen und die Schulterblätter so zusammendrücken, bis sie sich fast berühren. Dabei unbedingt weiteratmen. Den Kopf leicht nach vorne neigen, Schultern weiter kräftig nach hinten ziehen. Wenn Sie in der Rückenmitte einen leichten Schmerz spüren, noch mal kräftig durchatmen, dann loslassen: Schultern und Kopf fallen locker nach vorn. Mit gefalteten Händen ein Knie umfassen. Knie nach vorne drücken, Arme und Schultern damit „langziehen".

Diese Übung ist für Autofahrer(innen) hilfreich: sie lockert nach langen Fahrten den verspannten Rücken und macht auch den Kopf wieder frisch.

Wenn Sie zu zweit sind: Entspannung als Spiel

In Therapiegruppen, gleich welcher Art, werden zwischendurch immer kleine Entspannungsübungen für zwei oder mehr Personen eingelegt. Sie sollen zu ruhiger, tiefer Atmung verhelfen. Einige davon sind hier zusammengestellt. Man kann sie mit einem Partner oder einer Partnerin zu Hause machen, ganz ohne Therapeut.

Mitgehen

Die Partner stehen sich gegenüber, beide haben die Arme locker nach vorne gestreckt, die Handflächen zum anderen gerichtet. Partner 1 beschreibt mit den Handflächen Kreise, Kurven, Achten, Spiralen. Partner 2 versucht, in geringem Abstand mit seinen Handflächen mitzugehen, aber ohne die Hände des anderen zu berühren. Anschließend übernimmt Partner 2 die Führung.

Auf der Erde sitzend kann das „Mitgehen" auch mit einander zugewandten Fußsohlen gemacht werden. Da die Beine nicht so gelenkig sind wie die Arme, fallen diese Bewegungen allerdings eckiger aus.

Eisenbahn

Die Partner sitzen Rücken an Rücken auf dem Boden, die Knie leicht angewinkelt. Sie verschränken die Arme miteinander und schaukeln Rücken an Rücken vor und zurück. Eine gute Entspannung für die Rückenmuskulatur!

Klavierstuhl

Partner 1 liegt auf dem Rücken, die Beine zum Bauch angezogen, die Fußsohlen zeigen zur Decke. Partner 2 setzt sich auf die Fußsohlen von Partner 1 und läßt sich – ganz langsam – von ihm hochtragen, wie auf einem Klavierstuhl. Dann wird abgewechselt.

Hängematte

Partner 1 liegt ausgestreckt auf dem Rücken, Partner 2 kniet hinter seinem Kopf. Er verschränkt mit locker hängenden Armen die Hände zur „Hängematte", die er unter den Kopf von Partner 1 legt. Der Kopf soll dabei dicht über dem Boden bleiben. Nun hebt Partner 2 seine rechte und linke Schulter abwechselnd an, dadurch wird der Kopf von Partner 1 langsam hin und her gerollt. Wenn der seinen Kopf dabei ganz locker lassen kann (nicht willentlich mitrollen!), ist die Übung sehr entspannend für den Nacken, aber auch fürs Gehirn.

Vertrauensübung

Partner 1 steht, Beine ganz leicht gespreizt, mit dem Rücken zu Partner 2, etwa einen Meter von ihm entfernt. Dann läßt er sich, mit ganz gestrecktem Körper, langsam nach hinten sinken. Partner 2, wie zum Sprint ein Bein vor dem anderen, die Knie leicht angewinkelt, steht mit offenen Armen in Bereitschaft. Er fängt Partner 1 auf, indem er ihn unter den Armen festhält. Man braucht nicht viel Kraft zum Auffangen, man braucht nur Vertrauen zum Fallenlassen!

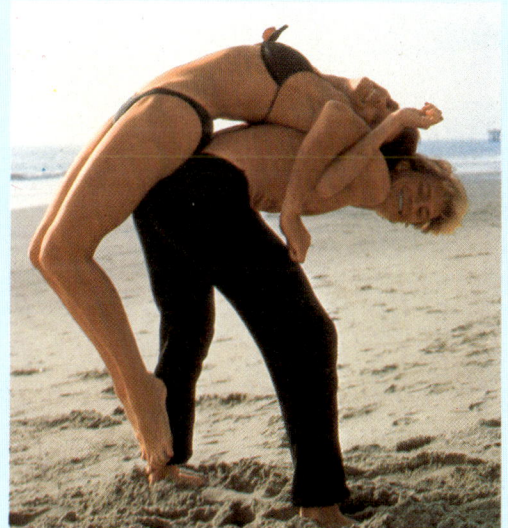

Huckepack

Beide Partner stehen Rücken an Rücken. Partner 1 nimmt Partner 2 huckepack, indem er ihn am Gesäß anfaßt und ihn sich auf den Rücken hebt, während er sich gleichzeitig vornüber beugt (wie auf dem Foto oben). Für Partner 2 eine gute Dehnübung, die die Atmung vertieft.

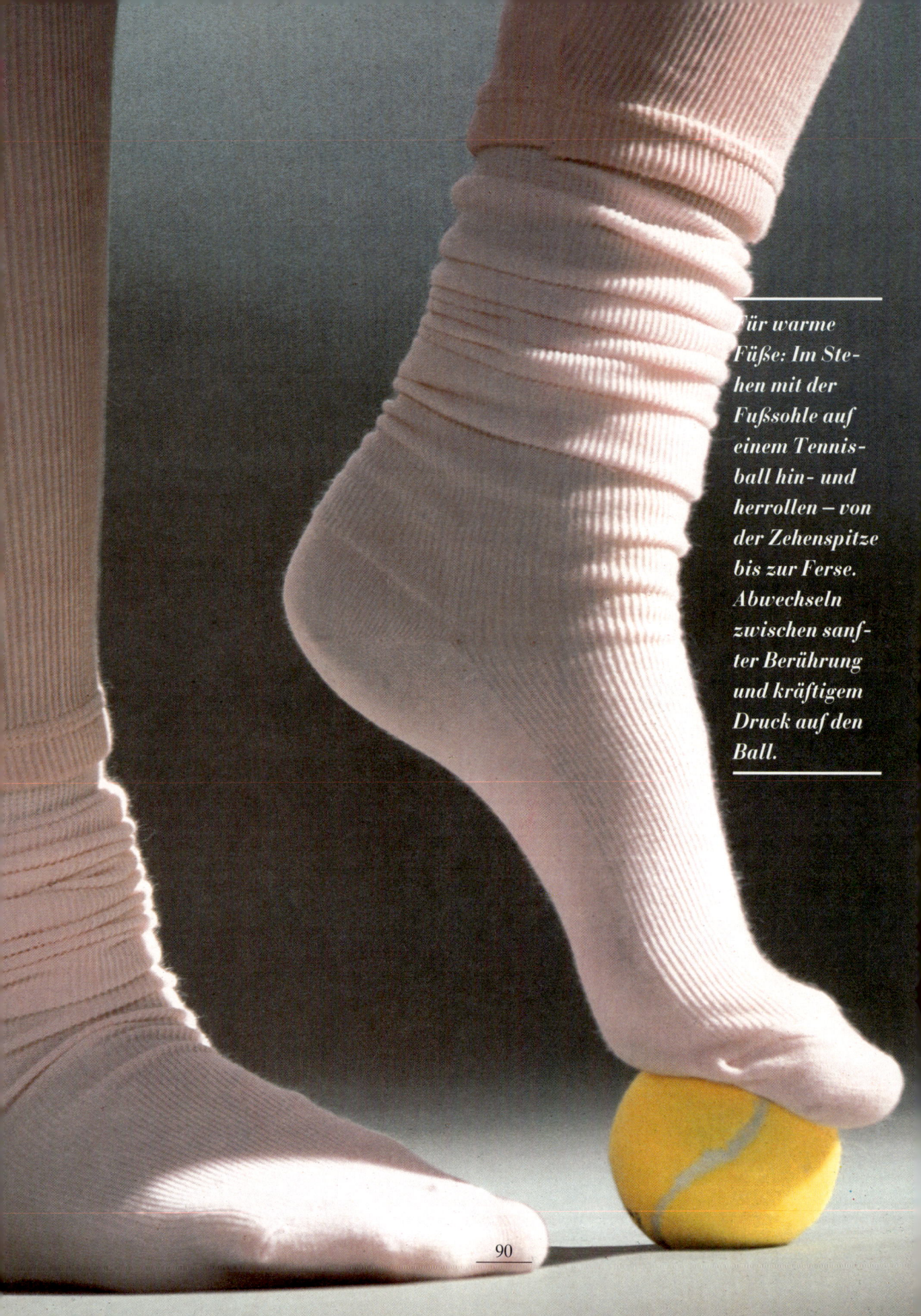

Für warme
Füße: Im Ste-
hen mit der
Fußsohle auf
einem Tennis-
ball hin- und
herrollen – von
der Zehenspitze
bis zur Ferse.
Abwechseln
zwischen sanf-
ter Berührung
und kräftigem
Druck auf den
Ball.

Das macht schön wach

Übungen mit Tennisbällen

Haben Sie häufig kalte Hände und Füße? Und fühlen Sie sich oft matt oder sogar leicht benommen, selbst wenn Sie genügend Schlaf hatten? Achten Sie dann mal auf Ihre Atmung – wahrscheinlich ist sie zu flach. Eine schlechte Sauerstoffversorgung läßt die Energie erlahmen. Hier sind ein paar ganz einfache Übungen aus atemtherapeutischer Praxis, die mit Hilfe von ein bzw. zwei Tennisbällen Tiefatmung auslösen und die Blutzirkulation im ganzen Körper anregen. Die Tennisbälle werden unter die Fußsohlen, Handflächen, den Hinterkopf, das Kreuzbein und unter den Schulterblättern plaziert. Man legt sich darauf oder übt mit den Händen oder Füßen Druck aus. Das hat eine massageähnliche Wirkung und verhilft zusammen mit der darauf abgestimmten Körperhaltung zu einem gesunden Atemrhythmus. Eine wohltuende Wärme breitet sich im ganzen Körper aus – man fühlt sich erfrischt und gelöst.

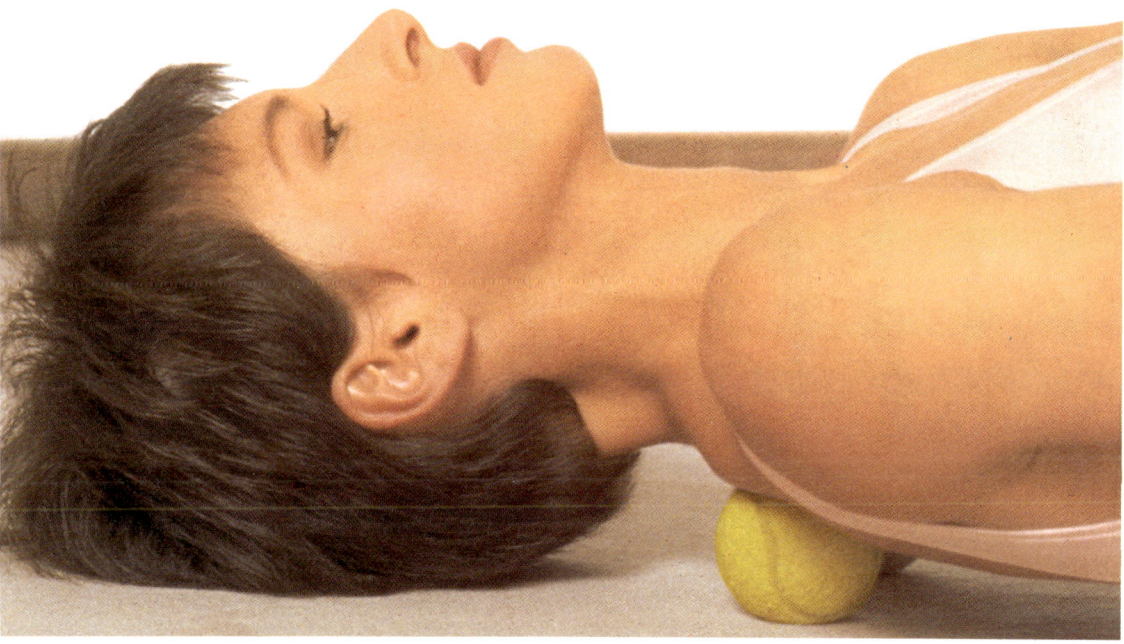

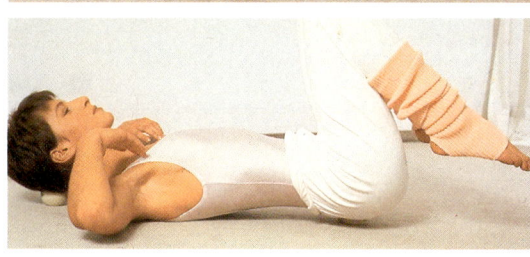

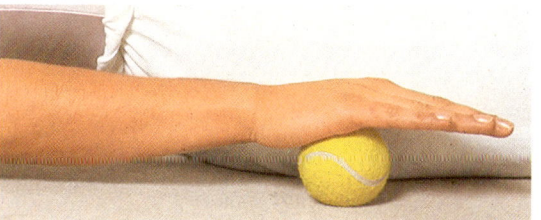

Für einen klaren Kopf
In Rückenlage die Beine anwinkeln, Kopf heben, zwei Bälle unter die Schultern legen und mit dem Druck der Bälle langsam ausatmen. Das Becken heben, einatmen, die Ellenbogen aufstützen, die Tennisbälle mit dem Rücken ein wenig hin- und herrollen. Becken sinken lassen, ausatmen.

Für einen entspannten Rücken
In Rückenlage ein Bein anwinkeln und einen Ball unter das Kreuzbein legen. Bein wieder strecken, den Kopf anheben, und einen zweiten Ball unter die Hinterkopfmitte legen. Jetzt die Beine anziehen und unter dem Druck der Bälle ein- und ausatmen.

Für warme Hände
Noch eine Übung im Liegen – Beine und Arme sind flach ausgestreckt. Zwei Tennisbälle mit durchgestreckten Handflächen gegen den Boden drücken. In dieser Haltung tief durchatmen. Der Brustkorb hebt sich vom Boden, bis man die Wirbelsäule am Boden spürt.

SCHMERZEN

Erleichterung durch Bewegung

Kopf, Rücken und Bauch – da tut's Frauen am häufigsten weh. Und meist sind Verspannungen der Grund. Der Griff zu Schmerztabletten ist auf die Dauer keine Lösung, denn alle haben lästige oder sogar gefährliche Nebenwirkungen. Hier finden Sie gegen Schmerzen in jedem Bereich eine wirksame Entspannungsübung. Und weitere Tips, wie Sie die Schmerzen auf natürliche Weise loswerden.

Kopfschmerzen

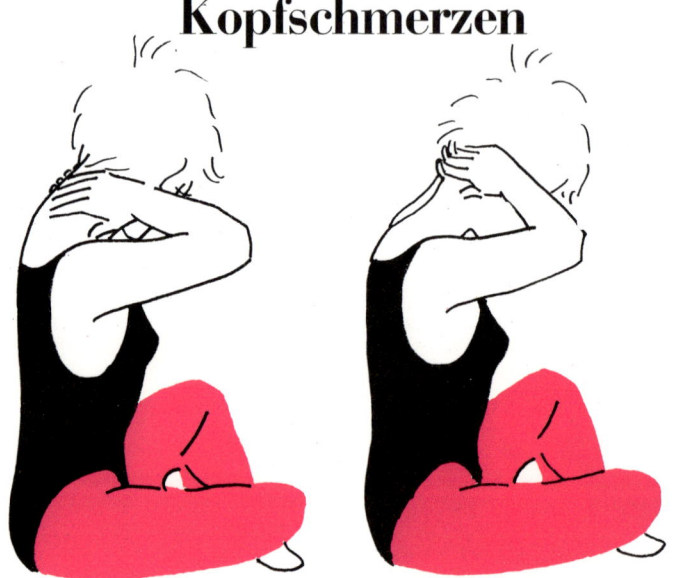

1. Ausgangsposition (sitzend mit geradem Rücken): Daumen an beide Schlüsselbeine. Übrige Finger links und rechts auf die Nackenmuskulatur legen. Ellenbogen nach hinten. Übung: Leichte Kopfneigung. Daumen und Zeigefinger gleichzeitig mit sanftem Druck an der Nackenmuskulatur nach oben bis zum Hinterkopf streichen. <u>Wichtig</u>: Nicht auf der Wirbelsäule massieren.

Auch das hilft gegen Kopfschmerzen:
○ Kalte Stirnkompresse: Einen Waschlappen in kaltem Wasser ausdrücken und auf die Stirn legen; einige Male wiederholen.
○ Gesichtsguß: Kaltes Wasser von der Schläfe abwärts zum Kinn und aufwärts zur anderen Schläfe gießen, dann waagerecht über die Stirn, schließlich über das ganze Gesicht. Das kalte Wasser soll in einem breiten Strahl ohne Druck fließen. Ein Gartenschlauch wäre ideal. In der Wohnung macht man's am besten mit einer großen Kanne.

○ Armguß: Kaltes Wasser vom rechten Armrücken bis zur Schulter hoch gießen. Dann entlang der Arminnenseite bis zur Hand zurück gießen. Dasselbe mit dem linken Arm.
○ Warmes Bad mit Duftzusätzen, die die Durchblutung fördern: Melisse, Rosmarin, Thymian. Anschließend ruhen.
○ Stirn und Schläfen mit Blütenöl einreiben. Gut geeignet sind Pfefferminz-, Rosmarin- oder Rosenöl. Oder japanisches Heilpflanzenöl.

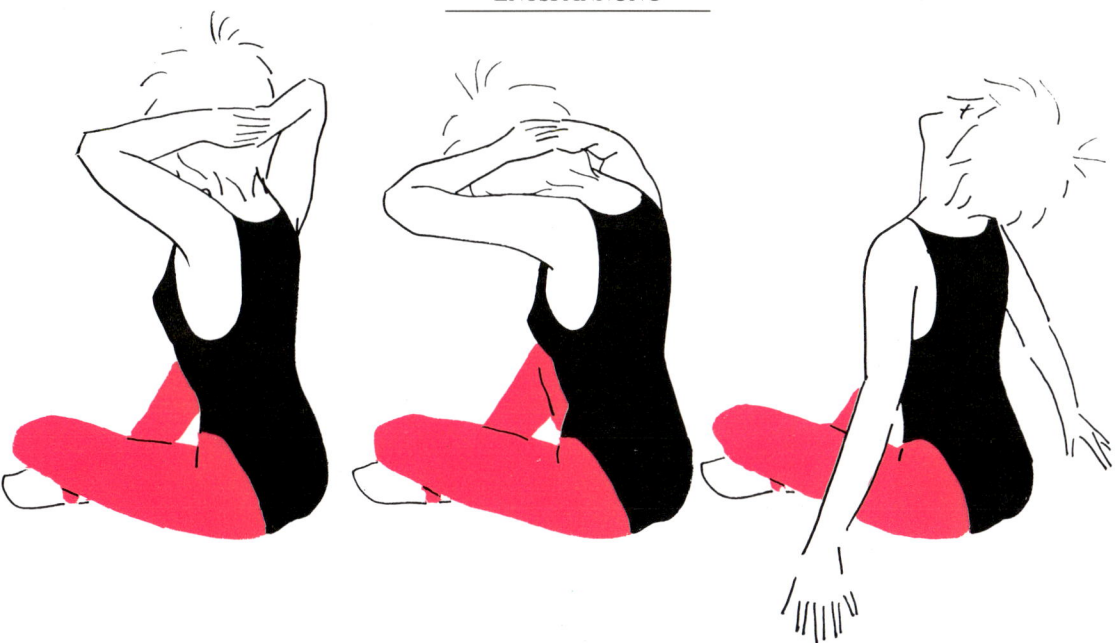

2. *Ausgangsposition: Linke Hand auf den Hinterkopf.
Rechte Hand darüberlegen. Ellenbogen nach hinten.
Übung: Kopf vorsichtig mit Druck nach vorn schieben.
Hände lösen. Kopf zurücklegen. <u>Wichtig:</u> Nicht ruckartig
federn, sondern sanft dehnen.*

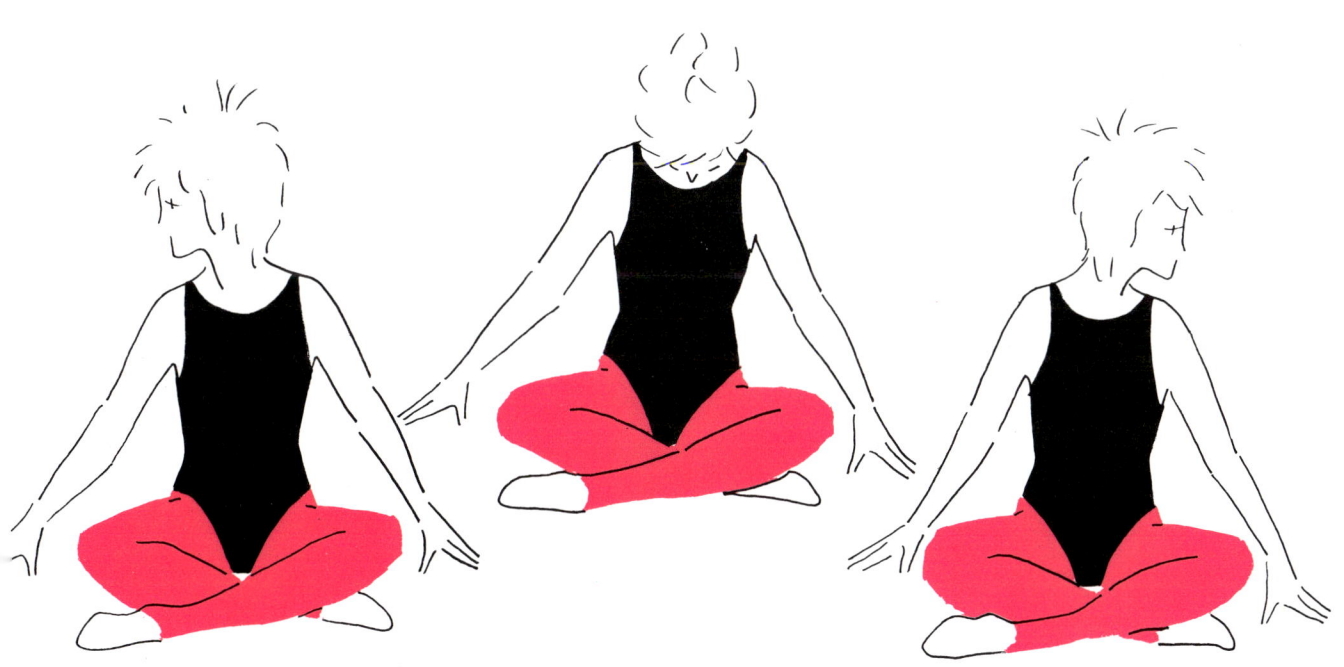

3. *Ausgangsposition: Gerade Kopfstellung. Augen
schließen. Übung: Mit dem Kinn von links nach rechts und
umgekehrt einen Halbkreis beschreiben. Dabei bis sechs
zählen. Bei Seitstellung Kinn leicht hochziehen. <u>Wichtig:</u>
Auf entspannte Nackenmuskulatur konzentrieren.*

Rückenschmerzen

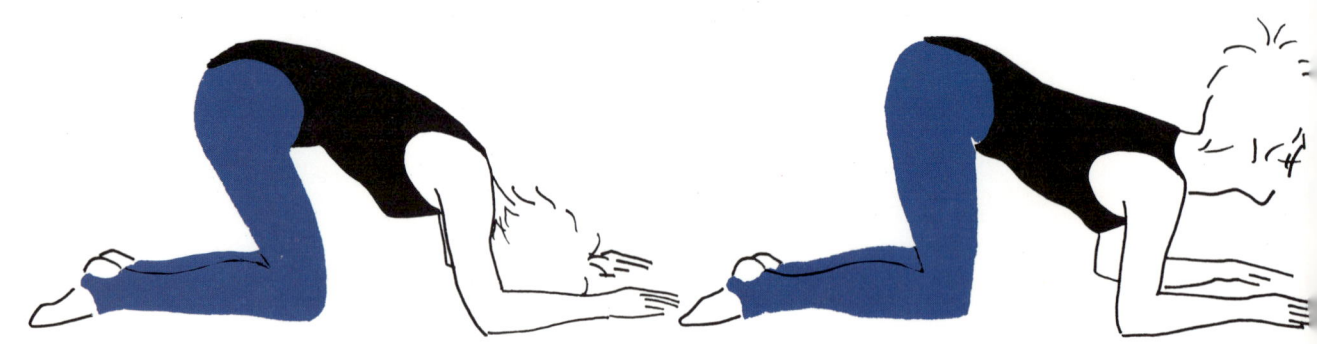

1.   *Ausgangsposition: Knien. Auf die Ellenbogen stützen. Stirn auf den Boden. Bauch einziehen. Übung: Kopf in den Nacken. Körpergewicht nach vorn verlagern. Bauch entspannen. Zurück zur Ausgangsposition. Wichtig: Kopf unten: Einatmen. Kopf im Nacken: Ausatmen.*

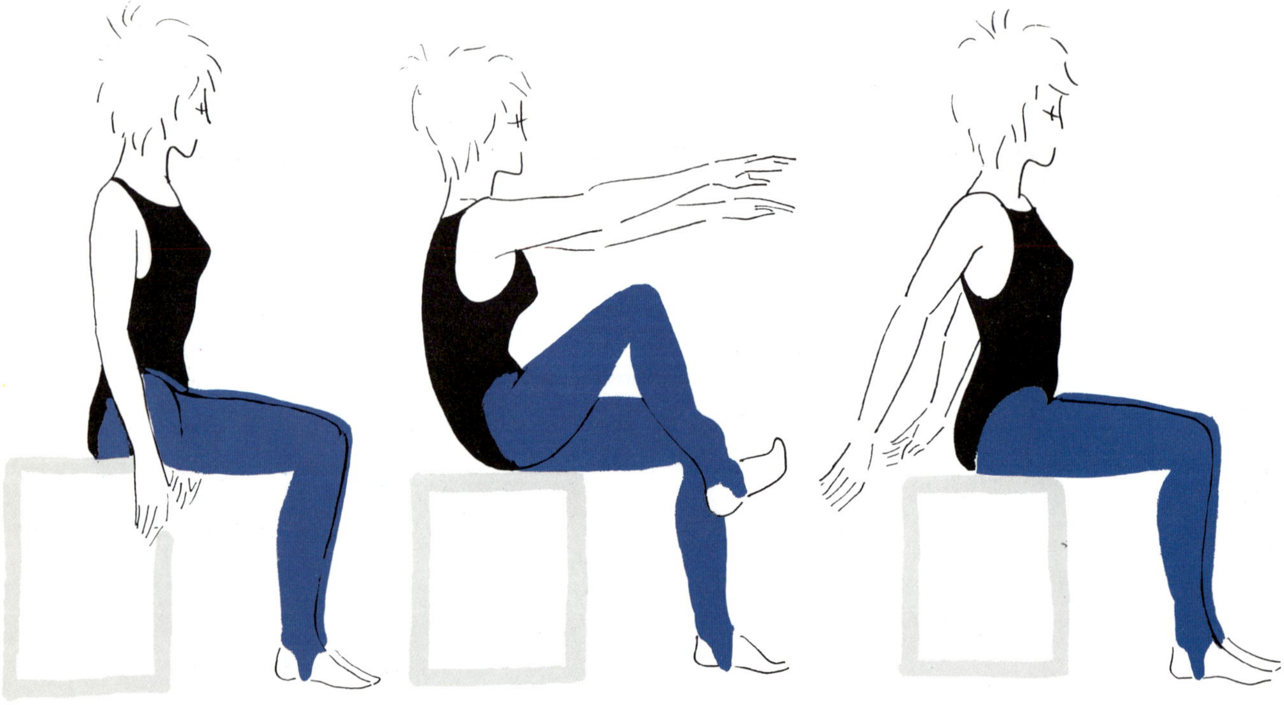

2.   *Ausgangsposition: Hinsetzen. Arme hängen lassen. Beine rechtwinklig aufstellen. Übung: Gleichzeitig Arme nach vorn schwingen und ein Bein anziehen. Lendenwirbelsäule wird rund. Bein zurückstellen und Arme nach hinten schwingen. Lendenwirbelsäule wird hohl. Wichtig: Kopf geradelassen. Einatmen, wenn die Arme hinten sind.*

Auch das hilft gegen Rückenschmerzen:

○ Heiße Nackenkompresse: Waschlappen in heißem Wasser ausdrücken und in den Nakken legen. Dabei den Kopf leicht nach links fallen lassen. Mehrfach wiederholen.

○ Heiße Rolle: Zwei Geschirrtücher und vier Frottiertücher einzeln der Länge nach falten und nacheinander zu einer dicken Rolle wikkeln. Langsam kochendes Wasser eingießen, bis die Tücher gut durchfeuchtet sind. Die Handtuchrolle sofort mit leichtem Druck über den ganzen Rücken rollen – vom Po bis zum Nacken. Wenn die Wärme nachläßt, aufhören und sich etwa 15 Minuten lang hinlegen. Warm zudecken, um die entspannte Wirkung zu verlängern.

○ Warmes Bad mit entspannenden Duftzusätzen: Baldrian, Lavendel, Rose, Melisse. Zehn Minuten lang ab und zu heißes Wasser nachlaufen lassen. Anschließend ruhen.

○ Aushängen: Sich mit beiden Händen an den oberen Rand eines Türrahmens klammern, das ganze Körpergewicht daran hängen lassen. Solange es die Hände aushalten. Dabei tief atmen.

○ Vornüberhängen: Mit leicht angewinkelten Knien stehen, Beine hüftbreit auseinander. Vornüberbeugen, Arme und Kopf locker hängen lassen, Kopf ganz sanft hin- und herschaukeln. Regelmäßig atmen.

○ Alle Stretching-Übungen (siehe Seite 28)

○ Rückenschwimmen

○ Spezielle Bodybuilding-Übungen für den Rücken (siehe Seite 42)

○ Die Körperhaltung überprüfen: Auch gewohnheitsmäßig falsches Sitzen und Stehen kann zu Verspannungen der Rückenmuskeln führen. – So sitzt man entspannt: Den Hinterkopf und damit gleichzeitig den ganzen Rücken hochziehen. Ab und zu mit der Vorstellung atmen, daß sich die Rückenmitte mit dem Einatmen nach außen dehnt. – So steht man entspannt: Die Knie sollen nie durchgedrückt, sondern ganz leicht gebeugt sein, damit kein Hohlkreuz entsteht (oft der Auslöser für spätere Bandscheibenschäden). Bei langem Stehen zwischendurch einen Fuß auf eine kleine Erhöhung stellen, um die Rückenbelastung zu verändern.

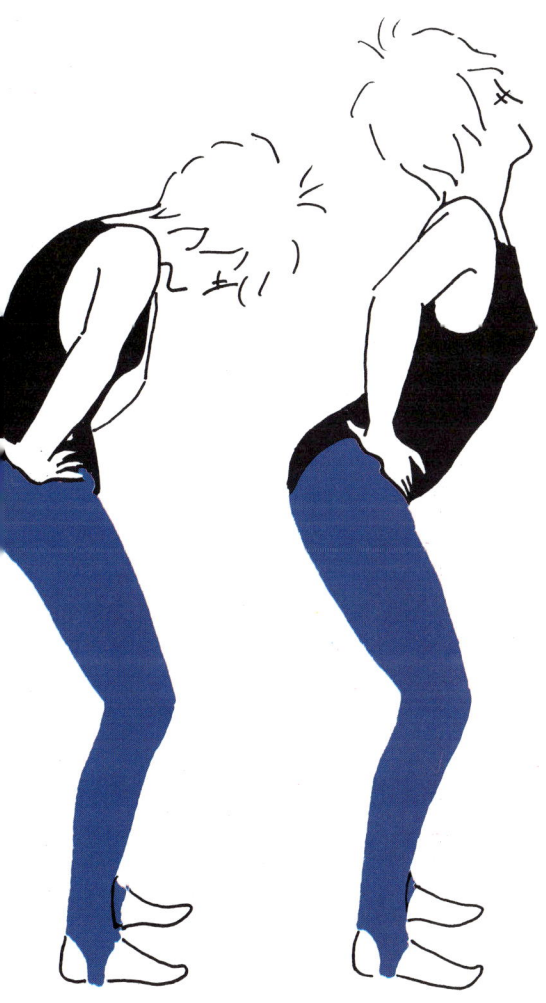

3. *Ausgangsposition: Frei stehend. Füße in Beckenbreite auseinander. Knie und Hüfte leicht beugen. Hände aufstützen.* Übung: *Becken vor- und zurückkippen. Oberkörper bleibt ruhig.* Wichtig: *Einatmen bei vorgestelltem Becken.*

Bauchschmerzen

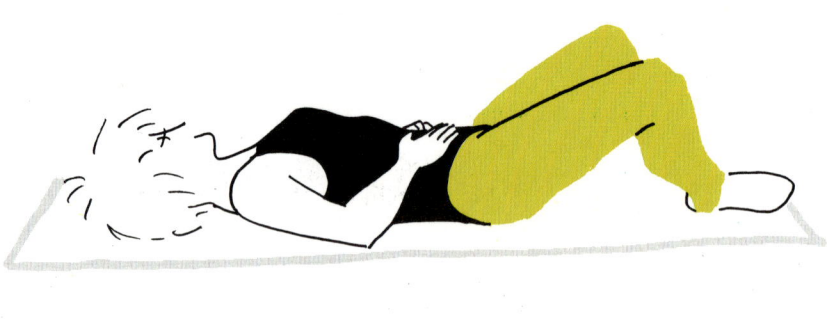

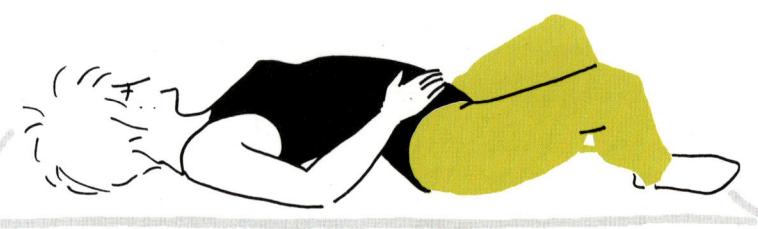

1. *Ausgangsposition:* Hinlegen. Fußsohlen gegeneinander-
stellen. Hände zur Kontrolle auf den Bauch. *Übung:* Bauch
herausstrecken. Lendenwirbelsäule wird hohl. Bauch
einziehen. Lendenwirbelsäule gegen den Boden pressen.
Wichtig: Bei herausgestrecktem Bauch einatmen.

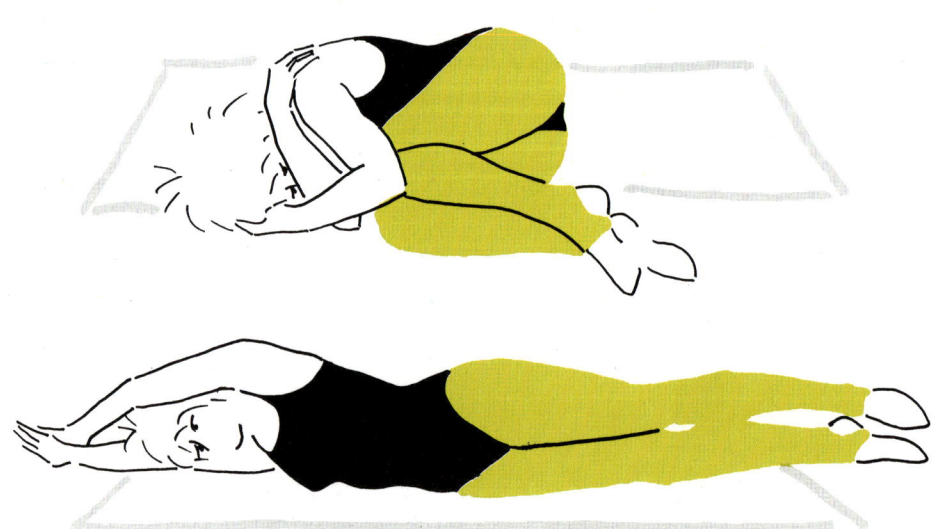

2. *Ausgangsposition:* In „Embryo"-Stellung zusammen-
kauern. Kopf zwischen die Arme. Hände über Kreuz auf die
Schulterblätter. *Übung:* In Zeitlupe „auseinanderfalten", bis
der Bauch leicht gespannt ist. Zurück in die Ausgangslage.
Wichtig: Ausatmen in der „Embryo"-Stellung.

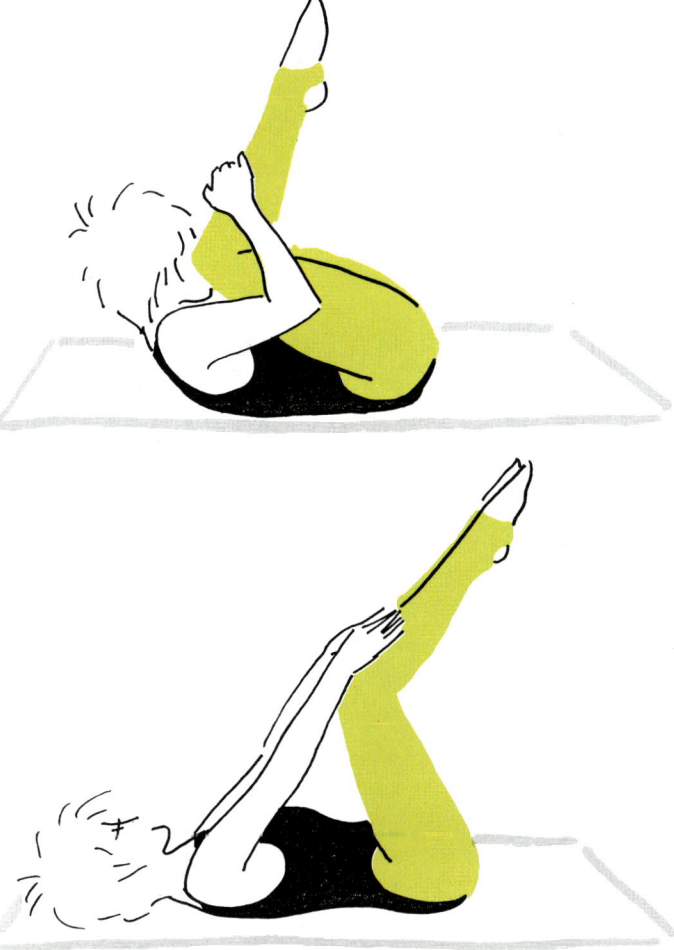

3. *Ausgangsposition: Rückenlage mit angewinkelten Beinen. Becken und Kopf am Boden. Hände auf die Knie. Übung: Oberschenkel zum Oberkörper ziehen. Kopf in Richtung Knie. Zurück zur Ausgangsposition. Wichtig: Einatmen bei gehobenem Kopf. Nach den Übungen lang ausstrecken.*

Auch das hilft gegen Bauchschmerzen (vor allem Menstruationsschmerzen):

○ Kalter Kneiguß: mit dem rechten Fuß beginnen, breiten Wasserstrahl sehr langsam über die Zehen, den Fußrücken, die Knöchel, die äußeren Waden, die Knie gießen. Dann auf der Beininnenseite wieder abwärts gießen. Dasselbe beim linken Bein. Am besten geht das, wenn Sie auf dem Badewannenrand sitzen, Füße in der Wanne. Gießen Sie mit einer großen Kanne – beim Duschschlauch ist das Wasser zu fein verteilt.

○ Eisbeutel oder Wärmflasche. Klingt komisch, aber beides wirkt! Auf Kälte reagiert die Gebärmutter, indem sie sich heftig zusammenzieht und anschließend entspannt.

Wärme entspannt die gesamte Unterleibsmuskulatur. (Eisbeutel nicht länger als 10 Minuten auflegen.)

○ Sauna, Dampfbad. Beide kann man unbesorgt auch während der Regel aufsuchen (siehe auch Seite 220).

○ Schwimmen. Die Beinbewegungen beim Schwimmen entkrampfen den ganzen Unterkörper. (Wenn Sie Tampons benutzen, können Sie unbesorgt auch während der Regel schwimmen.)

○ Jedes Fitness-Training und jede Sportart. Übrigens: Frauen, die sich regelmäßig sportlich bewegen, haben selten Menstruationsbeschwerden.

MASSAGE

Griffe, die unter die Haut gehen

Massieren kann hellwach oder angenehm müde machen – je nachdem wie schnell und zupackend die Massagegriffe jeweils sind.

Sich massieren lassen – das ist eine der angenehmsten Entspannungsmethoden. Man kann sich bequem hinlegen, spürt wohlig die streichenden Bewegungen auf dem Körper und hat dabei noch das beruhigende Gefühl, daß sich jemand um einen kümmert.

Trotzdem gehen die meisten Menschen erst zur Massage, wenn sie Schmerzen haben – wenn der Rücken zu sehr verspannt ist, wenn vom Nacken her Kopfschmerzen plagen, oder bei

unerträglichem Muskelkater. Man sollte sich Massagen ruhig öfter gönnen, einfach zum Wohlfühlen, und auch, um Verspannungen vorzubeugen. Wenn man keine spezielle medizinische Massage braucht, ist es am schönsten, sich von einem Partner (oder einer Partnerin) massieren zu lassen. Davon hat nicht nur der Massierte etwas. Auch wer massiert, spürt die wohltuende, entspannende Wirkung in seinen Händen. Außerdem kann man sich beim Massieren abwechseln.

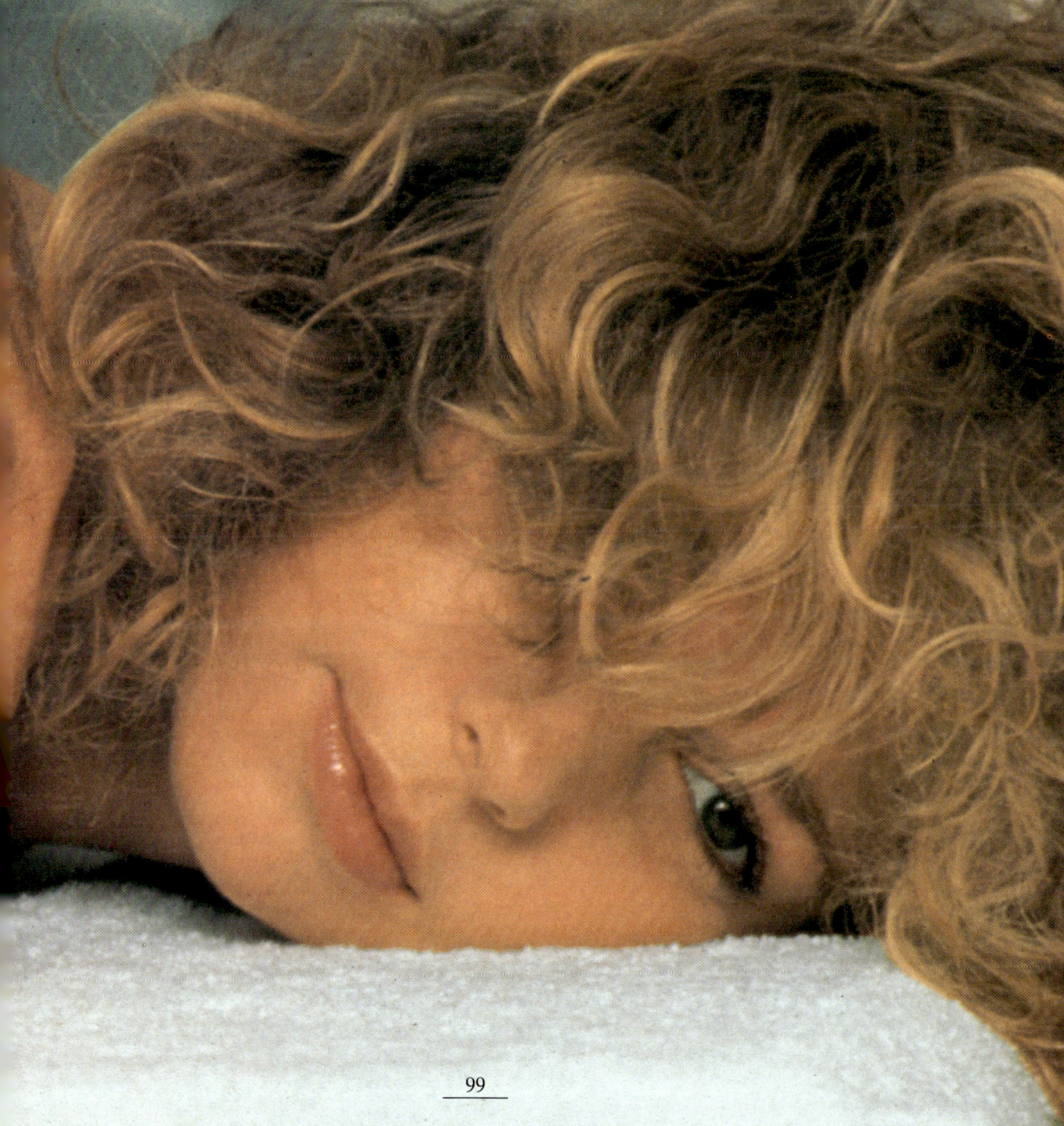

Was bewirkt Massage im Körper?

○ Sie erwärmt und lockert verspannte Muskeln.

○ Sie macht blockierte Gelenke beweglich.

○ Sie fördert die Durchblutung.

○ Sie erhöht den Lymphfluß.

○ Sie vertieft die Atmung.

○ Sie vermehrt den Abtransport von Schlacken und Giftstoffen aus dem Körper.

○ Sie wirkt über die Nervenbahnen auf innere Organe ein und reguliert ihre Tätigkeit.

○ Sie trainiert die Bindegewebsfasern und hält die Haut elastisch.

Wenn Sie massiert werden:

Damit die Massage gut anschlägt, sollte der Körper durchwärmt sein. Nehmen Sie eventuell vorher ein warmes Bad. Sorgen Sie auch für eine angenehm warme Temperatur im Zimmer, damit Sie während der Massage nicht auskühlen. Wenn Sie sich nur den Nacken massieren lassen, können Sie dabei sitzen. Sonst sollten Sie sich möglichst entspannt hinlegen, aufs Bett oder mit einer Schaumstoffmatte oder ein paar Decken auf den Boden.

Schließen Sie beim Massieren die Augen, und achten Sie auf Ihre Atmung – tief und langsam soll sie sein. Nehmen Sie die Berührungen Ihres Masseurs bewußt wahr – aber „arbeiten" Sie nicht mit. Nur der Masseur bewegt Ihren Körper, überlassen Sie ihn ganz seinen Händen – auch wenn das manchmal schwerfällt. Sagen Sie ihm, wenn Sie einen Griff oder eine Bewegung besonders genießen, aber auch, wenn Sie den Druck als zu stark empfinden.

Bleiben Sie nach der Massage noch ein Weilchen liegen, um die Entspannung auszukosten.

Wenn Sie der Masseur sind:

Damit die Massage auch Ihnen guttut, sollten Sie dabei so entspannt wie möglich sein. Am besten sitzen oder knien Sie vor, neben oder hinter Ihrem Partner. Halten Sie den Rücken dabei gerade. Bewegungen und Druck sollten aus dem ganzen Körper, nicht nur aus Händen und Schultern kommen. Jedesmal, wenn Sie Ihre Stellung verändern, den Rücken wieder lockern. Massieren Sie nur mit warmen Händen, nicht nur, weil es angenehmer für Ihren Partner ist; auch Sie selbst fühlen mehr. Erwärmen Sie die Hände mit dem Öl, das Sie zum Massieren benutzen, indem Sie Ihre Handflächen damit kräftig aneinanderreiben.

Wie wird massiert?

Lassen Sie sich vor allem Zeit. Je langsamer und rhythmischer die Bewegungen sind, desto entspannter fühlen sich beide.

Diese Griffe dürfen Sie als Laie anwenden:

Gleitende Griffe: Große Kreise mit den vollen Handflächen über dem ganzen Körper beschreiben.

Muskelgriffe: Kneten, ziehen und leicht „wringen" an den großen Muskelpartien – Nacken, Schultern, Oberarme, seitliche Rückenmuskeln, Po, Oberschenkel, Waden.

Reibungen: Druck mit Handballen, Daumen oder Fingerspitzen – neben der Wirbelsäule, an Unterarmen, Händen, Füßen, im Gesicht.

Klopfen: Mit flachen Händen, mit den Handkanten oder mit den Fäusten – auf weichem Gewebe, Schenkeln und Pobacken.

Zuerst wird die Rückseite massiert: Beginnen Sie mit Nacken und Schultern; hier sind die meisten Menschen spürbar verspannt – die Knoten dürfen Sie kräftig kneten! Dann den Rücken entlang (nicht auf, sondern neben der Wirbelsäule) über den Po bis zu den Füßen. Den Füßen tut eine ausgiebige Massage besonders gut. Über die Fußreflexzonen wird dabei der ganze Körper mitbeeinflußt.

Dann kommt die Vorderseite dran. Sie können zuerst den Hals sanft dehnen, dann Gesicht und Kopfhaut massieren. Es folgen Schultern, Arme, Hände und Brustkorb – bei Frauen nur der Bereich um die Brüste herum. Der Bauch ist sehr empfindlich, Sie sollten ihn nur mit leichten, kreisenden Bewegungen im Uhrzeigersinn „streicheln". Dann über die Hüften und Beine abwärts bis zu den Füßen massieren.

Für Kopf, Arme und Beine ist es besonders entspannend, wenn sie zwischendurch leicht angehoben, gewiegt oder geschwenkt werden.

Als Abschluß sollten Sie kurz beide Hände auf dem Körper des Partners ruhen lassen. Und sich nach der Massage – genau wie der Massierte – eine Weile ausruhen.

Massage gegen Muskelkater – hilft das?

Nach neueren Theorien entsteht Muskelkater nicht – wie man früher glaubte – durch Ansammlung von Milchsäure in den Muskeln, sondern durch winzige Faserrisse (siehe auch Seite 69). Die kann man natürlich nicht wegmassie-

ren. Aber man kann durch Massieren die Schmerzen lindern: Die allgemeine Entspannung bewirkt, daß auch „wunde Punkte" als weniger schmerzhaft empfunden werden.

Außerdem: wer vom Fitness-Training oder Sport Muskelkater bekommt, hat entweder noch zuwenig Kondition oder zuviel auf einmal gemacht. In beiden Fällen ist man hinterher verspannt und erschöpft. Und dagegen hilft eine Massage bestimmt.

Sportmassage – was ist daran anders?

Profi-Sportler werden einen Tag oder ein paar Stunden vor dem Sport massiert. Dabei werden vor allem die Beinmuskeln (bei „Armsportlern" auch die Arme) kräftig durchgewalkt, damit sie gut durchblutet sind. Das macht sie reaktionsschneller und länger belastbar – was auch die Verletzungsgefahr vermindert. Für das Fitness-Training und den Freizeitsport braucht man solche Konditionsmassagen nicht. Es genügt, wenn man die Muskeln, wie auf Seite 17 beschrieben, aufwärmt. Wer sich allerdings häufig leichte Zerrungen holt, immer an derselben Muskelpartie, sollte diese vor dem Start mal selber gut durchkneten, bis sie sich ganz warm anfühlt. Vielleicht hilft's.

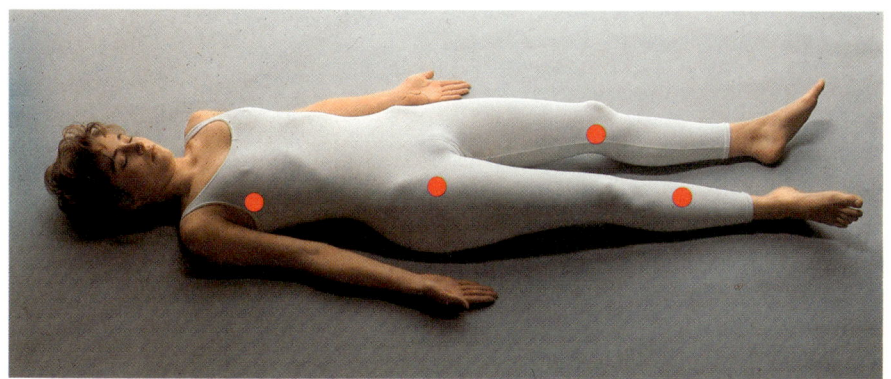

Vorsicht! Hier nicht massieren:
Sparen Sie alle Lymphgefäße aus – Achselhöhlen, Leistengegend und Kniekehlen. Ebenso Krampfadern und Geschwülste. Bei Fieber und Entzündungen sollte ganz auf Massage verzichtet werden.

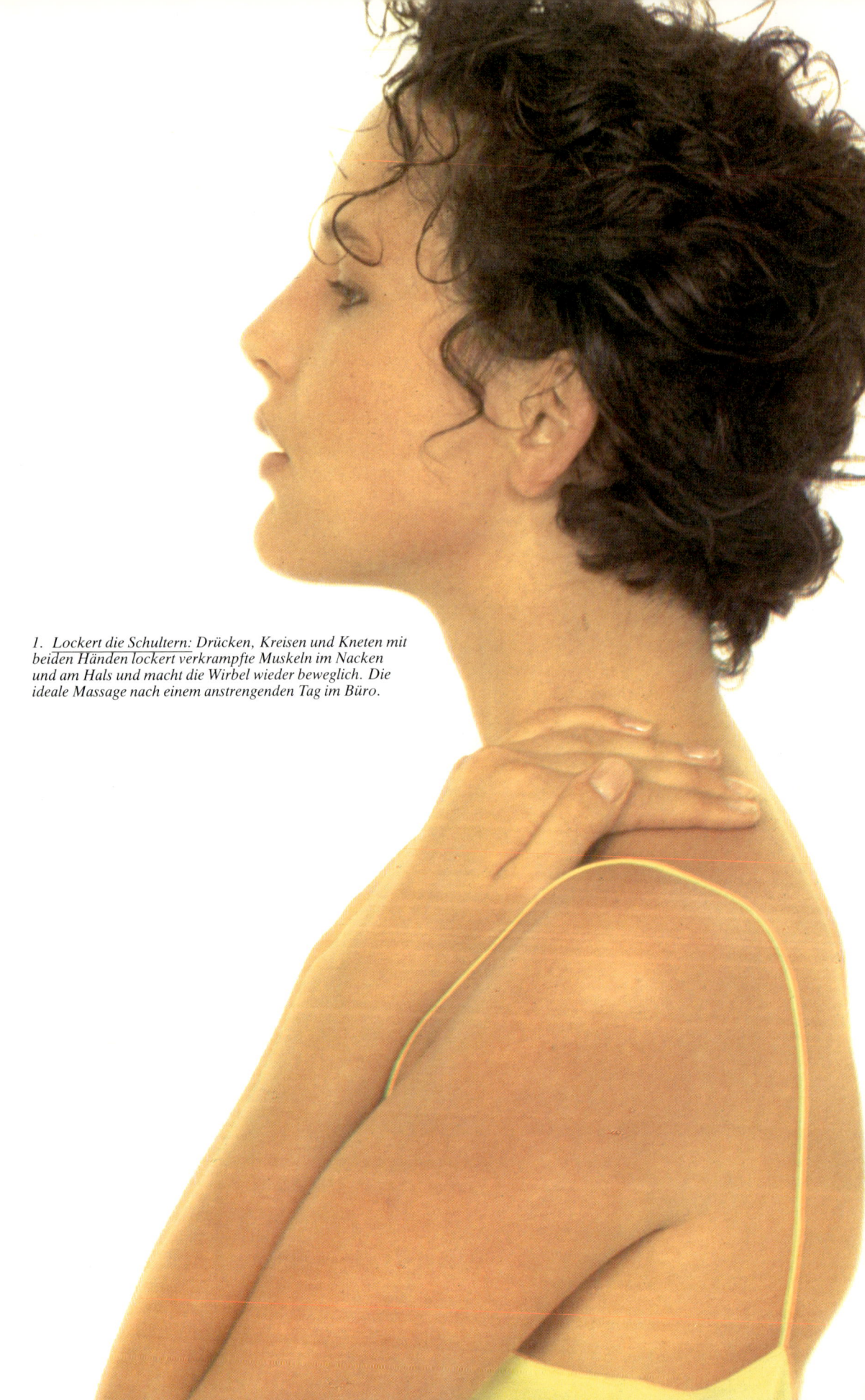

1. Lockert die Schultern: Drücken, Kreisen und Kneten mit
beiden Händen lockert verkrampfte Muskeln im Nacken
und am Hals und macht die Wirbel wieder beweglich. Die
ideale Massage nach einem anstrengenden Tag im Büro.

Neun gute Griffe zur Selbstmassage

Sich selber massieren, das kann man leider nur mit Einschränkungen. Wo man's meist am nötigsten hätte (am Rücken), kommt man selbst nicht hin. Oder nur mit großen Verrenkungen, die eine Entspannung unmöglich machen. Es gibt allerdings ein paar Griffe, die man allein machen kann und die sehr effektiv sind. Sie stammen teils aus der klassischen Massage, teils aus der Fußreflexzonen- und teils aus der Akupressurmassage.

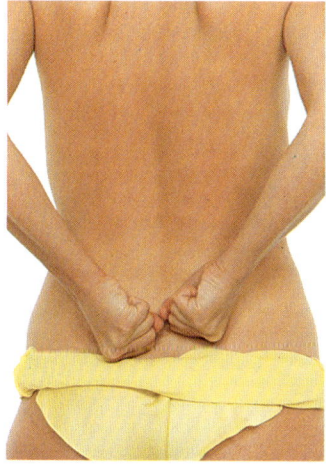

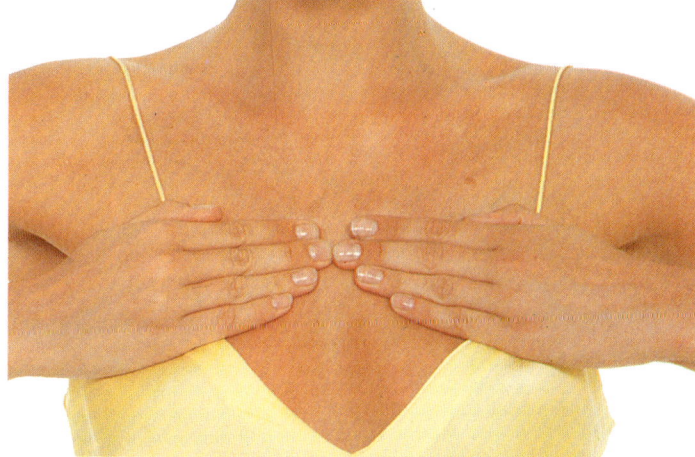

2. Entlastet die Wirbelsäule: Mit der leicht geöffneten Faust aus dem Ellenbogengelenk heraus locker auf die Rückenmuskeln unterhalb der Taille klopfen. Das strafft die ermüdeten Rückenmuskeln, macht die Wirbel wieder beweglich und entspannt zugleich die gesamte Wirbelsäule.

3. Zum Beruhigen: Drücken, Kreisen und Vibrieren der Fingerspitzen auf dem Brustkorb (nicht auf der Brust!) entspannt die Muskelpartien bis in den Nacken- und Schulterbereich. Das verbessert die Haltung und beruhigt gleichzeitig die Nerven.

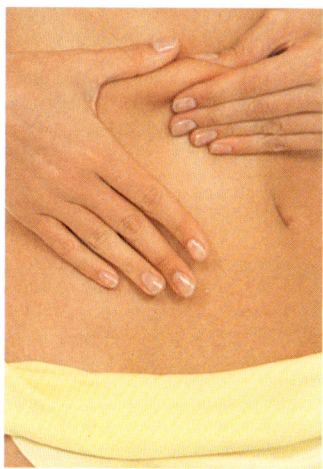

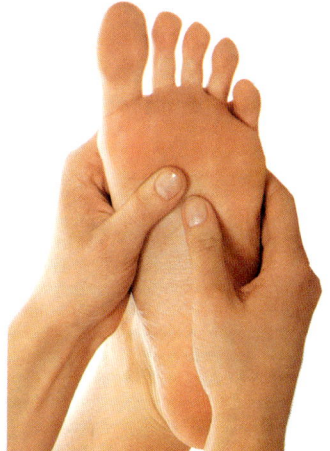

4. Strafft die Bauchhaut: Sanftes Kneifen der ein wenig abgehobenen Haut am Bauch und Rollen zwischen den Fingern lockern Haut und Unterhautgewebe. Dadurch wird der Bauch besser durchblutet und die Haut gestrafft. Gleichzeitig wird die Verdauung angeregt.

5. Erfrischt den ganzen Körper: Die Fußsohlenmassage. Die beiden Daumen massieren die gesamte Fußsohle, in geraden Linien und kreisenden Bewegungen und mit Vibrationen – dabei vibrieren die Daumen 5–10 Sekunden an einer Stelle und nacheinander über die ganze Sohle.

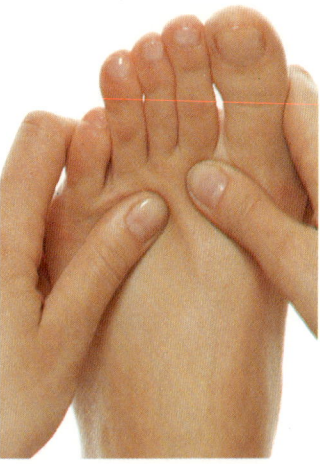

6. *Entlastet die Füße: Mit sanftem Druck der Daumen die Zehenzwischenräume auf dem Fußrücken entlangstreichen; dann die Zehen einzeln kreisen lassen. Das aktiviert den Blutkreislauf des ganzen Körpers und macht müde Füße wieder frisch.*

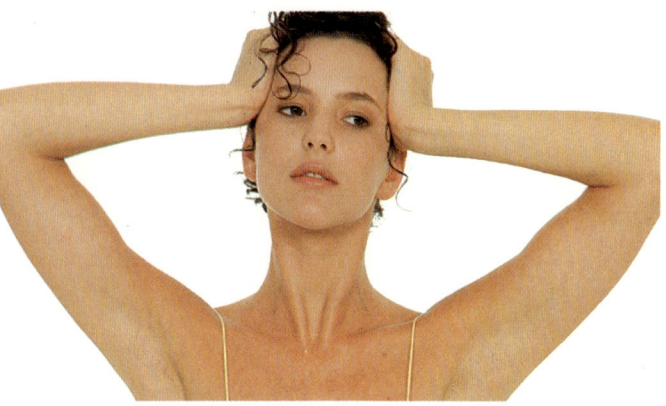

7. *Befreit von Kopfschmerzen: Kopfmassage im Bereich der Schläfen durch Drücken und Drehen der Handwurzeln. Das fördert die Durchblutung der Kopfhaut – und nebenbei auch die Versorgung der Haarwurzeln. Der Kopf und der ganze Körper werden entspannt. Dieser Griff ist besonders gut vor dem Schlafengehen.*

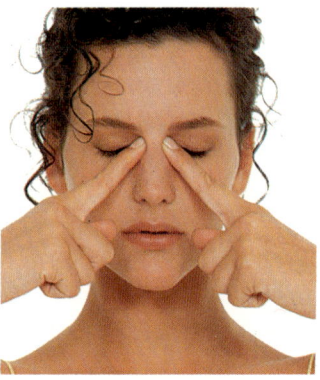

8. *Gegen müde Augen: Durch sanften Druck, durch Kreisen und Vibrieren mit den aufgesetzten Fingerspitzen wird die Nasenwurzel massiert. Das bekämpft Kopfschmerzen, hilft bei müden Augen und aktiviert das ganze Nervensystem. Vorsicht: jede Massage im empfindlichen Bereich der Augen muß besonders aufmerksam und besonders zart ausgeführt werden.*

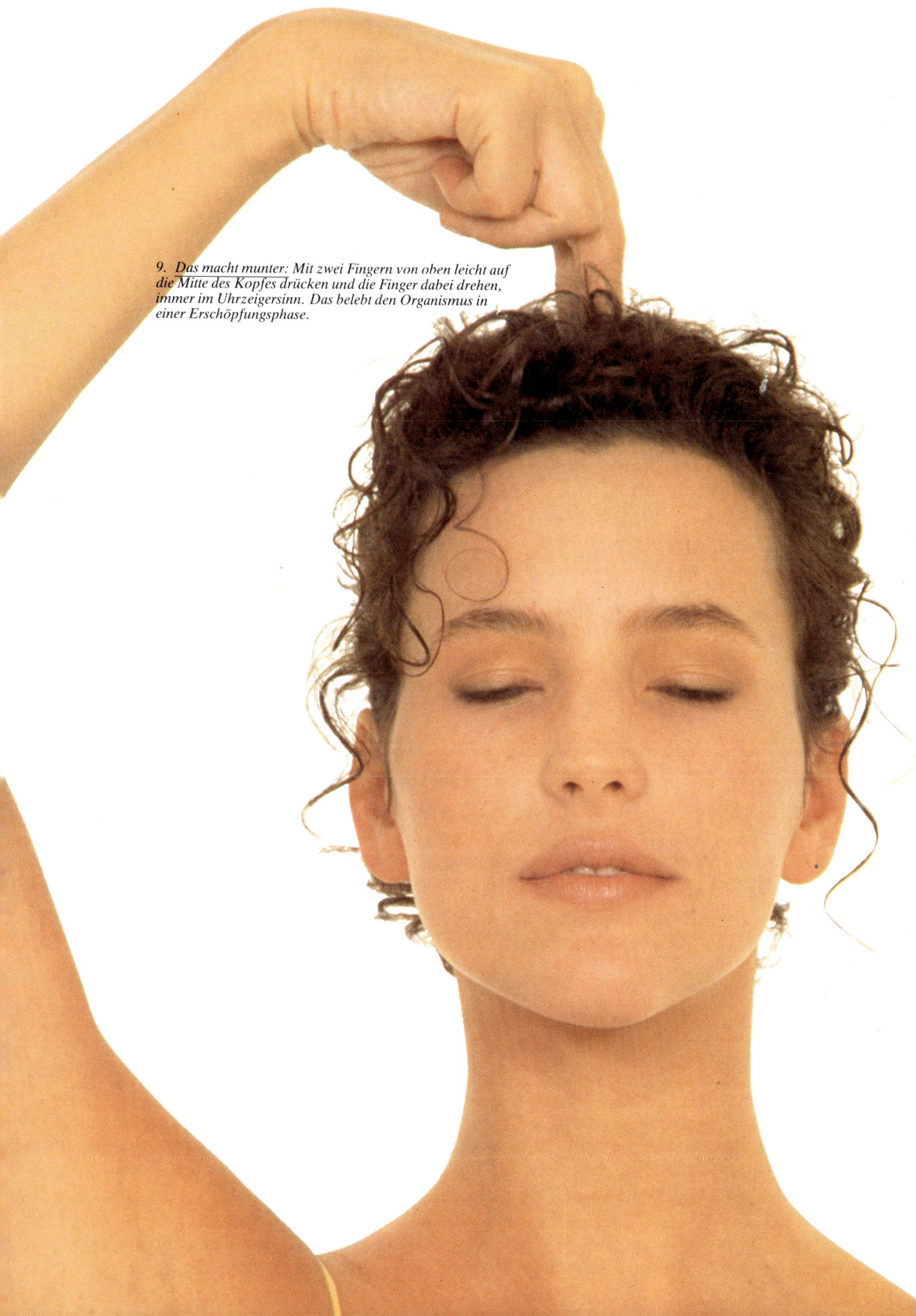

9. *Das macht munter: Mit zwei Fingern von oben leicht auf die Mitte des Kopfes drücken und die Finger dabei drehen, immer im Uhrzeigersinn. Das belebt den Organismus in einer Erschöpfungsphase.*

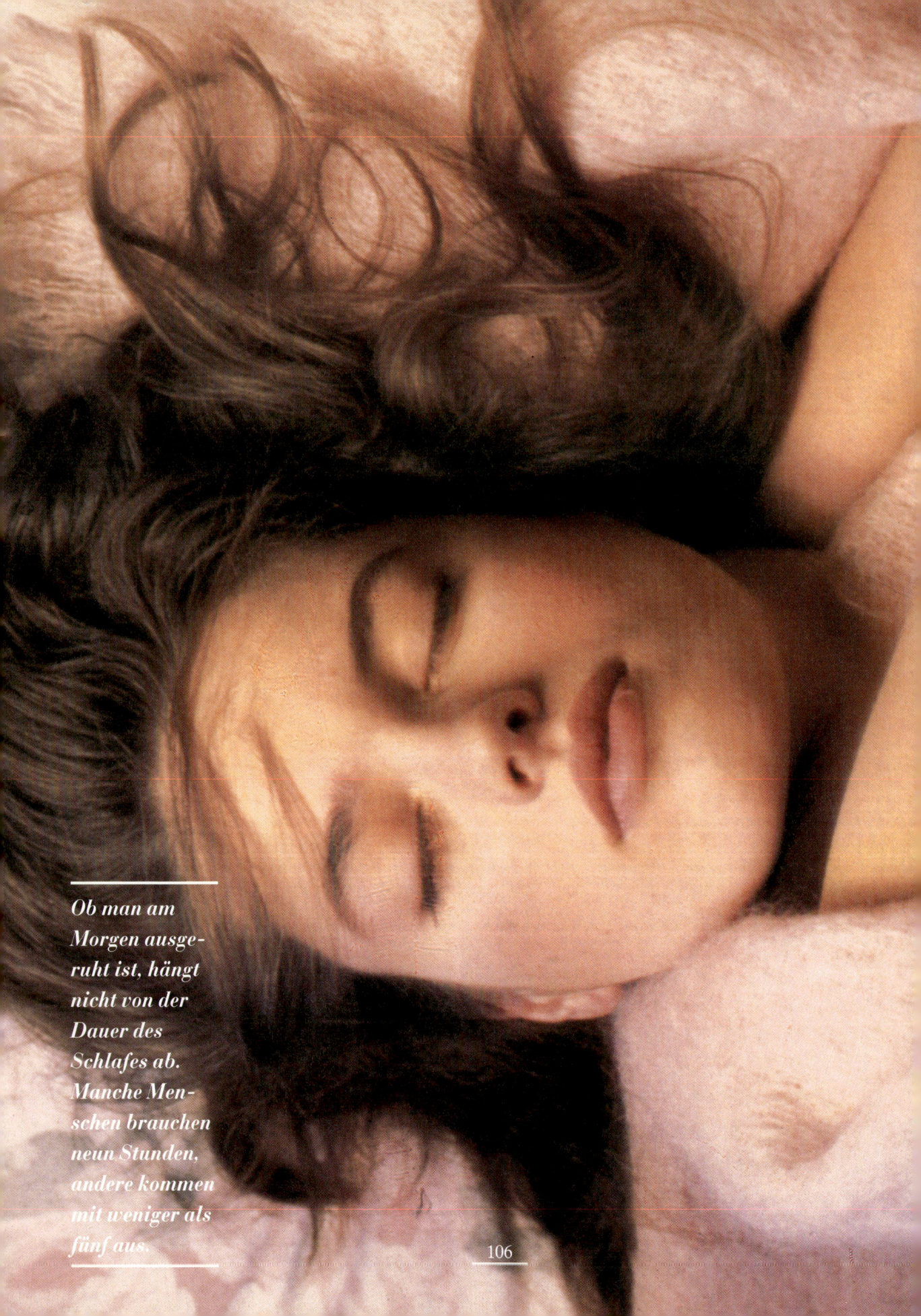

Ob man am
Morgen ausge-
ruht ist, hängt
nicht von der
Dauer des
Schlafes ab.
Manche Men-
schen brauchen
neun Stunden,
andere kommen
mit weniger als
fünf aus.

SCHLAF

Die natürlichste Entspannung

Nach einem erholsamen Schlaf ist die Welt wieder in Ordnung – man ist gutgelaunt und fit, für den Streß des Tages gerüstet. Um diese Erholungspause müssen wir uns normalerweise gar nicht kümmern – der Körper „holt" sie sich, wenn er sie nötig hat. Wie sehr unsere Leistungsfähigkeit und unsere Stimmung von der Schlafqualität abhängt, wird uns erst bewußt, wenn wir schlecht schlafen.

Während des Schlafens werden viele Körpervorgänge auf Sparflamme gesetzt. Die Körpertemperatur sinkt um einige Zehntelgrade, der Atem wird flacher und langsamer, der Pulsschlag ist reduziert, der Blutdruck wird niedriger. Der Körper produziert weniger Streßhormone als im wachen Zustand, dafür vermehrt das Hormon Melatonin. Das ist allerdings schon so ziemlich alles, was die Schlafforscher bis heute herausgefunden haben: nämlich, daß der Körper beim Schlafen allgemein Energie spart. Welche Vorgänge dabei im einzelnen für unsere Erholung entscheidend sind, ist den Medizinern immer noch unklar.

Wieviel Schlaf braucht der Mensch?

Das wichtigste: es gibt keine für alle Menschen gültige Stundenzahl. Ein großer Teil der Erwachsenen hat sich zwar auf sieben bis acht Stunden Schlaf durchschnittlich eingependelt. Einige brauchen neun Stunden, andere aber auch nur fünf Stunden, um sich ausgeruht zu fühlen. Das individuelle Schlafbedürfnis ist tief verankert – wahrscheinlich ist es sogar vererbt – und kaum zu verändern. Es ist deshalb zwecklos und unnötiger Streß, auf Dauer die Schlafphasen reduzieren oder erhöhen zu wollen. Erst im Alter nimmt die Schlafzeit ab: Siebzigjährige schlafen im Durchschnitt nur noch fünf bis sechs Stunden. Viele Menschen haben subjektiv das Gefühl, zu wenig Schlaf zu bekommen – vor allem jene, die regelmäßig weniger als sieben Stunden schlafen. Die Schlafforscher sind allerdings der Ansicht, daß sie sich womöglich mehr von der Norm und der Meinung der Mitmenschen leiten lassen als von ihrem echten Schlafbedarf. Bei Tests in Schlaflabors hat sich auch immer wieder herausgestellt, daß Versuchspersonen, die „nachts kein Auge zutun", insgesamt durchaus genügend schlafen, auch wenn sie zwischendurch aufwachen.

Entscheidend ist also nicht die Stundenzahl und auch nicht das Durchschlafen – es kommt nur darauf an, ob man sich am Morgen ausgeruht fühlt!

Die Schlafforschung hat übrigens bisher keinen Beweis gefunden, daß der Schlaf vor Mitternacht der erholsamste ist!

Lang geschlafen und trotzdem müde – woran kann das liegen?

Eine erschreckende Zahl: zwei Drittel aller Frauen klagen über chronische Müdigkeit – vor allem am Morgen. Viele Ärzte lösen das Problem ganz schnell: mit einem Schlafmittel-Rezept. Schlaftabletten bringen aber nur sehr kurzfristig Erleichterung. Setzt man sie ab, schläft man noch schlechter als vorher. Die übliche Reaktion: wieder Schlafmittel, höher do-

siert. Die Abhängigkeit wird immer größer. (Wer über längere Zeit Schlaftabletten genommen hat, sollte sie wegen der Entzugserscheinungen auch nicht auf einmal absetzen, sondern nach und nach reduzieren.)

Wenn Sie zu den betroffenen Frauen gehören: werfen Sie das Rezept weg – und wechseln Sie den Arzt! Denn bei ständiger Morgenmüdigkeit sollte der Arzt erst mal folgendes prüfen:

Haben Sie einen zu niedrigen Blutdruck?
Dann dauert es nach dem Aufstehen eine Weile, bis das Gehirn richtig durchblutet wird. Wenn er nicht dramatisch absinkt, ist niedriger Blutdruck harmlos. Einfachste Behandlung: ein paar Tassen Kaffee am Morgen.

Haben Sie Eisenmangel?
Da kann der monatliche Blutverlust während der Regel eine Rolle spielen. Eisenmangel macht müde. Lassen Sie sich Eisenpräparate verschreiben. Oder versuchen Sie, den Mangel durch das richtige Essen auszugleichen (siehe auch Seite 122).

Nehmen Sie Abführmittel oder Entwässerungspillen?
Dadurch werden mit dem Wasser zu viele Mineralstoffe ausgeschieden. Salzmangel und sinkender Blutdruck sind die Folge. Die Mittel unbedingt absetzen – sie haben sowieso zu viele schädliche Nebenwirkungen.

Die wirkungsvollste Abhilfe gegen chronische Müdigkeit können Sie sich selbst verordnen: Bewegung! Gymnastik, Jogging, Schwimmen – alles, was den Kreislauf trainiert (wie im ersten Teil dieses Buches beschrieben), wird Sie munter machen.

Wenn Sie sich vor lauter Müdigkeit dazu nicht aufraffen können, tun Sie was Sanfteres: lernen Sie autogenes Training oder Yoga. Das beansprucht Sie körperlich nicht sehr, verhilft aber zu tieferem, entspannterem Atmen, was die Durchblutung auch verbessert.

Wenn das Einschlafen nicht klappen will

Das ist für viele ein häufiges Problem: im Körper fühlt man sich „hundemüde", im Kopf ist man immer noch hellwach. Die Sorgen des Tages lassen einen nicht los (sie erscheinen in der Dunkelheit nur noch größer). Psychologen raten zu einem Schlaf-Tagebuch. Immer, wenn die Gedanken zu lang um ein Problem kreisen, Licht anmachen und drei Fragen schriftlich beantworten:

1. Was war das wichtigste Problem des Tages?
2. Worüber habe ich mich heute am meisten geärgert?
3. Wie werde ich das Problem am nächsten Tag anpacken?

Schon das Gefühl, ein bohrendes Problem erkannt und den ersten Schritt zur Lösung geplant zu haben, entspannt, mit dem Schlaf-Tagebuch kann man auch die Sorgen weglegen.

Das tut gut vor dem Schlafengehen

○ Ein lauwarmes Bad mit beruhigenden Essenzen: Baldrian, Lavendel, Melisse.
○ Ein warmes Fußbad (bis zur Wadenmitte), eventuell mit obigen Badezusätzen.
○ Ein Glas warme Milch mit Honig (Milch enthält das schlaffördernde Tryptophan).
○ Eine Tasse Schlaftee, etwa eine Stunde vor dem Schlafengehen trinken. In der Apotheke gibt es fertige Kräutermischungen für Schlaftees. Man kann die Heilkräuter aber auch einzeln kaufen oder selber mischen. Günstig sind: Baldrianwurzel, Hafer, Hopfen, Lavendelblüten, Melissenblätter, Orangenblüten, Passionsblumenkraut, Pfefferminzblätter (nur als Beimischung).

Man nimmt etwa einen Teelöffel pro Tasse, gießt kochendes Wasser drüber und läßt den Tee zehn Minuten ziehen.

Wie man sich bettet...

...so entspannt schläft man auch. Bei manchen scheitert ein entspanntes Liegen schon am Kopfkissen. Die in Deutschland üblichen Kopfkissen von 80×80 cm sind eigentlich ganz ungesund. Weil sie bis unter die Schulter reichen, knicken die Nackenwirbel ab – das kann auch die Ursache für Kopfschmerzen am Morgen sein. Besser sind kleine rechteckige Kissen, die nur den Kopf betten. (Große Kissen kann man übrigens in Bettenläden halbieren lassen.) Gut ist auch eine – flache – Nackenrolle, die die Höhlung zwischen Kopf und Schultern ausfüllt.

Die Bettdecke sollte nicht so dick sein, daß man darunter ins Schwitzen gerät. Ideal ist eine dünne Decke für die warme und eine dickere Decke für die kalte Jahreszeit. Unter Daunen- oder Schafwolldecken schläft es sich luftiger als unter synthetischen Materialien.

Die richtige Matratze ist die komplizierteste – und auch teuerste – Anschaffung. Auf Schaumstoffmatratzen, die wenig Luft und Feuchtigkeit durchlassen, sollte man auf die Dauer nicht schlafen. Besser sind Latex(Naturgummi)-Matratzen, die eine Woll- oder Roßhaarauflage haben. Das Neueste auf dem Matratzenlager: japanische Futons, gefüllt mit gepreßten Baumwollflocken. Sie sind luft- und feuchtigkeitsdurchlässig und passen sich den Körperformen an, ohne zu weich zu sein. Die Baumwollfasern drücken sich allerdings mit der Zeit unter dem Körpergewicht zusammen. In Japan kommt man immer mehr davon ab – wahrscheinlich weil die Frauen es leid sind, die relativ schweren Matratzen alle paar Tage zum Lüften (und Aufrichten der Fasern) an die Sonne zu schleppen...

Für die Wirbelsäule ist auf jeden Fall ein flaches, hartes Bett am besten. Wer ein kuscheliges Nest braucht, um sich geborgen (und entspannt) zu fühlen, sollte dennoch wenigstens eine halbwegs harte Matratze wählen.

Auf Reisen: So stellen Sie die innere Uhr nach

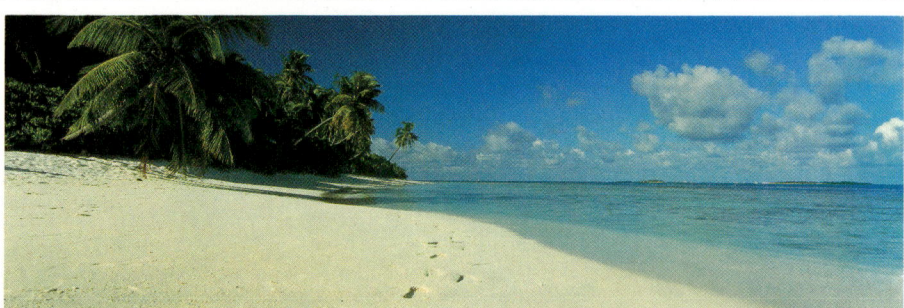

Unser Organismus ist auf einen 24-Stunden-Tag programmiert. Überspringt man auf Langstreckenflügen mehrere Zeitzonen, kommt er erst mal aus dem Tritt. Nachts kann man nicht schlafen, tagsüber überfällt einen plötzlich bleierne Müdigkeit, und die Verdauung funktioniert auch nicht wie sonst. Ein paar Tricks helfen, damit die innere Uhr schneller auf Ortszeit tickt:

○ Gleich zu Beginn des Fluges die Armbanduhr umstellen. Beim gewohnheitsmäßigen Auf-die-Uhr-Schauen fängt man so schon während des Fluges an, das Gehirn auf die neue Zeit zu programmieren.

○ Ist es nach der Zielort-Zeit Nacht, im Flugzeug versuchen zu schlafen oder zumindest zu ruhen. Umgekehrt, zeigt die neue Zeit Tag an, möglichst nicht schlafen!

○ Im Flugzeug – soweit man die Wahl hat – möglichst ballaststoffreich essen: wenig Fleisch, viel Gemüse und Brot (siehe hierzu auch ab Seite 122). Übrigens: Auf Langstreckenflügen können Sie beim Buchen vegetarisches Essen bestellen – das ist immer ballaststoffreicher als das übliche Menü.

○ Am Ankunftsort versuchen, sofort nach der dortigen Zeit zu leben: zu den neuen Essenszeiten essen, wenn auch nur kleine Mengen; sich tagsüber im Hellen aufhalten, nicht im abgedunkelten Hotelzimmer.

Fitness für die Seele: Positive Gedanken

So wie ein Muskel schwindet, wenn er nicht bewegt wird, so verkümmert auch das Innenleben, wenn man es nicht pflegt. Aber: auch seelische Verhärtung kann man wegtrainieren, durch eine bestimmte „Kopfarbeit" zum Verschwinden bringen! Der Münchner Psychotherapeut Jens Corssen macht dazu folgende Vorschläge:

Über den Ist-Zustand – Überforderung, Streß, Unfähigkeit, aber auch eine zu dicke Figur – zu lamentieren, das kostet Energie. Die sollte man lieber für die Abschaffung dieser Ärgernisse einsetzen. Wir befassen uns viel zuviel mit dem, was nicht sein soll. Wer sich überfordert fühlt, kann sich natürlich noch zusätzlich mit negativen Gedanken belasten – sich ausmalen, wie böse der Tag, die Woche, das ganze Leben ausgehen wird und daß man eigentlich ein Versager ist. Mit dieser Denkstrategie wird man sich immer weiter anspannen. Dabei kann man es bis zur Panik bringen. Aber: was wir im Augenblick denken, bestimmen wir selbst. Keiner steht mit der Pistole hinter uns und zwingt uns seine Gedanken auf. Im Kopf sind wir selbst der Chef.

Gegen negative Gedanken, die man nicht aus dem Kopf herausbekommt, helfen „positive Visionen", eine Art Selbsthypnose. Damit werden im Unterbewußten, das wir mit dem Willen nicht direkt beeinflussen können, positive Ziele verankert.

Positive Visionen kann man einüben:

Erschaffen Sie vor Ihrem geistigen Auge ein Kopf-Kino, auf dem all Ihre Zukunftsvorstellungen zu erkennen sind. Wie möchten Sie mal sein, äußerlich und innerlich? Was erwarten Sie von Liebe, Gesundheit, Beruf?

Um die Vision ins Unbewußte zu versenken, müssen Sie sich in tiefe Entspannung versetzen: schließen Sie die Augen. Beobachten Sie zunächst Ihren Atem, und denken Sie dabei: die Luft strömt ein – die Luft strömt aus. Bei jedem Ausatmen bemerken Sie, wie Ihr Oberkörper sich entspannt, wie Sie sich entspannen. Nun zählen Sie in Gedanken von sieben bis null.

Wenn Sie bei null angelangt sind, stellen Sie sich eine weiße Leinwand vor. Während Sie ruhig und gleichmäßig weiteratmen, erschaffen Sie sich auf dieser Leinwand einen Ort, an dem Sie sich sehr wohl fühlen. Konzentrieren Sie sich auf das, was Sie sehen möchten, dann auf das, was Sie hören, riechen und spüren möchten. Jetzt sehen Sie sich selbst auf der Leinwand. Was tun Sie, wie sehen Sie aus? Was sagen Sie zu Ihrem beruflichen oder privaten Partner? Alles sollte so sein, wie Sie es sich in Ihren schönsten Träumen vorstellen. Halten Sie diesen freundlichen Film an, genießen Sie ihn, lächeln Sie dabei in sich hinein.

Wenn Sie ihn zwei bis drei Minuten konzentriert in sich aufgenommen haben, beenden Sie Ihr Kino mit einem „Danke". Jetzt atmen Sie sich wieder nach oben, ins Bewußtsein, indem Sie sich bei jedem Einatmen von null bis sieben die entsprechende Zahl vorstellen. Erst wenn Sie bei sieben – und damit wieder in der Gegenwart – angelangt sind, öffnen Sie die Augen.

Die Kraft der positiven Vision besteht darin, daß man sein Ziel, seine Wunschvorstellung, in der Phantasie schon erreicht, indem man es in der Entspannung vorwegnimmt. Die Haltung „ich kann es, ich habe es geschafft" setzt schlummernde Kräfte frei.

Zwar dürfen Sie nicht erwarten, daß sich Ihr Leben durch dieses Seelen-Training von einem Tag zum andern radikal ändert. Es braucht seine Zeit, bis es aus dem Unterbewußten wirkt. Wenn Sie jedoch täglich trainieren – zum Beispiel abends vor dem Einschlafen –, wird etwas in Ihnen in Bewegung kommen.

Mit Gedanken gegen das Rauchen angehen!

Noch ein Tip von Psychotherapeut Jens Corssen für Raucher, die eigentlich schon lange nicht mehr rauchen wollen:

Verabschieden Sie sich von Ihren negativen Phantasien über die Folgen des Rauchens! Die Gedanken an Kehlkopfkrebs oder Raucherbein haben ja offensichtlich bisher nichts genutzt. Kreieren Sie sich in Ihrer Vorstellung statt dessen eine heile und schöne Lunge. Projizieren Sie die gesunden Lungenflügel mindestens täglich einmal auf die Leinwand Ihres Kopf-Kinos (siehe oben). Schauen Sie sie in entspanntem Zustand wohlwollend an. Auf der bewußten Ebene hören Sie bitte auf, gegen das Rauchen zu kämpfen. Sie werden feststellen, daß Sie nach einer gewissen Zeitspanne – sie ist individuell verschieden und kann Monate dauern – auf Ihre schöne Lunge Rücksicht nehmen. Sie werden sie immer weniger vergiften wollen. Diese Methode ist ein langsamer, unbewußt verlaufender, aber gerade deshalb erfolgreicher Weg.

Auch Sportler trainieren mit positiven Gedanken

Man kennt das aus dem Fernsehen: kurz vor dem Start in die Rennpiste konzentriert sich ein Skiläufer auf seinen bevorstehenden Wettkampf. Er hat die Augen geschlossen. In Gedanken bewegt er sich, als ob er unterwegs sei. Oder der Tennisspieler in der Turnierpause: Er sitzt breitbeinig, in entspannter Kutscherhaltung, manchmal noch durch ein Handtuch über dem Kopf von der Außenwelt abgeschirmt.

In diesen Situationen machen Hochleistungssportler mentales Training. Sie gehen in der Phantasie den bevorstehenden Wettkampf durch, nehmen sich eine bestimmte Taktik oder Technik vor – immer in der Überzeugung, daß sie siegen werden. Dabei programmieren sie bereits ihre Muskeln auf Koordination und richtiges Timing. Das ist sogar meßbar: wenn man bestimmte Bewegungen phantasiert, reagieren die dazu gebrauchten Muskeln mit Anspannung und Entspannung.

Das Lexikon der Entspannungstherapien

Hier finden Sie, in alphabetischer Reihenfolge, eine Übersicht über Entspannungs-Methoden, die von Therapeuten angeboten werden. Fast alle Techniken enthalten einzelne Übungen, die man auch allein erlernen kann – in diesem Buch gibt es viele Beispiele dafür. Will man jedoch eine bestimmte Methode intensiv kennenlernen, sollte man sich an geschulte Therapeuten wenden. Dort hat man eine Kontrolle, ob man die Übungen richtig macht.

Und man findet schneller heraus, ob die Methode für die eigenen Bedürfnisse geeignet ist.

Viele Entspannungs-Methoden kann man in Gruppensitzungen (Wochenendseminaren oder kontinuierlichen Gruppen) erlernen. Manche werden nur als Einzelbehandlung angeboten. Und bei einigen hat man die Wahl. Das ist bei jedem Stichwort angegeben: G = Gruppe, E = Einzel, G + E = beide Formen sind möglich.

Akupressur

Druckpunktmassage, die auf der fernöstlichen Lehre der Energieströme Yin und Yang im Körper basiert. Diese Energieströme verlaufen in bestimmten Bahnen, den sogenannten Meridianen. Für die Akupressur werden insgesamt 32 Meridiane angegeben. Durch Drücken, Beklopfen oder Massieren eines oder mehrerer Meridiane soll die Energie, die durch Streß blockiert sein kann, wieder in Fluß gebracht werden. Man weiß noch nicht ganz genau, auf welche Weise die Akupressur den Körper und die Seele beeinflußt. Erwiesen ist aber, daß sie tatsächlich Schmerzen lindern kann, insbesondere Kopfschmerzen und Migräne. Akupressur-Therapeuten wenden sie auch gegen eine Reihe von schmerzhaften chronischen Erkrankungen an. Nicht geeignet bei Herz-/Kreislaufbeschwerden und auch nicht während der Schwangerschaft. E

Alexander-Technik

Eine Haltungsschulung, entwickelt um die Jahrhundertwende von dem Schauspieler Frederick Matthias Alexander. Als ihm auf der Bühne die Stimme wegblieb, stellte er in geduldiger Selbstbeobachtung fest, daß dies durch verkrampfte Bewegungen von Kopf und Hals ausgelöst wurde. Aus dieser Erkenntnis entwickelte er eine Methode, „eingefleischte" körperliche Fehlhaltungen zu erkennen und eine gesündere Haltung zu erlernen. Alexander-Lehrer üben mit ihren Schülern entspanntes Stehen, Gehen, Sitzen, Liegen und korrigieren sie durch sehr behutsame Handbewegungen. Damit wird die Atmung verbessert, Nacken-, Kopf- und Rückenbeschwerden verschwinden, Verspannungen im Becken, Regelschmerzen, Durchblutungsstörungen der Extremitäten werden gelindert. Außerdem soll ein frühzeitiger Verschleiß der Wirbelsäule verhindert werden. E

Atemtherapie

Das Ziel ist hier nicht, eine bestimmte Atemtechnik zu lernen, sondern einfach den Atem frei fließen zu lassen. Denn die meisten Erwachsenen sind zu „kurzatmig" – sie atmen nur bis in die Brust, statt bis ins Zwerchfell. In Deutschland wurde die Atemtherapie in den dreißiger Jahren von Professor Ilse Middendorf, Berlin, begründet. Der Münchner Arzt Dr. J. Ludwig Schmitt entwickelte außerdem eine spezielle Atemmassage, die alle an den Atemvorgängen beteiligten Muskeln, Sehnen und Bänder lockert.

Atemtherapie beginnt damit, daß der eigene Atem bewußtgemacht wird. Dann übt man Bauch- oder Zwerchfell-Atmung, damit die Lunge genügend belüftet und der Bauchraum gut durchblutet wird. In der Middendorf-Schule wird außerdem mit leichten Dehnübungen (sie-

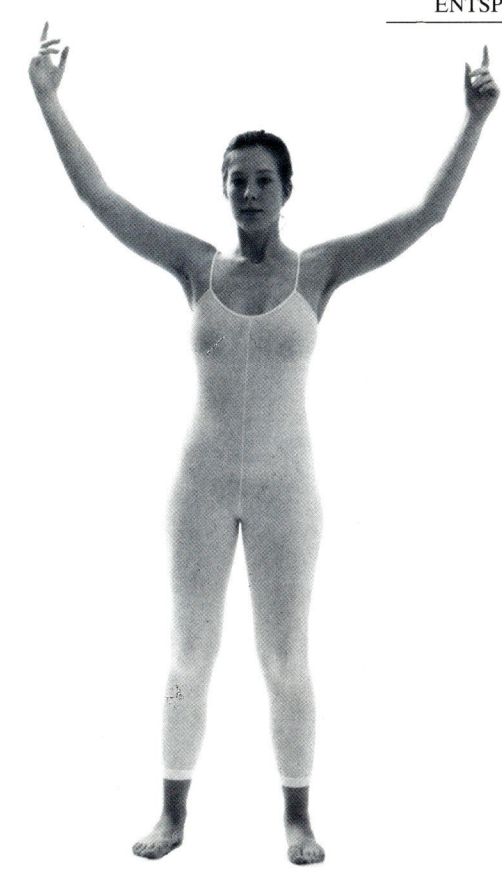

Atemtherapie

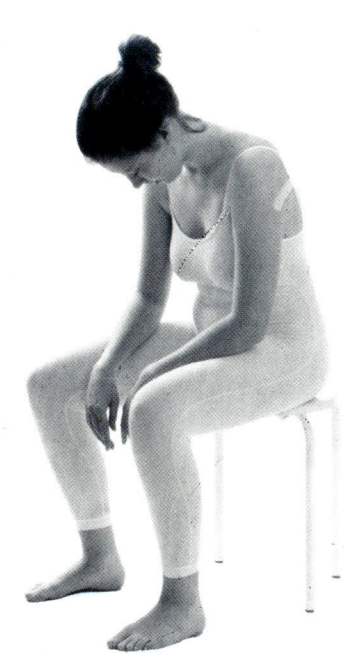

Autogenes Training

he Seite 84) und mit Vokalatmung gearbeitet. Bestimmte Laute können die Atmung verstärken – und überdies die Stimme schulen. Befreites, tiefes Atmen löst körperliche und seelische Spannungen. Es hilft gegen Phobien wie Flugangst, Platzangst etc. Sämtliche Organe werden wohltuend beeinflußt. Herztätigkeit, Blutzirkulation, Zellstoffwechsel und Drüsentätigkeit werden angeregt. Die Abwehrkräfte werden gestärkt. Atemtherapie unterstützt auch die Behandlung von chronischer Bronchitis und Bronchialasthma. G+E

Autogenes Training

Eine Art Autosuggestion, die den Körper- und den Seelenzustand beeinflußt. Anfang dieses Jahrhunderts legte der Psychiater Professor Johannes H. Schultz sechs „formelhafte Lehrsätze" fest, die noch heute die Grundlage des autogenen Trainings sind. Im Sitzen oder Liegen sagt man sich „mein Arm ist ganz schwer", „mein Arm ist ganz warm" oder „mein Herz schlägt ruhig und regelmäßig" – und das tritt dann auch ein. Die Schwere- und Wärmeübun-

gen müssen in 10 bis 20 Sitzungen erlernt und anfangs täglich wiederholt werden. Wenn man sie dann beherrscht, kann man sie praktisch überall anwenden: im Bus, bei einer Konferenz, abends vor dem Einschlafen. Durch die Konzentration erreicht man tiefe Bewußtseinsschichten – Nervosität, seelische Verhärtungen und Aggressionen werden abgebaut. Die Tiefenentspannung wirkt sich auch auf die Organe aus: die Blutgefäße erweitern sich, der Puls wird ruhig, Migräne und nervöse Magenschmerzen lösen sich auf. Autogenes Training hilft auch gegen Konzentrationsschwäche, Schlafstörungen und Asthma. G+E

Bioenergetik

Atem- und Muskelübungen, um gestaute Gefühle „loszulassen". Man geht, wie bei sämtlichen Körpertherapien, davon aus, daß seelische Probleme zu körperlichen Verspannungen führen. Der Erfinder der Bioenergetik, Alexander Lowen, nennt sie Blockaden. Werden Gefühle über lange Zeit verdrängt, zeigen sie sich in einer „blockierten" Körperhaltung. Um sie aufzulösen und gleichzeitig zu den seelischen Konflikten Zugang zu finden, werden ziemlich anstrengende Übungen gemacht: in den sogenannten Streßpositionen spannt man die Muskeln extrem an. Dadurch soll der Energiefluß noch weiter gestaut werden, bis er sich wie ein Dammbruch entlädt. Dabei gerät der ganze Körper in unkontrolliertes Zittern, schmerzhafte Gefühle kommen hoch, sie lösen sich in Tränen oder Schreien auf. Durch Rollenspiele und Gespräche werden die seelischen Hintergründe der Entladungen aufgearbeitet. Bioenergetik ist vor allem geeignet für Menschen, denen es schwerfällt, Wut und Aggressionen auszuleben. G+E

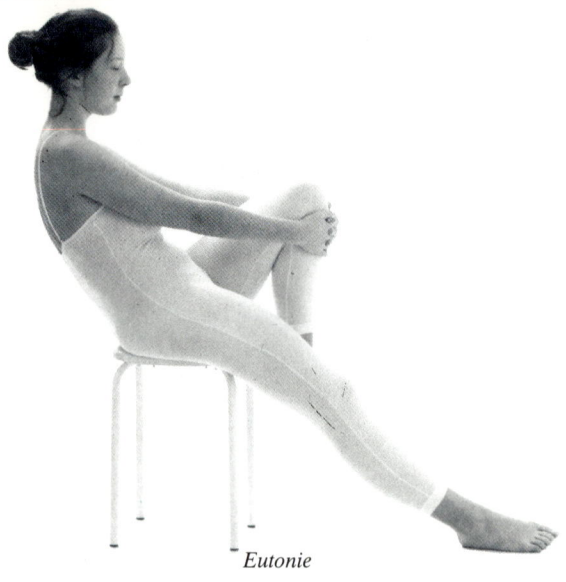

Eutonie

Biofeedback

Autosuggestion mit sofortiger Selbstkontrolle durch das Biofeedback-Gerät (engl. für: biologische Rückkoppelung). Man bekommt kleine Meßinstrumente (Sensoren) auf die Haut gesetzt, die verschiedene Körpersignale wie Herzschlag, Muskelspannung, Hautwiderstand, Hauttemperatur, Blutdruck messen und Veränderungen anzeigen. Auf einem Bildschirm kann man die Meßwerte selbst verfolgen und dabei erfahren, wie sensibel der Körper auf leiseste Veränderungen der Gemütslage reagiert. Dann lernt man, wie man die Körperfunktionen willkürlich beeinflussen kann. Man sagt sich innerlich beruhigende Sätze vor (ähnlich wie beim autogenen Training) oder läßt entspannende Bilder in sich aufsteigen. Am Monitor kann der Erfolg (oder Mißerfolg) solcher Autosuggestionen sofort abgelesen werden.

Biofeedback eignet sich für nervöse Menschen, die sich nur auf das verlassen, was sie schwarz auf weiß sehen. Wenn sie durch die Maschine erfahren haben, wie zuverlässig sich ihr Körper beeinflussen läßt, können sie sich nach einer Weile auch ohne das Kontrollgerät entspannen. Dann treten dieselben Wirkungen ein wie beim autogenen Training.

Wichtig: In die Biofeedback-Methode sollte man sich nur vom Arzt oder Psychotherapeuten einweisen lassen. Man kann inzwischen auch die unterschiedlichsten Geräte kaufen; aber ihr Gebrauch ist nicht ungefährlich, weil der Ungeübte sich leicht falsche Reaktionen antrainiert. E

Eutonie

Eutonie heißt übersetzt „Wohlspannung", und genau sie soll die Mischung aus Bewegungs- und Bewußtseinstraining auch vermitteln. Es geht dabei nicht um große, sondern eher um reduzierte Bewegungen. Dabei soll man sich ganz darauf konzentrieren, was im Körper passiert. Die Begründerin, Gerda Alexander, spricht von „vertiefter Aufmerksamkeit und bewußter Einwirkung auf den Spannungszustand unseres gesamten Muskel- und Nervensystems". Wer zum Beispiel auf einer harten Unterlage sitzt, spürt seine Beckenknochen. Jetzt wird genauer hingespürt: wo ist der Druck der Knochen am stärksten, wie verlaufen die Knochen im Beckenraum, was verändert sich anatomisch durch ein ganz geringfügiges Verrutschen? In den Eutonie-Sitzungen wird man angehalten, das Innere seines Körpers kennenzulernen (eine wichtige Rolle spielt dabei das Knochengerüst). Im fortgeschrittenen Stadium erwirbt man dadurch ein feines Gespür für Verspannungen, die sich schneller wieder lösen, wenn man sie schon im Anfangsstadium bemerkt. Das eigentliche Ziel allerdings ist höher gesteckt: Bewußtheit für den eigenen Körper, aber auch für sein Umfeld. G+E

Feldenkrais

„Bewußtheit durch Bewegung" ist ein Kernsatz dieser Methode. Der Ingenieur Moshe Feldenkrais hat sie aus eigener (Körper-)Erfahrung aufgebaut. Nach einer schweren Knieverletzung begann er, sich schrittweise wieder das Gehen beizubringen und fand dabei heraus, daß die meisten Menschen nur zwischen 10 und 20 Prozent ihrer Bewegungsfähigkeiten ausschöpfen. Und daß sie bereits beweglicher werden, wenn sie eine Bewegung bewußt ausführen. Mit seinen Übungen hatte er bemerkenswerte Erfolge bei Spastikern und Multiple-Sklerose-Kranken. Es handelt sich um ganz einfache Abläufe: Gehen, Stehen, Sitzen, Balancieren. Sie werden erlebt und fast spielerisch variiert. Das Wesentliche ist, daß man sich selber spürt und neue Erfahrungen mit dem eigenen Körper macht. Das erhöht die Sensibilität und erweitert den Geist. Entspannend und wohltuend ist die Feldenkrais-Methode für alle – auch wenn man keine akuten Beschwerden hat. Darüber hinaus befreit sie von vielen Verspannungsschmerzen, im Kopf, im Rücken, im Unterleib. **G+E**

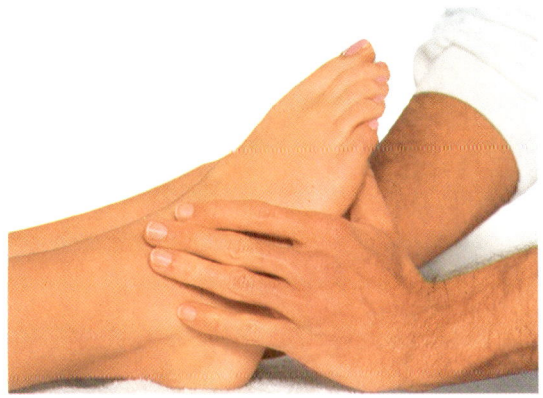

Fußreflexzonen-Massage

Fußreflexzonen-Massage

Mit der Fußreflexzonen-Massage werden organische Krankheiten gezielt behandelt. Sie ist keine Entspannungstherapie. Weil man sich nach der Behandlung aber auch insgesamt entspannt fühlt, soll diese Methode hier erklärt werden: alle Organe des Körpers lassen sich über bestimmte Punkte an den Füßen „ansprechen". Nach der Theorie der amerikanischen Masseurin Eunice D. Ingham spürt man beim Massieren der jeweiligen Reflexonen an den Füßen einen Schmerz, wenn ein Organ erkrankt ist. Die Massage soll die Selbstheilungskräfte des Körpers aktivieren, indem Blutkreislauf, Lymphfluß und Stoffwechsel angeregt werden. Oft verschlimmern sich die Beschwerden nach

ein, zwei Sitzungen noch (Erstverschlimmerung), lassen dann aber nach weiteren Massagen nach. **E**

Konzentrative Bewegungstherapie

Erhöhte Sensibilität für den eigenen Körper und die eigenen Gefühle sollen eingeübt werden. Die Konzentrative Bewegungstherapie (KBT) geht – ähnlich wie Eutonie und Feldenkrais – davon aus, daß Veränderungen der Körperbewegung die gesamte Persönlichkeitsstruktur beeinflussen. Sie wurde in den zwanziger Jahren von der Bewegungstherapeutin Elsa Gindler entwickelt. Bei dieser Methode steht das Wahrnehmen des Körper-Seele-Zustands im Vordergrund. Das anschließende Gespräch in der Gruppe und mit dem Therapeuten ist unentbehrlich. KBT gehört in vielen psychosomatischen Kliniken zur Behandlung, hilft beim Streßabbau und führt zu größerer Harmonie zwischen Körper und Psyche. **G+E**

Massage

Allgemeine Massage siehe Seite 100 und 102; Atemmassage siehe Atemtherapie, Seite 112; Fußreflexzonen-Massage siehe Seite 115; Polarity-Methode siehe Seite 116; Rolfing siehe Seite 117; Shiatsu siehe Seite 117; Soma-Massage siehe Seite 117. **E**

Meditation

Ursprünglich ist Meditation Bestandteil religiöser und spiritueller Disziplinen, eine nach innen gerichtete Art, sein Leben zu führen. Höchstes Ziel ist das Einswerden mit dem All – die Erleuchtung. Die meisten Menschen, die meditieren, geben sich mit weniger zufrieden: sie wollen abschalten, Streß und innere Verspannungen loswerden. Tatsächlich bewirkt die Meditation körperliche Veränderungen: die Atmung vertieft sich, dabei wird mehr Sauerstoff in den Blutkreislauf gepumpt. Das Gehirn wird besser durchblutet, der Hautwiderstand nimmt ab.

Man setzt sich aufrecht hin, im Schneider- oder Lotussitz (oder auch auf einen Stuhl), und schaut mit halb geöffneten Augen „nach innen". Zu manchen Meditationsformen gehört,

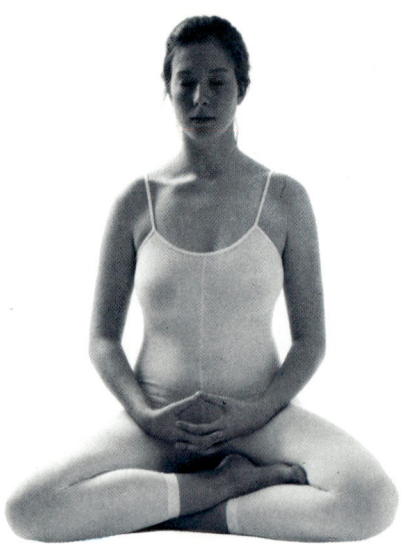

Meditation

Beispiel an den Füßen – siehe auch Fußreflexzonen-Massage, Seite 115). Mit seiner rechten Hand, die positiv geladen ist, massiert der Masseur Reflexzonen von Organen, die im Körper links liegen, also negativ geladen sind. Massage heißt aber hier nicht unbedingt direkte Berührung. Häufig hält der Masseur seine Hände – nachdem er sie vorher kräftig gerieben hat – nur nah an den entsprechenden Körperteil. Die heilende Wirkung entsteht so durch elektromagnetische Anziehung.

Die Polarity-Methode soll viele Erkrankungen innerer Organe heilen. Wer der Methode vertraut, spürt dabei auch eine allgemein entkrampfende und belebende Wirkung. E

Posturale Integration

→ Rolfing, erweitert um einige Massage-Elemente wie → Akupressur. E

Progressive Muskelentspannung

Man spannt nacheinander bewußt die einzelnen Muskeln an, um dann die Spannung wieder zu lösen. Entwickelt hat diese Methode Ende der zwanziger Jahre der englische Arzt Edmund Jacobsen gegen vegetative Herz- und Kreislaufbeschwerden und nervöse Muskelverspannungen, die sich als Herzschmerzen bemerkbar machen.

sich nur auf seinen Atem zu konzentrieren. Bei anderen richtet man seine Aufmerksamkeit auf einen Laut, ein Wort oder ein Bild (Mantra). Bei vielen Entspannungstherapien werden zwischendurch solche Meditationsübungen gemacht.

Täglich eine halbe oder eine ganze Stunde allein zu meditieren, ist anstrengender, als es klingt. Man braucht viel Geduld, bis sich die erhoffte innere Ruhe einstellt. Anfangs zeigen sich oft eher beunruhigende Wirkungen: ungelöste psychische Konflikte kommen hoch, heftige Erregung kann mit tiefer depressiver Stimmung abwechseln. Mit Büchern und Kassetten kann man Meditation allein erlernen. Besser und tiefer einstimmen wird man sich allerdings zunächst in einer Meditations-Gruppe. G + E

Polarity-Methode

Die Methode geht davon aus, daß der Mensch wie ein Magnet aufgebaut ist, mit einem positiven Pol an der Spitze (= Kopf) und einem negativen Pol an der Basis (= Füße). Die rechte Seite ist positiv, die linke negativ geladen. In einem gesunden Körper fließt die Energie ungehindert von den negativen zu den positiven Polen. Ein krankes Organ blockiert den Energiefluß. Um das Energiegleichgewicht wieder herzustellen, macht der Polarity-Masseur eine spezielle Reflexzonen-Massage. Nach der Reflexzonen-Theorie steht jedes Organ mit bestimmten Zonen des Körpers in Verbindung (zum

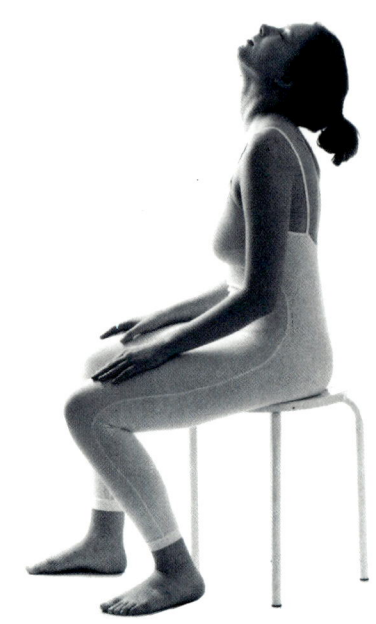

Progressive Muskelentspannung

In der Anspannungsphase verbrennen die Muskeln Nährstoffe, die sie in der Entspannungsphase wieder auftanken müssen. Durch die Übungen erhöht sich die Blutzufuhr und die Sauerstoffversorgung des gesamten Körpers. Nach einer Weile spürt man in den gesamten Muskeln deutlich ein warmes Strömen und Prickeln. Wenn man die Übungen beherrscht, kann man Verkrampfungen gezielt aufspüren und lösen. Außerdem lernt man, bei Bewegungen nur die Muskeln anzuspannen, die dafür auch tatsächlich gebraucht werden. In Psychotherapien wird die Methode auch zur Lösung von Ängsten angewandt. Wer keine akuten Krankheiten hat, eine Infektion oder ein organisches Herzleiden etwa, kann sich die Übungen auch selbst mit einem Buch beibringen. `G+E`

Rebalancing

Eine andere Bezeichnung für → Rolfing.

Rolfing

Hier wird zunächst die Körperhaltung genau analysiert. Die Behandlung besteht dann aus einer Art tiefer Bindegewebsmassage. Die Begründerin Ida Rolf, eine amerikanische Chemikerin, ging davon aus, daß die ideale, aufrechte Körperhaltung eines Menschen bei seelischen Problemen verlorengeht. Wird der Körper nicht wieder ins Lot gebracht, verhärten sich die Haltungsfehler, und auch die Gefühle werden blockiert. Beim Rolfing werden Sehnen, Muskeln und das knochennahe Gewebe heftig bearbeitet – mit Fingern, Knöcheln, Fäusten und Ellbogen. Das kann ziemlich weh tun. Auch, weil dabei der „Seelenpanzer" geknackt wird und heftige Gefühle, positive wie negative, hochkommen. Rolfing-Therapeuten müssen psychologische Erfahrung haben, um solche Erlebnisse bei der Behandlung aufzuarbeiten.

Die Methode ist besonders effektiv bei tiefen Verspannungen und angeborenen oder erworbenen Haltungsfehlern. `E`

Sensory Awareness

= Bewußtheit der Sinne, eine andere Bezeichnung für die → Feldenkrais-Methode. `G+E`

Shiatsu

„Shi" heißt auf japanisch Finger und „atsu" Druck. Shiatsu ist eine Fingerdruckmassage auf den Energiebahnen des menschlichen Körpers, den Meridianen (siehe auch Akupressur, Seite 112). Im Unterschied zur Akupressur-Massage werden nicht nur einzelne Druckpunkte gereizt, sondern die Meridiane in ihrer ganzen Ausdehnung gedrückt, geklopft, gepreßt. Shiatsu-Masseure behandeln damit Kopf- und Rückenschmerzen, Magen- und Verdauungsbeschwerden, Hautunreinheiten und Hormonstörungen. Die Selbstheilungskräfte des Körpers sollen mobilisiert werden. Deshalb wird Shiatsu auch ganz allgemein zur Entspannung und Vorbeugung gegen Streßkrankheiten empfohlen. `E`

Soma

Der griechische Name bedeutet „Einheit von Körper, Geist und Seele" und bezeichnet eine Massageform, die aus dem → Rolfing weiterentwickelt wurde. Verschiedene Rolfing-Griffe wurden so verändert, daß sie weniger schmerzhaft sind. Sie sollen immer nur bis an die individuelle Schmerzgrenze gehen. Zum Konzept der Soma-Therapeuten gehört zwar auch, seelische Einflüsse auf körperliche Verkrampfungen anzusprechen. Das Hauptaugenmerk richtet sich aber auf den Körper, der wieder aufrecht und beweglicher werden soll.

Soma wird ähnlich wie Rolfing bei Verhärtungen des gesamten Bewegungsapparates angewandt. `E`

T'ai Chi

Siehe Seite 65: Östliche Kampfsportarten. `G+E`

Tanztherapie

Siehe Seite 62: Tanzen als Fitness-Trend. `G`

Yoga

Yoga ist 5000 Jahre alt und eine umfassende indische Denk-, Lebens- und Seinsweise mit dem Ziel, sich über seine körperliche Existenz zu erheben und die Seele des Menschen mit

„Brahma", der Weltseele, zu vereinigen. Im engeren Sinne heißt Yoga die Beherrschung und Kontrolle aller Lebensimpulse. Was wir im Westen darunter verstehen, beschränkt sich fast immer auf die ersten Stufen des Yoga-Wegs: körperliche Übungen, Atemkontrolle und Entspannung.

Wer die verschiedenen Yogastellungen nur von Bildern kennt, kann Yoga leicht als eine Art komplizierter Gymnastik mißverstehen. Es kommt aber nicht darauf an, die Kobra, die Schildkröte, den Kopfstand oder den Lotussitz perfekt zu beherrschen. Die Übungen werden ganz langsam ausgeführt und nur so weit, daß man sich noch wohl fühlt. In dieser Stellung verharrt man dann, ruhig atmend, einige Minuten bis zu einer halben Stunde. Der Sinn der Dehnungen, Drehungen und Beugungen ist vor allem, den Atem durch den ganzen Körper fließen zu lassen, ihn so besser zu durchbluten und zu seiner Entspannung beizutragen. Im Lauf der Zeit werden dadurch auch die Muskeln geschmeidiger, dehnbarer und kräftiger. Der Angelpunkt ist jedoch das richtige Atmen. Zu den verschiedenen Stellungen gehören unterschiedliche Atemübungen. Um beides in Einklang zu bringen, sollte man sich deshalb Yoga nicht selbst beibringen, sondern zumindest am Anfang in Kursen erlernen.

Weil Yoga „still" und sanft wirkt, muß man es regelmäßig üben, am besten täglich. Dann hilft es nicht nur gegen Muskelverspannungen, sondern auch gegen Nervosität, Kopf- und Rückenschmerzen, Konzentrationsschwäche und seelische Verspannungen. G + E

Wer Stretching macht, kennt die Übungen rechts bereits. Sie wurden aus dem Yoga übernommen.

Beispiele für leichte Yoga

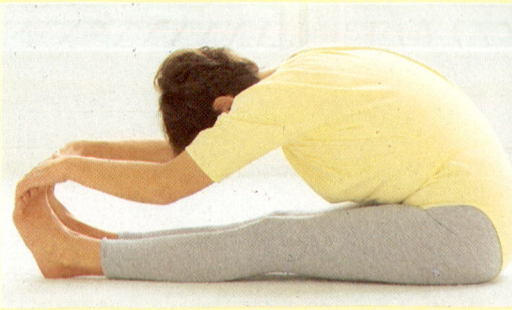

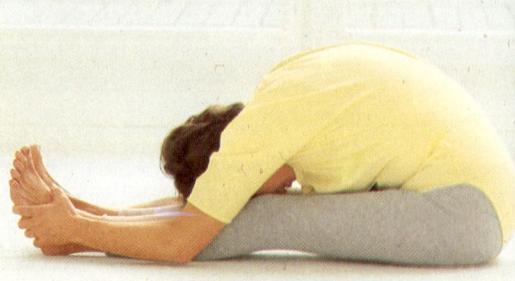

Die Zange
Ausgangsposition: Mit gestreckten Beinen geradesitzen, die Arme über den Kopf angehoben. Aus dieser Haltung langsam nach vorne beugen und versuchen, die Füße mit den Händen zu umfassen. Einatmen, dabei das Kinn in Richtung Fußspitzen strecken. Beim Ausatmen ziehen die Arme den Oberkörper und den Kopf zu den Beinen herunter. Dabei gehen die Ellenbogen nach außen. Einige Atemzüge lang so verharren.

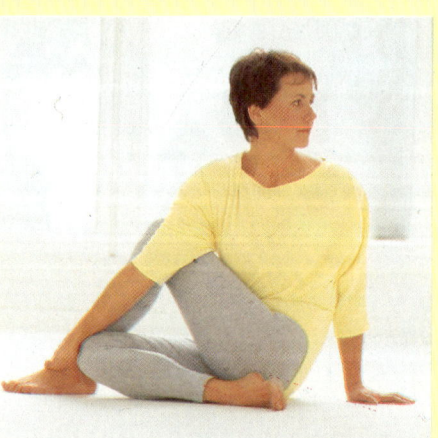

Der Drehsitz
Ausgangsposition: Im Sitzen das linke Bein aufstellen. Den rechten Fuß durch die Beugung schieben, bis die rechte Ferse den Po berührt. Den linken Fuß über den rechten Oberschenkel setzen. Mit dem rechten Arm das linke Knie zum Körper ziehen. Mit der linken Hand den Oberkörper abstützen. Geradesitzen, das Knie mit dem rechten Ellenbogen noch weiter nach rechts drücken. Kopf langsam zur linken Schulter drehen. Dabei ruhig und gleichmäßig atmen.

bungen

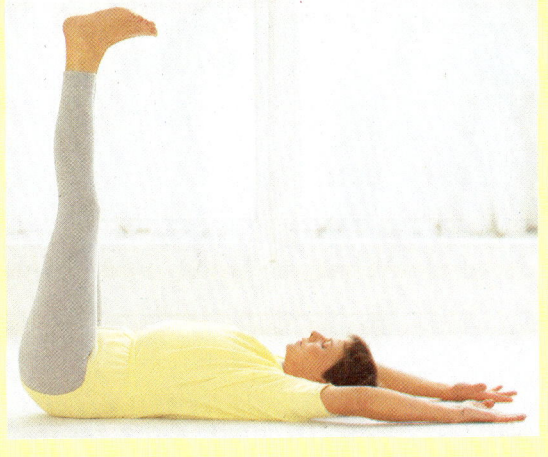

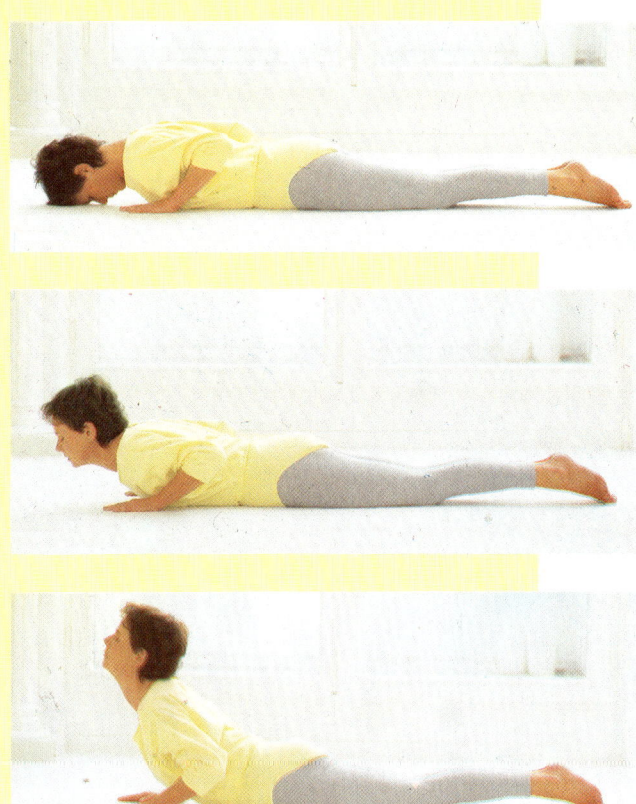

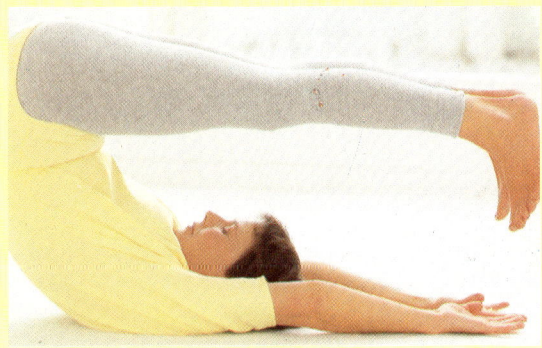

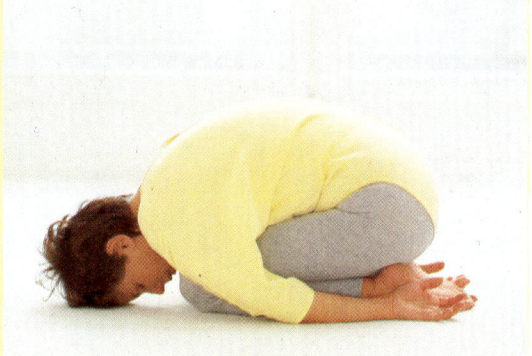

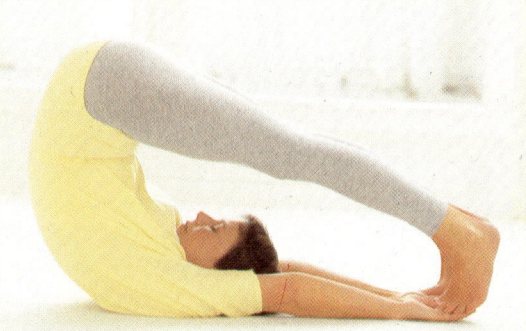

Die Kobra
Ausgangsposition: Mit ausgestreckten Beinen auf dem Bauch liegen. Die Hände neben den Schultern aufstützen. Einatmen, den Kopf langsam heben. Mit dem Ausatmen den Oberkörper hochdrücken. Der Bauch bleibt auf dem Boden. Langsam Kopf und Oberkörper wieder senken.

Der Pflug
Ausgangsposition: Auf dem Rücken liegen, Arme neben dem Körper, Knie angezogen. Die Beine mit Schwung nach oben strecken und über dem Kopf sinken lassen. Dabei gehen die Arme mit und liegen dann locker neben dem Kopf. Wenn man es lang genug übt, kann man die Fußspitzen mit den Händen berühren.

Die Demutshaltung
Ausgangsposition: Niederknien, mit dem Po auf den Fersen sitzen. Oberkörper vorbeugen. Die Arme so zurückschieben, daß die Handflächen nach oben zeigen. Die Stirn berührt den Boden. Ganz langsam die Schulter sinken lassen. Über längere Zeit in dieser Haltung ruhig ein- und ausatmen.

3/Gesund essen

Fitness geht auch durch den Magen

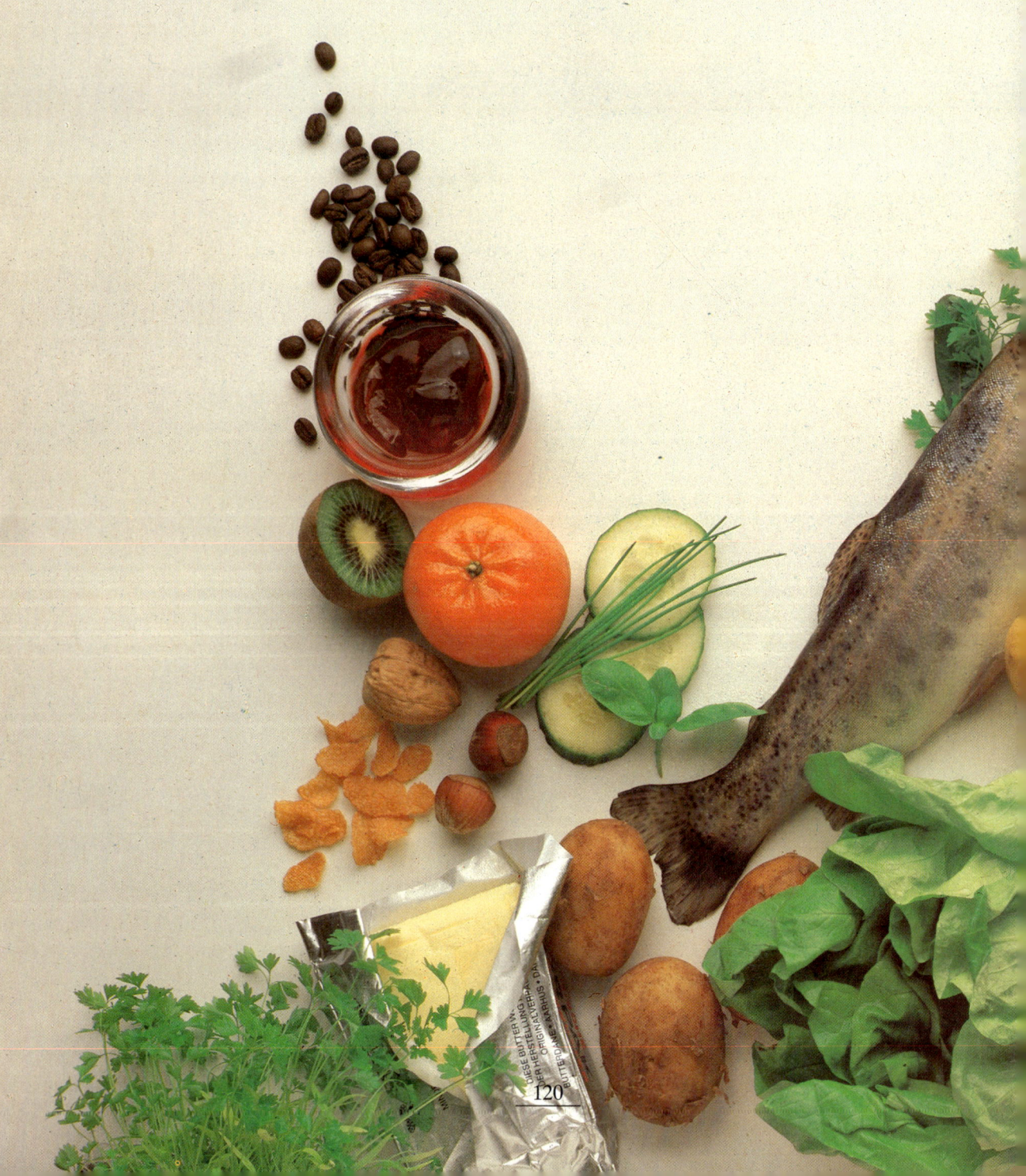

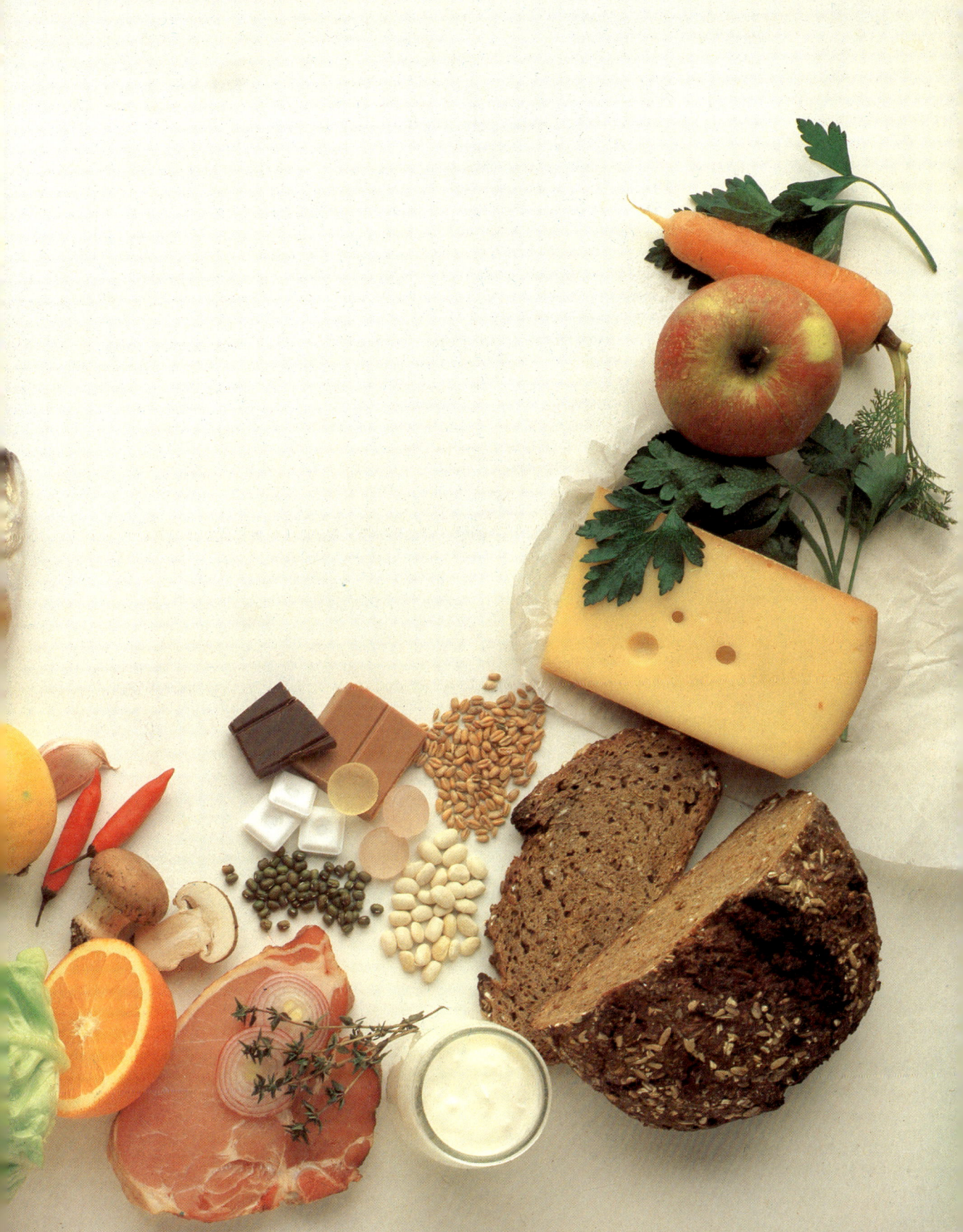

Wir essen nicht nur, weil wir Hunger haben, sondern weil es uns schmeckt. Wir genießen ein raffiniert zusammengestelltes Menü, wir können uns jeden Tag Fleisch leisten, und wir holen uns ein Stück Torte, wann immer wir Lust darauf haben. Alle Köstlichkeiten dieser Welt stehen uns zur Verfügung: exotische Früchte, frisches Gemüse das ganze Jahr über, Käse aus Frankreich, Lamm aus Neuseeland, Gewürze aus Asien, Weine aus Anbaugebieten rund um den Erdball, mehr als 100 Brotsorten aus Deutschland – die Liste ließe sich endlos weiterführen. Aber sind wir durch die Nahrungsvielfalt auch ernährungsbewußt geworden? Fast jeder, den man befragt, sagt ja. Die steigenden Umsätze bei Reformkost, Vitaminpillen, Fitness-Getränken scheinen es zu bestätigen. Gleichzeitig schießen amerikanische Schnellimbiß-Ketten wie Unkraut aus dem Boden – deren Produkte von den Amerikanern selbst treffend als Junk food = Schrottnahrung bezeichnet werden. Wie reimt sich das zusammen? Ein Problem ist sicher, daß wir im Arbeitsalltag wenig Zeit zum Essen haben – oder uns wenig Zeit nehmen. Fertignahrung ist da die schnelle Lösung. Geschlemmt wird am Wochenende oder an langen Abenden. Dann soll alles schön üppig sein und von bester Qualität. (Ob manche dies als Ernährungsbewußtsein verstehen?) Daß man sich hinterher oft unangenehm voll fühlt und schlecht schläft, nimmt man dafür in Kauf. Aber ab und zu kommt das schlechte Gewissen durch – jetzt wird „ganz gesund" gegessen, vor allem viel Vitamine. Am besten gleich konzentriert aus der Apotheke. Viel hilft viel (oder doch nicht?). Wenn man der Werbung glaubt, haben wir alle Vitamin- und Mineralstoffmangel. Und wer beim Sport richtig fit sein will, braucht angeblich auch noch Eiweißzusätze. Dabei bekommen wir alles reichlich mit der Nahrung – wenn wir nur ein wenig mehr auf die Mischung achten.

Was braucht der Körper?

Vor allem braucht er ausgewogenes Essen. Fast alle Inhaltsstoffe in der Nahrung sind gut, wenn sie richtig dosiert sind und immer wieder anders zusammengestellt werden. Leider neigen die meisten Menschen dazu, einseitig zu essen – zu viel Eiweiß und Fett, zu wenig Kohlenhydrate und Ballaststoffe. Dabei gerät leicht auch die Dosierung von Vitaminen, Mineralstoffen und Spurenelementen durcheinander. Deshalb soll hier zunächst einmal geklärt werden, was die einzelnen Inhaltsstoffe der Ernährung im Körper bewirken.

Eiweiß: Auf die Qualität kommt's an

Eiweiß ist der wichtigste Baustein unseres Körpers. Es befindet sich in jeder Körperzelle und ist am Aufbau aller Organe beteiligt. Gehirn, Drüsen, Nerven, Hormone, Enzyme – alle werden durch Eiweißverbindungen aufgebaut und gesteuert. Im menschlichen Körper und in der Nahrung gibt es Tausende von verschiedenen Eiweißverbindungen. Jede setzt sich aus Aminosäuren zusammen, aber immer in anderer Mischung. Nahrungseiweiß (auch Protein genannt) enthält bis zu 20 Aminosäuren. Es kommt aber nicht unbedingt auf die Menge, sondern auf die Qualität an: hochwertig ist ein Nahrungseiweiß, wenn der Körper daraus viel eigenes Eiweiß aufbauen kann.

Wieviel Eiweiß soll man essen?

Früher konnte man sich kaum vorstellen, daß ein Übermaß dieses lebenswichtigen Aufbaustoffes Probleme macht. Inzwischen weiß man, daß zuviel Eiweiß den Organismus belastet. Unter anderem, weil durch den Eiweißabbau Harnstoffe entstehen. Größere Mengen davon können die Nieren nur schwer ausscheiden. Zuviel Harnstoffe aber können Gicht verursachen.

Die Deutsche Gesellschaft für Ernährung (DGE) untersucht im Auftrag des Bundesernährungsministeriums seit Jahren die Ernährungsgewohnheiten und -bedürfnisse der Deutschen. Bis vor kurzem vertrat sie: ein Gramm

Eiweiß pro Kilogramm Körpergewicht soll ein erwachsener Mensch täglich essen. In ihrem neuesten Bericht empfiehlt sie weniger: 0,8 Gramm pro Kilogramm Körpergewicht. Wer 60 Kilo wiegt, braucht also etwa 48 Gramm am Tag. Statistisch gesehen essen die Deutschen aber mindestens ein Drittel mehr! Das liegt hauptsächlich an unserem hohen Fleisch- und Wurstkonsum. Mit 150 Gramm Fleisch oder Wurst haben wir unseren täglichen Eiweißbedarf schon gedeckt. Aber wir essen ja auch noch Eier und Milchprodukte. Außerdem enthalten nahezu alle pflanzlichen Nahrungsmittel ebenfalls Eiweiß. Ernährungswissenschaftler sprechen bei diesen Eßgewohnheiten schon von „Eiweißmast".

Eiweiß in gesunder Mischung

Der Körper verwertet das Eiweiß am besten in einer Mischung aus tierischen und pflanzlichen Nahrungsmitteln. Als ideal gilt: höchstens ein Drittel tierisches Eiweiß (wenig Fleisch, dafür mehr Eier und Milchprodukte) und zwei Drittel pflanzliches Eiweiß (vor allem Kartoffeln, Getreide, Nüsse und Hülsenfrüchte, wie zum Beispiel Soja). Die pflanzlichen Nahrungsmittel haben auch noch den Vorteil, daß sie meist weniger Kalorien, dafür mehr Vitamine, Mineralstoffe und vor allem mehr Ballaststoffe liefern!

Warum Fleisch müde macht

Nach einem guten Essen mit Fleisch ist man satt – und erst mal matt. Das liegt gar nicht allein am Fleisch: alle eiweißreichen Nahrungsmittel machen müde. Weil Eiweiß der einzige Nährstoff ist, der schon im Magen verdaut wird. Die Kombination von Fleisch und Fett (fast alle Fleischgerichte enthalten auch reichlich Fett) liegt besonders lange und schwer im Magen. Für die Verdauungsarbeit wird viel Blut aus dem Kopf und den Gliedern abgezogen.

Außerdem enthalten einige Eiweißverbindungen, die im Fleisch, aber auch in der Milch vorkommen, die Aminosäure Tryptophan. Sie wirkt beruhigend und macht schläfrig. Auch das alte Hausrezept „Zum Einschlafen Milch mit Honig" beruht auf dieser Wirkung. In hoher Konzentration wird Tryptophan als Schlafmittel verkauft.

Übrigens: Sportmediziner kommen aufgrund dieser neuen Erkenntnisse immer mehr davon ab, Sportlern eine erhöhte Eiweißzufuhr zu empfehlen! Einige Spitzensportler essen inzwischen sogar völlig fleischlos.

Beispiele für gute Eiweiß-Kombinationen

– Kartoffelbrei mit Spiegeleiern
– Pellkartoffeln mit Quark
– Linseneintopf mit einer Scheibe Vollkornbrot
– Bohnengemüse mit Sesamkörnern bestreut
– Müsli mit Joghurt, Nüssen und Sonnenblumenkernen
– Vollkornbrot mit Käse

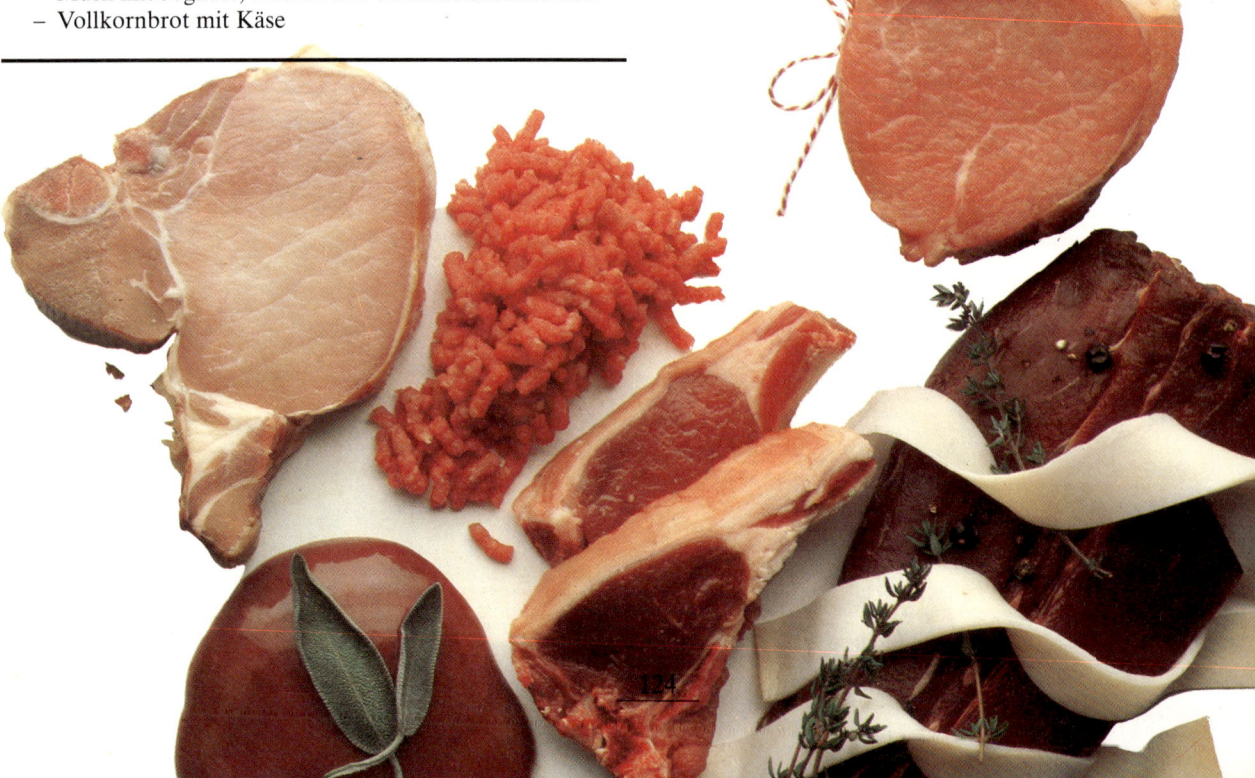

Fett: Selten zu wenig, häufig zu viel

Fett liefert dem Körper doppelt soviel Energie wie Kohlenhydrate oder Eiweiß. Das ist aber nicht der Grund, warum wir Fett brauchen. Als Energiequelle würden dem Körper sogar Kohlenhydrate ausreichen. Aber die lebenswichtigen Vitamine A, D und E können nur zusammen mit Fett aus der Nahrung aufgenommen werden – deshalb bezeichnet man sie als fettlöslich. Wichtig für die Gesundheit sind auch die ungesättigten Fettsäuren, die vor allem in pflanzlichen Nahrungsmitteln vorkommen.

Wieviel Fett braucht der Mensch?

Auf jeden Fall weniger als jeder von uns ißt! Noch nie hat ein Arzt hierzulande Fettmangel festgestellt. 70 Gramm Fett pro Tag gelten als ausreichend – statistisch verbrauchen wir aber doppelt soviel. Das liegt vor allem an den sogenannten „versteckten" Fetten in vielen Lebensmitteln. So kann zum Beispiel eine mager aussehende Leberwurst zur Hälfte aus Fett bestehen. Eine Tafel Schokolade oder ein halbes Pfund Sahnequark enthalten je 30 Gramm Fett. Das Verlockende am versteckten Fett ist, daß es den Geschmack verstärkt – Sahnequark schmeckt einfach besser als Magerquark!

Verstecktes Fett ist meist tierisches Fett: in Fleisch, Wurst und Käse; und in Süßwaren, die mit viel Sahne und Eiern hergestellt werden: Kuchen, Torten, Eis, Pralinen usw. Wer auf seine Gesundheit achtet, muß leider gerade diese guten Sachen reduzieren. Sie machen dick – und sie enthalten Cholesterin. Wer zuviel davon ißt, geht ein stark erhöhtes Herzinfarkt-Risiko ein.

Speiseöl – das „gute" Fett

Alle pflanzlichen Öle sind reich an mehrfach ungesättigten Fettsäuren. Am meisten enthalten:

Distelöl	70–80 Prozent
Sonnenblumenöl	55–65 Prozent
Sojaöl	55–60 Prozent
Maiskeimöl	55 Prozent
Baumwollsaatöl	50 Prozent
Erdnußöl	30 Prozent

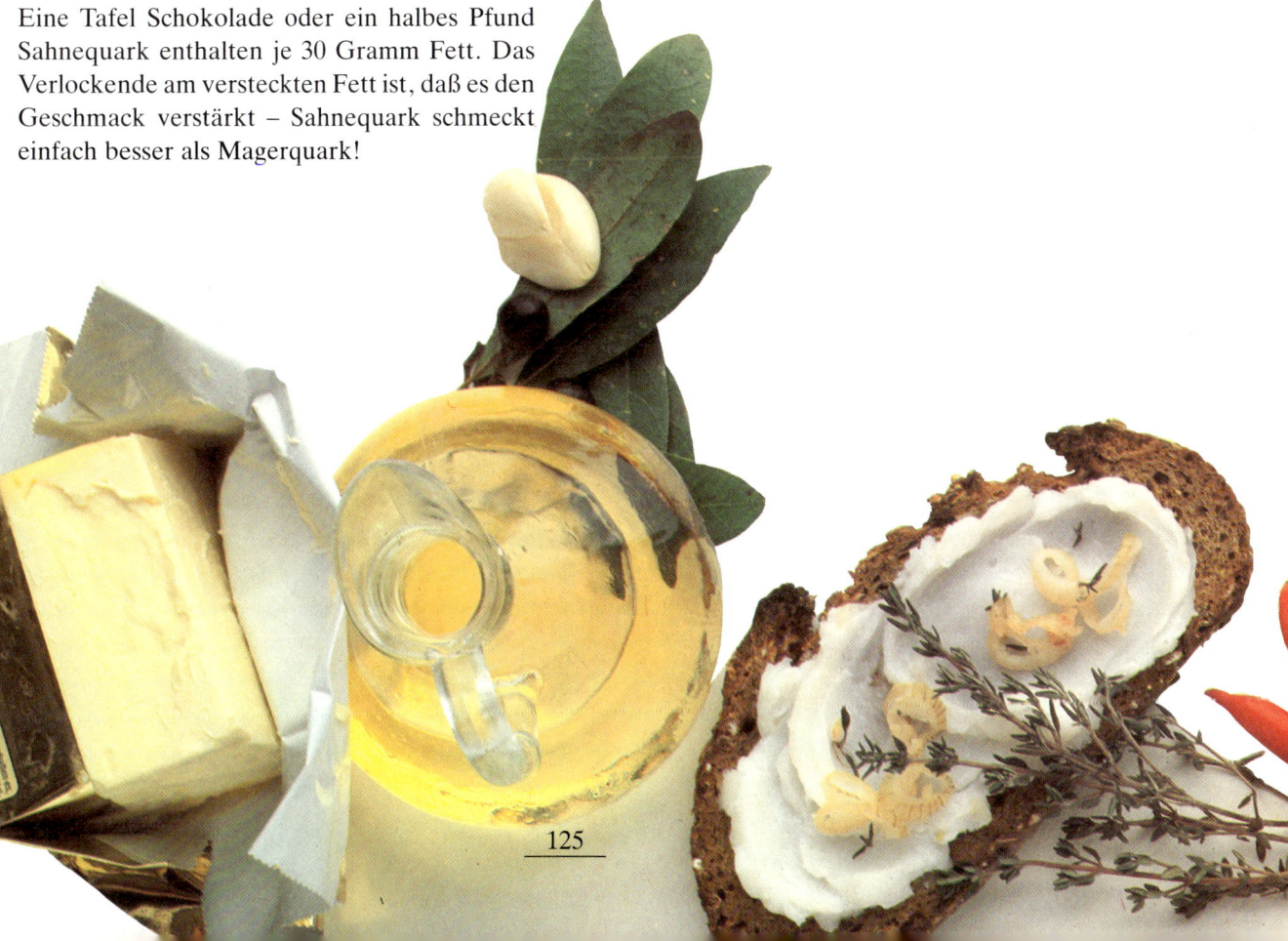

Olivenöl enthält nur 8 Prozent mehrfach ungesättigte Fettsäuren. Nach neuesten Forschungen ist aber eine bestimmte einfach ungesättigte Fettsäure im Olivenöl für den Körper besonders wertvoll.

Normales Speiseöl besteht meist aus einer Mischung von verschiedenen Ölsorten, zum Beispiel Erdnuß-, Maiskeim-, Sonnenblumen- und Sojaöl. Diese Öle werden gereinigt (raffiniert), um sie haltbar zu machen. Dabei geht jedoch ihr typischer Geschmack verloren und leider auch ein Teil der gesunden Fettbegleitstoffe. Die kaltgepreßten Öle sind schonender zubereitet, aber auch sehr viel teurer, weil nur einwandfreie, schadstoffarme Ölfrüchte verwendet werden können und das Kaltpressen weniger ergiebig ist.

Übrigens: besonders wertvoll scheint auch Fischöl zu sein. Erst vor kurzem wurden darin die „Omega-Fettsäuren" entdeckt, die vor Herz- und Kreislaufkrankheiten schützen.

Ist am Streit „Butter oder Margarine" was dran?

Nein, bei sparsamer Verwendung sind beide gut. Butter ist ein naturbelassenes, leicht verdauliches Fett. Sie enthält zwar Cholesterin, aber in Mengen, die für gesunde Menschen unbedeutend sind. Gute Margarine hat viele ungesättigte Fettsäuren und gar kein Cholesterin. Über den Wert oder Unwert der gehärteten Fette in vielen billigen Margarine-Sorten streiten sich die Experten noch.

70 Gramm Fett pro Tag – wie verteilt man die richtig?

Vom Gesundheitsstandpunkt ideal wäre folgende Mischung:

25–30 Gramm Streichfett
Das kann Butter oder Margarine sein. Nimmt man statt dessen Crème fraîche, Streichkäse oder Streichwurst, darf's die doppelte Menge sein.

20 Gramm Koch- oder Bratfett
Das sind 1½ Eßlöffel Öl, die verbraucht man leicht schon für eine Salatsoße. Deshalb statt fritieren und braten lieber öfter dünsten, grillen oder pochieren. Und das Fett von Suppen und Soßen abschöpfen.

25–30 Gramm verstecktes Fett
Vor allem bei Fleisch, Wurst und Käse kommt es auf die Sorte an. Die oben angegebene Fettmenge ist zum Beispiel enthalten in:

1 Pfund Brathähnchen, aber nur 1 Viertelpfund Suppenhuhn;

1 Pfund Rinderfilet, aber nur 150 Gramm Rostbraten;

300 Gramm Schweineschnitzel, aber nur 50 Gramm Schweinebauch;

500 Gramm Geflügelwurst, aber nur 50 Gramm Salami;

fast 200 Gramm Schnittkäse (fettarm), aber nur 100 Gramm Rahmbrie;

Wer gern Süßes ist oder Nüsse knabbert: die 30 Gramm Fett hat man schon mit einem Stück Sahnetorte oder 50 Gramm Nüssen aufgebraucht!

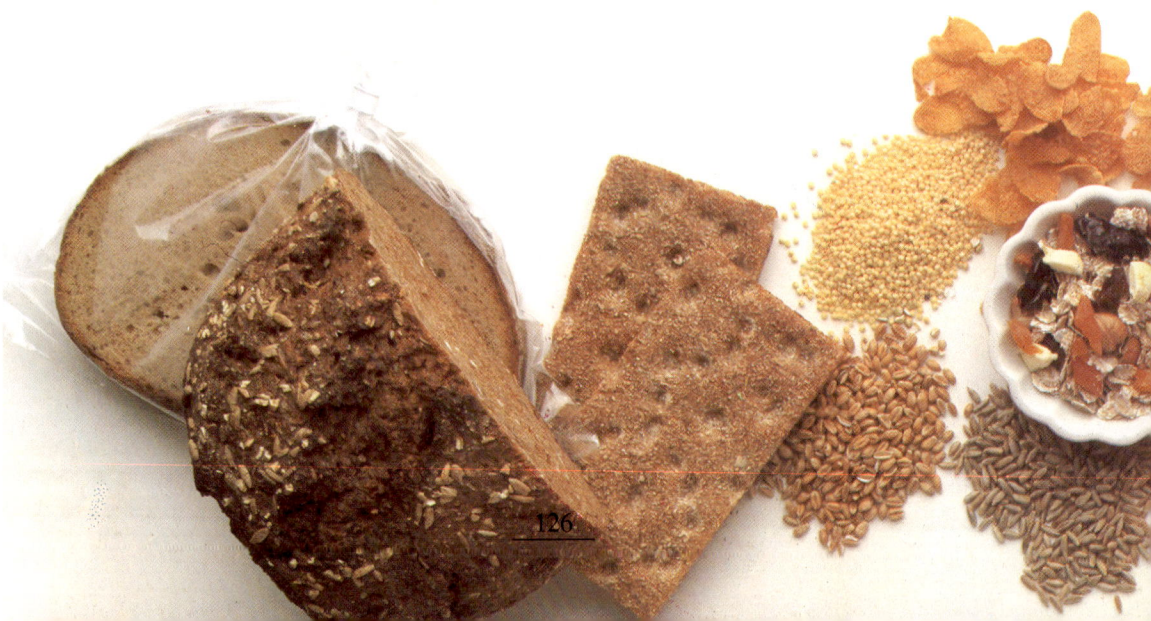

Kohlenhydrate: Da gibt's zwei Sorten

Die Kohlenhydrate gelten heute als wichtigste Energiespender für unseren Körper. Sie kommen vor allem in pflanzlichen Nahrungsmitteln vor (auch für die Pflanzen bilden sie den Energievorrat). Tierische Lebensmittel liefern kaum Kohlenhydrate.

Kohlenhydrate werden in zwei Gruppen eingeteilt:

1. Komplexe Kohlenhydrate

Zu dieser Gruppe gehören Stärke und die Ballaststoffe Zellulose und Pektin. Die Stärke ist der Grundpfeiler unserer Ernährung. Der Körper zerlegt sie bei der Verdauung in Zucker, der ins Blut aufgenommen wird. Die Leber wandelt diesen Zucker wieder in komplexe Kohlenhydrate um und speichert sie als schnell verfügbaren Vorrat. Die Kohlenhydrate in Form von Getreide, Reis und Hülsenfrüchten halten lange satt. (Zu viele Kohlenhydrate werden in Fett umgewandelt.)

2. Isolierte Kohlenhydrate

Haushaltszucker und Fruchtzucker sind isolierte Kohlenhydrate. Sie werden als „leere Kalorien" bezeichnet, weil reiner Zucker weder Vitamine noch Mineralstoffe liefert. Zwar ist Zucker leicht verdaulich und „geht direkt ins Blut", aber mit einer Geschwindigkeit, auf die der Körper eigentlich gar nicht eingerichtet ist (siehe nächste Seite).

Wieviel komplexe Kohlenhydrate sind richtig?

Mehr als die Hälfte unserer Nahrung sollte daraus bestehen. 100 Gramm Kohlenhydrate am Tag gelten als das Minimum. Wer gern Brot ißt, hat damit keine Probleme – mit drei Scheiben kommt man schon auf diese Menge. Der normale Tagesbedarf liegt bei 300 Gramm Kohlenhydraten. Am besten ist eine Mischung aus Vollkornprodukten, Hülsenfrüchten, Kartoffeln, Gemüse und Obst.

Kohlenhydrate geben Kraft

In der Leber und in den Muskeln werden Kohlenhydrate gespeichert. Wer sehr sportlich ist und gut ausgebildete Muskeln hat, kann mehr speichern – er verbraucht auch mehr. Etwa für eine Stunde intensiver körperlicher Anstrengung reichen die Kohlenhydrat-Depots, danach holt der Körper sich die Fettreserven. Das ist der Moment, an dem beim Dauerlauf, Tennis, Squash zum Beispiel der „müde Punkt" kommt. Für die Fettverbrennung braucht der Körper nämlich mehr Sauerstoff als für die Verbrennung von Kohlenhydraten, und das Umschalten ist erst mal anstrengend.

Man kann den müden Punkt hinauszögern: mit einer kohlenhydratreichen Mahlzeit etwa zwei Stunden vor dem Sport. Und einem kleinen Nachschub eine halbe Stunde davor, zum Beispiel ein Müsli ohne oder mit wenig Zucker, eine Scheibe Vollkornbrot mit Quark, oder ein bis zwei Bananen. (Und zwischendurch öfter ein Glas Mineralwasser.)

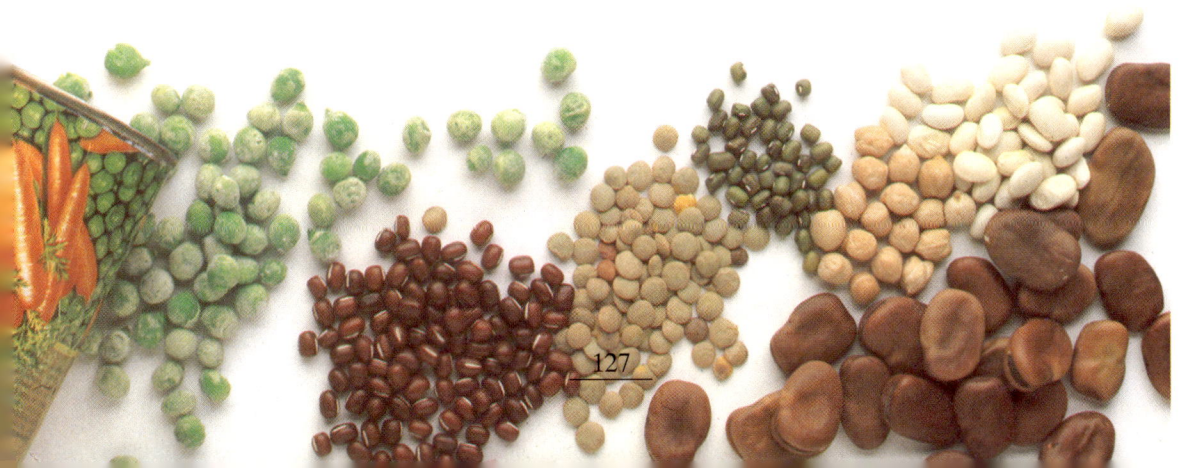

Zucker macht hungrig

Ißt man eine größere Portion Zucker (zum Beispiel Bonbons oder Schokolade), schnellt der Blutzuckerspiegel hoch. Als Gegenreaktion schüttet die Bauchspeicheldrüse Insulin aus. Die Blutzuckerwerte sinken daraufhin rapide ab – und zwar unter das normale Niveau. Jetzt braucht der Körper wieder Zuckernachschub: man bekommt geradezu Heißhunger, weiter Süßes zu essen.

Das ist schlecht für die Figur:
Süßigkeiten sind ja bekanntlich Kalorienbomben.

Das bekommt den Zähnen nicht gut:
Sie werden anfällig für Karies.

Das kann lebensgefährlich sein für Diabetiker:
Ihre Blutzuckerwerte können völlig durcheinander geraten.

Zehn Gramm Zucker am Tag reichen aus

Um gesund zu bleiben, könnte der Mensch auf isolierte Kohlenhydrate (also Zucker) gut verzichten. Weil das kaum jemand schafft, geben die Ernährungsexperten Grenzwerte an: bis zu zehn Gramm Zucker am Tag gelten als unschädlich – sogar für die Zähne.

Zehn Gramm sind allerdings wenig: Zwei Bonbons enthalten schon zehn Gramm Zucker. Hier noch ein paar Beispiele:

2 Teelöffel Haushaltszucker
1½ Teelöffel Erdbeerkonfitüre
4 Kaugummis
8 Gummibärchen
5 Stückchen Schokolade
1/10 Liter Cola

Da hilft nur Ausweichen auf gesunde Süßigkeiten: frisches Obst und Trockenfrüchte, Frucht- und Nußriegel und honiggesüßte Vollkornkekse. Sie liefern dem Körper neben Vitaminen und Fruchtsäuren die notwendigen Nähr- und Wirkstoffe für den Abbau des Zuckers gleich mit.

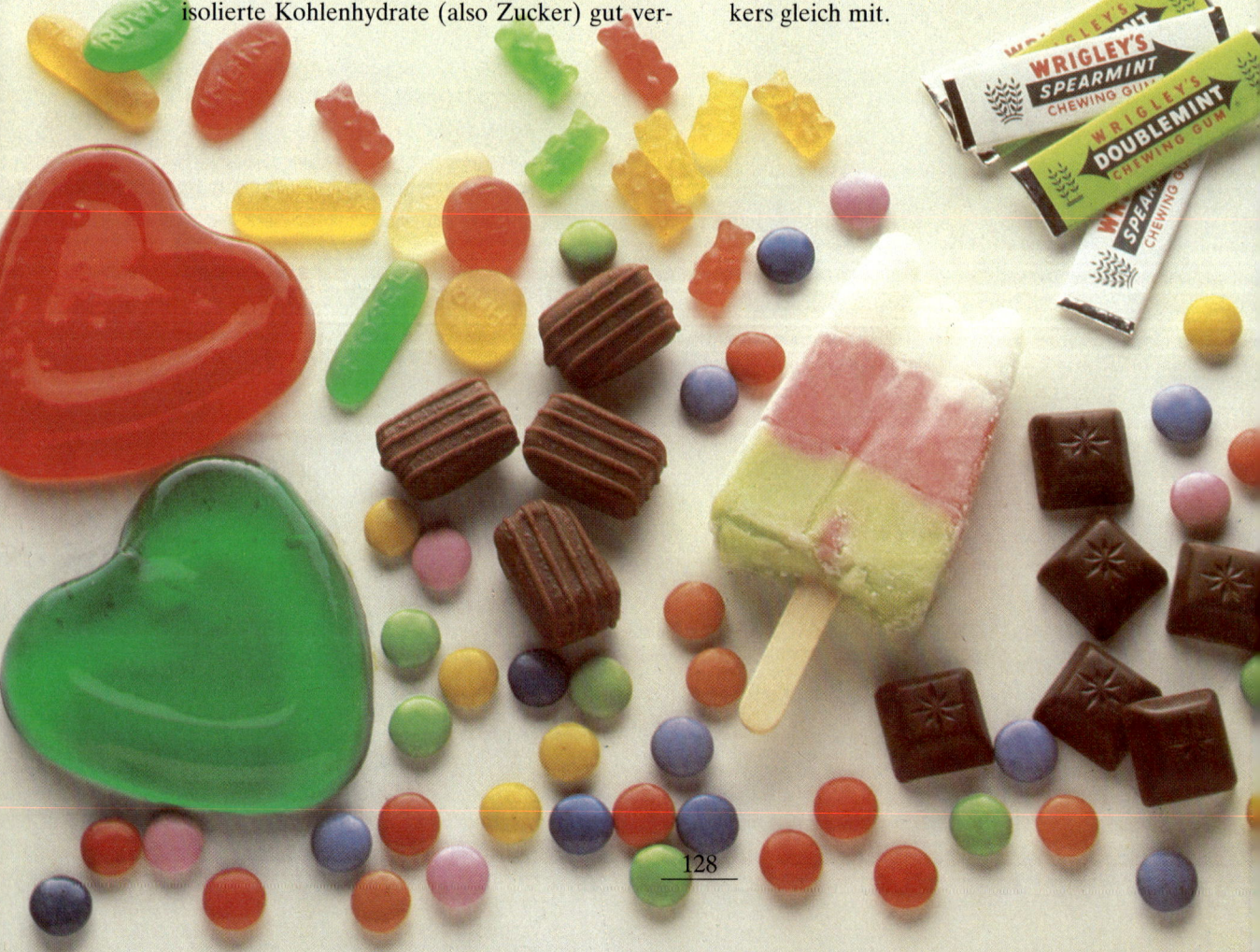

Ballaststoffe: Heute wichtiger denn je

Unter dem Sammelbegriff Ballaststoffe versteht man Fasern, Schalen und Zellwände von Pflanzen (Zellulose, Hemizellulose und Pektin). Da der Körper sie unverdaut wieder ausscheidet, hielt man sie lange Zeit für überflüssig (daher das irreführende Wort „Ballast"). Man glaubte sogar die Qualität von Nahrungsmitteln zu verbessern, wenn man sie entfernt: also wird Reis poliert, Getreide ohne Schale zu Mehl vermahlen. Inzwischen hat man erkannt, daß uns gerade dieser „Abfall" fehlt.

Ballaststoffe haben nämlich viele Funktionen:

1. Ballaststoffe sorgen für eine gute Verdauung
Da sie enorm quellfähig sind, nehmen sie viel Wasser aus dem Körper auf. Sie können ihr Volumen bis aufs Vierfache ausdehnen. Die vergrößerte Nahrungsmenge dehnt den Darm – darauf reagiert er mit Zusammenziehen, was die Verdauung beschleunigt. Ballaststoffarmes Essen bleibt bis zu 48 Stunden im Körper, ballaststoffreiches Essen hingegen ist in rund 14 Stunden verdaut und ausgeschieden.

2. Ballaststoffe machen schlank
Weil ballaststoffreiche Nahrungsmittel den Magen gut füllen, fühlt man sich längere Zeit satt und ißt automatisch weniger. Gerichte mit vielen Ballaststoffen sind meist auch fett- und zuckerarm – das spart viele Kalorien. Die Brigitte-Fitness-Diät in diesem Buch (auf Seite 151) berücksichtigt diese Wirkung – sie ist extrem ballaststoffreich!

3. Ballaststoffe stärken die Abwehrkräfte
In den Darmwänden sitzen Immunzellen, in denen ein großer Teil der Abwehrkräfte des Körpers produziert wird. Lange Zeit hat man diese Tatsache wenig beachtet. Erst die intensivierte Immunforschung hat auf den Zusammenhang hingewiesen: viele Ballaststoffe fördern die Durchblutung des Darms und damit auch die Erneuerung der Immunzellen.

4. Ballaststoffe entgiften den Körper
Weil ballaststoffreiches Essen schnell ausgeschieden wird, transportiert es auch Schadstoffe schneller wieder aus dem Körper. Das ist heutzutage wichtig, da wir mit jeder Mahlzeit unbekannte Mengen Umweltgift mitessen. Aber auch die körpereigenen Gifte, Schlacken und Gallensäuren werden zügig hinausbefördert.

5. Ballaststoffe verhindern Parodontose
Alles, was Ballaststoffe enthält, muß gut gekaut werden. Das kräftigt Zähne und Zahnfleisch. Viele Zahnärzte halten dies für die wirksamste Vorbeugung gegen Zahnfleischschwund.

Ballaststoffe kann man kaum zuviel essen

Dreißig Gramm Ballaststoffe pro Tag braucht der Mensch, sagen die Ernährungsexperten. Das ist eine ganze Menge:

Sechs bis acht Scheiben Brot
<u>und</u> ein Müsli
<u>und</u> eine Portion Gemüse
<u>und</u> eine Portion Kartoffeln
<u>und</u> eine Portion Obst.

Pingeliges Zählen ist bei Ballaststoffen aber gar nicht nötig. (Selbst Wissenschaftler haben mit dem genauen Errechnen von Ballaststoffen noch ihre Probleme.) Besser ist, sich vorzunehmen, jeden Tag etwas von allen vier Ballaststoffgruppen zu essen:

○ <u>Getreide</u> (Vollkornbrot, Müsli)
○ <u>Rohkost</u> (Salat)
○ <u>Gemüse oder Hülsenfrüchte</u>
○ <u>Obst</u>

Wer sich hauptsächlich damit satt ißt und Fleisch und Butter als schöne (kleine) Zutat genießt, macht's richtig.

Ballaststoffe pur als Abführmittel?

Ein Löffel Leinsamen oder Kleie täglich für die Verdauung – das ist ein bekanntes und wirksames Rezept. Wer größere Mengen davon auf einmal ißt, bewirkt allerdings das Gegenteil: die wasserarmen Fasern klumpen sich im Darm zusammen und führen erst recht zu Verstopfung! Deshalb: immer sehr viel dazu trinken.

Auch das Pektin im Obst hat eine abführende Wirkung. Um die Verdauung auf Trab zu bringen, Obst auf leeren Magen essen.

Vitamine, Mineralstoffe, Spurenelemente: winzig, aber wichtig

Man könnte sie die Zündfunken des Organismus nennen, denn die Vitamine, Mineralstoffe und Spurenelemente sind an allen Funktionen in unterschiedlicher Weise beteiligt. Sie regeln den Stoffwechsel, insbesondere von Nerven, Muskeln und Hormondrüsen, sie sorgen dafür, daß die Nahrung in Energie umgewandelt wird und daß die Körperzellen richtig ernährt werden. Vitamine, Mineralstoffe und Spurenelemente kann der Körper nicht selbst produzieren – wir nehmen sie mit der Nahrung auf. Allerdings gibt es kein Nahrungsmittel, das alle gleichzeitig in ausreichender Menge enthält. Ein weiterer Grund, möglichst abwechslungsreich zu essen!

In welchen Nahrungsmitteln sie gehäuft vorkommen und was sie im Körper bewirken, zeigen die Tabellen auf Seite 238 und 240.

So bekommt man reichlich Vitamine – ganz ohne Medikamente

Wie bereits gesagt, abwechslungsreiches Essen garantiert am ehesten eine gute Versorgung mit allen Vitaminen. Wer sich hauptsächlich von Weißbrot, Süßigkeiten und Würstchen aus der Imbißbude ernährt, kein Gemüse mag und nie Fisch ißt, kommt allerdings nicht auf die erforderliche Menge!

Vitamine sind empfindlich. Durch Hitze, Konservierung, Lichteinstrahlung und längere Lagerung verflüchtigen sie sich oder werden zerstört. So geht man schonend mit ihnen um:

Obst und Gemüse so oft wie möglich frisch einkaufen, schon nach ein paar Tagen haben sie – auch im Kühlschrank – einen großen Teil ihrer Vitamine verloren.

Viel Obst und Gemüse roh essen – mindestens ein Drittel.

Gemüse möglichst kurz garen, bei mittlerer oder schwacher Hitze. Ohne oder mit ganz wenig Wasser.

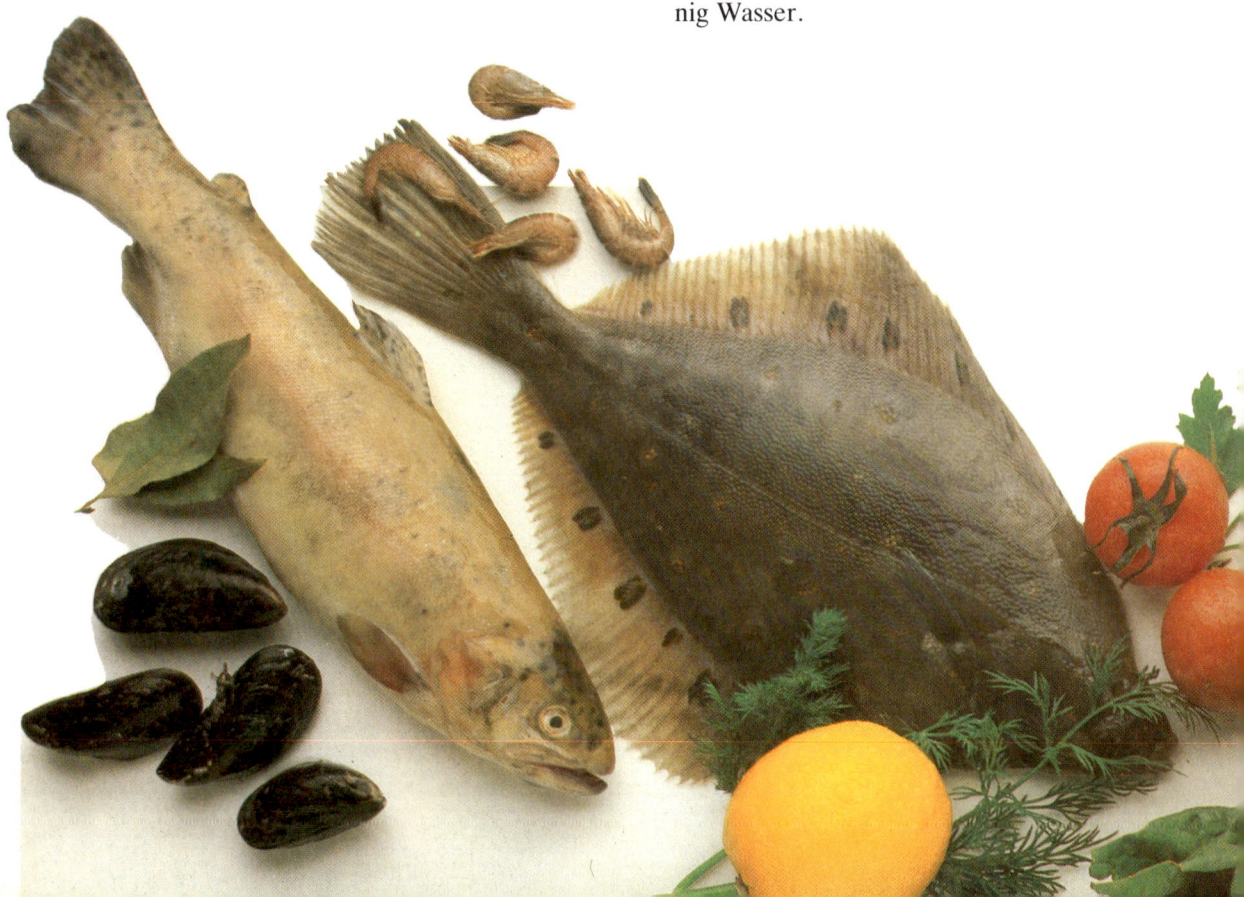

Karotten, Tomaten, Paprika in (wenig) Fett andünsten. Sie enthalten viel Vitamin A, ein fettlösliches Vitamin. Es kommt dem Körper nur zugute, wenn es zusammen mit einer – wenn auch winzigen – Menge Fett in den Magen gelangt.

Viel mit frischen Kräutern würzen. Oder mit tiefgefrorenen – sie verlieren ihre Vitamine nicht so schnell wie getrocknete.

Trockenobst nur ungeschwefelt kaufen. Schwefel zerstört das Vitamin B_1, das ohnehin nur in winzigen Mengen vorkommt.

Wenig Süßes essen – der Körper verbraucht zum Abbau von Zucker zusätzlich Vitamin B_1.

Oft mit Vollkornprodukten kochen. Vollkornnudeln, Naturreis und Getreide (wie Weizen, Roggen, Hafer, Gerste, Buchweizen, Hirse) enthalten alle Vitamine der B-Gruppe.

Salz – das Mineral mit der besonderen Rolle

Unser Kochsalz setzt sich aus Natrium und Chlor zusammen (= Natriumchlorid). Das Natrium ist, im Zusammenspiel mit Kalium, der wichtigste Mineralstoff für unseren Wasserhaushalt: Natrium speichert das Wasser im Körper, Kalium schwemmt es aus. Zuviel Kochsalz kann Ödeme verursachen. Zuviel Kalium würde den Körper austrocknen.

Es ist deshalb lebensgefährlich, das Kochsalz zu verteufeln und ganz darauf zu verzichten! Nur ein Übermaß kann Probleme machen, das heißt zu Bluthochdruck führen. Allerdings reagiert nicht jeder Mensch auf hohen Salzkonsum mit hohem Blutdruck: nach neuesten Untersuchungen sinkt nur bei einem Drittel der Hochdruckkranken der Blutdruck bei Salzentzug!

Fünf bis sieben Gramm Kochsalz braucht man pro Tag, im Durchschnitt essen wir aber doppelt soviel. Das meiste davon nehmen wir kaum wahr. So ist in Fleisch und in Fisch und in kleineren Mengen auch im Gemüse bereits Natrium enthalten. Ziemlich viel Salz wird für die Herstellung von Wurst, Schinken, Käse, Fertiggerichten, Brot verwendet. Sogar Schokolade enthält Salz! Und in einigen Mineralwassersorten wurden bis zu einem Gramm Natrium pro Liter gemessen.

Es wäre deshalb besser, zum Würzen mehr Kräuter und Gewürze als Kochsalz zu nehmen.

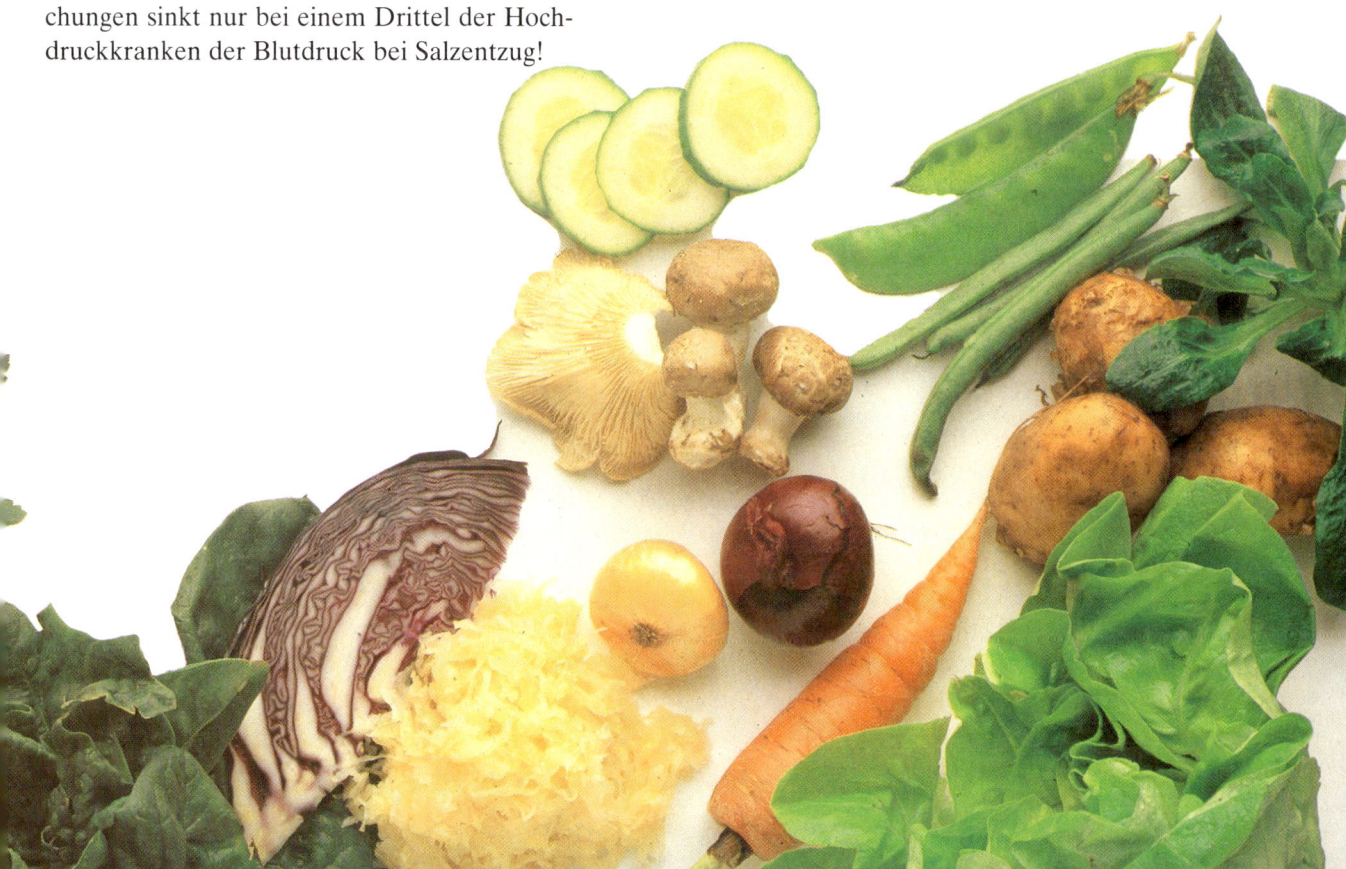

Ist Meersalz gesünder?

Der Unterschied zwischen Kochsalz und Meersalz ist unbedeutend, schließlich haben beide denselben Ursprung: Das Gestein, aus dem Kochsalz gewonnen wird, besteht aus uralten Meeresablagerungen. Der Natriumgehalt ist bei beiden Salzarten gleich, man sollte Meersalz deshalb genauso sparsam verwenden. Meersalz enthält winzige Mengen Magnesium; daher der bittere Geschmack.

Soll man Salz mit Jodzusatz essen?

Jodmangel ist bei uns weiter verbreitet, als man denkt – nicht nur im Hochgebirge. Menschen, die selten oder nie Fisch essen, nehmen nicht genug Jod auf, das für die Schilddrüse sehr wichtig ist. Extremer Jodmangel vergrößert die Schilddrüse, man bekommt einen Kropf. Aber auch schon geringe Unterversorgung mit Jod wirkt sich negativ auf die Körperfunktionen aus. Die Jodmenge in jodiertem Salz reicht bei normalem Würzen aus.

Sportler dürfen kräftiger salzen

Wer intensiv Sport treibt, kommt ins Schwitzen. (Wer körperlich hart arbeitet auch.) Mit dem Schweiß verliert der Körper Salz und Kalium, aber auch Kalzium und Magnesium. Wenn's heiß ist, kann man bei intensivem Training schon eine ganze Menge ausschwitzen. Dann darf – und soll man sogar – mehr Salz zu sich nehmen, und zwar bis zu 15 oder 20 Gramm am Tag. Diese Menge erreicht man leicht, wenn man sein Essen kräftiger würzt und möglichst viel Mineralwasser trinkt – ruhig 2 oder 3 Liter, in kleineren Portionen über den Tag verteilt. Salztabletten oder mineralstoff-angereicherte Getränke brauchen allerdings nur Hochleistungssportler in heißem Klima (siehe hierzu auch ab Seite 142).

Übrigens: auch Vegetarier dürfen – und sollen sogar – mehr salzen. Weil sie viel Hülsenfrüchte, Obst und Gemüse essen, nehmen sie viel Kalium auf. Und dies braucht im Körper seinen Gegenspieler, nämlich Natrium... (siehe Seite 131).

Der Mythos vom Mangel

In fast regelmäßigen Abständen wird uns ein „neuer" Vitamin- oder Mineralstoffmangel verkündet. Sieht man sich die Meldungen genau an, entdeckt man fast immer, daß sie auf einer einseitigen, nicht repräsentativen Untersuchungstechnik basieren. Da wird oft Ursache und Wirkung ins Gegenteil verkehrt: viele Daten stammen von Schwerkranken mit Stoffwechselstörungen, die die Verwertung von Vitaminen und Mineralstoffen gerade verhindern! Den größten Nachahmungserfolg hatte wohl der amerikanische Professor Linus Pauling, der 1970 behauptete, wer täglich 1–2 Gramm Vitamin C zu sich nähme, sei lebenslang gegen Erkältungen und Grippe geschützt. Millionen von Amerikanern kauften daraufhin Vitamin C gleich kiloweise. Wissenschaftlich bewiesen ist die Wirkung bis heute nicht. Neuere Untersuchungen deuten sogar darauf hin, daß der Dauerkonsum von extremen Mengen Vitamin C Durchfall, Magen- und Darmgeschwüre und die Bildung von Nierensteinen begünstigt. Inzwischen ist es aber auch bei uns geradezu eine Mode geworden, Vitaminpillen zu schlucken. Überdies werden seit einiger Zeit Nahrungsmittel wie Fertigmenüs und Brot, Kartoffelchips und Margarine, Getränke, Bonbons und Kuchen künstlich vitaminiert und mit Mineralstoffen angereichert. Wenn man abwechslungsreich ißt, sind diese Zusätze jedoch ziemlich überflüssig. Sie werden zum größten Teil einfach wieder ausgeschieden.

Im letzten Bericht der Deutschen Gesellschaft für Ernährung heißt es dazu: „Ein biochemisch nachweisbarer Mangel an Vitaminen und Mineralstoffen ist eher die Ausnahme als die Regel." Besser könnte – dem Bericht zufolge – bei einigen Menschen lediglich die Versorgung mit Vitamin B_1 (Thiamin) und B_{10} (Folsäure) sein. Das trifft vor allem für Leute zu, die zuviel

Süßes essen – Zucker gilt als Vitamin-B_1-Räuber. Auch Frauen, die über längere Zeit Antibabypillen einnehmen, haben einen erhöhten Bedarf an B_6 und B_{10}. Zu den Ausnahmen von der Regel zählt laut DGE-Bericht außerdem:

Eisen – daran mangelt's vielen Frauen

Vier Gramm Eisen hält sich der Körper auf Vorrat. Pro Tag müssen etwa 1–2 mg Nachschub mit der Nahrung aufgenommen werden. Wenn die Eisenwerte zu stark absinken, geht's uns schlecht: wir sind müde und unkonzentriert, werden anfällig für Infekte, neigen zu Depressionen, bekommen trockene Haut, brüchige Nägel und Haarausfall.

Bei 20 bis 30 Prozent aller Frauen (vor den Wechseljahren) und bei etwa 40 Prozent aller Schwangeren wird ein zu niedriger Eisengehalt im Blut festgestellt. Die Gründe: die monatliche Regel zehrt durch den Blutverlust an den Reserven; und das Ungeborene braucht Eisen für seine Entwicklung.

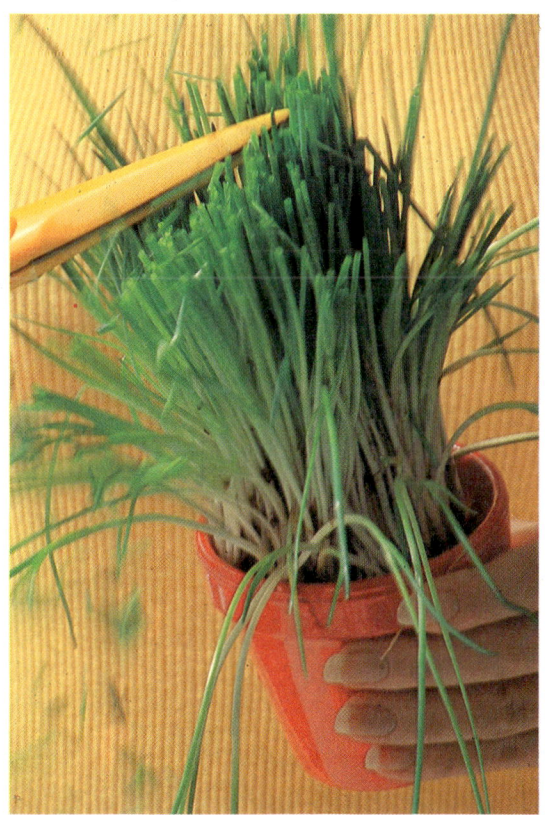

Küchenkräuter wie Schnittlauch und Petersilie enthalten viel Eisen und fast alle Vitamine. Es lohnt sich, sie im Topf zu kaufen: Verwendet man die Kräuter erntefrisch, verlieren sie am wenigsten von ihren wertvollen Inhaltsstoffen

Wie kriegt frau mehr Eisen?

Das meiste Eiweiß ist in tierischen Lebensmitteln enthalten – in Rindfleisch und vor allem in Leber. Inzwischen weiß man aber, daß der Körper das Eisen aus der Leber nur zu einem geringen Teil verwerten kann. Und Leber sollte man wegen ihres hohen Schadstoffgehalts sowieso eher selten essen. Relativ viel Eisen ist auch in Gemüse, Kartoffeln, Hülsenfrüchten, in Schnittlauch und Petersilie enthalten.

Mit einem Trick wird das Eisen aus der Nahrung besser verwertet: da Säure und Vitamin C die Eisenaufnahme steigern, sollte man möglichst oft ein Glas Obstsaft trinken oder Vitamin-C-reiches Obst essen.

Eisenmangel kann der Arzt durch einen Bluttest feststellen. Er wird dann Eisenpräparate verordnen. Die sollte man übrigens nicht mit Kaffee oder Tee hinunterspülen – die Gerbsäure in diesen Getränken macht das Eisen für den Körper schwer verwertbar.

Sportliche Frauen brauchen noch mehr Eisen...

Ausdauertraining kostet Eisen. Insbesondere Frauen, die lange Strecken laufen oder schwimmen, täglich Tennis oder Golf spielen, oft bergsteigen oder skilanglaufen, sollten möglichst viel Eisenhaltiges essen. Und öfter mal vom Arzt ihren Eisenspiegel im Blut bestimmen lassen, um einen möglichen Mangel mit Eisenpräparaten auszugleichen.

... und Vitamin E, Magnesium und Phosphat

Alle drei werden bei sportlicher Aktivität schneller abgebaut. Deshalb sollte man auf genügend Nachschub achten. Dafür braucht man keine Medikamente – die „richtigen" Nahrungsmittel sind schon ausreichend, wenn man nicht ausgesprochenen Hochleistungssport macht. (Siehe auch Tabellen auf Seite 238/39)

Hat Spinat wirklich soviel Eisen?

Nein, weniger als die meisten anderen Gemüsesorten. Außerdem ist er heute durch seinen hohen Nitratgehalt eher in Verruf geraten. Viele Kinder werden sich darüber freuen...

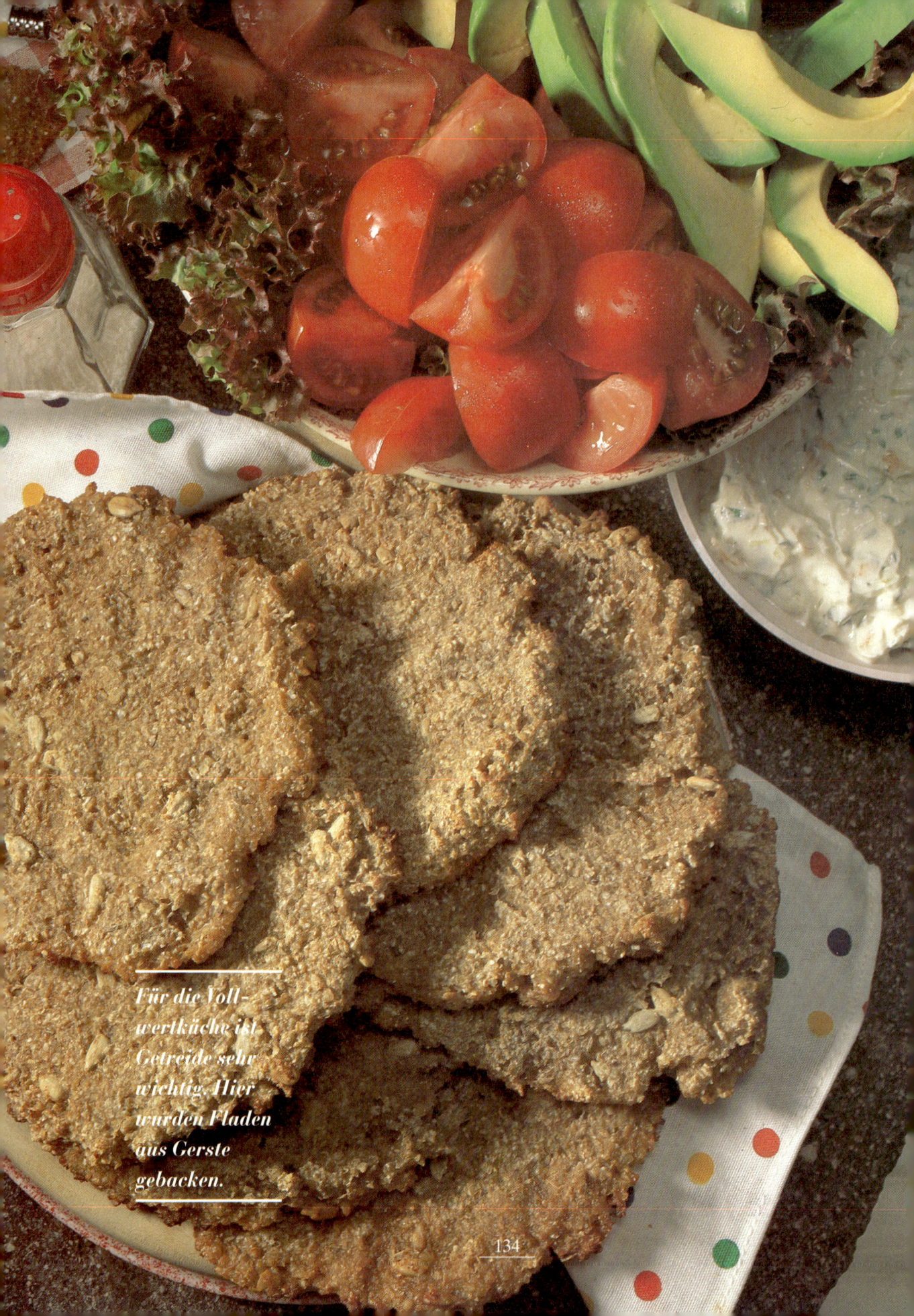

Für die Voll-
wertküche ist
Getreide sehr
wichtig. Hier
wurden Fladen
aus Gerste
gebacken.

VOLLWERTIG

Die neue und einfache Art, gesund zu essen

Wer die vielen nackten Zahlen und nüchternen Einzelheiten auf den letzten Seiten gelesen hat, wird erst mal verwirrt sein. Kohlenhydrate soll man essen – aber die haben doch so viele Kalorien. Eiweiß ist wichtig – aber wer viel Fleisch ißt, kann Gicht kriegen. Ohne Fett kann man nicht leben – aber wenn man das falsche erwischt, steigt der Cholesterinspiegel ... alles ziemlich kompliziert. Und wer will sein Essen schon mit dem Taschenrechner zusammenstellen? Diese Frage hat auch die Ernährungswissenschaftler beschäftigt. Sie mußten feststellen, daß trotz aller Erkenntnisse und Empfehlungen falsch gegessen wird: zuviel Fett, zuviel Eiweiß, zuviel Zucker – zu viele Kalorien. Und daß andererseits die „Kalorienzähler" oft gerade das weglassen, was für eine gesunde Ernährung wichtig ist.

Eine neue Formel wurde gefunden: Nährstoffdichte

Sie bedeutet:
1. Alle Nahrungsmittel, die energiearm und nährstoffreich sind, haben einen hohen gesundheitlichen Wert, das heißt eine hohe Nährstoffdichte.
2. Es kommt nicht darauf an, welche Nährstoffe ein einzelnes Nahrungsmittel enthält. Wichtiger ist, häufig unter allen gesunden Lebensmitteln abzuwechseln. Dann bekommt man alle notwendigen Nährstoffe – und gleichzeitig alle Vitamine, Mineralstoffe und Spurenelemente.
3. Satt essen sollte man sich an den Lebensmitteln mit hoher Nährstoffdichte. Als Zutat schaden dann auch Nahrungsmittel mit wenig Nährstoffen nicht.

Im Anhang dieses Buches (ab Seite 222) finden Sie eine Kalorientabelle, aus der auch die Nährstoffdichte aller gängigen Nahrungsmittel hervorgeht.

Vollwertkost ist die einfachste Art, mit hoher Nährstoffdichte zu essen. Das bedeutet keineswegs, daß man nur Körner und Gemüse essen darf. Man muß auch auf das Stück Torte oder die Schinkensemmel nicht gleich ganz verzichten. Es bringt schon was, wenn man sie ab und zu durch eine Quarkspeise oder eine Scheibe Vollkornbrot ersetzt.

Wer sich für die Zusammenstellung der Hauptmahlzeiten ein paar Grundregeln merkt, kann dazwischen ruhig mal sündigen. Außerdem bietet die Vollwertkost eine gute Gelegenheit, ganz neue Gerichte auszuprobieren. Sie werden sehen, daß sie köstlich schmecken können. Immer mehr Feinschmecker entdecken die Vollwertküche!

Die wichtigsten Regeln für vollwertiges Essen

1. Kochen mit viel frischen Zutaten

Pellkartoffeln sind besser als Instant-Püree, selbstgemachte Brühe besser als Brühwürfel, frische Kräuter besser als getrocknete. Wann immer es möglich ist, sollte man Gemüse und Obst frisch auf dem Markt kaufen und möglichst schnell verzehren. Denn bei der Verarbeitung zu Fertigprodukten gehen immer Nährstoffe und häufig auch das Aroma verloren. Zusatzstoffe verbessern zwar die Haltbarkeit und das Aussehen, nicht aber die Qualität. Gemüse, Salat und Obst verlieren allerdings im Kühlschrank schon nach einigen Tagen viele Vitamine. Für den Vorrat sind deshalb tiefgekühltes Obst, Gemüse und Kräuter besser. Sie werden gleich nach der Ernte eingefroren und sind in der Qualität kaum schlechter als frische Ware. Wichtig ist, alle Gemüse so kurz wie möglich, bei niedriger Hitze, in wenig Wasser zu garen!

2. Täglich eine Portion Gemüse und Obst roh auf den Tisch

Also: Gemüse auch als Salat zubereiten. Obst nicht nur als Kompott oder Saft, sondern häufiger frisch aus der Hand essen. In pflanzlichen Nahrungsmitteln sind nämlich außer den bekannten Nährstoffen (Kohlenhydrate, Fett, Eiweiß, Vitamine, Mineralstoffe) noch andere Bestandteile enthalten, die beim Erhitzen zerstört werden: natürliche Farb- und Bitterstoffe und bakterientötende Wirkstoffe zum Beispiel. In der Naturheilkunde wird ihre Wirkung seit Jahrhunderten genutzt, die Ernährungswissenschaft hat sie bislang kaum beachtet. Dabei haben sie nachweislich günstige, wahrscheinlich sogar vor Krankheiten schützende Wirkungen. Sie regen die Verdauungsenzyme und Hormone an, fördern die Wundheilung und ganz allgemein die Abwehrkräfte.

3. Fleisch in kleineren Portionen genießen

Fleisch sollte wieder, wie früher, die Rolle einer kleinen Beilage spielen. Wer viel Fleisch ißt, läßt dafür automatisch andere wichtige Lebensmittel wie Gemüse, Getreide und Obst weg. Und für eine gesunde, ausgewogene Ernährung ist Fleisch nicht unbedingt wichtig: es enthält keine Ballaststoffe, aber meist erhebliche Mengen (zum Teil verstecktes) Fett. Der Eiweißbedarf läßt sich ohnehin besser durch pflanzliche Lebensmittel decken, vor allem in Kombination mit Milchprodukten und Eiern.

4. Jeden Tag wenigstens ein Vollkornprodukt essen

Das ist bei uns besonders einfach: wir haben im Gegensatz zu vielen anderen Ländern ein Riesenangebot an Vollkornbroten. Sie schmecken so unterschiedlich, daß Brotessen nie eintönig wird. Außerdem kann man mit Naturreis, Vollkornnudeln und den verschiedenen Getreidesorten (Roggen, Weizen, Hirse, Buchweizen, Hafer, Gerste) immer neue Gerichte zusammenstellen. Inzwischen gibt es eine ganze Reihe von Kochbüchern mit guten Rezepten und Tips, wie man mit den fast vergessenen Getreidesorten umgeht. Ideal ist auch Müsli, weil das rohe Getreide beim frischen Schroten und Einweichen kaum Nährstoffe verliert. (Vorschläge für selbstgemachte Müslis finden Sie auf Seite 145.) Das Gute an den Vollkornprodukten: sie enthalten alle reichlich Ballaststoffe und Vitamine der B-Gruppe, die vielen anderen Nahrungsmitteln fehlen. Außerdem müssen Vollkornprodukte gründlich gekaut und dabei langsam gegessen werden. Und sie halten schön lange satt – man bekommt nicht so schnell Hunger auf Süßes.

5. Einmal in der Woche Fisch

Die gute alte katholische Regel „freitags Fisch" war nicht nur fromm, sondern auch gesund! Damit kann man den Vitamin-D-Bedarf für eine ganze Woche decken. Außerdem enthält Fisch viel wertvolles Eiweiß und die neu entdeckten Omega-Fettsäuren. Die meisten Fischsorten gehören immer noch zu den schadstoffarmen Nahrungsmitteln, ebenso wie die verschiedenen Krustentiere. Süßwasserfische stammen heute überwiegend aus (auf Sauberkeit kontrollierten) Zuchtteichen. Bei Meeresfischen gilt: kleinere, kurzlebige Fische wie Rotbarsch und Kabeljau sammeln weniger Schadstoffe an als die langlebigen großen Fische (Hai-, Thun- oder Schwertfisch).

6. Hülsenfrüchte in den Speisezettel einbauen

Erbsen, Bohnen, Linsen und Kichererbsen – daraus sollte man öfter mal ein Hauptgericht machen. Denn sie bringen viele Ballaststoffe, pflanzliches Eiweiß und die Minerale Kalium, Kalzium, Phosphor, Magnesium und Eisen. Außerdem alle B-Vitamine. Weil die meisten Hülsenfrüchte eine Garzeit von einer Stunde und mehr haben, sind Konserven hier eine zeitsparende Alternative. Sie werden industriell besonders schonend gegart und sind deshalb nicht weniger nährstoffhaltig als selbstgekochte. Außerdem behalten die weißen, roten und schwarzen Bohnen in der Dose ihre Farbe und zerfallen nicht.

Wer zu Blähungen neigt, nimmt statt Bohnen lieber Linsen, Kichererbsen und geschälte Erbsen. Für Eintöpfe kann man die Bohnen auch durch ein Sieb streichen, dadurch wird die Schale entfernt. Die blähende Wirkung entsteht nämlich durch bestimmte Stoffe in der Schale.

Hülsenfrüchte am Anfang in kleinen Portionen essen: Magen und Darm müssen sich erst auf sie einstellen!

7. Ab und zu Soja ausprobieren

Sojabohnen bestehen fast zur Hälfte aus Eiweiß – das ist mehr, als Fleisch zu bieten hat. Dabei sind sie im Gegensatz zu Fleisch völlig frei von Harnstoffen und enthalten kein Cholesterin. Und sie gehören zu den wenigen pflanzlichen Lebensmitteln, aus denen das Eisen gut verwertbar ist! Aus Sojabohnen wird eine ganze Reihe von Lebensmitteln hergestellt: Sojasprossen, Sojafleisch, Sojabohnenquark (Tofu), Sojasoße, Sojamilch, Sojamehl, Sojaöl. Weil letzteres über 60 Prozent ungesättigte Fettsäuren enthält, ist es ideal zum Kochen und Braten. Frische Sojasprossen (mit hohem Vitamin-C-Gehalt) gibt's inzwischen das ganze Jahr über in Beuteln abgepackt. Sie schmecken gut als Salat oder kurz gedünstet. Mit Sojasoße kann man nicht nur chinesische Gerichte interessant würzen. Geben Sie auch mal einen Schuß davon in die Salatsoße! Wer Tofu zum ersten Mal ißt, wird ihn vielleicht etwas langweilig finden: er schmeckt leicht säuerlich, hat aber ansonsten wenig Eigengeschmack. Er eignet sich aber gut als eiweißhaltige Verstärkung von Gemüsegerichten. Kräftiger im Geschmack wird er, wenn man Scheiben oder Würfel davon kurz anbrät.

8. Milch nicht nur pur

Es stimmt, Milch enthält hochwertiges Eiweiß und Kalzium. Nur: mit unserem hohen Fleisch- und Eierverbrauch bekommen wir meist schon überreichlich tierisches Eiweiß. Wem Milch gut schmeckt, der muß deshalb nicht darauf verzichten – er sollte sie dann allerdings nicht zusätzlich, sondern statt einer Mahlzeit trinken. Am gesündesten ist Vorzugsmilch, weil sie roh bleibt. Trinkmilch wird zum Verkauf ganz kurz auf etwas über 70 Grad erhitzt und verliert dabei schon einen kleinen Teil der Vitamine. H-Milch wird auf über 135 Grad erhitzt und verliert natürlich mehr – vor allem an Geschmack. Der fettarmen Milch, Magermilch und Buttermilch

sind die fettlöslichen Vitamine weitgehend entzogen. (Der Eiweißgehalt ist bei allen Milchsorten gleich.) Buttermilch hat jedoch den Vorteil, daß die B-Vitamine erhalten bleiben. Und daß sie darmaktivierende Milchsäure enthält. Das gilt auch für Joghurt. Seine darmfreundlichen Milchsäurebakterien bleiben nur in nicht erhitztem Naturjoghurt lebendig. In manchen Fruchtjoghurts ist davon nicht mehr viel übrig – dafür viel Zucker, Bindemittel und Konservierungstoffe. Noch ist übrigens nicht eindeutig geklärt, ob rechtsdrehender Joghurt besser ist. Viele Wissenschaftler halten ihn aber für besonders gut verdaulich. Eiweiß und Kalzium ißt man auch mit dem Käse – dabei ist Kalzium in Hartkäse höher konzentriert als in Weichkäse. Und schließlich: Quark. Er gilt in der Vollwerternährung als der wertvollste Eiweißlieferant überhaupt – vor allem, wenn er zusammen mit Kartoffeln oder Getreide gegessen wird. Sein Eiweißbestandteil Methionin wirkt sich günstig auf den gesamten Stoffwechsel und die Leber aus.

9. Auf Süßes muß man nicht ganz verzichten

Der Zucker in Bonbons, Kuchen, Schokolade liefert keine wichtigen Nährstoffe. Im Gegenteil, zum Abbau von Zucker benötigt der Körper auch noch das ohnehin knappe Vitamin B_1. Schokolade ist dazu noch extrem fettreich (Nougat zum Beispiel enthält 70 Prozent Fett!). Nun ist der Verzicht auf Zucker sicher die schwierigste Veränderung der Eßgewohnheiten. Aber für den Anfang reicht schon der sparsamere Umgang damit, etwa indem man versucht, ab und zu einen Tag lang ohne Süßes auszukommen. Das Tröstliche: je mehr man sich auf Vollwertkost umstellt, um so mehr läßt der Hunger auf Zuckriges nach. Dann mag man einfach nur noch kleine Portionen davon. Die Lust auf Süßes kann man auch „gesund" stillen: mit Obst, Früchteriegeln oder (ungeschwefeltem) Trockenobst – Rosinen, Aprikosen, Pflaumen, Äpfel. Oder mit Vollkornkeksen, die mit Honig gesüßt sind. Probieren Sie auch mal geröstete Soja- oder Sesamkerne. Sie sind ein gut schmeckender Ersatz für Zuckermandeln oder Salznüsse.

Was unterscheidet Vollwertkost von vegetarischem Essen?

Im wesentlichen zwei Dinge: in der Vollwertkost ist Fleisch erlaubt und Fisch sogar sehr wichtig – Vegetarier verzichten auf beides. Sie decken ihren Eiweißbedarf mit Hülsenfrüchten, Nüssen, Samen, Getreide und Soja. Für die Gesundheit ist das völlig ausreichend (die Tabelle rechts zeigt, wieviel Eiweiß in den Pflanzen enthalten ist). Auch die Deutsche Gesellschaft für Ernährung vertritt inzwischen die Meinung: „Ernährungsmedizinisch bringt eine Kost ohne Fleisch und Fleischwaren nur Vorteile."

Vegetarier werden in drei Gruppen unterteilt:

Ovo-Lakto-Vegetarierer essen außer pflanzlicher Kost auch die Produkte lebender Tiere – Eier, Milch, Butter und Käse.

Lakto-Vegetarier verzichten auf Eier, aber nicht auf Milch und Milchprodukte.

Veganer, die radikalste Gruppe, essen keinerlei Lebensmittel tierischer Herkunft, nur Pflanzen und Früchte.

(Pudding-Vegetarier werden übrigens Leute genannt, die statt Fleisch unvernünftige Mengen Süßes essen!)

Pflanzliche Eiweißlieferanten auf einen Blick

In 100 Gramm sind im Durchschnitt jeweils folgende Mengen Eiweiß enthalten:

Soja	Nußkerne
Sojabohnen 37 g	Haselnuß 14 g
Pflanzenfleisch 13,5 g	Walnuß 14 g
Tofu 5 g	Erdnuß 26,5 g
Vollsojamehl 37,5 g	Paranuß 14 g
	Pekannuß 12 g
Hülsenfrüchte	Mandeln 18 g
Bohnen 21 g	Kokosnuß 4 g
Kichererbsen 20 g	
Erbsen 23 g	Getreide
Linsen 23,5 g	Weizen 12 g
	Roggen 11,5 g
Samen	Hafer 15 g
Mohn 20 g	Hirse 10,5 g
Sesam 20 g	Buchweizen 10 g
Leinsamen 25 g	Grünkern 11,5 g
Kürbiskerne 32 g	
Sonnenblumenkerne 27 g	

Naturbelassene Nahrungsmittel gibt es nicht mehr

Wenn von Vollwertkost die Rede ist, taucht häufig die Forderung auf: naturbelassen soll die Nahrung sein. Das klingt gut – aber ist es realistisch? Leider nein. Es gibt bei uns kaum noch ein Lebensmittel, das nicht in irgendeiner Weise mit Schadstoffen in Berührung kommt:

○ Schwermetalle und andere Gifte gelangen mit Düngemitteln, Unkraut- und Ungeziefervernichtungsmitteln, Chemieabfällen, Autoabgasen in den Nahrungskreislauf.

○ Hormone, Antibiotika, Psychopharmaka werden an Schlachttiere verfüttert und lagern sich im Fleisch ab.

○ Mit künstlichen Zusatzstoffen zum Konservieren, Färben, Verdicken, Aromatisieren und Stabilisieren werden vor allem Fertigprodukte angereichert.

○ Und in jüngster Zeit müssen wir mit Verstrahlungen durch erhöhte Radioaktivität rechnen – die Katastrophe von Tschernobyl hat uns das zum ersten Mal so richtig bewußt gemacht. Die Auswirkungen von kleineren Atomreaktor-„Störfällen" sind bisher völlig unerforscht.

Keiner weiß, was langfristig noch auf uns zukommt. Jetzt nach dem Wurstigkeits-Prinzip „ist doch schon alles egal" zu leben und zu essen, wäre fahrlässig und sicher falsch. Sich bei jedem Bissen vorzurechnen, welche krebserregenden Zusätze er haben könnte, würde einen vor Sorge allerdings auch krank machen. Das Wunderwerk Organismus hält ja eine ganze Menge aus. Es ist mit einem komplexen Entgiftungssystem (vor allem Niere und Leber) ausgestattet, das mit vielen Störfaktoren erstaunlich gut fertig wird. Es rebelliert erst dann, wenn wir ihm zuviel auf einmal zumuten.

So kann man das Risiko von Schadstoffen reduzieren:

○ Abwechslungsreich essen
Dadurch sammelt sich im Körper weniger von einer Schadstoffsorte an. Und – noch wichtiger – man bekommt alle Nährstoffe, die die Abwehrkräfte stärken. Das macht widerstandsfähiger gegen Krankheiten – auch durch Schadstoffe ausgelöste.

○ Vollwertkost bevorzugen
Außer Nährstoffen bekommt man mit der Vollwertkost auch reichlich Ballaststoffe. Und die spielen bei der Immunabwehr eine besonders wirksame Rolle (siehe Seite 129).

○ Produkte ohne Konservierungsmittel kaufen
Achten Sie bei verpackten Waren immer auf die Zutatenliste. Die Reihenfolge der Zutaten richtet sich nach der Menge – mit dem Hauptbestandteil fängt's an. Weil die Mengen winzig sind, stehen die Konservierungsmittel, Farbstoffe, Emulgatoren und anderen Zusatzstoffe am Ende – oft nur durch E und eine Nummer gekennzeichnet. Sie dürfen zwar nicht gesundheitsschädlich sein, aber gesundheitsfördernd sind sie bestimmt nicht! Einige können zumindest Allergien auslösen. Wenn Sie die Wahl haben – nehmen Sie Ware ohne Zusatzstoffe (zum Beispiel bei abgepacktem Brot).

○ Ab und zu einen Entgiftungstag einlegen
An so einem Tag wird nicht gegessen, nur getrunken. Wenn der Körper nur Flüssigkeit bekommt, schwemmt er Schlacken und Schadstoffe schneller wieder aus. Was Sie an so einem Entschlackungstag zu sich nehmen dürfen, steht auf Seite 171.

○ Und nicht zuletzt: Fitness-Training machen!
Die Vorteile körperlicher Aktivität sind im ersten Teil dieses Buches ausführlich beschrieben. Hier deshalb nur ganz kurz: Kreislauftraining erhöht die Nährstoffaufnahme, stärkt die Abwehr, beschleunigt die Ausscheidungen – auch von Schadstoffen – und die gute Verdauung.

Was Sie selten essen sollten:

Leber und Niere

In ihnen lagert sich besonders viel Blei und Cadmium ab. Diese Organe funktionieren als Blutfilter, die Schwermetalle – aber auch Tierarzneimittel – bleiben dort zurück. In den Nieren ist die Konzentration noch zehnmal höher als in der Leber. Die Deutsche Gesellschaft für Ernährung empfiehlt: Leber nicht mehr als einmal pro Woche, Nierengerichte höchstens einmal im Monat. Als Faustregel gilt: Innereien von jungen Tieren sind weniger belastet – Kalbsleber und Hühnerleber ist deshalb besser als Rinder- und Schweineleber.

Muscheln und Austern

Diese Wassertiere sind regelrechte „Wasserstaubsauger", die Verunreinigungen aus dem Wasser filtern und ablagern. Von Muschelvergiftung hört man jetzt immer öfter – sie hat allerdings andere Ursachen: wenn sich Muscheln in warmem Wasser aufhalten, bilden sie körpereigene Gifte. Deshalb lieber, wie's früher üblich war, in den Monaten ohne R keine Muscheln und keine Austern essen. (Gemeint sind die warmen Sommermonate – Mai, Juni, Juli, August.)

Waldpilze

Wildwachsende Pilze speichern große Mengen Cadmium, Quecksilber, Blei, auch Radioaktivität. Vorsichtshalber sollte man sie nur einmal während der Pilzsaison essen. Zuchtpilze wie Champignons und Austernpilze sind weitgehend unbelastet, weil sie auf kontrollierten Nährböden wachsen.

Sind Obst und Gemüse aus biologischem Anbau gesünder?

Im Prinzip ja. Weil der Boden nicht durch Kunstdünger verdorben ist, weil die Pflanzen nicht gespritzt und die Früchte nicht mit Haltbarkeitszusätzen behandelt werden. Neueste wissenschaftliche Untersuchungen belegen auch: biologisch angebautes Obst und Gemüse enthalten einfach mehr wertvolle Inhaltsstoffe. Der Luftverschmutzung durch Industrie und Autoabgase sind diese Nahrungsmittel allerdings auch ausgesetzt.

Wie erkennt man überhaupt, ob die Waren tatsächlich aus biologischem Anbau stammen? Man sieht dem Obst und Gemüse ja nicht an, in welchem Boden sie gewachsen sind. Ungleiche Größe, natürliche Flecken, eine weniger hochglanzpolierte Schale sind noch keine Garantie. Seit immer mehr Menschen auf gesunde Ernährung achten, ist mit „Bio-Kost" ein gutes Geschäft zu machen – da wird auch viel Etikettenschwindel getrieben! Selbst in Reformhäusern ist nicht alles frei von Rückständen und chemischen Zusätzen. Sicher kann man nur bei Waren sein, die mit dem „neuform"-Zeichen verkauft werden. Dieses Qualitätszeichen wird nach Laborprüfungen an rückstandsfreie Markenprodukte der Reformhäuser vergeben. Frisches Obst und Gemüse testet diese Kontrollorganisation allerdings nicht. Da ist man als Käufer auf Glauben und Vertrauen angewiesen.

Hundertprozentig sicher kann man eigentlich nur sein, wenn man die Früchte direkt vom Erzeuger kauft und sich bei Besuchen auf dem Bauernhof selbst davon überzeugt, daß dort wirklich biologisch angebaut wird. Ein beschwerlicher Einkauf! Aber man könnte solche Besuche ab und zu mit Wochenendausflügen verbinden. (Mit dem Fahrrad – der Fitness wegen!) Biologische Bauernhöfe gibt es inzwischen in der Nähe jeder größeren Stadt. Die Adressen kann man in Reformhäusern und Naturkostläden erfragen. Sie stehen auch im „Alternativen Branchenbuch" (im Buchhandel).

So vermeidet man Schadstoffe bei Obst und Gemüse

Auch wer nicht aus biologischem Anbau kauft, kann das Risiko vermindern, zu viele Rückstände mitzuessen:

○ Essen Sie jeden Tag ein anderes Obst und Gemüse.

○ Wechseln Sie beim Gemüse ab zwischen Früchten, die unter der Erde, und solchen, die über der Erde wachsen.

○ Kaufen Sie öfter kleine Mengen frisch ein.

○ Meiden Sie Verkaufsstände, die an vielbefahrenen Straßen stehen.

○ Nehmen Sie lieber sonnengereiftes als Treibhausgemüse.

○ Waschen Sie alles gründlich unter warmem Wasser ab.

○ Schälen Sie Obst, falls möglich, dünn ab (obgleich in der Schale die meisten Vitamine sind – drunter bleiben noch genügend übrig).

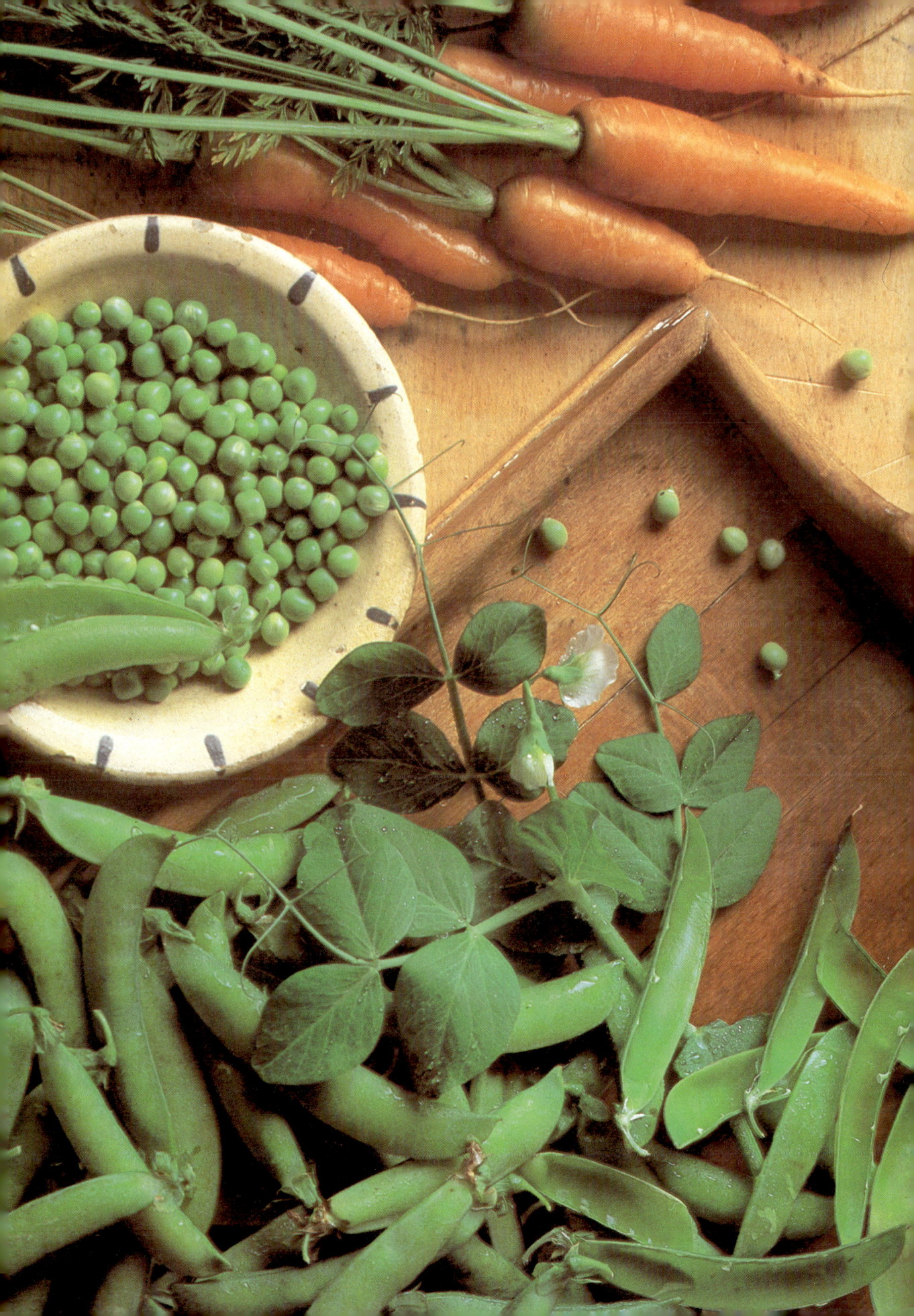

Kann man Fitness essen?

Immer wieder mal wird von Sportlern berichtet, die sich mit „Wunderdiäten" fit halten. Die einen essen angeblich morgens, mittags, abends Steak, die anderen ausschließlich Körner, wieder andere schwören auf geheimnisvolle künstliche Präparate. Meist ist das übertriebene Sensationsmache – vor konsequenter Nachahmung kann man nur warnen!

Für Leute, die viel Sport treiben, ist abwechslungsreiche Ernährung mit hoher Nährstoffdichte das einzig Wahre!

Gerade, wer sportlich aktiv ist, braucht alle Nährstoffe. Die gibt's mit dem richtigen Essen gratis – ganz ohne Zusatz-Präparate aus der Apotheke.

Die 12 häufigsten Fragen zu Ernährung und Sport:

1. Dürfen sportlich Aktive mehr essen?
Ja, aber sie müssen nicht. Es gibt keine Nahrungs- oder Kalorienmenge, die für alle richtig ist. Jeder Mensch, ob sportlich oder unsportlich, hat einen individuellen Bedarf an Energie, der vor allem anderen von seiner Konstitution, von Alter, Geschlecht und auch vom Klima abhängt. Insgesamt verbrennen sportlich sehr Aktive mehr Kalorien. Da wir alle aber dazu neigen, eher zu viel als zu wenig zu essen, reichen unsere Energie- und Fettreserven auch dafür. Wenn man sich viel bewegt, kommen Stoffwechsel und Verdauung so gut in Schwung, daß man ruhig den Appetit über die Eßmenge bestimmen lassen kann. Und auch wenn's mehr ist als in unsportlichen Zeiten, nimmt man nicht zu. Alle Erfahrungen zeigen übrigens, daß sportliche Betätigung auf die Dauer eher weniger Hunger macht als mehr.

2. Reichen drei Mahlzeiten am Tag?
Nein. Besser als die übliche Dreiteilung Frühstück, Mittag-, Abendessen sind fünf oder sogar sechs kleinere Mahlzeiten am Tag. So bleibt der Blutzuckerspiegel einigermaßen stabil und man schwankt nicht so stark zwischen rasendem Hunger und Völlegefühl. Am günstigsten ist es, zwischen den gewohnten Hauptmahlzeiten zwei

bis drei „Fitmacher" am Tag einzubauen. (Einige Beispiele stehen auf Seite 145).

3. Ist Eiweiß die beste Energienahrung?
Nein. Zwar braucht jede Zelle unseres Körpers täglich Eiweiß aus der Nahrung, um richtig funktionieren zu können. Dieser Bedarf wird aber mit abwechslungsreichem Essen in der Regel überreichlich gedeckt. Nur Profi-Kraftsportler in den Disziplinen Kugelstoßen oder Gewichtheben müssen zusätzliche Mengen Eiweiß essen, um ihre Muskelberge aufzubauen und zu erhalten. Für alle anderen ist eine Eiweißmast mit Riesensteaks und Eiweißkonzentraten dagegen geradezu gesundheitsgefährlich!

4. Macht Fett stark?
Nein. Jeder kennt das: nach einem fetten Essen ist man richtig müde und möchte am liebsten ein Nickerchen machen. Nicht gerade ideal für die sportliche Kondition! Der Körper leistet nämlich bei der Verdauung schwere Arbeit, für die viel sauerstoffreiches Blut aus Kopf, Armen und Beinen abgezogen werden muß. Sogar für Hochleistungssportler sind große Mengen Fett verboten, denn es wirkt leistungsmindernd.

5. Bringt Zucker Energie schnell zurück?
Jein. Die Kohlenhydrate im Zucker werden vom Körper eher zu gut aufgenommen: sie gehen direkt ins Blut. Wenn man nun während eines relativ kurzen Trainings schlappmacht (z. B. während einer Gymnastik-, Tanz- oder Tennisstunde), kann ein Riegel Traubenzucker tatsächlich helfen. Aber nicht lange – weil der Insulinspiegel so heftig darauf reagiert (siehe Kohlenhydrate Seite 127), wird man schon nach kurzer Zeit erst recht müde – und hungrig!

6. Gibt es besondere Sportler-Vitamine?
Nein. In Broschüren über die Ernährung von Hochleistungssportlern heißt es zwar, für Sportler seien die Vitamine A, B_1, B_6, C, E und Niacin „besonders wichtig". Inzwischen sind aber immer mehr Ernährungswissenschaftler der Meinung, daß auch aktive Sportler in gesundem Essen diese Vitamine ausreichend mitbekommen, denn der Körper braucht sie nur in Mini-Mengen. Überdosierung steigert die Leistung nicht.

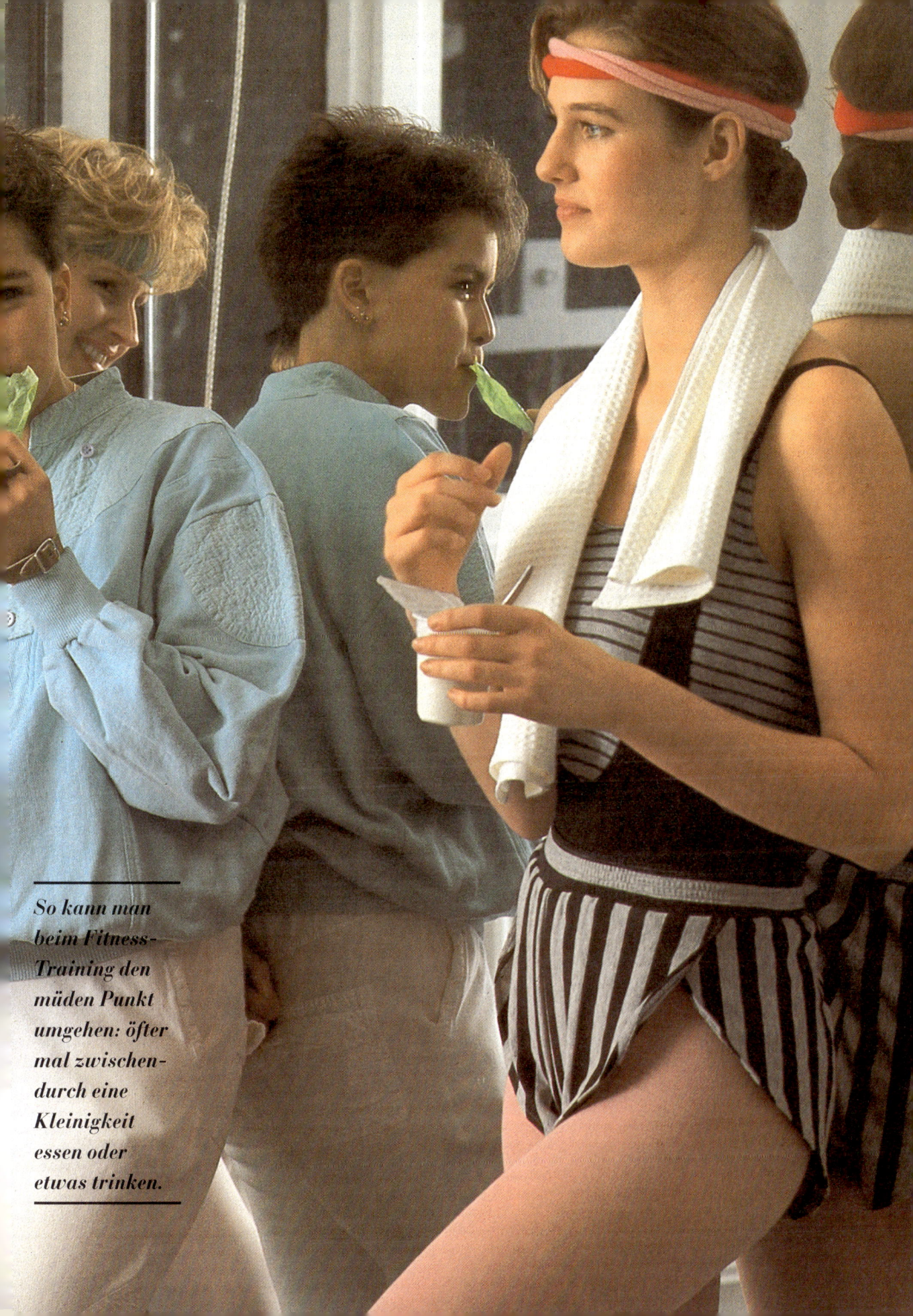

So kann man beim Fitness-Training den müden Punkt umgehen: öfter mal zwischendurch eine Kleinigkeit essen oder etwas trinken.

7. Essen direkt vor dem Start?

Nein. Auch nach einem leichten Essen ist der Körper erst mal mit der Verarbeitung beschäftigt. Am günstigsten ist es, wenn zwischen Essen und Beginn des Trainings oder Spiels zwei Stunden Pause liegen und wenn die Mahlzeit kohlenhydratreich ist, also Vollkornprodukte, Teigwaren, Gemüse und/oder Obst enthält.

8. Soll man sich zwischendurch stärken?

Ja. Zumindest sollte man beim Fitness-Training oder Sport immer etwas zum Trinken bei sich haben und für Notfälle eine Kleinigkeit zu essen. Selbst durchtrainierte Sportler erleben das ab und zu: plötzliches Hungergefühl, Kraftlosigkeit, Schwindel, Schweißausbruch, Schwarzwerden vor den Augen. (In der Sportlersprache wird diese Krise übrigens „Hungerast" genannt!) Sportanfängern kann so was passieren, wenn sie sich überfordern, mit wenig Kondition zu lange und zu intensiv trainieren. Dann sinkt der Blutzuckerspiegel plötzlich ab, die Kohlenhydratvorräte im Körper werden zu schnell aufgebraucht. Eine kleine Stärkung hilft: Früchteriegel, Traubenzucker, Kekse. Langfristig sind jedoch kohlenhydratreiche Mahlzeiten besser, weil sie größere Reserven im Körper bilden.

9. Braucht der Körper gleich nach dem Sport Nachschub?

Ja, wenn's um Trinken geht – nein, wenn's um Essen geht. Man braucht nur auf seinen Körper zu hören: die Anstrengung zögert den Hunger hinaus, der Durst jedoch meldet sich sofort! Zuerst muß der Wasserverlust ausgeglichen werden (siehe auch Frage 10). Wenn dann der Appetit wiederkommt, kann man natürlich essen. Kohlenhydratreich – so werden die verbrauchten Nährstoffe aufgefüllt, ohne den (müden) Körper stark zu belasten.

10. Wieviel darf man trinken?

Viel. In jedem Fall mehr als gewöhnlich. Und zwar schon vor und wenn möglich auch während der aktiven sportlichen Phase. Ideal wäre: alle Viertelstunde ein Liter Mineralwasser, pur oder mit Fruchtsaft gemischt. Das hört sich zwar nach ungeheuer viel an. Aber bei harter Arbeit (was Sport ja auch ist) verbraucht der Körper viel Flüssigkeit: stündlich zwischen einem dreiviertel und einem ganzen Liter. Wenn's heiß ist, sogar noch mehr. (Bei Fußballern hat man während eines Spiels bis zu drei Litern Schweißverlust gemessen!)

11. Reicht Wasser aus, um Sportler-Durst zu löschen?

Ja – wenn man nicht gerade Hochleistungssportler ist. Zwar gehen mit dem Schweiß auch Kochsalz und andere Mineralstoffe wie Kalium, Magnesium, Kalzium und Eisen verloren. Aber, wie schon gesagt, der Körper braucht diese Nährstoffe nur in ganz kleinen Mengen und erhält sie mit einer gesunden Kost wie der Vollwert-Ernährung reichlich. Und mit Mineralwasser bekommt man auch Kochsalz und Mineralstoffe. Das ideale Sportler-Getränk für alle, die nicht so konsequent auf gesunde Ernährung achten: Fruchtsaft, mit Mineralwasser verdünnt. Etwa im Verhältnis ein Drittel zu zwei Drittel, damit es nicht zu süß wird. In dieser Mischung ist alles drin: das Natrium des Mineralwassers und das ausgleichende Kalium der Früchte. Außerdem die Vitamine A und C und alle wichtigen Mineralstoffe.

12. Sind Fitness-Getränke besser?

Ja, für die Hersteller. Sie verkaufen ihre Getränke mit dem Argument, daß die (unterschiedliche) Mischung aus Fruchtzucker, Malz, Eiweiß, Vitaminen und Mineralstoffen schneller in den Kreislauf gelangt als gewöhnliches Wasser. Eine Reihe von wissenschaftlichen Studien in den USA haben inzwischen das Gegenteil bewiesen: Wasser gelangt schneller ins Blut. Wenn man allerdings keine Möglichkeit hat, nach dem Sport etwas zu essen (weil zum Beispiel das Fitness-Institut oder der Sportplatz weit weg ist von zu Hause), kann so ein kompaktes Nährstoff-Getränk eine hilfreiche Überbrückung gegen Hunger, Durst und Schwächegefühl sein.

Fitmacher für zwischendurch

Müsli

Durch seinen hohen Getreideanteil und die vielen Ballaststoffe ist das leichtverdauliche Müsli ideal als Frühstück oder für zwischendurch. Es gibt verschiedene Früchte-Müsli-Mischungen fertig zu kaufen. Sie haben aber fast alle den Nachteil, daß sie erhebliche Mengen Zucker enthalten. Man kann's aus der Zutatenliste auf der Verpackung herauslesen: steht zum Beispiel Zucker an zweiter Stelle, hat er auch mengenmäßig den zweitgrößten Anteil. Zusätzliche Zuckermengen verbergen sich hinter Bezeichnungen wie Dextrose, Glucosesirup, Rohzucker, Invertzucker oder Caramel. Da kommt man bei 100 Gramm leicht auf 400 Kalorien – aber mit den falschen, den isolierten, Kohlenhydraten! Besser ist, sich sein Müsli selbst zu mischen – da weiß man, was man ißt!

Spezial-Müsli auf Vorrat

20 g (2 Eßl.) Sonnenblumenkerne,
 6 g (1 Eßl.) Sesamsamen,
20 g (2 Eßl.) geschroteter Leinsamen,
30 g (2 Eßl.) Rosinen,
30 g (6 gehäufte Eßl.) Weizenkleie,
50 g (5 Eßl.) Haferflocken,
30 g (4 Stück) Dörr-Aprikosen.

Die Trockenfrüchte fein zerkleinern, dann alle Zutaten gut vermischen und in einem fest verschließbaren Behälter aufheben.

Die Mischung ergibt 20 schwach gehäufte Eßlöffel und hält sich wochenlang.

Für eine Portion nimmt man davon 1–2 Eßlöffel und rührt sie mit wechselnden Zutaten frisch an. Zum Beispiel mit Milch oder Joghurt oder saftigen Früchten wie Orangen, Mandarinen, Grapefruit, Weintrauben, Pfirsichen.

Quarkspeisen

Für fertig gekaufte Quarkspeisen gilt dasselbe wie für Müsli: die meisten enthalten viel Zucker. Deshalb lieber selbst anrühren. Quark ist der beste Eiweißlieferant überhaupt. Um nicht gleichzeitig zu viel Fett zu bekommen, öfter mageren Quark kaufen. Je nach Appetit kann man ihn süß oder salzig zubereiten. Süß: mit frischem Obst oder zerkleinerten Trockenfrüchten, mit Nüssen und Sanddorn. Salzig: mit frischen oder tiefgefrorenen Kräutern. mit Zwiebeln und Knoblauch, mit Pfeffer, Paprika, Meerrettich.

Joghurt

Bei fertig gekauften Früchtejoghurts dasselbe Dilemma: sie sind stark gesüßt. Es macht kaum Arbeit, ein Voll- oder Magermilchjoghurt im Geschmack und im Nährstoffgehalt aufzubessern: einfach ein paar gesunde Zutaten im Becher unterrühren. Zum Beispiel Bananen-, Orangen- oder Mandarinenstückchen, Sanddorn- oder anderen Früchtesaft, Kakaopulver, gehackte Nüsse, aber auch Dill und geraspelte grüne Gurke.

Süßigkeiten

Unter der Bezeichnung Gesundheitsriegel, Früchteriegel und ähnliches werden inzwischen überall „gesunde" Süßigkeiten verkauft. Schauen Sie auch hier auf die Zutatenliste, ob der Zucker ganz weit vorn steht – also einen sehr hohen Anteil hat! In Bioläden und Reformhäusern gibt's eine große Auswahl von Frucht-, Nuß-, Getreideriegeln, die ohne oder nur mit wenig Zucker (meist als Honig) auskommen. Besonders empfehlenswert sind die Riegel mit Getreide – sie machen schnell satt, ohne den Magen zu belasten. Das gilt auch für die vielerlei Sorten Vollkornkekse. Natürlich wird man von diesen konzentrierten Ballaststoffpäckchen durstig – aber Mineralwasser trinken Sie als sportlicher Mensch ja sowieso!

Bitte mehr trinken!

Dies ist eine ärztliche Anweisung. Denn die meisten Menschen, und vor allem Frauen, trinken zu wenig. Auf unseren Durst können wir uns anscheinend nicht verlassen. In Untersuchungen bei Übergewichtigen hat man festgestellt, daß viele Menschen essen, wenn sie eigentlich nur durstig sind. Bei Kindern meldet sich der Durst noch vehement, mit steigendem Lebensalter verlernen wir leider, auf die Bedürfnisse des Körpers zu hören.

Frauen sollten sogar mehr Flüssigkeit aufnehmen als Männer. Weil sie eher zu Blasenentzündungen neigen, muß ihr Harnsystem ständig gut durchgespült werden. Außerdem ist für eine straffe Haut die Feuchtigkeitszufuhr von innen am wirkungsvollsten.

Wieviel soll man denn trinken?

Zweieinhalb bis drei Liter Flüssigkeit pro Tag, sagen die Ärzte. Und wenn man, zum Beispiel beim Sport, ins Schwitzen kommt, sogar noch mehr! Diese Menge muß man zwar nicht „pur" trinken, einen guten Liter Flüssigkeit bekommt der Körper schon mit dem Essen. Aber eineinhalb bis zwei Liter sind immer noch eine ganze Menge. Vier Tassen Kaffee oder Tee am Tag machen erst einen halben Liter aus! Die Kaffee- oder Schwarztee-Menge zu erhöhen, ist allerdings keine Lösung. Möglichst viel sogenannte leere Flüssigkeit sollte man zu sich nehmen – der Körper braucht sie als Transportmittel für die Nährstoffe und die wasserlöslichen Vitamine. Als leere Flüssigkeit gelten nur Wasser und Kräutertee. Wer mehr für seine Gesundheit tun will, sollte sich also angewöhnen, beides regelmäßig zu trinken.

Tips für den
täglichen Gesundheits-Drink:

○ Sorgen Sie für einen Vorrat an Mineralwasser im Haus. Wenn Sie erhöhten Blutdruck haben, nehmen Sie natriumarmes Mineralwasser. Die Inhaltsstoffe müssen auf dem Etikett angegeben sein.

○ Stellen Sie sich jeden Morgen zwei Flaschen davon sichtbar bereit (auch am Arbeitsplatz). Trinken Sie über den Tag verteilt immer wieder ein Glas. Nicht nur zu den Mahlzeiten!

○ Besonders günstig ist es, vor dem Essen ein Glas zu trinken.

○ Verschönern Sie sich Ihr Glas Wasser ab und zu mit einer Zitronenscheibe oder einem Minzeblättchen.

○ Kaufen Sie sich verschiedene Kräuter- und Früchtetees, damit Sie Abwechslung im Geschmack haben. Kräutertees enthalten Kalium – der wichtige Ausgleich für Natrium (siehe auch „Salz", Seite 131). Wenn man sie in der Apotheke oder im Reformhaus kauft, unterliegen sie der Kontrolle der Arzneimittelbestimmungen: sie sind naturrein und besonders schonend behandelt.

○ Kochen Sie sich jeden Morgen gleich eine große Kanne Kräutertee. Sie können ihn in der Thermoskanne warm halten und mit etwas Honig süßen. Oder kalt trinken, mit einem Spritzer Zitronensaft.

Das soll nicht heißen, daß Sie nur noch Tee und Mineralwasser trinken dürfen. Das wäre ganz unrealistisch. In Maßen „gesund" sind auch folgende Getränke:

Kaffee und schwarzer Tee: Beide enthalten Coffein, eine Tasse Kaffee etwa 100–150 mg, Tee etwa $\frac{1}{3}$ davon. Dieser Stoff stimuliert die Großhirnrinde und erweitert die Arterien. Deshalb wird man davon munter, nach größeren Mengen aber auch unruhig. Eine Tasse Kaffee hilft oft schnell gegen Kopfschmerzen. (Marathonläufer trinken Kaffee aus ganz anderen Gründen: Coffein veranlaßt den Körper, mehr Fett und weniger Kohlenhydrate zu verbrennen. So haben sie für die späteren Phasen ihres langen Rennens eine größere Kohlenhydratreserve.) Wer Kaffee und Tee gut verträgt, kann ganz beruhigt bis zu sechs Tassen am Tag trinken – auf den Organismus wirken sie sich nicht schädlich aus.

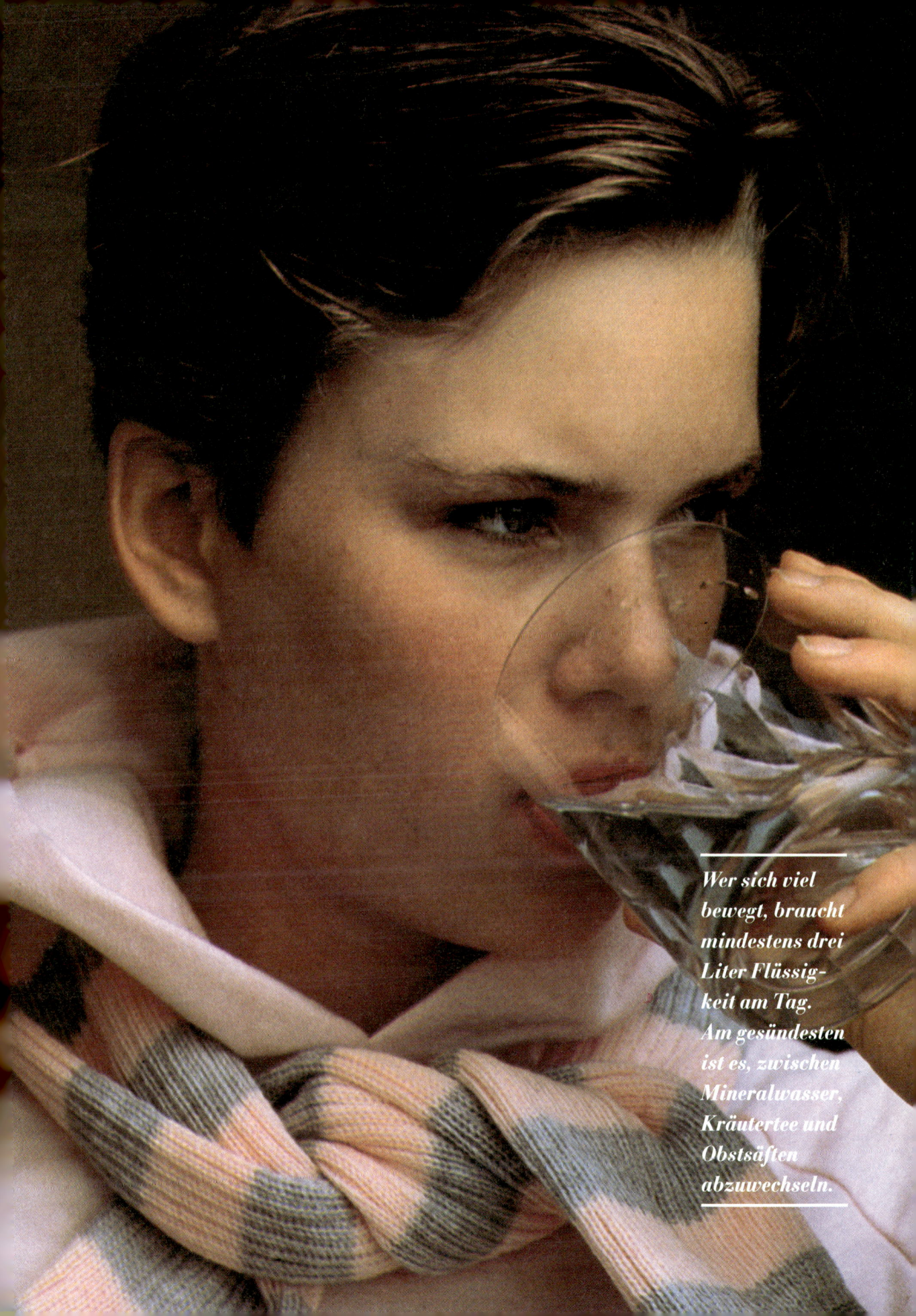

Wer sich viel bewegt, braucht mindestens drei Liter Flüssigkeit am Tag. Am gesündesten ist es, zwischen Mineralwasser, Kräutertee und Obstsäften abzuwechseln.

Kakao: Auch er hat noch Spuren von Coffein und wirkt deshalb anregend. Weil er außerdem eine Menge Mineralstoffe, vor allem Kalium, enthält, zählt er zu den gesunden Getränken. Trinken Sie ihn schwach gesüßt – eventuell mit Süßstoff – und mit Magermilch, damit nicht so viele Kalorien zusammenkommen.

Cola-Getränke: Sie enthalten auch Coffein, aus den Nüssen des Cola-Strauchs. Aber vor allem sehr viel Zucker – 100 Gramm in einem Liter! Von diesen Kalorienbomben kann man nur abraten. Wer den Cola-Geschmack mag, sollte zu Cola-Diätgetränken greifen – sie haben kaum Kalorien.

Fruchtsäfte: Um bei Fruchtsäften zu wissen, was man bekommt, muß man erst mal die Geheimsprache der Etiketten kennen:

Fruchtsaft oder naturreiner Fruchtsaft soll zu 100 Prozent aus den verarbeiteten Früchten bestehen – ohne Zusätze. Aber Ausnahmen sind erlaubt: in sonnenarmen Jahren dürfen bis zu 15 Gramm Zucker pro Liter zugesetzt werden. Saure Früchte (wie Zitrone, Johannisbeeren) können mit bis zu 200 Gramm Zucker pro Liter versüßt werden. Das muß allerdings auf dem Etikett stehen.

Fruchtnektar braucht nur 25 bis 50 Prozent reinen Fruchtsaft zu enthalten. Der Rest ist Wasser – und viel Zucker! Bis zu 20 Prozent sind erlaubt.

Fruchtsaftgetränke: Hier ist der Früchteanteil noch niedriger. Bei Zitrusfrüchten genügen schon sechs Prozent, bei Steinobst 10 Prozent, bei Kernobst und Trauben 30 Prozent. Und auch hier: jede Menge Zucker!

Fruchtlimonaden kommen schon mit ein paar Prozent Früchten aus und sind dafür besonders kräftig gesüßt.

Die beste Entscheidung: reinen Fruchtsaft kaufen und mit Mineralwasser verdünnen. Das schmeckt gut und spart Kalorien!

Gemüsesäfte sind eine gute Abwechslung zu Fruchtsäften. Sie müssen laut Vorschrift zu 100 Prozent aus Gemüse bestehen. Sie haben viel pflanzliches Eiweiß und Mineralstoffe und verhältnismäßig wenig Kalorien.

(Beim Gemüsetrunk beträgt der Anteil an reinem Gemüsesaft nur 25 bis 40 Prozent.)

Malzbier enthält zwar viele Kalorien (bis zu 500 pro Liter), aber auch eine Menge wichtiger Inhaltsstoffe: Vitamine, Mineralstoffe, Aminosäuren. Es wird aus dem Extrakt von Gerstenmalz hergestellt. Damit es nicht zu bitter schmeckt, wird Fruchtzucker zugesetzt. Es ist fast alkoholfrei (höchstens 0,5 Prozent) und kann durchaus mal eine Mahlzeit ersetzen.

Alkoholfreies Bier ist eine wirklich gute Erfindung auf dem Getränkesektor. Es hat alle gesunden Eigenschaften von Vollbier: es enthält viele Nährstoffe, ist leicht verdaulich, regt Kreislauf und Nieren an. Aber es liefert nur halb soviel Kalorien – etwa 220 statt 450 pro Liter. Manche alkoholfreien Biersorten schmecken so „echt", daß sie in Blindtests kaum vom normalen Bier zu unterscheiden sind. Auch Weißbier gibt's inzwischen alkoholfrei (der hohe Hefegehalt bringt zusätzlich B-Vitamine).

Diätbier ist nicht alkoholfrei! Es hat genausoviel Alkohol wie normales Bier, circa 4 Prozent. Nur die Kohlenhydrate wurden reduziert (wichtig für Zuckerkranke) und damit auch die Kalorien: Diätbier enthält etwa 350 Kalorien pro Liter.

Und was ist mit einfachem Leitungswasser?

In einer vor kurzem veröffentlichten Studie der Weltgesundheitsorganisation steht, daß hartes Leitungswasser das Risiko, Herz-, Kreislauf- und sogar Krebserkrankungen zu bekommen, verringert. Die genauen Ursachen dafür sind noch unklar, aber anscheinend hängt die Wirkung mit dem höheren Mineralstoffgehalt des Wassers zusammen. Endlich mal was Positives über hartes Wasser, das uns sonst eher ärgert, weil es die Haushaltsgeräte verkalkt!

Von Zeit zu Zeit wird man durch Meldungen über Schadstoffe im Wasser aufgeschreckt. Bisher handelte es sich dabei aber immer um lokale „Unfälle". In Deutschland wird das Trinkwasser regelmäßig und sorgfältig überprüft. Kommt es zu Verunreinigungen (durch Industriechemikalien oder Überdüngung zum Beispiel), muß die Bevölkerung sofort informiert und gewarnt werden. Minimale Mengen von Schadstoffen sind heute allerdings unvermeidlich – wie im Mineralwasser übrigens auch.

Ein besonderes Kapitel: Alkohol

Ein Glas Wein nach einem anstrengenden Tag, ein Bierchen oder zwei – das tut so richtig gut. Und dazu stehen sogar die Ärzte. Denn Alkohol in kleinen Mengen entspannt tatsächlich. Problematisch ist es erst, wenn auch das dritte oder vierte Glas täglich zur lieben Gewohnheit wird.

Die Inhaltsstoffe im Wein beugen dem Herzinfarkt vor, bekämpfen Bakterien (deshalb ist Rotwein gut gegen Darmprobleme im Urlaub), wirken krampflösend und heben einen zu niedrigen Blutdruck. Die Inhaltsstoffe im Bier fördern die Nierentätigkeit und die Verdauung.

Frauen sind hier benachteiligt: sie vertragen weniger Alkohol als Männer. Die Leber eines gesunden Mannes verkraftet klaglos 60 bis 80 Gramm Alkohol täglich. Frauen dürfen ihrer Leber nur etwa ein Drittel davon zumuten, wenn sie kein gesundheitliches Risiko eingehen wollen.

20 bis 30 Gramm Alkohol, wieviel ist das?

¼ Liter Wein oder Sekt oder
½ Liter Bier oder
1 kleines Glas Dessertwein oder
1 Schnaps (im 2 cl-Schnapsglas).

Für einen netten Abend ist das alles sehr wenig. Am besten, man gewöhnt sich ein paar „verlängernde" Tricks an:

○ Bestellen Sie immer eine Flasche Mineralwasser zum Wein.
○ Trinken Sie häufiger Schorle (halb Wein, halb Wasser) oder „Radlerwasser" (halb Bier, halb Limonade).
○ Steigen Sie auf Longdrinks um.
○ Und – wenn das Maß einmal zu voll war: legen Sie einen alkoholfreien Tag ein, damit die Leber sich erholen kann.

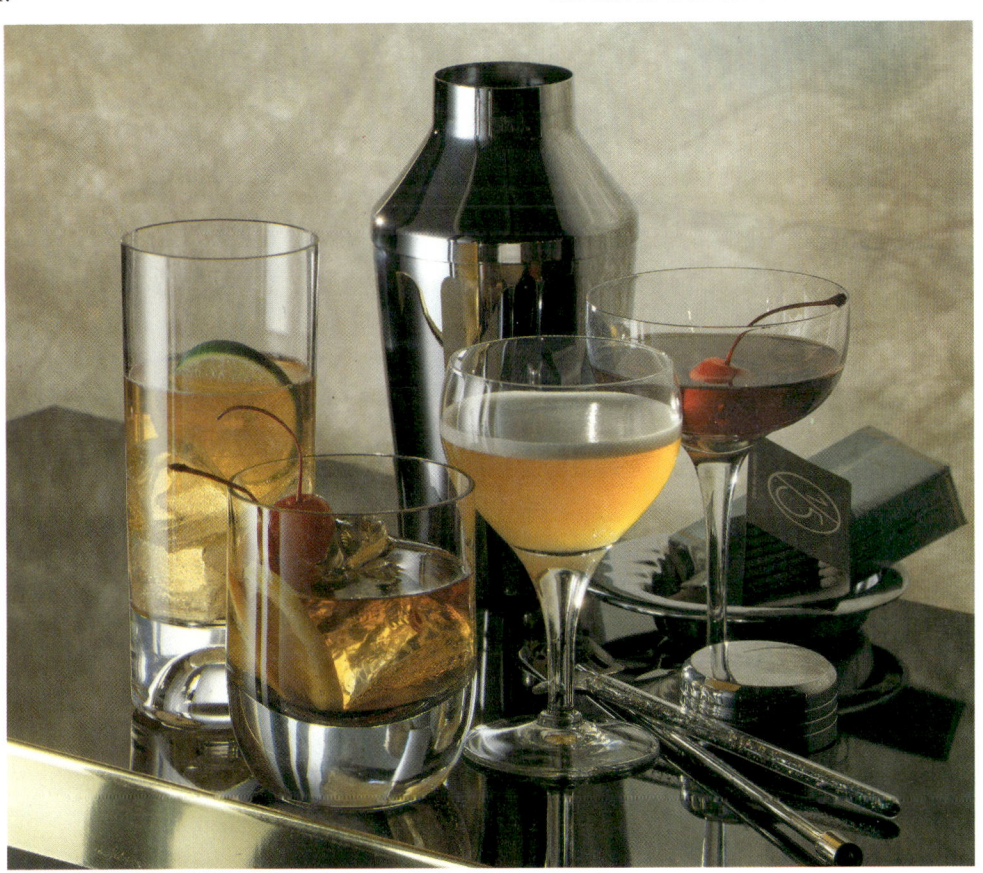

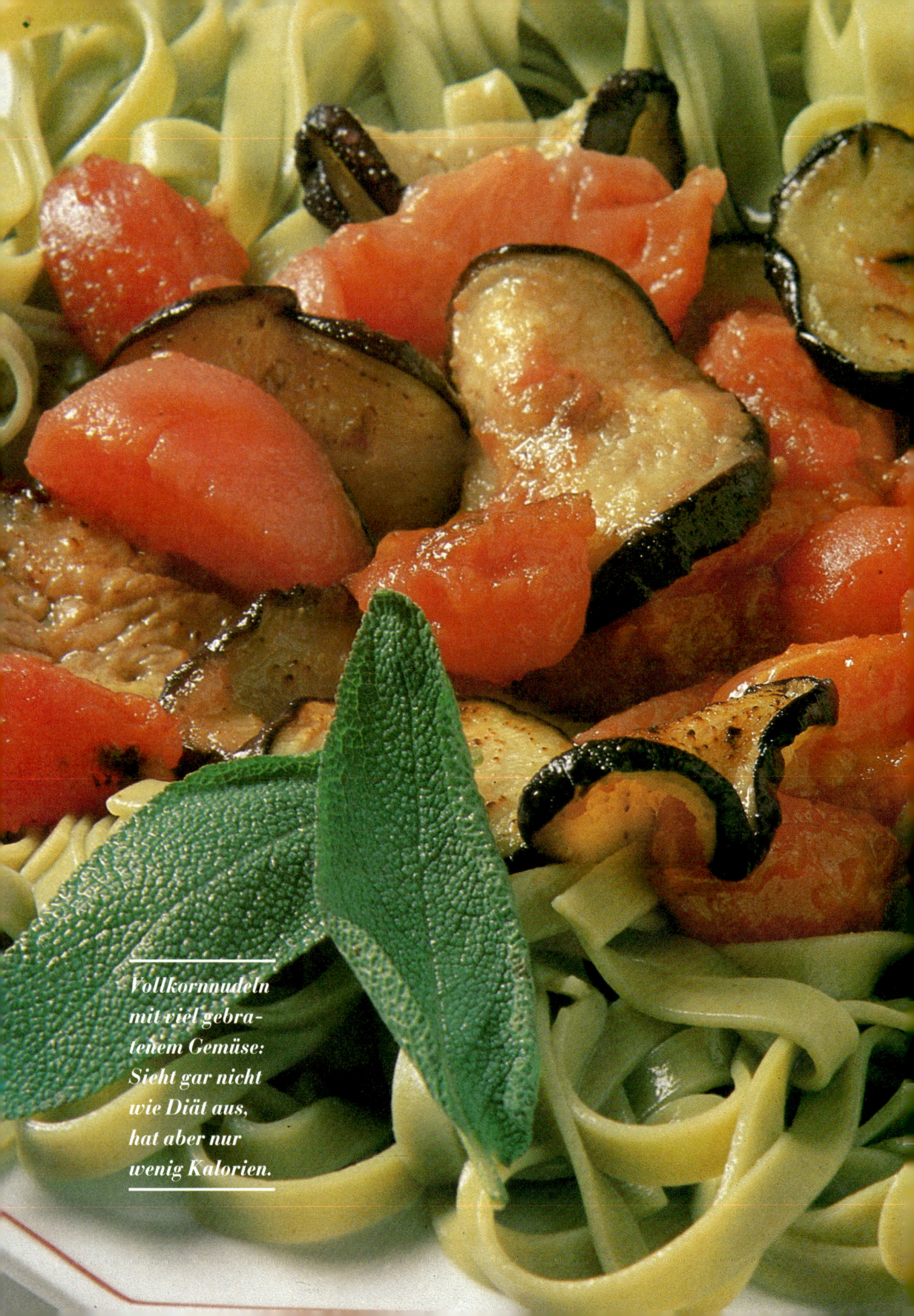

Vollkornnudeln mit viel gebratenem Gemüse: Sieht gar nicht wie Diät aus, hat aber nur wenig Kalorien.

ABNEHMEN

Mit gesundem Essen schlank werden

Vollwertkost macht schlank! Wenn Sie zu den Frauen gehören, die immer wieder gegen ein paar Pfund zu viel ankämpfen, werden Sie jetzt vielleicht skeptisch reagieren. Es stimmt trotzdem: wenn es Ihnen gelingt, sich langfristig auf vollwertige Ernährung umzustellen, werden Sie langsam aber sicher Pfunde verlieren.

Das hat ganz plausible Gründe:
- Vollkornprodukte, Obst und Gemüse haben durch den hohen Ballaststoffanteil ein großes Volumen. Auch mit relativ wenigen Kalorien ist der Teller gut gefüllt.
- Ballaststoffreiche Lebensmittel geben den Zähnen was zu tun. Bissen für Bissen muß gründlich gekaut werden. Man hat nie das Gefühl, zu wenig zu essen zu bekommen.
- Ballaststoffe quellen im Magen, man fühlt sich nach dem Essen angenehm satt.
- Vollwertkost fördert die Verdauung, sie bringt den Darm auf Trab. Das runde Bäuchlein, das oft von einem trägen Darm kommt, verschwindet.
- Und schließlich, ganz wichtig: weil der Körper mit weniger Verdauungsarbeit belastet ist, macht das Essen nicht träge und schlapp! Im Gegenteil, man fühlt sich munter und kräftig. Und bekommt dann auch Spaß daran, sich mehr zu bewegen, sportlich aktiv zu werden.

Die Brigitte-Fitness-Diät

Ein guter Einstieg für alle, die ihre Eßgewohnheiten in Richtung Vollwertkost verändern und dabei schnell einen Erfolg sehen wollen, ist die Brigitte-Fitness-Diät auf den folgenden Seiten.
○ Sie dürfen pro Tag 1200 Kalorien essen. Sie vermeiden dabei, was Radikalkuren so fragwürdig macht: wenn man sein Essen extrem reduziert, schaltet der Stoffwechsel auf Spargang und wertet das bißchen Nahrung besonders gut aus. Ißt man nach der Diät wieder normal, hat der Stoffwechsel sich so auf Miniportionen umgestellt, daß er die Nahrung zu gut verbrennt und in Reserven anlegt: man nimmt sofort wieder zu.
○ Die Rezepte sind so zusammengestellt, daß Sie viele Ballaststoffe bekommen. Das sättigt schön und hält lange vor.
○ Alle wichtigen Nährstoffe, Vitamine und Mineralstoffe kommen in ausreichender Menge vor. Wenn Sie die Rezeptmengen einhalten, müssen Sie weder Kalorien zählen noch zusätzliche Vitamine einnehmen.
○ Die Diät ist auf neun Tage angelegt. Da kann man am Samstag beginnen und sich um den Einkauf der Zutaten kümmern. Und am nächsten Sonntag schon den Erfolg auf der Waage feiern. (Die Diät läßt sich ohne Probleme bis zu vier Wochen fortsetzen.)
○ Weil Sie sich mit dieser Diät keineswegs schlapp, sondern enorm leistungsfähig fühlen, sollten Sie gleich in der Diät-Woche mit einem Fitness-Programm beginnen!
○ Ganz gleich, wofür Sie sich entscheiden – Gymnastik, Gehen, Joggen oder eine andere Sportart –, planen Sie während der Diät jeden Tag eine Stunde für Fitness ein. Diese Woche könnte dann gleichzeitig der Anfang für ein sportlich aktiveres Leben sein.
○ Wenn Sie erst mal in Schwung gekommen sind, wird es Ihnen leichter fallen, sich umzustellen: auf ausgewogenes, vollwertiges Essen, auf ein regelmäßiges Fitness-Programm. Wetten, daß es Ihnen dann sogar Spaß macht?

SAMSTAG

Sechskornbrötchen mit Banane

1 Sechskornbrötchen (75 g) oder 1 Vollkornbrötchen, 1 gestr. Eßl. Vollmilchjoghurt (15 g), 1 Banane (100 g), 1 Eßl. Knusperkleie (5 g).

Das Brötchen halbieren und beide Hälften mit dem Vollmilchjoghurt bestreichen. Die Banane schälen, in Scheiben schneiden und auf die Hälften verteilen. Mit Knusperkleie bestreuen.
(Kalorien: 300, Ballaststoffe: 8,0 g)

Knusperkleie gibt es inzwischen von verschiedenen Herstellern im Lebensmittelhandel, in Apotheken und Reformhäusern. Sie enthält neben Kleie meist geringe Mengen Zucker und Trockenfrüchte.

Apfel-Möhren-Drink

½ Apfel (75 g), 1 Flasche Möhrensaft (330 ccm), 1 Eßl. Weizenkleie, ½ Zitrone.
Den Apfel schälen und im Mixer pürieren. 250 ccm Möhrensaft abmessen und zugießen. Den restlichen Möhrensaft für das Abendessen aufheben. Die Weizenkleie unterheben und den Drink mit Zitronensaft abschmecken.
(Kalorien: 100, Ballaststoffe: 4,5 g)

Linsenpfanne

1 kleine Dose Tomaten (230 g), ½ Scheibe gekochten Schinken (30 g), 1 Zwiebel, 75 g frische Champignons, 150 g Brokkoli, 50 g rote Linsen, 1 Eßl. Weizenkleie, Salz, Pfeffer.
Die Tomaten auf einem Sieb gut abtropfen lassen. Flüssigkeit auffangen. Den Schinken und die abgezogene Zwiebel fein würfeln und in einer beschichteten Pfanne anbraten. Die geputzten, feingeschnittenen Champignons zugeben und kurz mitbraten. Die Tomatenflüssigkeit, den zerkleinerten Brokkoli und die Linsen zugeben. In der geschlossenen Pfanne bei kleiner

Hitze etwa 20 Minuten kochen. Tomaten und Weizenkleie zugeben und kurz in der Suppe erhitzen. Mit Salz und Pfeffer abschmecken.
(Kalorien: 400, Ballaststoffe: 18,5 g)

Kleiekekse mit Apfelquark

½ Apfel (75 g), 1 Eßl. Magerquark (20 g), 1 Prise Zimt, evtl. Süßstoff, 3 Kleiekekse (12 g; aus dem Reformhaus).
Die Apfelhälfte nochmals halbieren. Ein Viertel fein würfeln. Mit Magerquark und Zimt verrühren. Eventuell mit Süßstoff süßen. Die Mischung auf die Kekse verteilen. Das andere Apfelviertel dazu essen.
(Kalorien: 100, Ballaststoffe: 3,5 g)

Schollenfilet mit Fenchel (Foto rechts)

150 g Schollenfilet, ½ Zitrone, 2 Kartoffeln (125 g), Salz, ½ Fenchelknolle (100 g), 80 ccm Möhrensaft, 1 Eßl. TK-Kräuter, 1 Eßl. Weizenkleie, Pfeffer.
Schollenfilet mit Zitronensaft beträufeln und beiseite stellen. Geschälte Kartoffeln in Salzwasser etwa 20 Minuten kochen. Den geputzten Fenchel (etwas Fenchelkraut aufbewahren) in feine Scheiben schneiden und im heißen Möhrensaft in der geschlossenen Pfanne etwa 10 bis 15 Minuten dünsten. Das Schollenfilet darauflegen und weitere 5 bis 10 Minuten bei kleiner Hitze garen. Fisch und Fenchel auf einem vorgewärmten Teller warm stellen. Feingehacktes Fenchelkraut, TK-Kräuter und Weizenkleie zur Schmorflüssigkeit in die Pfanne geben. Mit Salz, Pfeffer und Zitronensaft würzen und über den Fisch gießen. Kartoffeln dazu servieren.
(Kalorien: 300, Ballaststoffe: 7,5 g)

Statt der angegebenen Brotsorten kann man auch jedes andere möglichst grobe dunkle Brot wählen. Sehr gut geeignet ist auch Kleiebrot. Fragen Sie beim Bäcker danach.

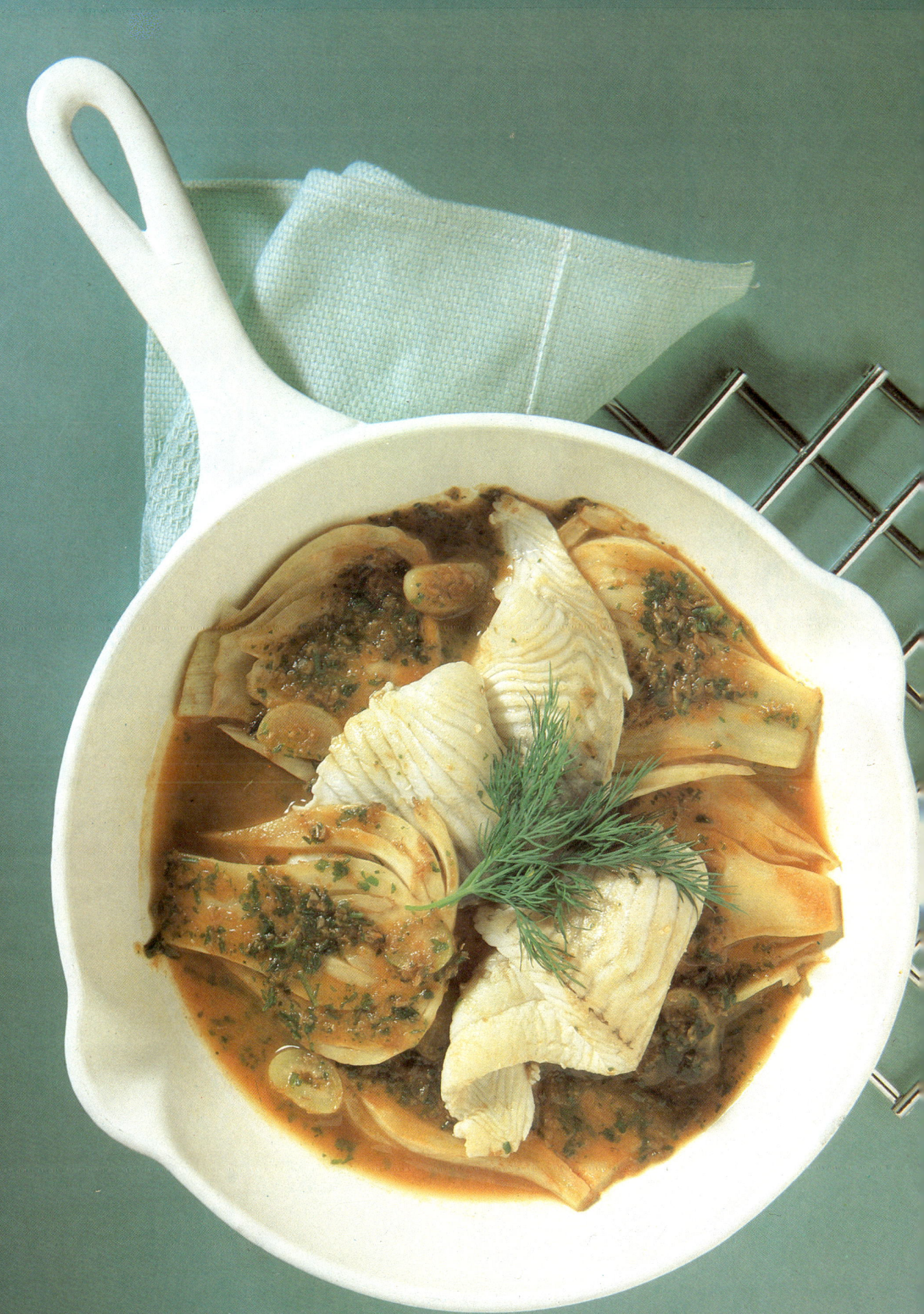

SONNTAG

FRÜHSTÜCK   ZWISCHENMAHLZEIT

Obstsalat mit Haferfleks (Foto unten)

*1 Apfel (100 g), 1 Kiwi, 100 g Erdbeeren (ersatz-
weise Johannisbeeren), Saft von 2 Orangen,
4 Eßl. Haferfleks (25 g).*

Apfel gründlich waschen, das Kerngehäuse her-
ausschneiden und den Apfel in schmale Spalten
schneiden. Die Kiwi sehr dünn schälen und in
feine Scheiben schneiden. Erdbeeren waschen,
putzen und halbieren. Obst auf einem Teller
anrichten, mit Orangensaft begießen und Haferfleks darüberstreuen.
(Kalorien: 295, Ballaststoffe: 8,0 g)

Haferfleks werden aus ganzen Haferkörnern
hergestellt. Sie sind sehr leicht und lassen sich
am ehesten durch Corn-flakes ersetzen.

Feigen

*2–3 frische Feigen (ca. 150 g), ersatzweise 2 klei-
ne getrocknete Feigen (ca. 40 g).*
(Kalorien: 100, Ballaststoffe: 6 g)

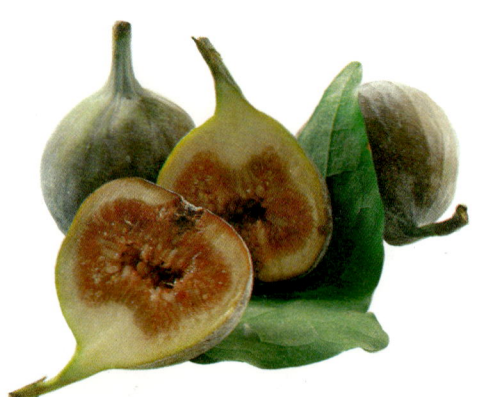

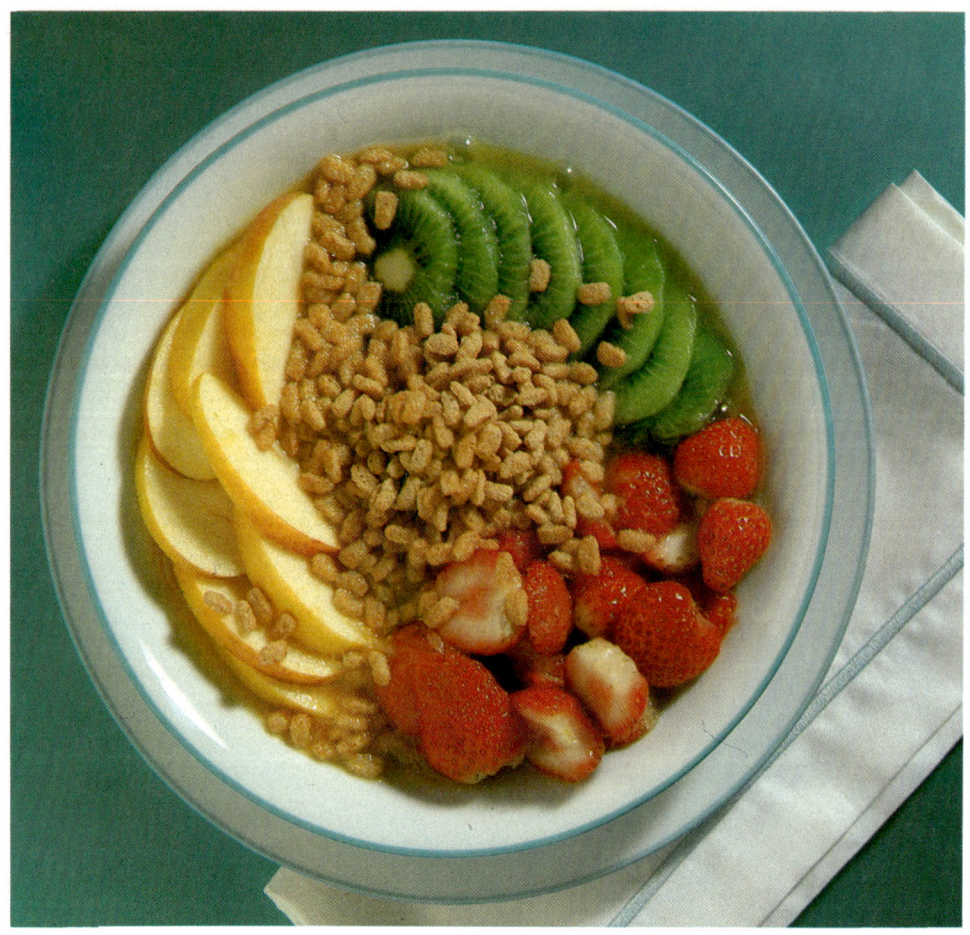

MITTAGESSEN

Schnelle Pizza (Foto unten)

*2 dünne Scheiben Weizenvollkornbrot (90 g),
1 Teel. Tomatenmark, 2 Tomaten (125 g), 50 g
frische Champignons, ½ grüne Paprikaschote,
1 kleine Zwiebel (20 g), 1 Scheibe Käse
(30 %; 40 g), Salz, Pfeffer, Oregano.*
Brotscheiben nebeneinander in eine ofenfeste
Form legen und mit Tomatenmark bestreichen.
Tomaten und Champignons waschen und in
Scheiben schneiden. Paprika, Zwiebel und Käse würfeln. Zunächst Tomaten und Champignons auf dem Brot verteilen, dann die Papri-
ka-, Zwiebel- und Käsewürfel darübergeben.
Mit Salz, Pfeffer und Oregano würzen. In den
Backofen schieben, auf 220 Grad/Gas Stufe 5
schalten und 20 Minuten backen. In der Form
servieren. (Kalorien: 405, Ballaststoffe: 13,5 g)

ZWISCHENMAHLZEIT

Weingelee

*100 g Weintrauben, 1 Blatt Gelatine, 2 Eßl. trok-
kenen Weißwein oder Traubensaft, 1 Limone
(ersatzweise ½ Zitrone), Süßstoff.*

Weintrauben waschen, halbieren und die Kerne
entfernen. In ein hohes Dessertglas füllen. Gelatine in kaltem Wasser einweichen. Weißwein,
75 ccm Wasser und Limonensaft in einem Topf
erhitzen, mit Süßstoff abschmecken. Die ausge-
drückte Gelatine in der heißen Flüssigkeit auflösen und etwas abkühlen `lassen. Über die
Trauben gießen und im Kühlschrank fest werden lassen. (Kalorien: 105, Ballaststoffe: 2 g)

ABENDESSEN

Gemüse-Pfannkuchen

*1 Dose Erbsen (135 g), 1 Dose Mais (135 g),
1 Teel. Öl, 1 Ei, 5 Eßl. fettarme Milch, 1 Eßl.
Weizenvollkornmehl (12 g), Salz.*
Gemüse abtropfen lassen. Erbsen und einen
Eßlöffel Mais in Öl in einer beschichteten Pfan-
ne andünsten. (Der restliche Mais ist für den
Spaghetti-Salat Seite 160.) Ei, Milch, Mehl und
eine Prise Salz mit einem Schneebesen glattrüh-
ren und über das Gemüse gießen. Bei kleiner
Hitze in der geschlossenen Pfanne etwa sieben
Minuten stocken lassen, umwenden und die an-
dere Seite backen.
(Kalorien: 30, Ballaststoffe: 12 g)

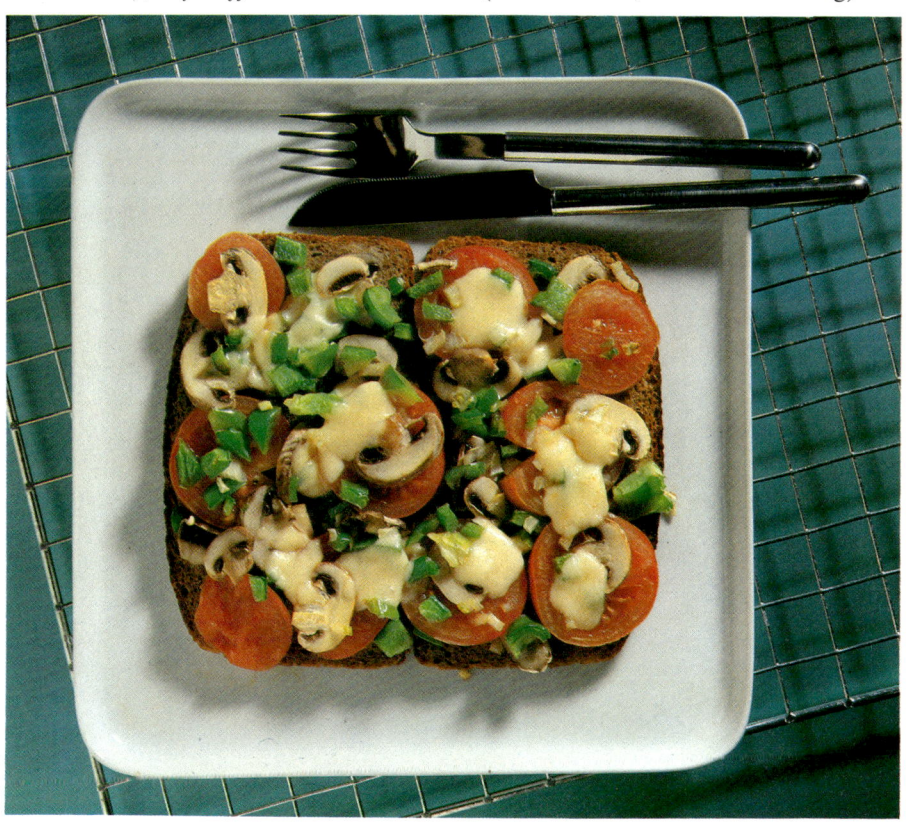

MONTAG

FRÜHSTÜCK

ZWISCHENMAHLZEIT

Müsli mit Trockenfrüchten

*3 getrocknete Aprikosen, 2 Kurpflaumen (Trok-
kenpflaumen ohne Stein), 3 Eßl. Haferflocken
(25 g), 1 Eßl. Knusperkleie (5 g), 1 Teel. Kokosraspeln (5 g), 1 Teel. Honig, 100 ccm Buttermilch.*

Aprikosen und Pflaumen fein würfeln. Haferflocken, Knusperkleie und Kokosraspeln in einem tiefen Teller mischen. Trockenfrüchte darüber verteilen, mit Honig beträufeln und mit
Buttermilch übergießen.

(Kalorien: 300, Ballaststoffe: 14 g)

Eisbergsalat (Foto unten)

*50 g Eisbergsalat (ersatzweise Feldsalat oder
Löwenzahn), ½ Bund Radieschen, 2 Eierl. Öl,
1 Teel. Zitronensaft, Senf, Salz, Pfeffer, 1 Eßl.
Kresse oder gehackte Petersilie, flüssiger Süßstoff.*

Salatblätter waschen, abtropfen lassen und in
schmale Streifen schneiden. Gewaschene Radieschen in dünne Scheiben schneiden. Beides
zusammen auf einem Teller anrichten. Öl, Zitronensaft, eine Messerspitze Senf, zwei Eßlöffel Wasser, Salz und Pfeffer verrühren. Mit Süßstoff abschmecken und mit den Kräutern über
den Salat geben.

(Kalorien: 100, Ballaststoffe: 2,5 g)

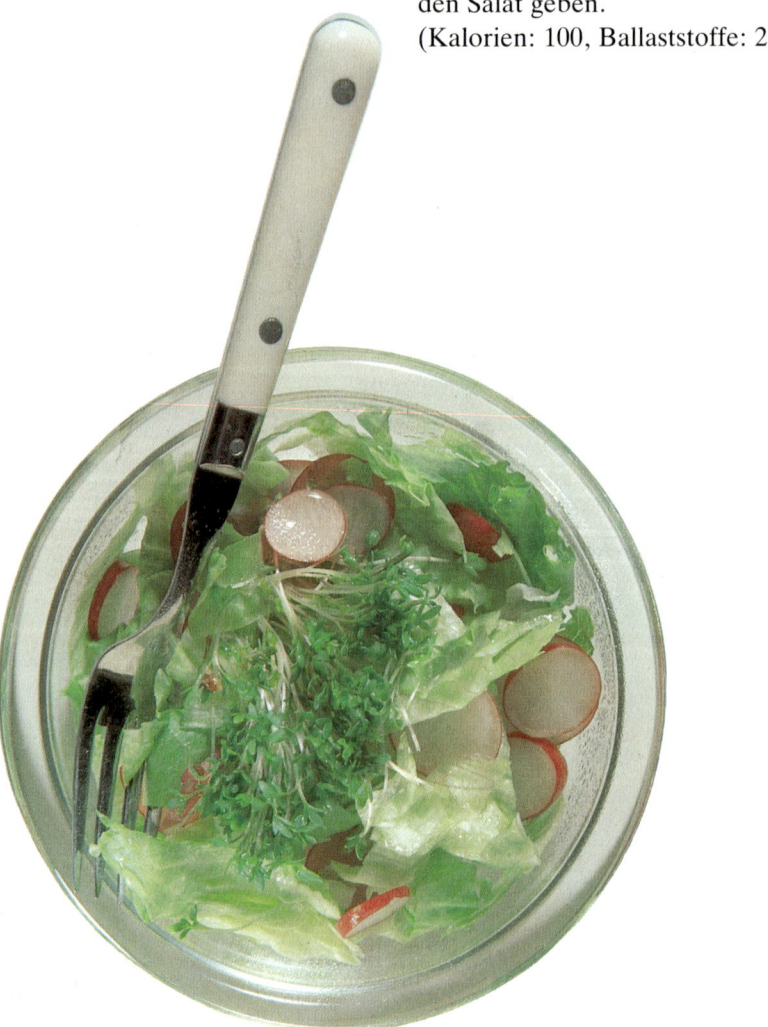

Kartoffel-Gemüse-Auflauf

2 Kartoffeln (150 g), 2 Möhren (150 g), 100 g Rosenkohl, Salz, 1 Ei, 1 Eßl. Milch, 1 Eßl. Crème fraîche, 25 g Reibekäse, ½ Päckchen TK-Kräuter, Pfeffer.

Kartoffeln und Möhren in dünne Scheiben schneiden. Rosenkohl putzen. Alles zusammen in wenig Salzwasser in 15 bis 20 Minuten knapp gar kochen. Inzwischen Ei, Milch, Crème fraîche, Käse und die TK-Kräuter verrühren. Mit Salz und Pfeffer würzen. Das Gemüse in einer kleinen ofenfesten Form oder auf einem Porzellanteller anrichten. Mit der Soße übergießen und unter dem Grill oder im vorgeheizten Backofen hellbraun überbacken.

(Kalorien: 400, Ballaststoffe: 12 g)

Orange mit Datteln

1 Orange (150 g), 2 getrocknete Datteln (10 g), Zitronensaft, 1 Eßl. Knusperkleie

Orange schälen und in Stücke schneiden. Datteln entsteinen und kleinschneiden. Orangenwürfel mit Datteln auf einem Teller anrichten, mit etwas Zitronensaft beträufeln und mit Knusperkleie bestreuen.

(Kalorien: 100, Ballaststoffe: 6 g)

Kleieknäcke mit Tomaten (Foto unten)

2 Scheiben Kleieknäcke, 2 Salatblätter, 40 g Corned beef, 1 kleine Zwiebel, 1 Eßl. Schlagsahne (10 g), 1 Eßl. Crème fraîche (25 g), 2 gehäufte Eßl. Magerquark (60 g), Salz, Pfeffer, Edelsüß-Paprika, 2 Tomaten (150 g), einige Basilikumblätter (ersatzweise Petersilie).

Kleieknäcke mit den gewaschenen, abgetropften Salatblättern und je einer halben Scheibe Corned beef belegen. Zwiebel abziehen und in kleine Würfel schneiden. Mit Schlagsahne, Crème fraîche und Magerquark verrühren. Mit Salz, Pfeffer und Paprika kräftig würzen. Auf die beiden Knäckescheiben verteilen. Tomaten in dünne Scheiben schneiden, salzen und pfeffern und mit Basilikum anrichten. Tomaten zum Knäckebrot essen.

(Kalorien: 300, Ballaststoffe: 9,5 g)

Während der Diät sollten Sie großen Verlockungen aus dem Weg gehen und um Süßwarenläden, Bäckereien und Imbißbuden einen großen Bogen machen. Allein der Anblick und der Duft bringen die Verdauungssäfte so sehr ins Fließen, daß man nur schwer verzichten kann.

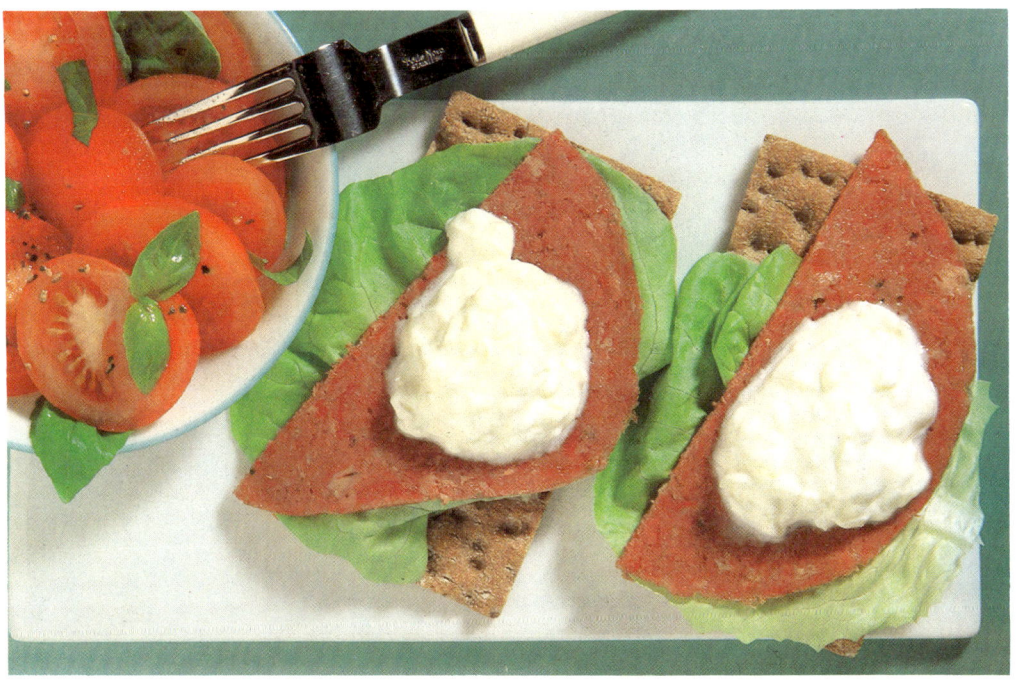

DIENSTAG

Sechskornbrot mit Paprika-Quark

½ Grapefruit, ½ Bund Petersilie, 2 gehäufte Eßl. Magerquark (60 g), 1 Eßl. Crème fraîche (15 g), 1 Eßl. Schlagsahne (10 g), Salz, Pfeffer, Edelsüß-Paprika, 1 Scheibe Sechskorn- oder Roggenbrot (45 g), ½ Paprikaschote (80 g).

Grapefruit auspressen (die zweite Hälfte im Kühlschrank für Mittwoch aufbewahren). Petersilie fein hacken, mit Magerquark, Crème fraîche, Sahne, Salz, Pfeffer und Paprika verrühren. Den Quark auf das Brot streichen. Die Paprikaschote fein würfeln und auf dem Quark verteilen. Grapefruit-Saft dazu trinken.
(Kalorien: 295, Ballaststoffe: 6 g)

Frischkäse mit Gurke

50 g Salatgurke, 1 kleine Zwiebel, 2 Eßl. körniger Frischkäse, 1 Eßl. Weizenkleie, ½ Kästchen Kresse, ½ Knoblauchzehe, Salz, Pfeffer.

Gurke und Zwiebel schälen und in feine Würfel schneiden. Frischkäse mit Weizenkleie, Kresse und zerdrückter Knoblauchzehe verrühren. Zwiebel- und Gurkenwürfel zufügen und die Mischung mit Salz und Pfeffer abschmecken.
(Kalorien: 100, Ballaststoffe: 4 g)

Rote-Bohnen-Eintopf (gr. Foto rechts)

100 g mageres Rindfleisch (Roastbeef oder Filet), 1 Teel. Öl, 1 Stange Porree (100 g), 2 mittelgroße Kartoffeln (100 g), 200 ccm Brühe (Instant), 50 g rote (oder weiße) Bohnen aus der Dose, Salz, Tabasco oder Cayennepfeffer.

Das Rindfleisch in kleine Würfel schneiden und in einem Teelöffel Öl in einer beschichteten Pfanne anbraten. Porree putzen und in dünne Ringe schneiden, zum Fleisch geben. Kartoffeln schälen, würfeln und mit der Brühe ebenfalls zum Fleisch geben. Bei kleiner Hitze 15 bis 20 Minuten garen. Die Bohnen einige Minuten miterhitzen. Den Eintopf mit Salz und Tabasco oder Cayennepfeffer abschmecken.
(Kalorien: 400, Ballaststoffe: 8 g)

Brombeer-Joghurtmix

100 g TK-Brombeeren oder Heidelbeeren, Mark ½ Vanilleschote, 1 Eßl. Weizenkleie, ½ Becher Vollmilchjoghurt (75 g), Süßstoff.

Alle Zutaten im Mixer pürieren. Eventuell Wasser zugeben, falls die Mischung zu dickflüssig ist. Mit Süßstoff süßen und gekühlt in einem Glas servieren.
(Kalorien: 90, Ballaststoffe: 11 g)

Die Reste von Kleieknäcke, Vollkornnudeln und -zwieback sollten Sie auch nach der Diät in Ihren Speisezettel einplanen. Dann kommen Sie leichter auf die empfohlene Menge von 30 Gramm Ballaststoffen pro Tag.

Fenchelsalat mit Feigen (kl. Foto rechts)

½ Fenchelknolle (100 g), 1 Apfel (100 g), 2 getrocknete Feigen, Zitronensaft, 1 Eßl. Öl, Salz, 1 Prise Zucker, Pfeffer, 1 Teel. Sonnenblumenkerne oder gehackte Mandeln.

Die Fenchelknolle putzen und in hauchdünne Scheiben schneiden, das Fenchelgrün fein hacken. Apfel und getrocknete Feigen kleinschneiden und mit dem Fenchel mischen. Zitronensaft, Öl, Salz, Zucker und Fenchelgrün zu einer Soße verrühren. Mit Salz und Pfeffer abschmekken und über den Salat gießen. Mit Sonnenblumenkernen bestreut servieren.
(Kalorien: 310, Ballaststoffe: 9 g)

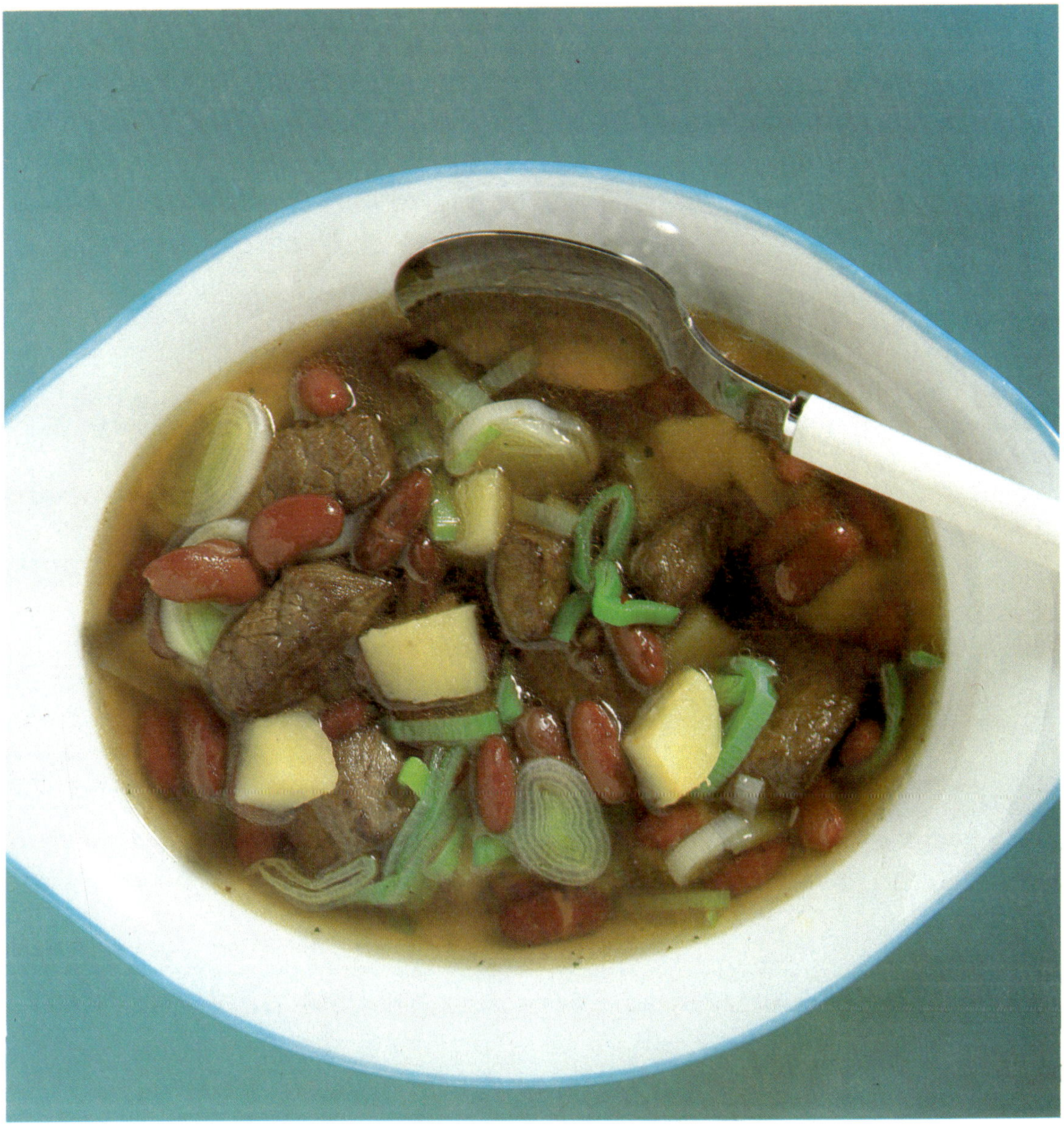

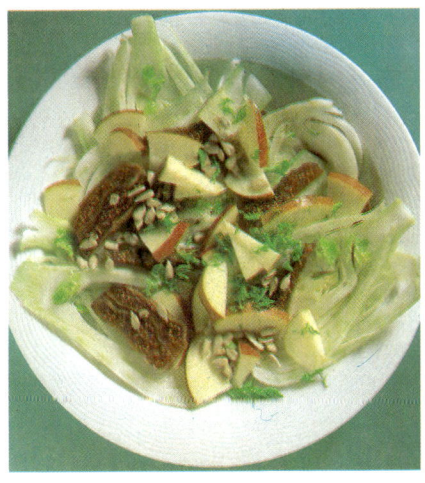

MITTWOCH

Gefüllte Grapefruit

½ Grapefruit (125 g), 1 kleiner Apfel (100 g), 2 Datteln (10 g), 1 Eßl. 3-Kornflocken (ersatzweise Haferflocken), 1 Teel. Honig, 1 Teel. gehackte Haselnüsse (5 g), 1 Scheibe Vollkornknäcke, 2 gestr. Eßl. Vollmilchjoghurt (30 g).

Fruchtsegmente mit einem scharfen Messer aus der Grapefruit heben. Den Apfel schälen und fein würfeln. Die Datteln entkernen und ebenfalls fein würfeln. Die Fruchtsegmente, Apfelwürfel, Datteln und 3-Kornflocken mischen und in die Grapefruit füllen. Mit Honig beträufeln und mit gehackten Haselnüssen bestreuen. Vollkornknäcke mit Joghurt bestreichen und zu der Grapefruit essen.

(Kalorien: 300, Ballaststoffe: 7 g)

Beerensalat

Je 50 g Himbeeren, Brombeeren und Erdbeeren (ersatzweise eine Sorte TK-Früchte), 1 Teel. Honig, 1 gestr. Teel. Crème fraîche (5 g).

Die Beeren waschen, putzen (TK-Früchte auftauen lassen) und in einer Schüssel mischen. Mit Honig beträufeln und Crème fraîche auf die Mitte geben.

(Kalorien: 100, Ballaststoffe: 9,5 g)

Spaghetti-Salat (Foto unten)

50 g Vollkornspaghetti, Salz, ½ rote Paprika (80 g), 3 Gewürzgurken (75 g), 1 Scheibe Lachsschinken, 100 g Mais (aus der Dose), 1 gestr. Teel. Crème fraîche (5 g), 2 gestr. Eßl. Vollmilchjoghurt (30 g), 1 Teel. Salatmayonnaise (50 %; 5 g), Pfeffer, 1 Eßl. geraspelter Käse (30 %; 10 g).

Spaghetti in Salzwasser in acht Minuten bißfest kochen. Abgießen, mit kaltem Wasser abspülen und abkühlen lassen. Paprika entkernen und in feine Würfel schneiden. Gewürzgurken in dünne Scheiben und Lachsschinken in Streifen schneiden. Spaghetti, Paprika, Gurke und Schinken in einer kleinen Schüssel mischen. Den Mais darunterheben. Für die Soße Crème fraîche, Joghurt und Mayonnaise verrühren, mit Salz und Pfeffer kräftig abschmecken und über den Salat gießen. Mit geraspeltem Käse bestreuen.

(Kalorien: 400, Ballaststoffe: 11 g)

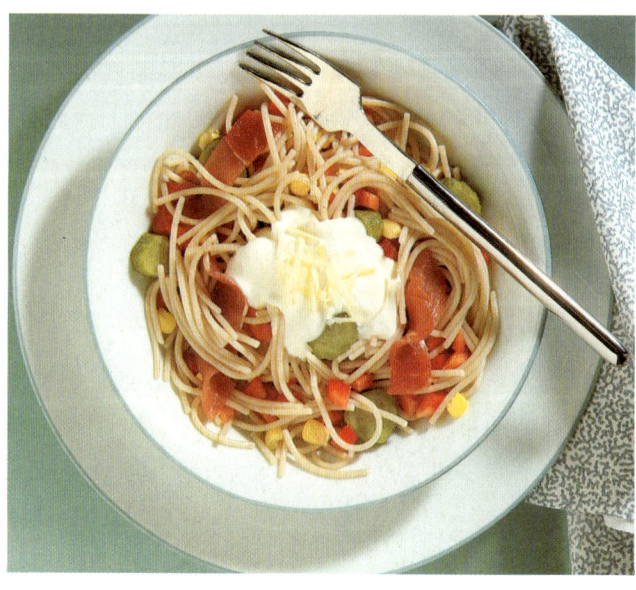

Schwarzbrot-Häppchen

½ Bund Radieschen, 1 Eßl. körniger Frischkäse (30 g), Salz, Pfeffer, 1 Eßl. TK-Kräuter, 2 kleine runde Scheiben Pumpernickel (20 g).

Drei bis vier Radieschen waschen, putzen und in schmale Stifte schneiden. Den körnigen Frischkäse mit Salz, Pfeffer und den TK-Kräutern verrühren. Radieschenstifte unterheben und die Mischung auf dem Pumpernickel verteilen. Die restlichen Radieschen dazu essen.
(Kalorien: 100, Ballaststoffe: 5 g)

Pellkartoffeln mit Gurken-Kräuter-Quark (Foto unten)

200 g Kartoffeln, Salz, 1 kleine Zwiebel (30 g), 50 g Salatgurke, 3 gehäufte Eßl. Magerquark (90 g), 1 Eßl. Milch, 1 gestr. Eßl. Crème fraîche, 1 Päckchen TK-Kräuter, ½ Knoblauchzehe, Pfeffer.

Kartoffeln waschen und 20 Min. in Salzwasser gar kochen. Zwiebel und Gurke schälen und fein würfeln. Quark, Milch und Crème fraîche mit den Kräutern und dem zerdrückten Knoblauch verrühren. Zwiebel- und Gurkenwürfel unterheben. Mit Salz und Pfeffer kräftig abschmecken. Zu den Pellkartoffeln servieren.
(Kalorien: 300, Ballaststoffe: 5,5 g)

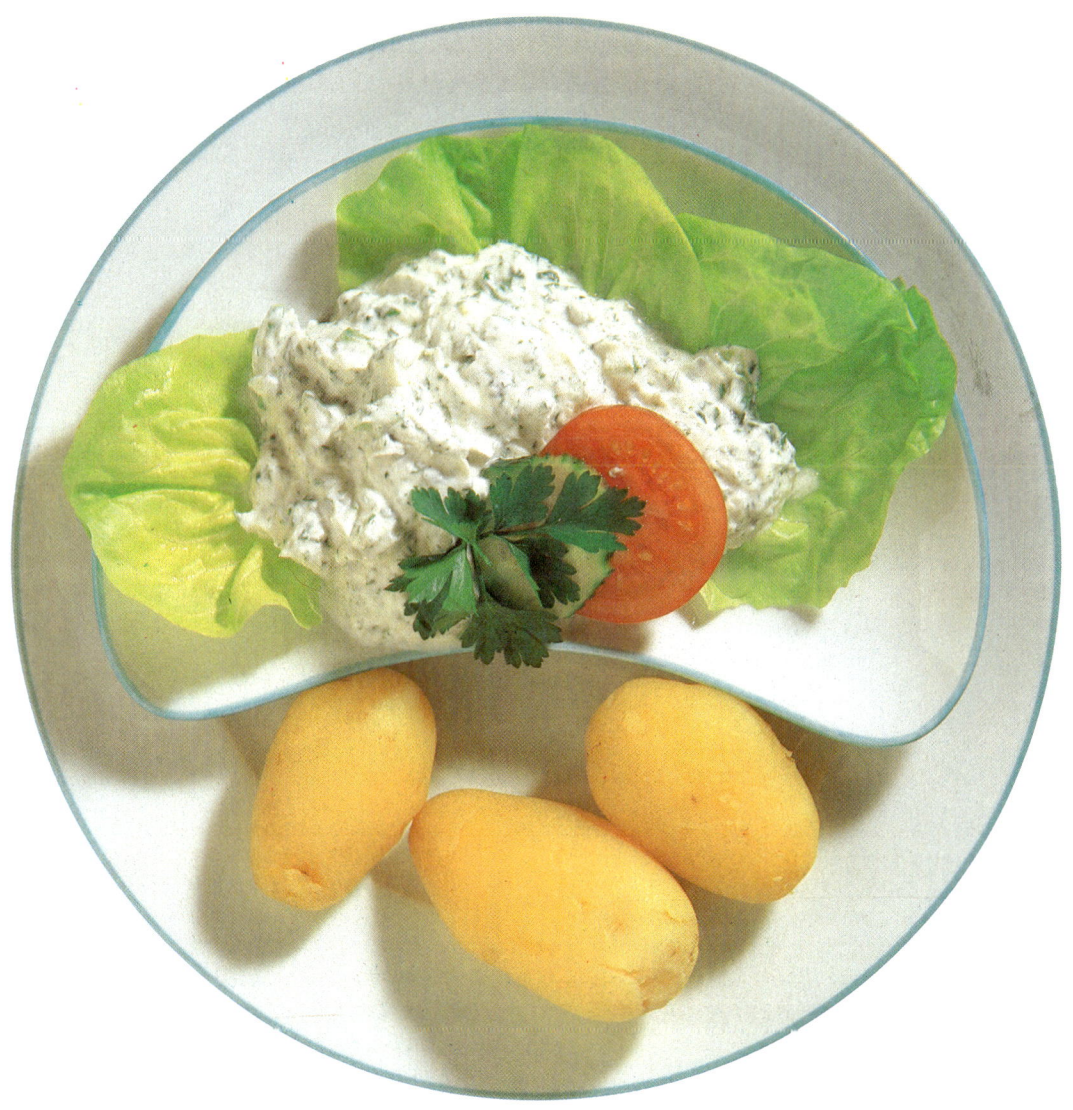

DONNERSTAG

FRÜHSTÜCK

ZWISCHENMAHLZEIT

Vollkorn-Zwieback mit Himbeerquark

2½ Eßl. Magerquark (70 g), 1 Eßl. Crème fraîche (15 g), 1 Päckchen Vanillinzucker, 1 Eßl. Weizenkleie, Süßstoff, 75 g frische Himbeeren (event. TK-Früchte), 4 Vollkornzwiebäcke.

Quark, Crème fraîche, Vanillinzucker und Weizenkleie verrühren (evtl. mit etwas Süßstoff abschmecken), Himbeeren vorsichtig waschen (TK-Früchte auftauen), zerdrücken und unterheben. Den Himbeerquark auf die Zwiebäcke verteilen.

(Kalorien: 300, Ballaststoffe: 9,5 g)

Chicorée mit Mandarinen (Foto unten)

2 kleine Stauden Chicorée, 1 Dose ungesüßte Mandarinen (75 g; oder 2 frische Früchte), 1 Eßl. Vollmilchjoghurt, 1 Eßl. Weizenkleie (5 g), 1 Teel. TK-Kräuter, Salz, Süßstoff.

Chicoréeblätter vom Stiel lösen, den bitteren Kern innen wegwerfen. Die Blätter waschen, abtropfen lassen und in feine Ringe schneiden. Einige Blätter ganz lassen. Mandarinen abtropfen lassen, den Saft für die zweite Zwischenmahlzeit aufheben. Mandarinenspalten, Chicoréestreifen und die ganzen Blätter in einer Schüssel anrichten. Joghurt, Weizenkleie, TK-

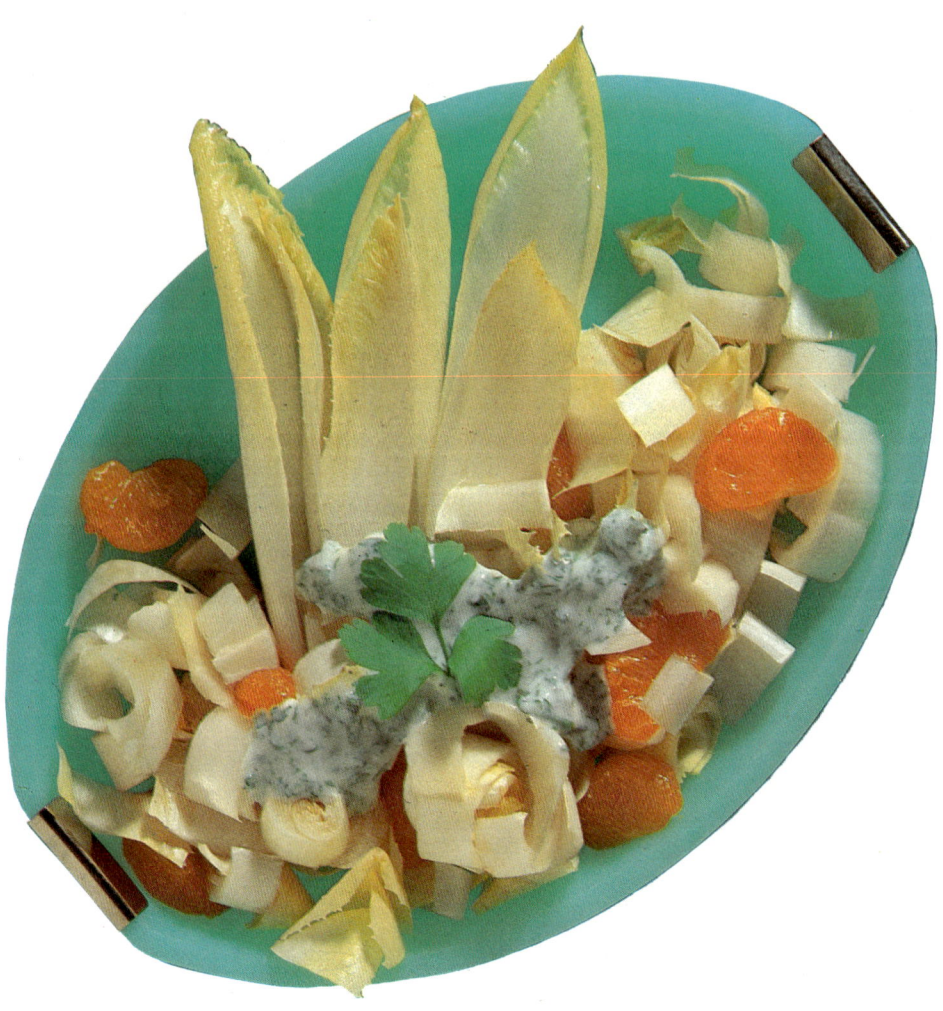

Kräuter und einen Eßlöffel Wasser verrühren. Mit Salz und etwas Süßstoff abschmecken und über den Salat geben.
(Kalorien: 100, Ballaststoffe: 6,5 g)

Bohnenreis

40 g Naturreis, ⅛ l Brühe (Instant), ½ Zwiebel, ½ Scheibe gekochter Schinken (20 g), 1 Dose Tomaten (230 g), 1 kleine Dose weiße (oder rote) Bohnen (75 g), ½ Päckchen TK-Kräuter (oder ½ Bund frische Kräuter), Salz, Cayennepfeffer (oder Tabasco), 1 Teel. Crème fraîche.

Reis in der Brühe aufkochen und im geschlossenen Topf bei kleiner Hitze etwa 25 Minuten gar ziehen lassen. Inzwischen die Zwiebel abziehen und fein würfeln. Die Zwiebel- und Schinkenwürfel, Tomaten und Bohnen mit der Flüssigkeit zum Reis geben und noch weitere fünf Minuten ziehen lassen. TK-Kräuter unterrühren und den Eintopf mit Salz und Cayennepfeffer abschmecken. Mit Crème fraîche servieren.
(Kalorien: 400, Ballaststoffe: 14 g)

Rhabarber-Kompott mit Baiserhaube

150 g Rhabarber, 2 Eßl. Mandarinensaft, 1 Päckchen Vanillinzucker, 1 Eiweiß, 1 gehäufter Teel. Puderzucker (7 g).

Rhabarber waschen, putzen und in kleine Stücke schneiden. Rhabarber mit Mandarinensaft oder Wasser und Vanillinzucker bei kleinster Hitze im geschlossenen Topf fünf bis zehn Minuten weich dünsten. Das Eiweiß steif schlagen, Puderzucker einrieseln lassen und den steifen Eischnee auf das Kompott geben. Im vorgeheizten Backofen auf 220 Grad/Gas Stufe 5 oder im vorgeheizten Grill kurz überbacken.
(Kalorien: 100, Ballaststoffe: 3,5 g)

Omelett mit Blattspinat (Foto unten)

250 g frischer Blattspinat (oder 150 g TK-Blattspinat), 2 Eier, 1 Eßl. Reibekäse (30 %; 10 g), Salz, Pfeffer, Muskat, 1 Teel. Öl, ½ Zwiebel, 1 kleine Tomate, ½ Kästchen Kresse.

Den Blattspinat verlesen und waschen. Abgetropft in einen Topf geben. Bei mittlerer Hitze im geschlossenen Topf zusammenfallen lassen. Eier trennen. Eigelb mit abgetropftem Spinat und geriebenem Käse mischen. Mit Salz, Pfeffer und Muskat würzen. Eiweiß steif schlagen. In einer beschichteten Pfanne Öl erhitzen und die gewürfelte Zwiebel darin glasig dünsten. Eischnee unter die Spinatmischung heben. In die Pfanne gießen, Deckel auflegen und bei kleiner Hitze zehn Minuten garen. Omelett zusammenklappen und auf einen Teller gleiten lassen. Mit gewürfelter Tomate und Kresse anrichten.
(Kalorien: 300, Ballaststoffe: 13 g)

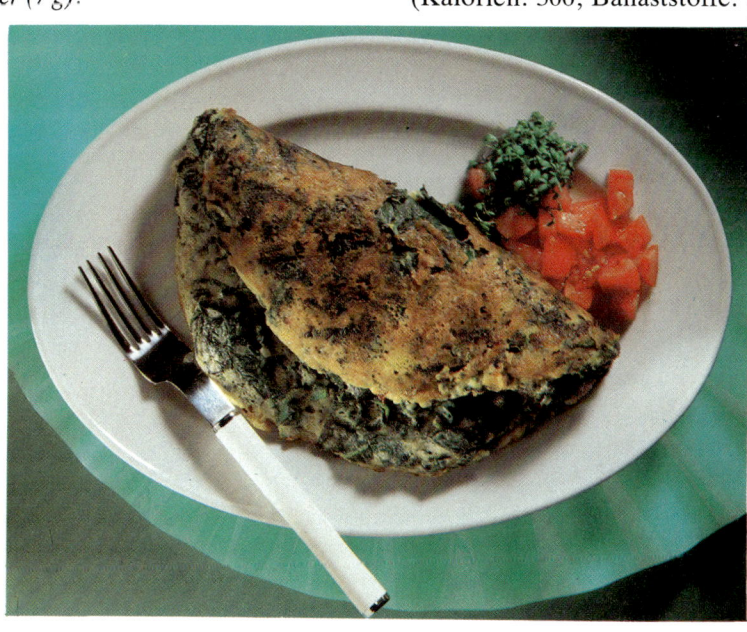

FREITAG

Joghurt mit Erdbeeren

20 g Corn-flakes, 100 g Erdbeeren, 50 g Johannisbeeren (oder einen kleinen Apfel), 1 Becher Vollmilchjoghurt, 1 Eßl. Weizenkleie, 1 Päckchen Vanillinzucker.

Corn-flakes auf einen Teller geben. Erdbeeren waschen, putzen und halbieren, Johannisbeeren von den Stielen streifen (oder Apfel schälen und würfeln). Die Früchte auf die Corn-flakes geben. Joghurt mit Weizenkleie und Vanillinzucker verrühren und über die Mischung gießen.
(Kalorien: 300, Ballaststoffe: 8 g)

Beeren haben, egal ob tiefgekühlt oder frisch, wenig Kalorien. Dabei stillen sie den Hunger auf Süßes und enthalten viel Ballaststoffe. Johannis- und Brombeeren kann man mit einer Mischung aus Süßstoff und Wasser süßen.

Rote-Bete-Drink

100 g rote Bete aus dem Glas, 150 ccm Buttermilch, Salz, Pfeffer, Senf.

Rote Bete mit Buttermilch im Mixer oder mit dem Pürierstab des Handrührgerätes fein pürieren. Mit Salz, Pfeffer und einer Messerspitze Senf kräftig würzen.
(Kalorien: 100; Ballaststoffe: 4 g)

Blumenkohl mit Zwiebackbrösel

1 Blumenkohl (750 g), Salz, 1 Vollkornzwieback (7 g; ersatzweise 1 Kleieknäcke), 30 g Butter, Pfeffer, Muskat, ½ Bund Petersilie.

Blumenkohl in mundgerechte Röschen zerteilen. Waschen und in Salzwasser etwa 15 Minuten gar kochen. Inzwischen den Zwieback mit dem Blitzhacker zerkleinern oder mit der Hand fein zerbröseln. Die Butter in einer Pfanne erhitzen, Brösel hinzufügen und hellbraun rösten.

Mit Salz, Pfeffer und Muskat würzen. Die abgetropften Blumenkohlröschen auf einen Teller geben, mit den Butterbröseln übergießen und mit der gehackten Petersilie bestreuen.
(Kalorien: 400, Ballaststoffe: 13 g)

Rohkostplatte (großes Foto)

½ Bund Radieschen, ½ grüne Paprikaschote, 1 Möhre (75 g), 1 Apfel (100 g), Saft einer halben Limone (oder Zitrone), Salz, Pfeffer, Süßstoff.

Radieschen putzen, Paprika waschen und in feine Streifen schneiden. Möhre putzen und grob raspeln. Apfel waschen, entkernen und würfeln. Alles auf einer kleinen Platte oder einem Teller anrichten. Aus Limonensaft, etwas Wasser, Salz und Pfeffer eine Soße rühren. Mit flüssigem Süßstoff abschmecken und über das Gemüse geben.
(Kalorien: 105, Ballaststoffe: 9 g)

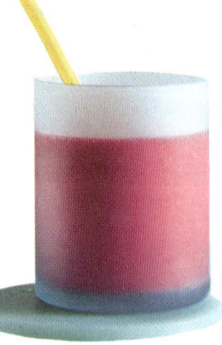

Gefüllte Auberginen

1 Aubergine (250 g), Zitronensaft, 1 Zwiebel, 100 g frische Champignons, 2 Tomaten (125 g), 50 g Beefsteakhack, Salz, Pfeffer, ½ Knoblauchzehe, 2 Eßl. Reibekäse (30 %; 20 g), 1 Glas (⅛ l) trockener Weißwein.

Auberginen der Länge nach halbieren und bis auf einen 1 Zentimeter breiten Rand aushöhlen. Mit Zitronensaft beträufeln. Die abgezogene Zwiebel würfeln, Champignons in Scheiben schneiden. Tomaten mit heißem Wasser übergießen, Haut abziehen und Tomaten würfeln. Zwiebelwürfel und Beefsteakhack in einer beschichteten Pfanne krümelig braun anbraten.

Das Innere der Aubergine, Champignons und Tomaten zufügen und etwa drei Minuten mitbraten. Salz, Pfeffer und zerdrückten Knoblauch zufügen, umrühren. Die Mischung in die Auberginenhälften füllen und mit dem geriebenen Käse bestreuen. Auberginen in eine ofenfeste Form geben, in den Backofen schieben, auf 200 Grad/Gas Stufe 4 schalten und 30 bis 35 Minuten backen. Mit dem Weißwein servieren. (Kalorien: 300, Ballaststoffe: 9 g)

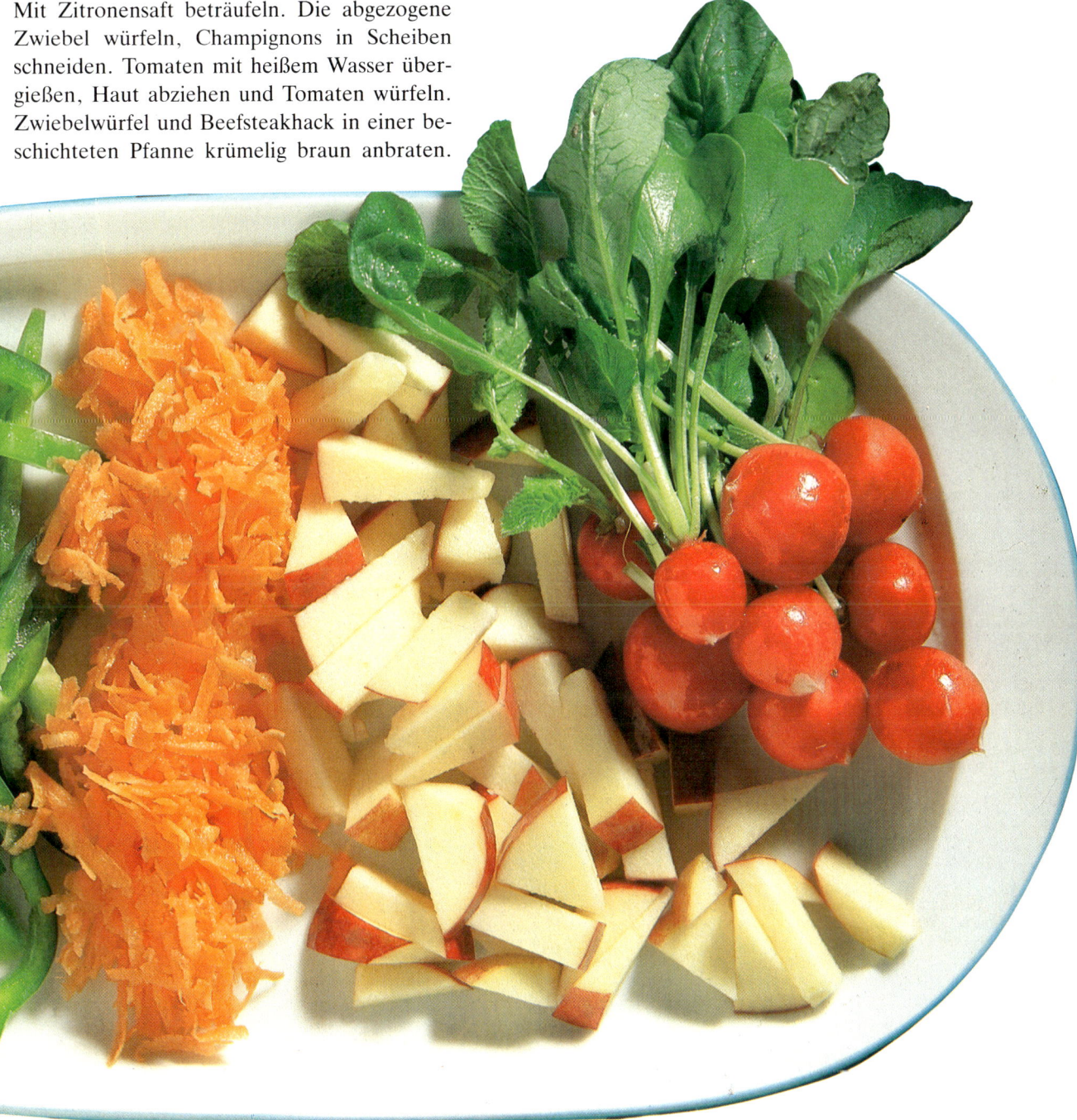

SAMSTAG

Vollkornknäcke mit Avocado-Creme

*½ Avocado (100 g), ½ kleine Zwiebel, 1 Eßl.
Vollmilchjoghurt, 1 Eßl. Weizenkleie, Pfeffer,
1 Scheibe Vollkornknäcke.*

Avocadofleisch mit einem Löffel aus der Schale
heben. Zwiebel sehr fein hacken und mit Joghurt und Weizenkleie verrühren. Eventuell
mit frisch gemahlenem Pfeffer abschmecken.
Avocadofleisch zerdrücken und unterheben.
Die Creme auf das Knäckebrot geben.
(Kalorien: 300; Ballaststoffe: 8 g)

Kiwi-Himbeer-Salat (Foto unten)

*1 Kiwi, 100 g Himbeeren (oder TK-Himbeeren),
2 cl Himbeergeist (oder ½ Teel. Honig).*

Kiwi schälen und in Scheiben schneiden. Himbeeren zusammen mit der Kiwi auf einem Teller
anrichten. Den Himbeergeist darüberträufeln.
(Kalorien: 100; Ballaststoffe: 10 g)

Puten-Geschnetzeltes, süß-sauer

*40 g Naturreis, Salz, ½ Zwiebel, 3 getrocknete
Aprikosen, 100 g Putenbrust, 2 Eßl. trockener
Weißwein (ersatzweise Apfelsaft), 100 ccm Brü-
he (Instant), 1 Eßl. Crème fraîche (15 g), 1 Eßl.
Weizenkleie, Curry, Pfeffer, Zitronensaft.*

Den Reis in reichlich Salzwasser 25 Minuten
kochen, abgießen und im geschlossenen Topf
noch zehn Minuten ausquellen lassen. Inzwischen die Zwiebel und die Aprikosen würfeln.
Putenbrust in schmale Streifen schneiden.
Fleisch in einer beschichteten Pfanne hellbraun
anbraten. Zwiebelwürfel hinzufügen und glasig
dünsten. Wein, Brühe und Aprikosen zugeben
und im geschlossenen Topf zehn Minuten
schmoren. Crème fraîche und Weizenkleie ein-
rühren und mit Curry, Salz, Pfeffer und etwas
Zitronensaft abschmecken. Dazu den Reis servieren.
(Kalorien: 400; Ballaststoffe: 10,5 g)

Birnendrink

*1 kleine Birne (100 g), 100 ccm Kefir oder Butter-
milch, 1 Eßl. Weizenkleie, je 1 Prise Zimt und
gemahlene Nelken.*

Birne schälen und würfeln. Im Mixer oder mit
dem Pürierstab des Handrührers pürieren. Mit
Kefir oder Buttermilch aufgießen. Die Weizenkleie unterheben. Mit Zimt und Nelkenpul-
ver würzen.
(Kalorien: 100; Ballaststoffe: 5 g)

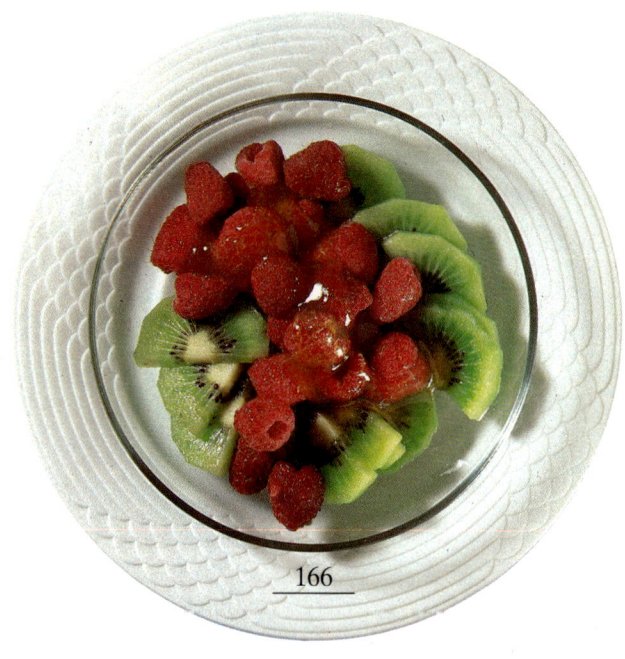

Spargel mit Rauchfleisch und Kräutersoße (Foto unten)

375 g Spargel, Salz, 1 Ei, Zitronensaft, 1 Eßl. Öl, Senf, ½ Päckchen TK-Kräuter (12 g), Pfeffer, 30 g hauchdünn geschnittenes Rauchfleisch (oder Bündner Fleisch).

Den Spargel dünn schälen und in Salzwasser 20 Minuten garen. Abtropfen lassen. Das Ei acht Minuten kochen, abschälen und fein würfeln. Eiwürfel mit einem Eßlöffel Zitronensaft, Öl, zwei Eßlöffel Wasser, einer Messerspitze Senf und den Kräutern verrühren. Mit Salz und Pfeffer würzen. Den Spargel zusammen mit dem Rauchfleisch anrichten. Die Kräutersoße dazu reichen.

(Kalorien: 300; Ballaststoffe: 9,5 g)

Obwohl Sie täglich fünf Mahlzeiten und recht üppige Portionen essen dürfen, kann es sein, daß Sie einmal hungrig werden und in Versuchung geraten. So merkwürdig es klingt: das beste Mittel dagegen ist Bewegung. Einen kurzen Trimmtrab ums Haus oder fünf Minuten Gymnastik – dann ist der Hunger fast immer verschwunden.

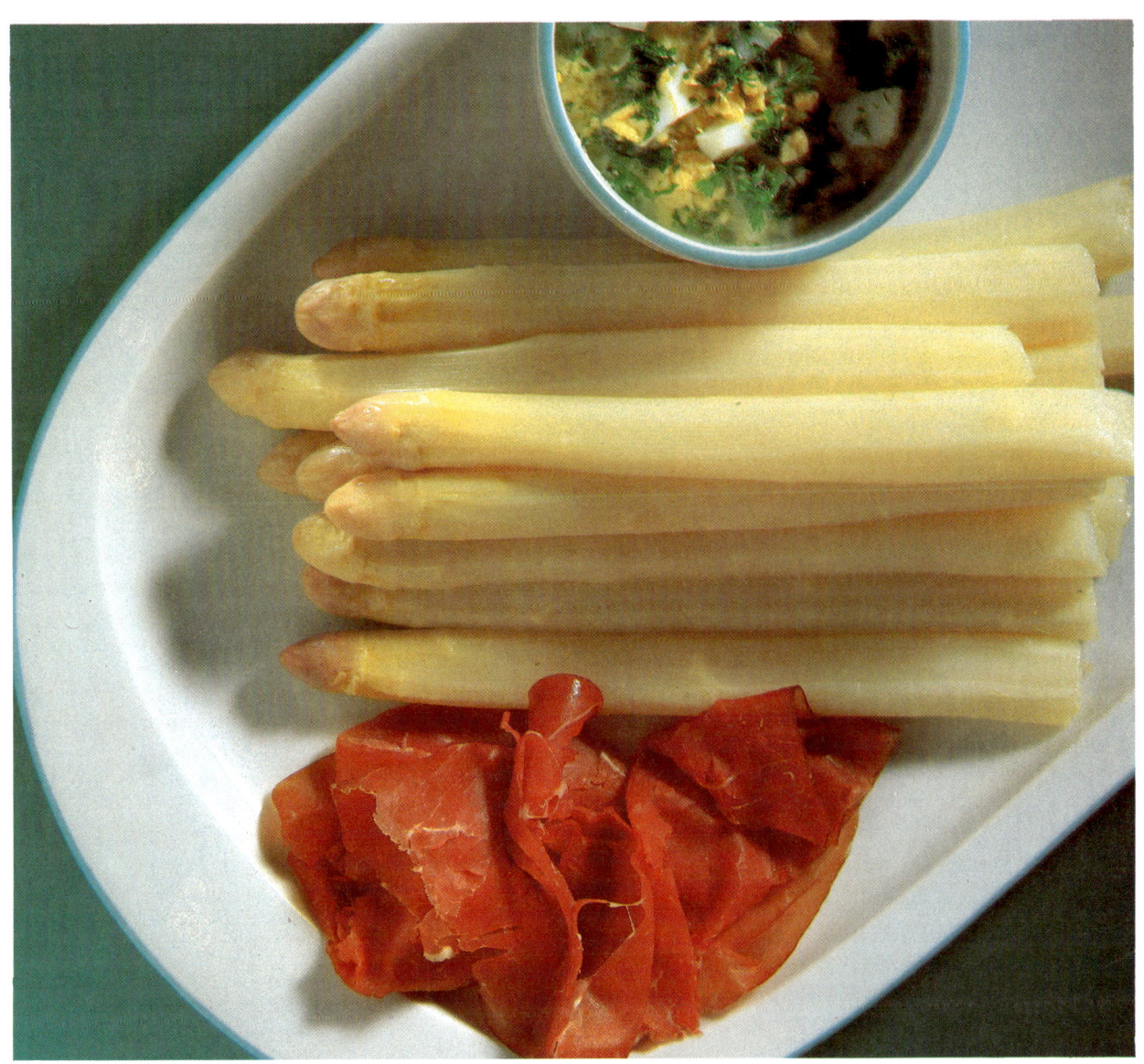

SONNTAG

Müsli mit exotischen Früchten

*1 Mango (150 g), 1 Papaya (200 g), 3 Eßl. Hafer-
flocken (25 g), 1 Eßl. Knusperkleie (5 g), 2 gestr.
Eßl. Vollmilchjoghurt (30 g), Süßstoff.*

Von der Mango die Haut längs einritzen und
abziehen. Das Fruchtfleisch in Stücken vom
Kern abschneiden. Papaya schälen, halbieren
und die Kerne herausheben. Die Papayahälften
in Streifen schneiden, Mangostücke, Papaya
und die Kerne vermischen. Haferflocken und
Knusperkleie darüberstreuen. Joghurt mit Süßstoff abschmecken und darübergießen.
(Kalorien: 305; Ballaststoffe: 8 g)

Kleieknäcke mit Rettich

*1 Scheibe Kleieknäcke, 2 gestr. Eßl. Vollmilch-
joghurt, 200 g Rettich, Salz, 1 Eßl. Knusperkleie.*

Knäckebrot mit Joghurt bestreichen. Den Rettich in dünne Scheiben (oder in eine Spirale)
schneiden. Auf das Knäckebrot legen. Salzen.
Die Knusperkleie darüberstreuen. Den restlichen Rettich dazu essen.
(Kalorien: 105; Ballaststoffe: 8 g)

Rinderfilet mit Brokkoli (großes Foto)

*2 Kartoffeln (125 g), 250 g Brokkoli, Salz, 75 g
Rinderfilet, 1 Teel. Öl, 50 ccm Brühe (Instant),
1 Eßl. Sherry, 1 Eßl. Crème fraîche (15 g), 1 Teel.
grüne Pfefferkörner, 1 Teel. Mandelblättchen.*

Kartoffeln in der Schale 20 Minuten gar kochen.
Brokkoli putzen und in wenig Salzwasser zehn
bis fünfzehn Minuten dünsten. Das Rinderfilet
in heißem Öl in einer beschichteten Pfanne von
jeder Seite drei bis vier Minuten braten. Her-
ausnehmen und warm stellen. Brühe und Sherry
in die Pfanne gießen. Crème fraîche darunter-
rühren. Pfefferkörner zugeben. Mit Salz abschmecken. Abgetropften Brokkoli mit Fleisch,
Soße und den abgezogenen Kartoffeln anrich-

ten. Mit Mandelblättchen bestreut servieren.
(Kalorien: 400; Ballaststoffe: 12 g)

1 Glas Weißwein

Einen Achtelliter von einer trockenen Sorte.
(Kalorien: 75; Ballaststoffe: 0 g).
Eventuell zum Abendessen dazutrinken.

Hummerkrabben mit Knoblauchdip (kleines Foto)

*5 Hummerkrabben (150 g; oder Shrimps), Salz,
1 Teel. Weinbrand, 1 Eßl. Crème fraîche (15 g),
2 gestr. Eßl. Vollmilchjoghurt (30 g), 1 Eßl. Weizenkleie, 1 Teel. Salatmayonnaise (5 g), 1 Knoblauchzehe, Zitronensaft, Pfeffer, ½ Teel. Tomatenmark, 1 Messerspitze Senf, 1 Scheibe Kleieknäcke, 5 g Butter.*

Hummerkrabben in Salzwasser kochen. Sie sind
fertig, wenn sie oben schwimmen. Herausneh-
men und abkühlen lassen. Inzwischen aus Weinbrand, Crème fraîche, Joghurt, Weizenkleie,
Mayonnaise und zerdrücktem Knoblauch eine
Soße rühren. Mit Zitronensaft, Salz, Pfeffer,
Tomatenmark und Senf kräftig würzen. Den
Dip zu den Hummerkrabben servieren. Kleieknäcke mit Butter bestreichen und dazu anrichten.
(Kalorien: 300; Ballaststoffe: 5 g)

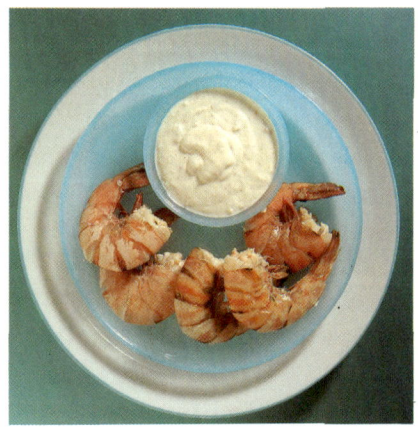

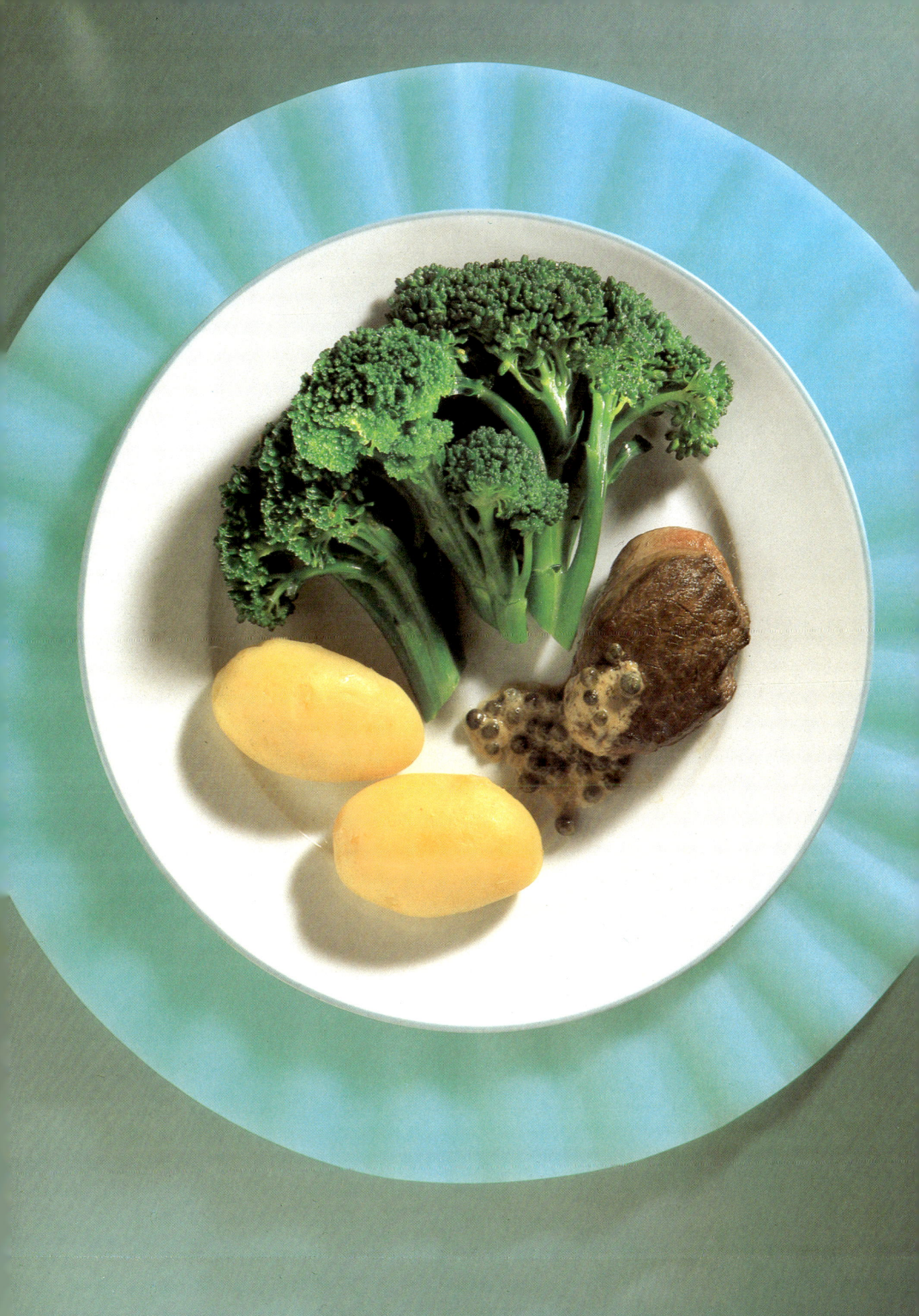

FASTEN

Nicht nur wegen der schlanken Linie

Das Wort Fasten flößt allen, die's nicht tun, Respekt ein. Wer's noch nie gemacht hat, glaubt, man hungert schrecklich dabei und fühlt sich ganz schlapp. Wer's schon ausprobiert hat, weiß: das Gegenteil ist der Fall – nach ein paar Tagen ist der Hunger wie weggeblasen, man fühlt sich leicht und leistungsfähig.

Daß man beim Fasten abnimmt, ist selbstverständlich. Aber Fasten ist viel mehr als eine Schlankheitskur. Denn der ganz bewußte Verzicht auf Essen zeigt seine Wirkung auf allen Ebenen:

○ Fasten ist eine Atempause für den Organismus, in der er sich von der Verarbeitung immer neuer Nährstoffmengen erholt. Schon nach wenigen Tagen schaltet er auf die körpereigenen Energiereserven um.

○ Fasten ist eine innere Reinigung von Stoffwechselschlacken und Giften, die wir mit dem Essen aufnehmen. Das überschüssige Eiweiß, das sich in den kleinsten Blutgefäßen (Kapillaren) ablagert, wird abgebaut. Giftstoffe, die sich im Bindegewebe ablagern, werden über die Nieren ausgespült und ausgeschieden.

○ Fasten ist eine wirksame Behandlung von schweren Krankheiten – ganz ohne Medikamente. Fettsucht, Diabetes, Rheuma, Gicht, Vorstufen des Herzinfarkts, Allergien und Akne – alle Krankheiten, die mit ungesunder Ernährung zusammenhängen, können gebessert oder geheilt werden.

○ Fasten ist eine Schönheitskur. Zuerst wirkt die Haut zwar durch den Wasserverlust etwas schlaff. Aber nach der Aufbauphase strafft sich das Gewebe, die verschiedenen Hautschichten werden durch die Entschlackung elastischer. Die Haut sieht klarer und rosiger aus, weil sie besser durchblutet wird.

○ Fasten ist auch eine Reinigung für die Seele. Gedanken, angenehme und unangenehme, breiten sich aus. Gefühle, die man im Alltag verdrängt, kommen deutlicher hoch. Probleme werden klarer, aber auch Einsichten zu ihrer Lösung.

○ Fasten ist ein Schritt zu geistiger Klarheit. In Klöstern gibt es seit alters her Fastenzeiten zum Meditieren; Dichter und Philosophen berichten über kreative Hoch-Zeiten in Phasen von Askese.

○ Und schließlich – und deshalb gehört es auch in dieses Buch: Fasten macht fit. Die Erfahrung hat jeder gemacht, der es schon mal ausprobierte: Wenn der Körper sich mal eine Weile vom Essen „ausruhen" kann, setzt er ungeahnte Kräfte frei. Er hat ja große Reserven in seinen Nahrungsdepots. Sie sind schneller verfügbar als die Kraft, die erst nach der Verdauungsarbeit aus der Nahrung gewonnen wird.

Deshalb braucht man auch während des Fastens nicht auf seinen Sport oder das Fitness-Training zu verzichten. Im Gegenteil: Bewegung fällt jetzt leicht – und tut besonders gut. Denn solange die Muskeln beansprucht werden, holt der Körper sich seine Energie aus den Fettdepots. Kraftlos wird man auch beim Fasten erst dann, wenn man längere Zeit im Bett liegt.

Alle Fastenexperten bestätigen: Mit jeder Sportart, die eher eine Dauerleistung als einen schnellen Sprint erfordert – kann man während der Fastenzeit problemlos weitermachen. Wenn Sie an Schwimmen, Wandern oder Gymnastik, zum Beispiel, gewöhnt sind, müssen Sie keineswegs darauf verzichten. Man soll sogar – gerade auch während des Fastens – täglich einmal seinen Kreislauf auf Hochtouren bringen. (Wie Sie das an ihrem Pulsschlag feststellen, steht auf Seite 13.)

Die verschiedenen Arten zu fasten

Null-Diät

Bei dieser strengsten Form (auch Wasserfasten genannt) werden pro Tag nur zwei bis drei Liter Wasser oder Tee getrunken. Weil der Körper dabei auch die Eiweißreserven abbaut, warnen die Ärzte inzwischen davor.

Modifiziertes Fasten

Außer Wasser und Tee bekommt man Eiweiß-Präparate und geringe Mengen Kohlenhydrate (meist als Protein-Trunk). Nur unter ärztlicher Aufsicht zu verantworten.

Rohsäftefasten

Drei bis fünf Mal täglich ein Glas frisch gepreßter Obst- oder Gemüsesaft, zwischendurch viel Wasser.

Schleimfasten

Dünnflüssiger Schleim aus Hafer, Reis oder Leinsamen. Kleine Portionen werden über den Tag verteilt warm gegessen. Günstig für Magen- und Darmempfindliche.

Molkefasten

Ein Liter Molke am Tag, ergänzt durch Kräutertees und frische Säfte. Wegen des Eiweißgehalts der Molke gut für längere Fastenkuren.

Heilfasten

Über den Tag verteilt vier Tassen Kräuter- und Früchtetee, gesüßt mit Honig, und zweimal am Tag ¼ Liter Gemüsebrühe oder Gemüse- und Obstsaft. Außerdem reichlich Mineralwasser. Diese Methode wurde als Klinik-Kur von dem Arzt Dr. Buchinger entwickelt, insbesondere gegen ernährungsbedingte Stoffwechselkrankheiten. Die klinische Heilfastenkur nach Dr. Buchinger dauert mindestens drei Wochen und wird begleitet von Gruppen- und Einzelgesprächen, Ernährungsberatung, Bewegungstherapie.

Wenn Sie zu Hause fasten

1. Das erste Mal sollten Sie nicht länger als eine Woche „probefasten". Planen Sie zusätzlich zwei bis drei Aufbautage ein. Wer schon Erfahrung damit hat, kann bis zu drei Wochen allein fasten. Man sollte sich aber gesund fühlen und außerdem vorher mit seinem Arzt sprechen.

2. Auch wenn man sich nach den ersten Umgewöhnungstagen meist kräftig und munter fühlt – es ist sinnvoll, für die Fastenzeit Urlaub zu nehmen. Da das „innere Tempo" gedrosselt ist, läßt bei vielen Menschen die gewohnte Konzentration und Reaktionsfähigkeit schneller nach. Konzentrieren Sie sich in dieser Zeit lieber auf sich selbst als auf die Arbeit, und tun Sie, wozu Sie Lust haben: faulenzen, lesen, spazierengehen, Sport treiben. Weil man jetzt seinen Körper, seine Sinne, seine Atmung bewußter spürt als sonst, könnten Sie in dieser Zeit zum Beispiel Yoga oder autogenes Training lernen!

3. Der Einstieg ins Fasten gelingt am besten mit einer gründlichen Darmentleerung. Das geht am einfachsten mit einem Einlauf mit warmem Wasser. Oder mit Glaubersalz: 40 Gramm in ¾ Liter warmem Wasser auflösen und innerhalb einer Stunde trinken. Damit's besser schmeckt, etwas Zitrone zugeben. An diesem Tag sollten Sie besser zu Hause oder in der Nähe einer Toilette bleiben. Und sich keine großen Anstrengungen zumuten.

4. Ganz wichtig: Pro Tag sollten Sie auf zwei bis drei Liter Flüssigkeit kommen! Mineralwasser, soviel Sie trinken können. Und außerdem mindestens ein Liter zubereitete Flüssigkeit: Kräuter- oder Früchtetee mit Honig, Gemüse-

brühe oder Gemüsesaft, Molke oder Schleimsuppe – oder eine Mischung von allem. Gemüse- und Obstsäfte sollten Sie mit Wasser verdünnen, ab und zu können Sie einen Teelöffel Leinsamen untermischen. Und gelegentlich eine Zitronenscheibe auslutschen.

5. Da der Darm ohne feste Nahrung die gewohnte Verdauung einstellt, braucht er jeden zweiten Tag etwas „Nachschub". Manchem genügt schon morgens ein kleines Glas Sauerkrautsaft oder Molke. Oder man nimmt zwei Teelöffel Glaubersalz in einem Glas warmem Wasser. Am schonendsten für den Darm wäre ab und zu ein Einlauf – aber das ist nicht jedermanns Sache.

6. Stimmungsschwankungen während der Fastenzeit sind normal – wundern Sie sich nicht, wenn Sie plötzlich ohne Grund gereizt und schlecht gelaunt sind. Die sogenannte Fastenkrise ist ein Symbol dafür, daß sich etwas „Giftiges" gelöst hat. Danach geht's mit der Laune wieder bergauf – manchmal werden Sie sogar richtig euphorisch sein!

7. Eine unangenehme Nebenerscheinung: Man riecht nicht gut beim Fasten. Der Körper baut Fett und die darin abgelagerten Giftstoffe ab. Sie werden nicht nur mit dem Urin, sondern auch durch den Atem und durch die Haut ausgeschieden. Selbst intensive Körper- und Mundhygiene verhindert den Geruch nicht ganz. Gegen schlechten Atem hilft noch am ehesten das Kauen von frischen Kräutern wie Petersilie und Dill. Viel Bewegung an frischer Luft beschleunigt das „Auslüften". Aus Rücksicht auf den Partner sollte man jetzt vielleicht getrennt schlafen – oder der Partner fastet gleich mit!

8. Am Ende der Fastenzeit muß der Körper erst wieder auf Essen umschalten. Er hat inzwischen die Produktion von Verdauungssäften eingestellt – sie kommt nur langsam wieder in Gang. Als Faustregel gilt daher: ein Drittel der Fastenkur sollte für die Aufbauphase reserviert werden. Hält man das nicht ein, riskiert man Bauchkrämpfe oder sogar einen Kreislaufkollaps. Am ersten Aufbautag nicht mehr als zwei Teller Kartoffel- oder Gemüsesuppe, ein wenig Obst und eine Scheibe Knäckebrot essen – und Tee trinken. Ab dem zweiten Tag kann man schon kleine Portionen Müsli, Rohkost, Gemüse und frische Früchte essen. Sie werden sich jetzt ganz schnell satt fühlen. Hören Sie auf diese Körpersignale – essen Sie nicht mehr als nötig. Vor allem: sparen Sie Salz, damit sich im Gewebe nicht zu schnell Wasser ansammelt!

9. Nach dem Fasten werden Sie feststellen, daß Sie viel weniger als vorher essen müssen, um satt zu sein. Das ist eine gute Gelegenheit, alteingefahrene Eßgewohnheiten zu verändern, auf kleinere Mengen umzustellen und dafür mehr auf gute Qualität und gesunde Zusammenstellung zu achten. Es wäre auch der ideale Zeitpunkt, mit Vollwertkost zu beginnen!

10. Und noch etwas: während der Fastenzeit sind Rauchen und Alkohol strikt verboten (beides würde einem in dieser Zeit übel bekommen). Nutzen Sie die Chance, danach gar nicht wieder damit anzufangen – oder es zumindest einzuschränken.

Lohnt sich ein einzelner Fastentag?

Natürlich wirkt eine Fastenwoche – oder sogar mehrere – intensiver als ein Tag. Aber auch nur ein Fastentag ist besser als nichts. Dabei wird der Körper zumindest für einen Tag im wahrsten Sinne des Wortes „entlastet" von der Nahrungsverarbeitung. Man nimmt auch etwa ein Pfund ab dabei, aber das ist nur Wasser, kaum Fett. Wichtiger ist, daß mit dem Wasserverlust Stoffwechselschlacken und Giftstoffe aus dem Körper transportiert werden. Ein Fastentag tut besonders gut nach einem üppigen Fest – wenn man zuviel gegessen, getrunken, geraucht hat. Einen Tag hungern bringt den Körper am schnellsten wieder ins Lot. Heilsam ist ein Fastentag auch bei Fieber, Grippe, Magenverstimmung, Durchfall.

Wer Gewichtsprobleme hat, kalorienarmes Essen aber auf die Dauer nicht durchhält, kann mit einem regelmäßigen Entlastungstag pro Woche das Zuviel ein wenig ausgleichen.

Vorschläge für Entlastungstage

Obst-Tag

Drei Pfund Obst – es können ganz verschiedene Früchte sein – über den Tag verteilt essen. Gut kauen!

Rohkost-Tag

Morgens Obstsalat oder Müsli mit vielen frischen Früchten, mittags und abends eine Rohkostplatte mit verschiedenen Salaten und geraspelten Möhren. Angemacht mit etwas Öl, Zitrone, Kräutern.

Kartoffel-Quark-Tag

Morgens Müsli mit Magerquark, mittags Pellkartoffeln mit Kräuterquark (mager), abends Kartoffelsalat mit frischer Gurke und mit einer Marinade aus Quark, Senf, Zitronensaft. Ein Pfund Kartoffeln und ein halbes Pfund Quark sollten für den Tag ausreichen.

Reis-Tag

150 Gramm Naturreis auf einmal kochen. Morgens und abends je 50 Gramm mit gedünsteten Äpfeln oder Apfelmus essen, mittags 50 Gramm mit zwei gedünsteten Tomaten.

Sauerkraut-Tag

Morgens Magerjoghurt mit Haferflocken oder Leinsamen verrühren. Mittags ein halbes Pfund Sauerkraut, als Salat angemacht: mit einer gedünsteten, kleingehackten Zwiebel und frischen Kräutern. Abends ein halbes Pfund gekochtes Sauerkraut – in Gemüsebrühe (gekörnte Brühe aus dem Reformhaus) zehn Minuten leicht kochen lassen.

Joghurt-Tag

Fünf Becher Magerjoghurt für den ganzen Tag, je nach Geschmack mit frischem Obst süß angemacht oder kräftig gewürzt mit Kräutern, Knoblauch, Chilipulver, Muskat, Kümmel.

Gewürze sind übrigens gut für den Stoffwechsel, sie fördern die Verdauung und damit den Abtransport von Schlacken. Nur Salz sollte man an Fastentagen ganz weglassen

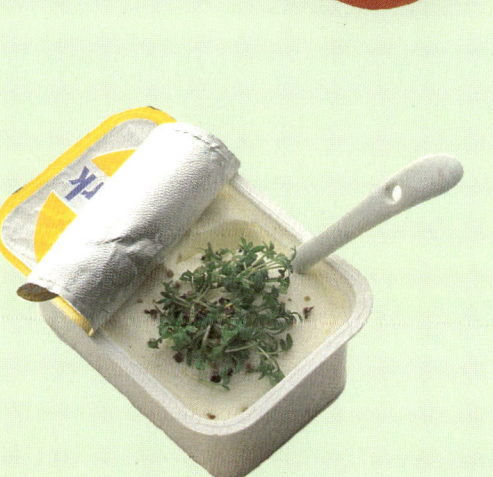
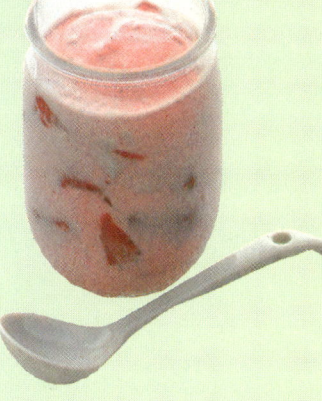

4/Gut aussehen

Schönheit, die natürlich wirkt

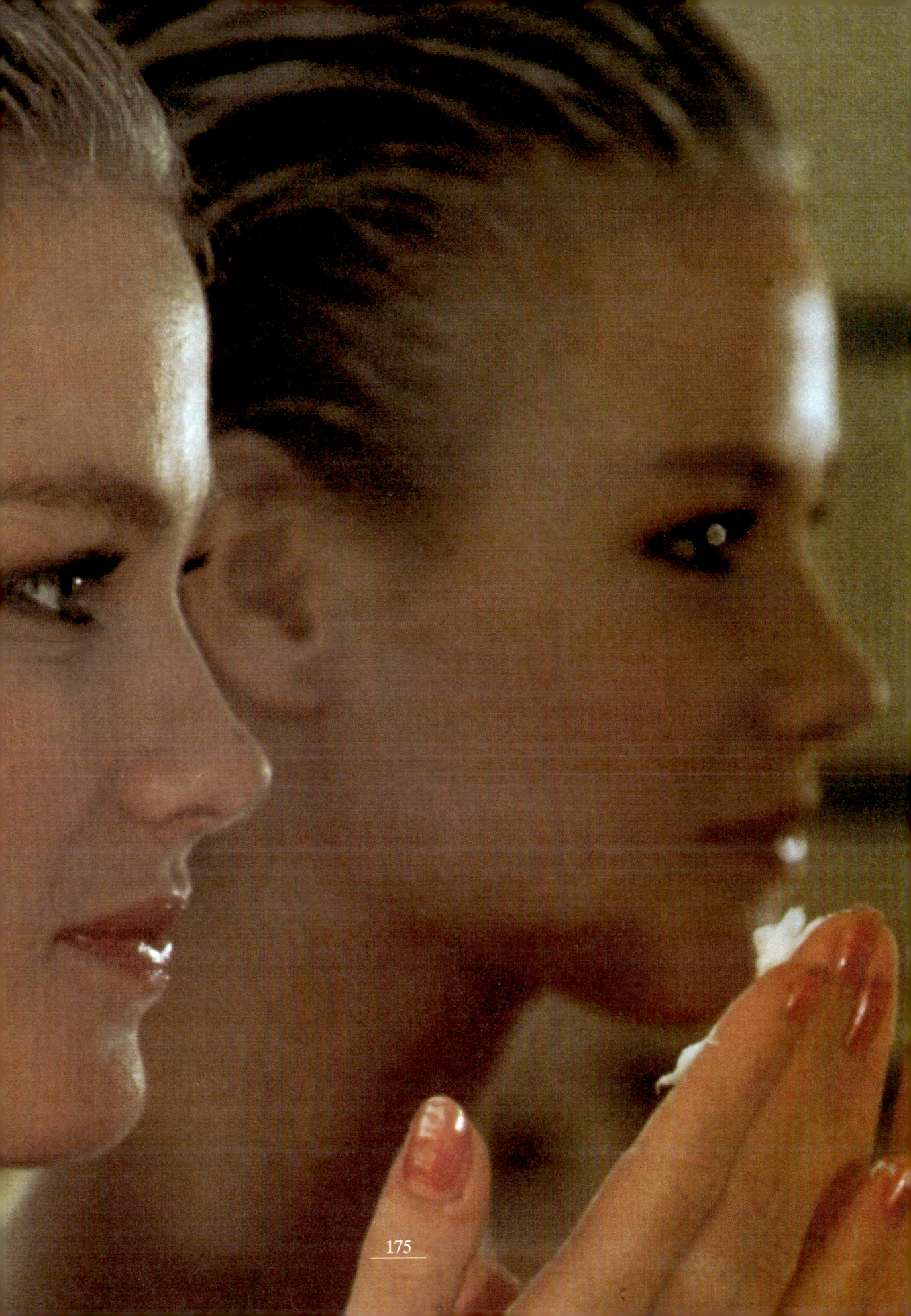

Wenn Sie von den drei vorangegangenen Kapiteln auch nur einiges in Ihren Alltag einbauen, ist Ihr Schönheitsprogramm bereits fast komplett! Denn: Bewegung, Entspannung, gesunde Ernährung sind die wichtigsten Schönmacher. Bei Frauen, die sportlich leben und gesund essen, altert die Haut zwar auch, doch sehr viel später! Sie müssen ihre Haut eigentlich nur schonend reinigen und vor schädlichen Einflüssen von außen schützen. Und können alle zusätzliche Kosmetik und Körperpflege genießen – als ein Ritual der Ruhe und des Sich-Verwöhnens.

Was die Haut alles leistet

Die Haut ist mit fast zwei Quadratmetern Fläche unser größtes Organ – mit einem komplexen Aufgabengebiet.

Als Thermostat: Die Körpertemperatur wird durch Schweißabsonderung und Zusammenziehen und Ausdehnen der Poren geregelt.

Als Filter: Viele schädliche Strahlen und Substanzen werden durch die Hornschicht davon abgehalten, in die Blutgefäße zu gelangen.

Als Kissen: Stöße, Reibungen, Verletzungen fängt die elastische Lederhaut auf, um innere Organe zu schützen.

Als Schutzschirm: Bakterien und Viren auf der Hautoberfläche werden durch die Drüsensekrete am Wachstum gehindert oder abgetötet.

Als Speicher: Wasser, Fett und Nährstoffe lagern in den verschiedenen Hautschichten wie eine Energiereserve, um die abgestoßenen Hautschüppchen zu ersetzen. In rund dreißig Tagen hat sich die Hautoberfläche vollständig erneuert!

Als Antenne: Äußere Reize wie Kälte, Wärme, Schmerz, angenehme Berührungen (Streicheln oder Massage) werden durch die Rezeptoren an das Nervensystem weitergeleitet.

Als Spiegel: Innere Krankheiten, falsche Ernährung, Streß signalisiert die Haut durch Blässe oder rote Flecken, durch Pickel oder grobe Poren. Gesundheit, seelische Ausgeglichenheit, Fröhlichkeit – auch Verliebtheit – kann man an glatter, gut durchbluteter Haut ablesen.

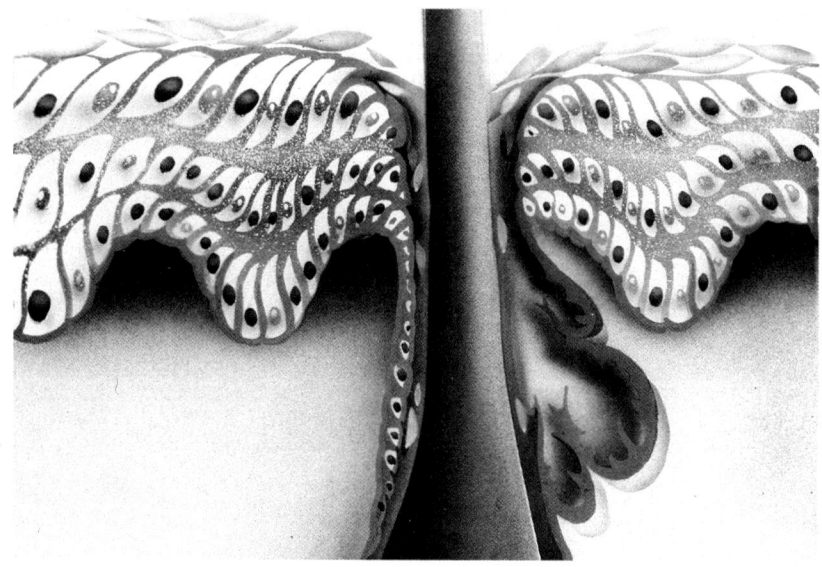

Querschnitt durch die Haut: Die schlauchförmigen Hautporen (sie sind nur 0,1 bis 0,2 mm dick) enden in der Talgdrüse. Die Hautoberfläche besteht aus mehreren Schichten großer Hornzellen. Links neben der Pore ein Haar mit der verdickten Haarwurzel.

Warum Hautpflege von innen so wichtig ist

Der Grundzustand der Haut – ob sie eher fettig oder trocken, groß- oder kleinporig ist – wird vererbt. Im Laufe des Lebens verändert sich die Haut jedoch. Wie empfindlich (oder allergisch) sie reagiert, wie klar oder unrein sie aussieht, das hängt weitgehend davon ab, wie wir die Haut behandeln. Und zwar in erster Linie von innen.

Schöne Haut durch gesundes Essen

In den tiefen Hautschichten, wo die Zellen entstehen, wo die Wasser- und Fettreserven lagern, kann nur der Stoffwechsel mit seinem Nährstoffangebot etwas ausrichten. Deshalb ist es auch für die Haut wichtig, bewußt zu essen – zum Beispiel Vollwertkost – und ausreichend zu trinken. Damit bekommt sie alle nötigen Nährstoffe und Vitamine. Und die für eine gute Verdauung so dringend nötigen Ballaststoffe. Denn inzwischen haben viele Hautärzte und Kosmetikerinnen den Zusammenhang zwischen schlechter Verdauung und schlechter Haut erkannt: bei Verstopfung bleiben die mit Giftstoffen angereicherten Nahrungsschlacken zu lange im Darm. Der Körper schleust schließlich die Substanzen, die er unbedingt loswerden muß, durch die Talgdrüsen an die Hautoberfläche. Dabei können Entzündungen in den Poren entstehen.

Schöne Haut durch viel Bewegung

Alles, was den Kreislauf auf Touren bringt, kommt auch der Haut zugute. Denn bei körperlicher Anstrengung wird durch die größere Sauerstoffversorgung die Haut besser durchblutet, die Nährstoffe gelangen schneller in die Hautzellen, verhornte Hautschüppchen werden im richtigen Rhythmus abgestoßen und durch frische Hautzellen ersetzt. Daß Fitness-Training Haut und Muskeln strafft, ist im ersten Kapitel dieses Buches schon mehrfach betont worden. Trotzdem gehört es hier noch einmal her: sportliche Frauen sehen einfach länger jung aus, weil sich über straffen Muskeln die Falten nicht so tief eingraben können.

Suchen Sie sich ein Training aus, das Sie regelmäßig ins Schwitzen bringt – denn auch Schwitzen macht schön! Die Feuchtigkeit, die dabei aus der Haut gepumpt wird, wirkt wie eine Tiefenreinigung.

Schöne Haut durch Entspannung

Nervosität und Streß graben sich tief in die Haut ein – Muskeln und Gewebe verkrampfen sich, die Durchblutung wird schlechter. Dann wird die Haut entweder blaß und fahl oder „sie schlägt aus": mit Pickeln, Rötungen und allergischen Reaktionen. Wenn das seelische Gleichgewicht wiederhergestellt ist, bessert sich die Haut meist ziemlich schnell. Die Hautärzte gehen heute schon davon aus, daß 50 bis 70 Prozent der Hautstörungen psychische Ursachen haben. Sie verordnen deshalb immer häufiger Entspannungsübungen statt Medikamente. Da Frauen mit ihren vielen Belastungen besonderem Streß ausgesetzt sind, sollten gerade sie sich regelmäßige Entspannung gönnen.

Schöne Haut im Schlaf

Schon unsere Urgroßmütter sprachen vom Schönheitsschlaf, weil man sich nach einer gut verschlafenen Nacht erholt und frisch fühlt. Bei ihren Messungen der Körpervorgänge im Schlaf haben die Chronobiologen eine erstaunliche Entdeckung gemacht: die Zellteilung und Zellerneuerung der Haut funktioniert nach einem festgelegten Zeitschema. Sie beginnt nachmittags gegen 17 Uhr, wird stärker im Laufe des Abends und der Nacht und bleibt aktiv bis morgens gegen 5 Uhr. Die Regeneration der Haut läuft in dieser Zeit ab – egal, ob wir wachen oder schlafen. Aber man nimmt an, daß die Arbeit der Haut unterstützt werden kann durch ausreichenden, ungestörten Schlaf, weil viele andere Körpervorgänge dann reduziert sind. Das heißt nicht unbedingt, daß man mehr schlafen muß. Man sollte nur versuchen, regelmäßig das gewohnte Schlafquantum zu bekommen. Um die innere Uhr, die auch in der Haut vorhanden ist, nicht durcheinanderzubringen.

DER KÖRPER

Hautpflege: Weniger ist mehr

Würden wir weitab jeder Zivilisation an einem klaren Bach mit Quellwasser leben, bräuchte unsere Haut nur ein gelegentliches Eintauchen ins kühle Wasser. Aber so idyllisch geht's in unserer Wirklichkeit nicht zu – unsere Umwelt ist einfach schmutzig. Industriestaub, Autoabgase, Zigarettenrauch, Staub, Make-up – das alles muß wieder runter von der Haut, damit die Poren nicht verstopft werden

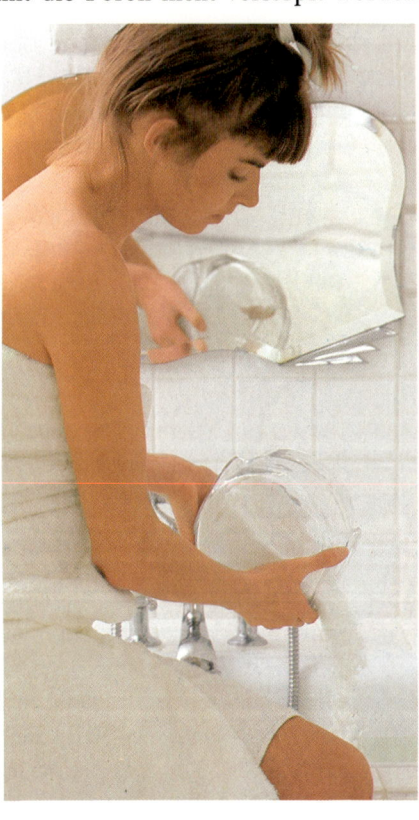

Was tut das Salz im Bad?
Einiges: Es tut der Haut gut und wird sogar als Therapie bei Hautkrankheiten empfohlen. Vorausgesetzt, Sie geben Meersalz ins Badewasser – fünf Eßlöffel davon genügen für ein Vollbad. Meersalz gibt es ab drei Mark pro Kilo – ein preiswerter Badezusatz, der die Hautfunktionen belebt und die Zellerneuerung wirksam unterstützt.

und die Haut sich regenerieren kann. Aber: je intensiver wir die Haut reinigen, desto dünner wird der schützende Film aus Fett, Schweiß und Säuren (Säureschutzmantel genannt) auf der Hautoberfläche. Eine gesunde Haut baut zwar innerhalb von 20 Minuten einen neuen auf. Die vielen Irritationen jedoch, denen die Haut ausgesetzt ist – Schadstoffe von außen, Streß von innen –, lassen sie immer empfindlicher werden.

Wir merken das zuerst daran, daß die Haut trocken ist und spannt. Und neigen dazu, mit „viel" Pflege zu reagieren – viel Creme, viel Öl, viele Wirkstoffe. Die Hautärzte sprechen schon davon, daß viele Frauen „überpflegt" seien. Hautprobleme kämen oft erst davon, daß zuviel experimentiert wird, daß die Haut mit Pflegemitteln regelrecht zugedeckt wird. Dann – und hier schließt sich der Kreis – reagiert die Haut nicht mehr gesund: trockene Haut stellt ihre eigene Aufbauarbeit ein, wird noch trockener und leicht entzündlich. Fettige Haut dagegen neigt dazu, auf zuviel Zuwendung (Fett, aber auch Feuchtigkeit) mit verstärkter Talgbildung zu reagieren.

Das Wichtigste bei der Hautpflege

Schonend reinigen
Nicht öfter als nötig und mit so milden Reinigungsmitteln wie möglich.

Behutsam pflegen
Der Haut nur zuführen, was ihr fehlt – das ist in erster Linie Fett und Wasser – und nur so viel, daß sie nicht spannt.

Vor schädlichen Einflüssen schützen
Es sind vor allem drei Faktoren, die der Haut zusetzen. Jeder allein wirkt schon negativ auf die Haut ein – zusammen sind sie besonders schädlich:
– **die ultravioletten Strahlen:** exzessive Sonnenbäder lassen die Haut frühzeitig altern.
– **die verschmutzte Luft:** die zunehmenden Hautallergien werden weitgehend darauf zurückgeführt.
– **„falsche" Kosmetika:** auch Kosmetikprodukte können empfindliche Haut irritieren. Deshalb bei Reizungen auf eine bestimmte Creme oder eine Make-up-Farbe: sofort absetzen.

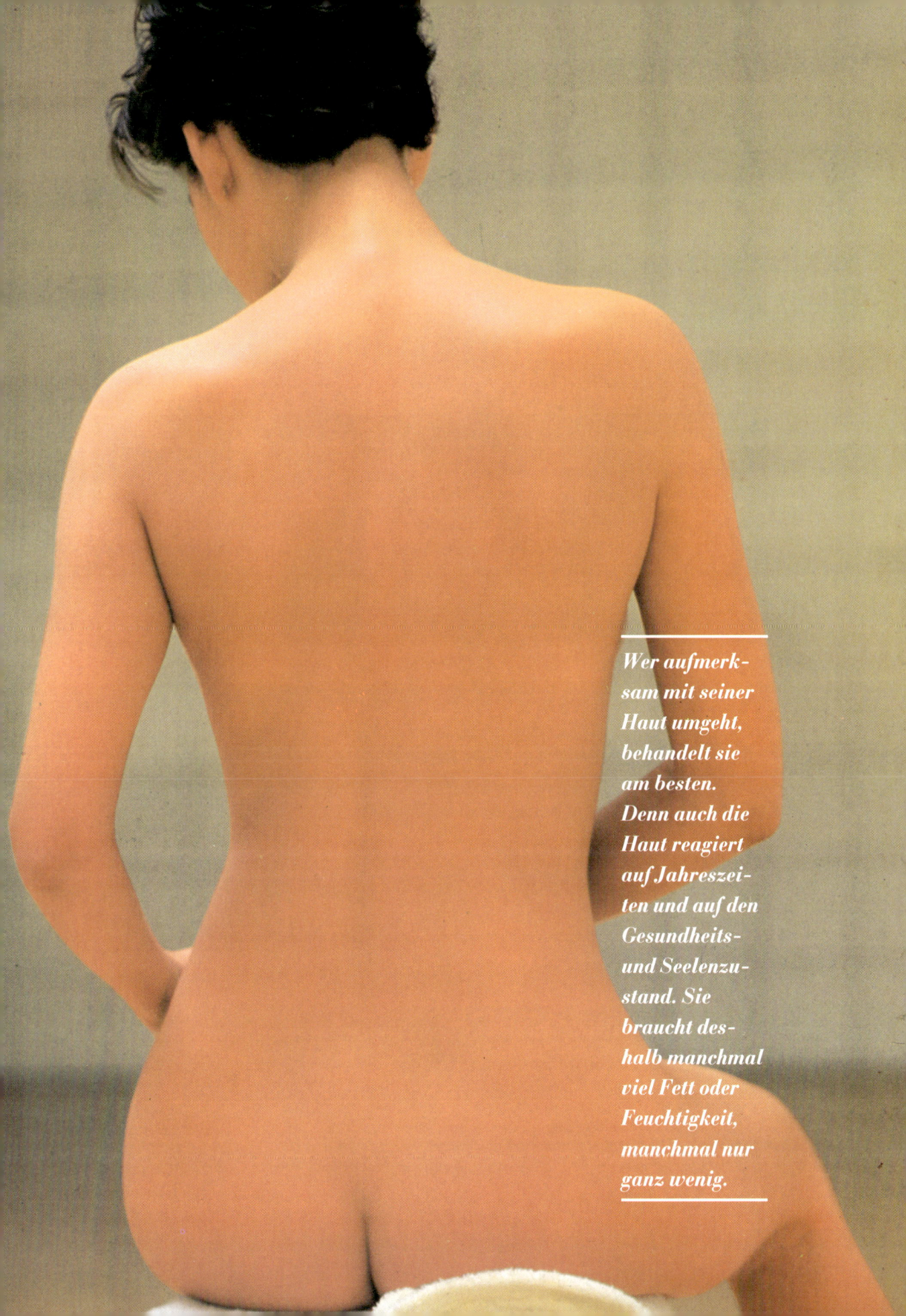

Wer aufmerk-
sam mit seiner
Haut umgeht,
behandelt sie
am besten.
Denn auch die
Haut reagiert
auf Jahreszei-
ten und auf den
Gesundheits-
und Seelenzu-
stand. Sie
braucht des-
halb manchmal
viel Fett oder
Feuchtigkeit,
manchmal nur
ganz wenig.

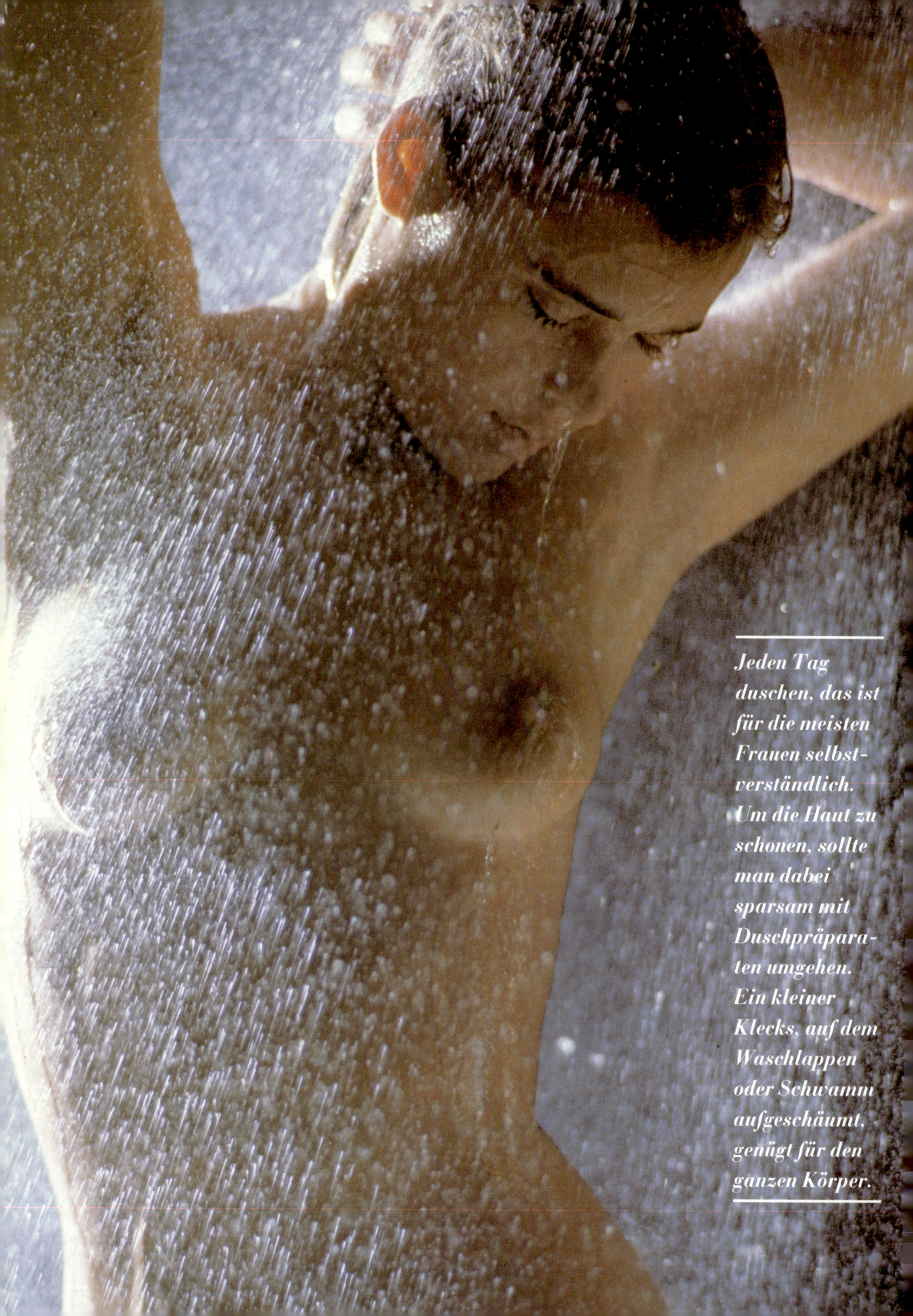

Jeden Tag
duschen, das ist
für die meisten
Frauen selbst-
verständlich.
Um die Haut zu
schonen, sollte
man dabei
sparsam mit
Duschpräpara-
ten umgehen.
Ein kleiner
Klecks, auf dem
Waschlappen
oder Schwamm
aufgeschäumt,
genügt für den
ganzen Körper.

Duschen: Die schonende Reinigung

Die tägliche Dusche ist besonders hygienisch, weil der Schmutz gleich vom Körper abgespült wird und weil die Reinigungsmittel nicht zu lange auf die Haut einwirken.

Normalerweise ist einmal Duschen am Tag als Reinigung völlig ausreichend. Wenn Sie öfter unter die Dusche gehen – weil Sie vom Sport oder Fitness-Training erhitzt sind, Sie sich erfrischen oder einfach nur entspannen wollen: nehmen Sie Reinigungs-Präparate nur, wenn's nötig ist – nach heftigem Schwitzen zum Beispiel. Bei der Erholungsdusche zwischendurch genügt klares Wasser. So wird der Säureschutzmantel der Haut weniger strapaziert.

Bei normaler bis fettiger Haut können Sie zum Reinigen Seife oder Duschgel benutzen. Bei sehr trockener Haut nehmen Sie besser milde Babyseife oder reiben einen ölhaltigen Duschzusatz auf die nasse Haut. Vor allem die flüssigen Duschpräparate verführen dazu, sich viel zu üppig einzuschäumen. Wenn Sie Ihrer Haut nicht schaden wollen, dosieren Sie sparsamer! Bei täglicher Dusche reicht es eigentlich schon, Achselhöhlen, Genitalien, Füße einzuseifen. Alles andere wird mit viel warmem Wasser sauber genug. Ganz wichtig: Nach dem Duschen alle Seifen- oder Duschgel-Reste abspülen!

Die Erfrischungsdusche

Zum Munterwerden hilft am schnellsten kaltes und warmes Wasser im Wechsel. Beginnen Sie mit lauwarmem Wasser, stellen Sie es langsam heißer, bis die Haut dampft. Nun die Dusche auf kühl stellen (Abgehärtete: auf ganz kalt) und kurz abbrausen. Die warme Phase sollte doppelt so lang dauern wie die kühle. Machen Sie das zwei-, dreimal, und hören Sie mit kühlem oder kaltem Wasser auf. Die Wechseldusche ist ein gutes Gefäß- und Bindegewebstraining, weil die Blutgefäße sich blitzschnell zusammenziehen und wieder ausdehnen.

Die Entspannungsdusche

Lassen Sie erst lauwarmes und langsam heißer werdendes Wasser auf den Nackenwirbel laufen – da ist ein zentraler Nervenknotenpunkt. Die Warmwassermassage an dieser Stelle breitet sich als wohliges Gefühl im ganzen Körper aus. Nicht kalt nachspülen, die Haut sanft trockentupfen, anschließend einen Moment hinlegen oder ruhig hinsetzen.

Richtig duschen nach dem Sport

Auch wenn Sie nach einer Stunde Fitness-Training oder Squash schweißgebadet sind und nur noch unter die Dusche wollen: tun Sie es nicht sofort! Der Körper stellt das Schwitzen nicht mit dem Ende der körperlichen Anstrengung ein. Er braucht eine Weile, um seine Temperatur wieder auf den Normalpunkt zu bringen. Warten Sie mindestens fünf Minuten, bevor Sie duschen. Sonst kann es Ihnen passieren, daß Sie nach dem Abtrocknen immer noch schwitzen.

Auch auf den abschließenden kalten Guß verzichten Sie jetzt besser. Weil er den Kreislauf schockartig ankurbelt, bringt er Sie erneut ins Schwitzen. Lauwarmes Wasser kühlt nach dem Sport am besten ab – und entspannt die angestrengten Glieder.

Baden: Vor allem zur Entspannung

Ein Vollbad, auch wenn es noch so gemütlich und kuschelig ist und man dabei sauber wird, ohne einen Finger zu krümmen, sollten Sie Ihrer Haut nicht täglich zumuten. Sie quillt im warmen Wasser auf und verliert viel Fett. Wenn Sie jeden Tag heiß baden, kommen Sie mit dem Nachfetten gar nicht mehr nach.

Genießen Sie ein warmes Bad lieber nur alle paar Tage, maximal zwei- bis dreimal in der Woche, als Erholungs- und Entspannungspause, die Sie sich so angenehm wie möglich gestalten. Dafür gibt es viele Möglichkeiten:

Wenn Sie in Schaumbergen versinken möchten

Klar, daß Sie dann zum Schaumbad-Zusatz greifen. Am meisten Schaum entsteht, wenn Sie den Wasserhahn voll aufdrehen und mit der Handbrause Luft ins Wasser mischen. Dann kommen Sie auch mit einem kleinen Schuß Schaumbad aus. Es enthält hochwirksame, waschaktive Substanzen – Tenside –, die nicht nur Schmutz lösen, sondern auch Hautfett. Für fettige Haut kann das gut sein, trockene Haut reagiert ausgesprochen spröde darauf. Am besten, Sie wählen gleich ein Creme-Schaumbad.

Wenn Sie sich das Eincremen nach dem Baden ersparen möchten

Nehmen Sie ein Creme- oder Ölbad, dann steigen Sie mit einem pflegenden Fettfilm aus dem Wasser. Im Ölbad ist er noch konzentrierter als im Cremebad. Schaum entsteht allerdings nicht bei diesen Zusätzen, und der Schmutz löst sich auch nicht so leicht. Aber wenn man täglich duscht, setzt sich ja auch gar nicht soviel Schmutz auf der Haut fest. Die Japaner übrigens, berühmt für ihre Badekultur, reinigen sich immer unter der Dusche, bevor sie in ihren Badebottich steigen. Sie fänden es viel zu unhygienisch, in ihrem eigenen Schmutz zu liegen!

Wenn Sie sich einfach nur entspannen wollen

Machen Sie aus dem Bad eine Zeremonie! Legen Sie zurecht, was Sie hinterher brauchen – Creme, Badetuch, Bademantel. Machen Sie sich's im Badezimmer gemütlich: sorgen Sie dafür, daß der Raum vorgewärmt ist, ungefähr 22 Grad sind am angenehmsten. Schalten Sie nur gedämpftes Licht an, oder zünden Sie Kerzen an. Legen Sie eine Kassette mit entspannender Musik ein. Und wählen Sie den Badezusatz mit dem Duft, den Sie besonders lieben. Sehr entspannend sind Kräuterzusätze aus Lavendel, Baldrian, Melisse. Aber wer den Duft von Rosen, Jasmin oder Orangenblüten vorzieht, wird sich auch dabei herrlich wohl und entspannt

fühlen. Wenn Sie sich etwas Besonderes leisten wollen, gönnen Sie sich den Luxus und kaufen Bade-Öl mit dem Duft Ihres Lieblingsparfüms. Das gibt es inzwischen von vielen großen Parfüm-Marken. Der Duft ist im Öl so hochkonzentriert, daß man nur ein paar Tropfen ins Badewasser geben muß. Sie ersetzen allerdings nicht das Eincremen hinterher.

Wenn Sie frösteln oder sich erkältet haben

Da kann ein heißes Bad wie Medizin wirken. Lassen Sie dem Körper Zeit, sich an die Hitze zu gewöhnen: steigen Sie in eine halbgefüllte Wanne mit lauwarmem Wasser, und lassen Sie heiß nachlaufen. Als Zusatz sind ätherische Öle wie Eukalpytus, Kampfer, Thymian und Rosmarin richtig. Sie sind in sogenannten Erkältungsbädern enthalten und machen beim Einatmen den Kopf klar und die Nase frei. Sie können den Effekt auch mit ein paar Tropfen japanischem Heilpflanzenöl im Badewasser erreichen.

Das Wichtigste beim Wannenbad:

○ Dehnen Sie es nie länger als 15, höchstens 20 Minuten aus. Ein längeres Bad belastet Herz und Kreislauf. Die Haut verliert ihren Säureschutzmantel und laugt unangenehm aus. Wenn die Fingerkuppen beginnen, wellig zu werden, nichts wie raus aus der Wanne!

○ Die Wassertemperatur sollte nicht höher als 37 Grad sein. Heißeres Wasser macht nur müde. Schaffen Sie sich ein Badethermometer zur Kontrolle an.

○ Badezusätze immer zuerst im Wasser auflösen, das Konzentrat sollte man nicht auf die Haut bringen. Nehmen Sie nie mehr als auf der Packung angegeben. Mehr macht nicht besonders sauber, es irritiert nur die Haut. Sie können auch Duschzusätze zum Baden benutzen – dann schütten Sie etwa ein Drittel mehr in die Wanne, als zum Duschen verwendet wird. Badezusätze zum Duschen – das sollten Sie lieber lassen. Die hochkonzentrierten Reinigungsmittel sind auf eine Verdünnung mit 150 Litern Badewasser abgestimmt!

○ Nach dem Baden ausgiebig duschen. Damit alle Seifen- und Schaumreste und die aufgeweichten Hornschüppchen entfernt werden. Zum Schluß lauwarm oder kalt nachspülen – das schließt die Poren wieder.

○ Wenn die Haut nach dem Bad spannt oder schuppt, sollten Sie das nächste Mal einen Badezusatz mit höherem Fettanteil nehmen. Die Haut gut eincremen und ein paar Tage mit dem Baden aussetzen.

Peeling: Lieber nicht zu oft

Was auf englisch Peeling (= abschälen) oder Exfoliation (= abblättern) heißt, dem kommt das deutsche Wort abrubbeln am nächsten. Rubbelcremes enthalten winzige, rundgeschliffene Kunststoffkörnchen. Massiert man die Rubbelcreme über die Haut, werden die oberen abgestorbenen Zellen abgerieben. Die Haut fühlt sich hinterher spürbar glatter an. Rubbelcremes gibt's für den Körper und für das Gesicht (da sind die Schleifkörnchen noch feiner). Beide enthalten waschaktive Substanzen, mit denen die Haut gleichzeitig gereinigt wird. Weil sich beim Peeling auch immer ein Teil der hauteigenen Schutzschicht löst, sollte es höchstens einmal in der Woche gemacht werden. Nur verhornte Stellen wie Ellenbogen und Füße darf man öfter abrubbeln. Peeling-Cremes werden auf angefeuchteter Haut einmassiert. Nach einer lauwarmen Dusche die Creme mit kreisförmigen Bewegungen auftragen. Danach alles gründlich abduschen. Und eincremen – die Haut braucht jetzt Fett.

Wer täglich eine Bürstenmassage von Kopf bis Fuß macht, kann auf Peeling ganz verzichten. Auch Frauen, die vom Sport eine gut durchblutete Haut haben und mehrmals täglich duschen, brauchen es nicht: sie haben gar keine toten Hautschüppchen mehr zum Abrubbeln!

Trockenbürsten: Gut zum Munterwerden

Was schon Pfarrer Kneipp empfahl, ist auch heute noch nicht überholt: die tägliche Trockenbürsten-Massage. Dabei lösen sich die obersten, toten Hautzellen, die Durchblutung kommt in Schwung, die Haut schimmert rosig. Das Ganze muß nicht länger als drei Minuten dauern. Weil man sich danach richtig munter fühlt, macht man die Bürstenmassage am besten morgens, auf trockener Haut, vor dem Duschen.

Am einfachsten benutzt man dafür eine mittelharte Körperbürste mit echten Borsten und einem abnehmbaren Stiel für den Rücken. Sisal-, Luffa- oder Roßhaarhandschuhe oder synthetische Bürsten mit Noppen erfüllen den gleichen Zweck. Wichtig ist nur, daß sie weder zu hart noch zu weich sind. Sie sollen sich nicht unangenehm kratzig auf der

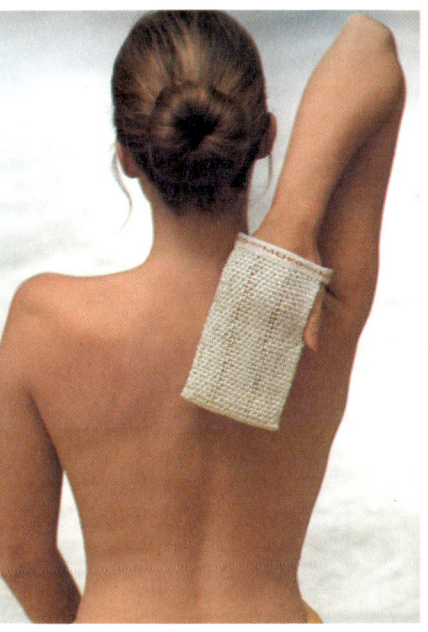

Haut anfühlen, aber auch nicht so weich, daß sie die Haut nur ganz sanft streicheln.

Und so wird's gemacht: immer zum Herzen hin bürsten! Beginnen Sie an dem Punkt, der dem Herzen am fernsten ist, am rechten Fuß. Auch die Fußsohlen bürsten. Das ganze Bein, Außen- und Innenseite, hoch massieren, dann ist das linke Bein dran. Nun kommen Unterleib und Bauch, Po und Rücken – immer kreisend in Richtung Herz. Dann Hals, Schultern, Dekolleté und Busen bürsten. Die Brüste kreisförmig und nur sehr sanft behandeln, die Brustwarzen am besten ganz auslassen. Zum Schluß reiben Sie die Arme ab, von den Fingerspitzen beginnend, bis zur Schulter und zu den Achselhöhlen, zuerst den rechten, dann den linken Arm.

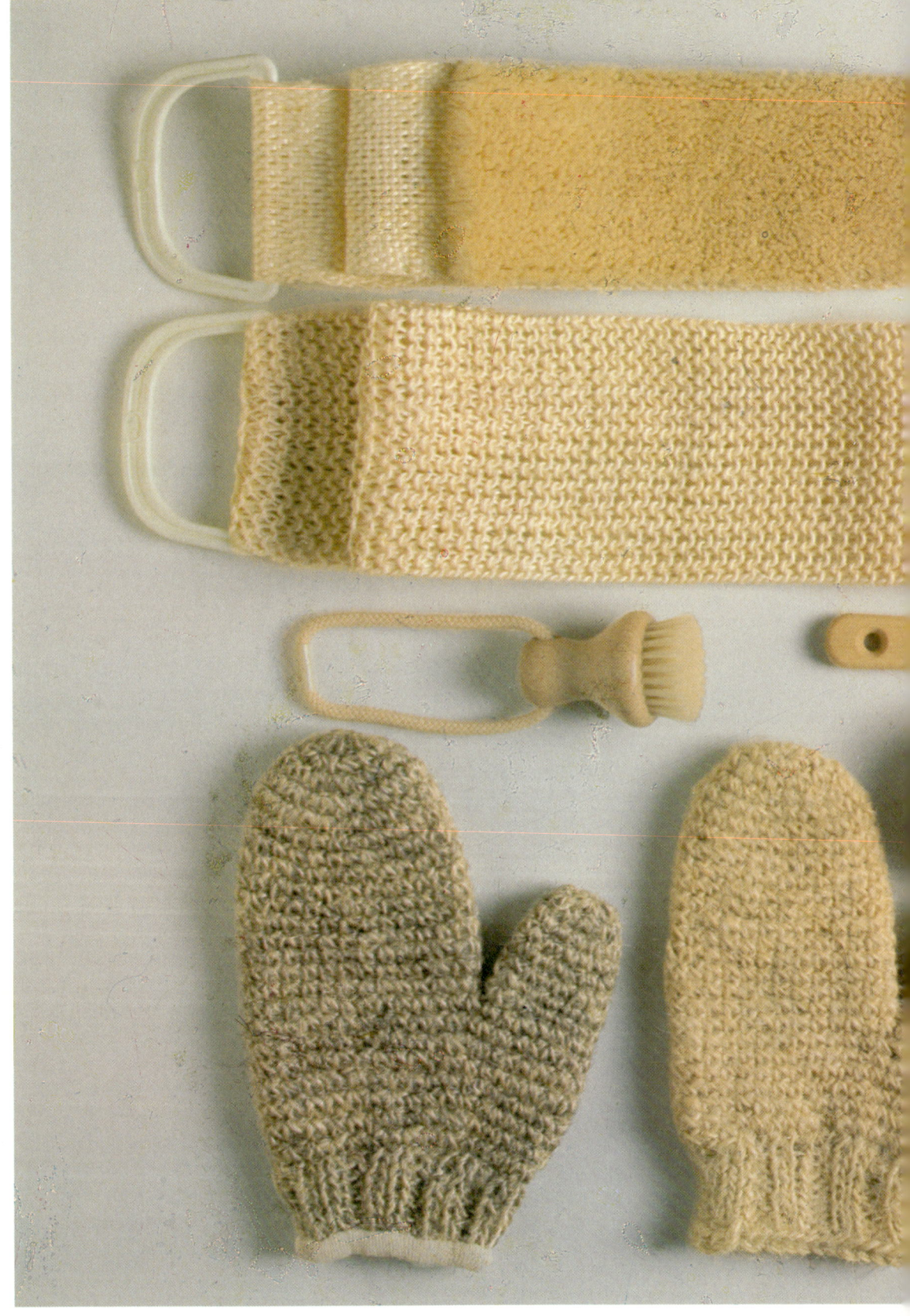

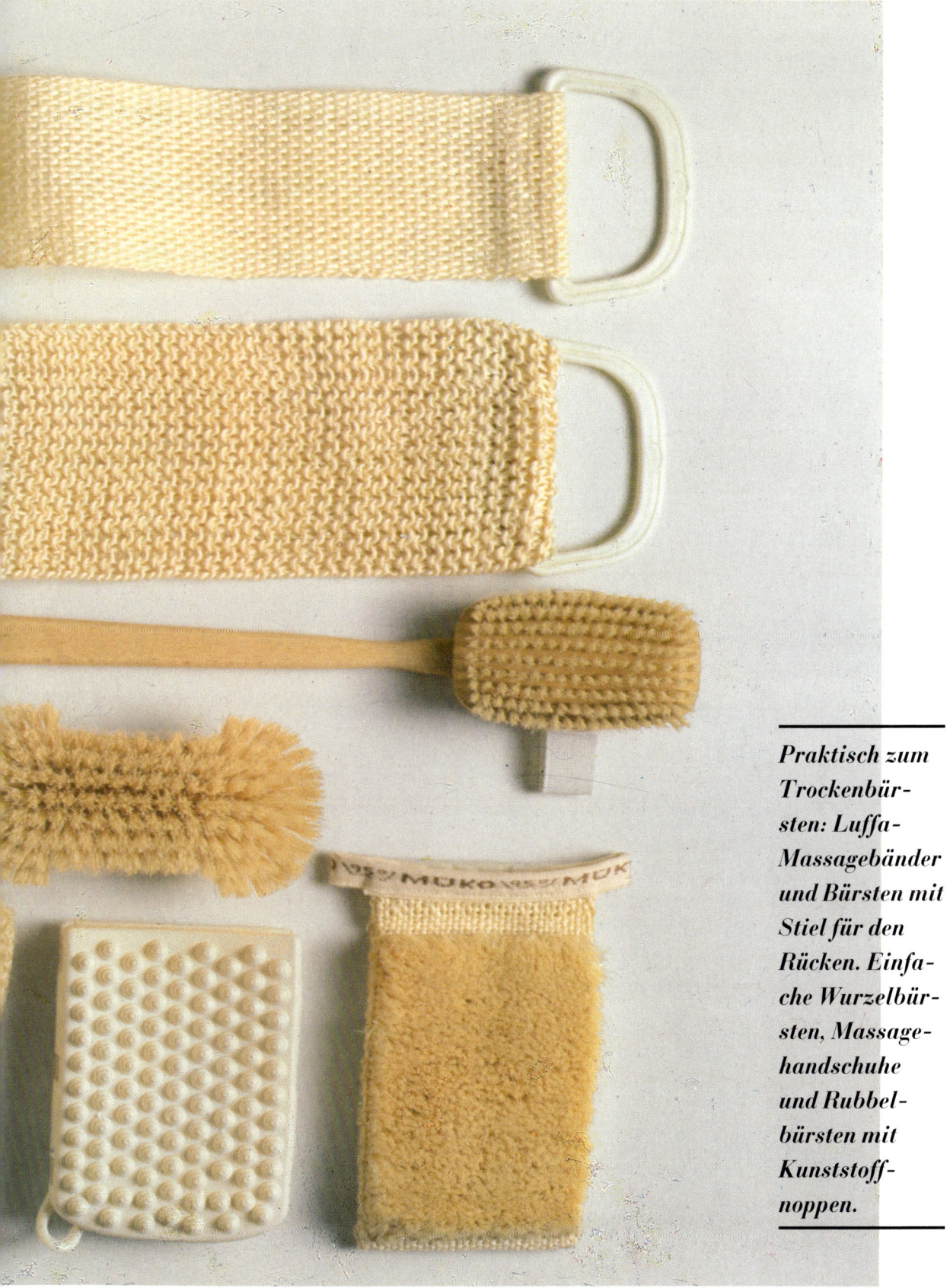

Praktisch zum Trockenbürsten: Luffa-Massagebänder und Bürsten mit Stiel für den Rücken. Einfache Wurzelbürsten, Massagehandschuhe und Rubbelbürsten mit Kunststoffnoppen.

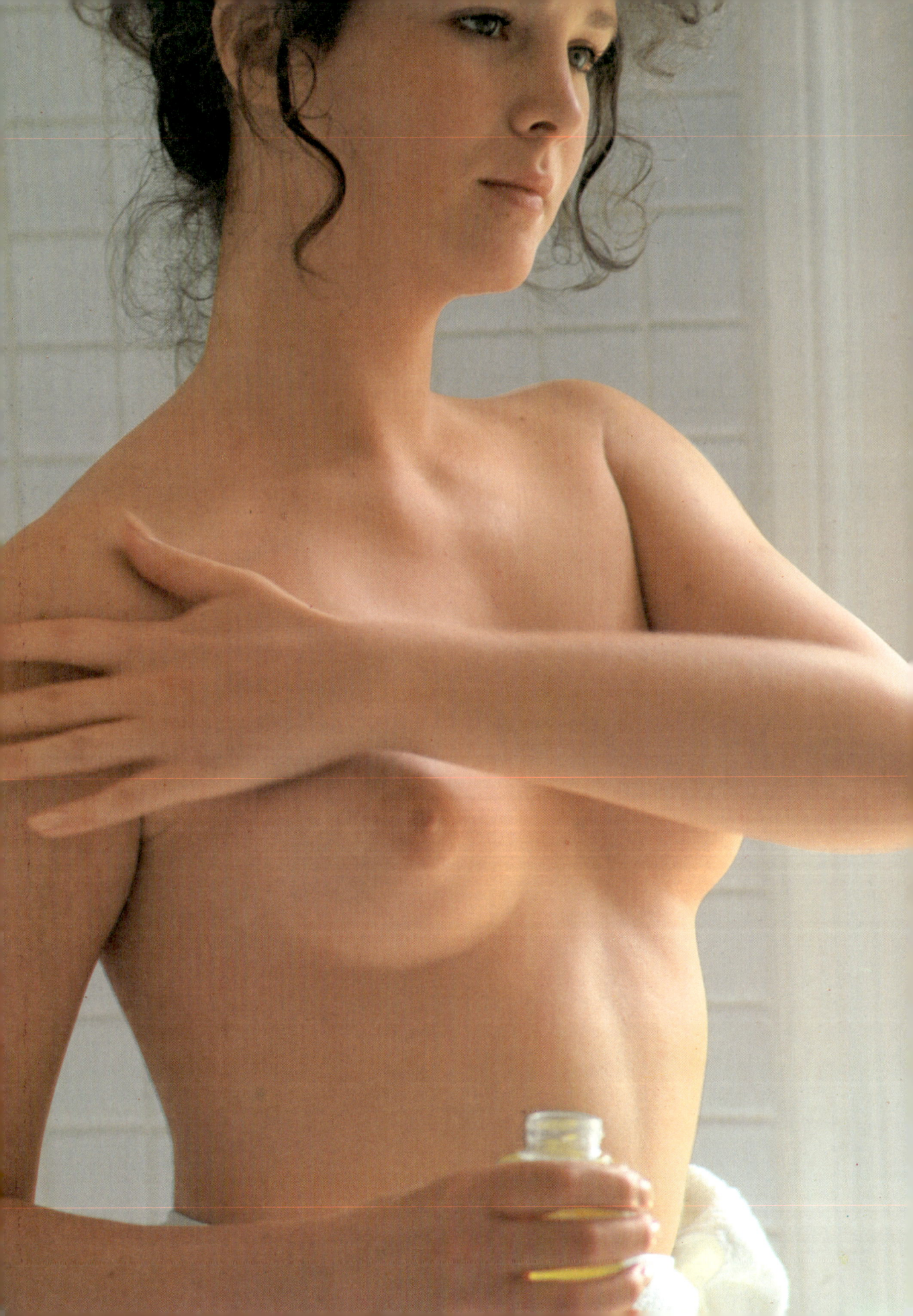

Eincremen: Wie ist's richtig?

Auch wenn die Kosmetikhersteller es gern so darstellen: die Haut braucht nicht automatisch nach jeder Reinigung eine neue Cremeschicht! Man kann der Haut sogar zuviel der guten Cremes antun – das macht sie faul; sie reduziert dann ihre eigene Fettproduktion.

Die meisten Frauen haben am Körper eine etwas fettigere Haut als im Gesicht und an den Händen. Das hängt unter anderem damit zusammen, daß Gesicht und Hände ständig der Sonne und der Luft ausgesetzt sind und stärker austrocknen. Der restliche Körper hat fast das ganze Jahr über einen Lichtschutz durch die Kleidung.

Ob der Körper Creme-Nachschub braucht, können Sie leicht selbst feststellen: cremen Sie sich nach dem morgendlichen Duschen nicht gleich gewohnheitsmäßig ein. Prüfen Sie erst mal, ob Ihre Haut 20 Minuten später noch spannt oder sehr trocken aussieht. Wenn nein, hat der Säureschutzmantel sich selbst regeneriert. Wenn ja, wird die Haut die aufgetragene Mischung aus Fett und Feuchtigkeit jetzt dankbar aufsaugen.

Wenn Sie Ihre Haut aufmerksam beobachten, werden Sie auch feststellen, daß sie im Winter mehr Creme braucht als an heißen Sommertagen. Das hängt nicht nur mit der austrocknenden Heizungsluft zusammen. Auch damit, daß beim Schwitzen der Körper mehr Talg (also mehr eigenes Fett) produziert.

Welche Creme braucht die Körperhaut? Emulsion, Milch, Lotion, Creme, Öl – der Kosmetikmarkt bietet eine Fülle von Produkten an. Alle sollen der Haut ihren „natürlichen" Fett- und Feuchtigkeitsgehalt geben.

Die einen enthalten mehr Feuchtigkeit, die anderen mehr Fett, in manchen Produkten soll beides im Gleichgewicht sein. Aus den phantasievollen Verpackungstexten geht meist nicht klar hervor, was in dem jeweiligen Produkt überwiegt. Am eindeutigsten ist noch die Bezeichnung „Feuchtigkeitscreme oder -lotion" oder „Körperöl". Aber selbst hier ist man nicht sicher, ob die Haut sie so aufnimmt, wie man es erwartet. Vor allem die dünnflüssigen „Feuchtigkeitsspender" halten oft nicht, was sie versprechen: sie tragen sich wunderbar leicht und schnell auf und erzeugen ein angenehm kühles Gefühl auf der Haut. Das kann aber auch bedeuten, daß sie einfach verdunsten! Und manche Öle legen sich nur wie ein wasserabstoßender Film auf die Haut, statt einzuziehen. Da kann man sich beim Kauf nur auf die Beratung von erfahrenen Kosmetik-Verkäuferinnen verlassen oder – noch besser – mit einem Pröbchen selbst testen, ob das Produkt wirklich in die Haut einzieht.

Generell gilt: Etwas dickflüssigere Lotionen und etwas festere Cremes sind schon deshalb besser für die Haut, weil man sie kräftiger einmassieren muß. Dadurch ziehen sie tiefer ein, und die Haut wird durch die Massage gleichzeitig besser durchblutet!

Beim Öl unterscheidet man zwischen Pflanzenölen, mineralischen Ölen und einer Mischung von beiden. Im allgemeinen ziehen Pflanzenöle besser in die Haut ein. Aber auch die meisten gemischten Öle sind so zusammengestellt, daß sie gut in die Haut eindringen. Hier ist der Selbstversuch einfach: ein Tropfen Öl, kräftig einmassiert, darf nach einer Weile nur noch einen ganz matten Fettschimmer hinterlassen. Sie sollten den Versuch allerdings nicht gerade auf dem Handrücken machen – da schluckt die Haut besonders viel. Es gilt zwar für alle Kosmetika – aber mit Öl sollten Sie besonders sparsam umgehen. Die Menge von zwei bis drei Teelöffeln reicht für den ganzen Körper aus. Alles, was darüber hin-

Nach dem Sport: Erfrischungs-Lotion

Wenn man in der Sommerhitze sportelt, reicht die Dusche hinterher oft gar nicht aus, um sich wieder abzukühlen. Dann kann man sich mit sogenannten „coolen Körperlotionen" wieder herrlich erfrischen. Sie enthalten Menthol oder Kampfer – das prickelt schön kalt auf der Haut. Die Lotionen gibt es in kosmetischen Sport- oder Männerserien.

ausgeht, zieht eher in die Kleidung ein als in die Haut, bringt also gar nichts.

Öl wird übrigens am besten von feuchter Haut aufgenommen. Nach dem Duschen oder Baden sollten Sie sich also nur ganz leicht abtrocknen und danach das Öl in die Haut einmassieren solange sie noch ein bißchen feucht ist. Öl und Wasser vermischen sich dann auf Ihrer Haut und diese Mischung ergibt eine Emulsion – also im Prinzip nichts anderes als eine Fettcreme. Auch wenn Sie Körperöl verwenden, ist es am besten, wenn Sie immer in Richtung Herz massieren und dabei am rechten Fuß beginnen. (Die weitere Reihenfolge ist bei der Trockenbürstenmassage auf Seite 183 genau beschrieben).

Massage-Öl ist ein Sonderfall. Es besteht vorwiegend aus Vaseline, Rizinus- und Paraffinölen und soll gar nicht in die Haut eindringen, sondern als Gleitschicht zum Massieren auf der Oberfläche bleiben.

Das schützt die Haut beim Schwimmen

Gechlortes Wasser trocknet die Haut stark aus. Wenn Sie sich dafür entschieden haben, als Fitness-Training regelmäßig ins Schwimmbad zu gehen, können Sie vorbeugend etwas dagegen tun, daß Ihre Haut unter diesem Sport leidet: es gibt Schwimmschutzlotionen, die wasserabweisendes Silikon enthalten. Dadurch wird das Austrocknen der Haut verhindert. Diese Lotionen sind auch umweltfreundlich. Im Gegensatz zu frisch aufgetragenem Hautöl verschmutzen sie das Wasser des Schwimmbades nicht, da sie sich nicht mit ihm verbinden.

Kann Creme Zellulite beseitigen?

Auf dem Kosmetikmarkt werden immer mehr Cremes gegen Zellulite angeboten, die auf der Haut Wärme erzeugen und dadurch die erschlaffte Haut straffer machen sollen. In den Grundsubstanzen sind die Produkte alle ziemlich gleich: sie enthalten eine Vielzahl von pflanzlichen Extrakten, ätherische Öle, häufig auch Kollagen und verschiedene chemische Substanzen. Bis zu 20 Wirkstoffe in einem einzigen Präparat sind keine Seltenheit. Da es noch immer keinen einzelnen kosmetischen Stoff gibt, der gegen Zellulite hundertprozentig wirksam ist, soll das Zusammenspiel von verschiedenen Substanzen die Wirkung erhöhen.

Mit kosmetischen Produkten kommt man aber gar nicht dahin, wo sie wirksam werden müßten – im Gefäßsystem nämlich. Denn dort entsteht die Zellulite; durch zuviel Fett und durch die Vergrößerung der weiblichen Fettzellen. Da die meisten Frauen an Bauch, Po und Oberschenkeln ein schwaches Bindegewebe haben, können sich Fettzellen und Gewebeflüssigkeit (Schlacken) dort leicht ausbreiten.

Daraus ergibt sich schon, wie man wirklich erfolgreich gegen Zellulite angehen kann:

– Übergewicht abbauen,
– das Bindegewebe straffen,
– die Durchblutung der Haut und der darunterliegenden Gewebe fördern,
– Lymphstauungen beseitigen,
– den Abtransport von Schlacken fördern.

Mit Cremes, die man täglich ein- bis zweimal einmassiert, kann man von außen noch am meisten erreichen. Die Wirkung beruht dann aber im wesentlichen auf dem durchblutungsfördernden Kneten und Erwärmen der Haut. Auch das tägliche Trockenbürsten verstärkt diesen Effekt.

Was wirklich hilft, sind Fitness-Übungen und Sportarten, die Bein-, Bauch- und Pomuskeln kräftig beanspruchen. Das kann gezielte Gymnastik sein (wie ab Seite 20), Bodybuilding und Übungen mit Hanteln (wie ab Seite 42), Laufen, Radfahren, Schwimmen, aber auch alle Tanzarten. Man kann es sehen: sportliche Frauen haben selten Zellulite. Und auch wer relativ spät mit Sport anfängt, kann die unschöne, wellige Orangenhaut wieder sichtbar glätten. Man muß dann aber dabeibleiben – wenn der sportliche Elan nachläßt, wird leider auch die Haut schnell wieder schlaff.

Schwitzen: Normal, aber manchmal lästig

Zwischen einem halben und vier Litern Flüssigkeit scheidet der Mensch täglich durch die Haut aus. Zweck dieser sogenannten Transpiration oder Perspiration: die Körpertemperatur auf rund 37 Grad zu halten und dadurch vor Überwärmung zu schützen. Ohne diese „Klimaanlage" käme es zum Hitzschlag.

Die Schweißdrüsen arbeiten pausenlos – auch im Wasser, auch im Schlaf. Als Schwitzen empfinden wir das erst, wenn wir uns körperlich anstrengen, beim Sport etwa, oder wenn die Außentemperatur hoch ist, bei Streß oder Krankheit. Dann scheiden die etwa 2 Millionen Schweißdrüsen am Körper so viel Flüssigkeit aus, daß sie nicht mehr unbemerkt auf der Haut verdunstet, sondern kleine Tröpfchen bildet.

Es gibt zwei verschiedene Arten von Schweißdrüsen: die ekkrinen Schweißdrüsen sind über den ganzen Körper verteilt, besonders zahlreich jedoch in den Achselhöhlen, Handtellern, Fußsohlen, im Genitalbereich und auf der Brust. Sie reagieren auf Hitze – von außen und von innen. Die apokrinen Schweißdrüsen, auch Duftdrüsen genannt, befinden sich nur in den Achselhöhlen, um Brustwarzen und Nabel und im Genitalbereich. Sie reagieren nur auf emotionale Reize – Streß, Freude, Schmerz, sexuelle Erregung.

Zunächst ist jeder Schweiß geruchlos. Auch die Duftdrüsen entwickeln erst an der Luft ihren zunächst angenehmen, bei jedem Menschen individuellen Geruch. Aber die Bakterien, die die Hautoberfläche vor eindringenden Keimen schützen, zersetzen den Schweiß ziemlich schnell. Dabei entstehen unangenehm riechende Fettsäuren und Eiweißabbauprodukte. Der Hitze- oder Sportlerschweiß allein ist geruchlos; er müffelt erst durch die Kombination mit dem apokrinen Schweiß. Das erklärt auch, warum im Urlaub, wenn man sich erholt fühlt, selbst bei Hitze und körperlicher Anstrengung, der Schweiß sehr viel weniger penetrant riecht. Besonders stark schwitzt man unter den Achseln, weil hier die Körpertemperatur höher ist und sich die Luft staut – ein ideales Klima für Hautbakterien.

Was hilft gegen Körpergeruch?

Am einfachsten wäre häufiges Waschen, vor allem unter den Achseln, dann hätten die Bakterien gar keine Zeit für ihre „Zersetzungsarbeit". Da man aber im Berufsalltag meist nicht die Zeit und nicht die Gelegenheit dazu hat, kann man sich mit Deos behelfen, die für vier bis sechs Stunden eine wirksame Geruchsbarriere bilden. Sie enthalten desinfizierende Substanzen, die die Bakterien auf der Haut an der

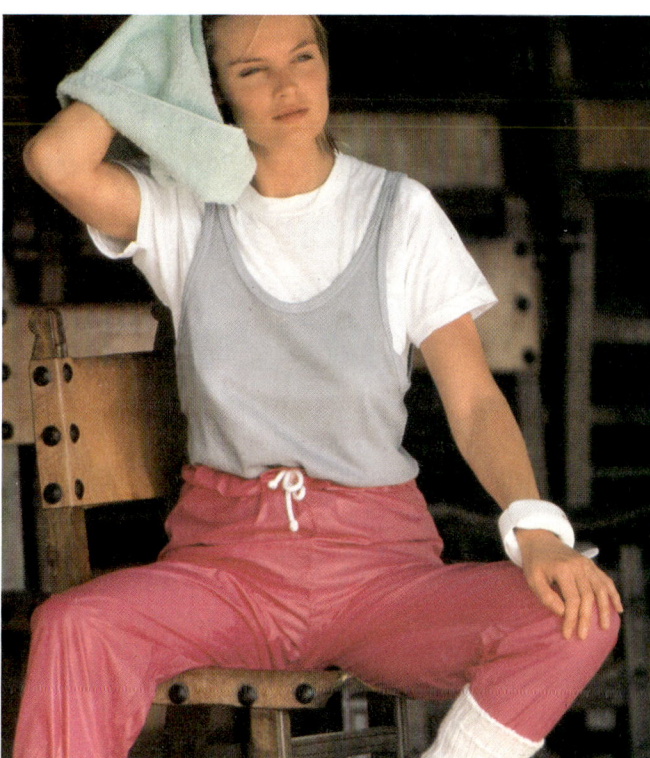

Beim Sport schwitzt man am ganzen Körper. Deshalb sollte alles, was man auf der Haut trägt, aus Baumwolle sein. Sie saugt viel Feuchtigkeit auf.

Vermehrung hindern und dadurch die Schweißzersetzung verzögern. Durch die Parfümierung werden die Schweißgerüche zudem überduftet. Deos gibt es in unterschiedlichen Formen: als Spray, im Pumpzerstäuber (ohne umweltzerstörendes Treibgas), als Stift, Roll-on oder als Creme. Die Wirkstoffe sind bei allen ziemlich gleich, unterschiedlich ist nur der Alkoholgehalt. Ganz ohne Alkohol sind nur die desodorierenden Cremes.

Wenn die Haut auf Deos gereizt reagiert

Das kann drei verschiedene Gründe haben:
- Man hat sich nicht gründlich abgetrocknet und das Deo auf feuchte Haut aufgetragen. Dann quillt die Haut auf und reibt aneinander.
- Die Haut verträgt den Alkohol in Deos nicht. Alkohol trocknet sie etwas aus. Empfindliche Haut kann sich dabei leicht entzünden. Dann sollte man auf alkoholfreie Cremes ausweichen.
- Die Haut ist allergisch gegen die chemischen Bakterienhemmer. Dann sollte man Deos mit natürlichen Wirkstoffen ausprobieren. Sie enthalten (neben geringen Alkoholmengen) Kräuterauszüge und ätherische Öle von Pflanzen, die bakterienhemmend wirken und

die Schweißdrüsen leicht zusammenziehen. Solche Deos gibt's vor allem in Reformhäusern.

Antitranspirants: Auf Dauer schädlich?

Antitranspirants oder Antiperspirants sollen verhindern, daß man unter den Achseln naß wird, indem sie die Haut zusammenziehen und die Ausgänge der Schweißdrüsen verengen. Die Drüsen produzieren zwar weiter Schweiß, aber es gelangt bis zu 50 Prozent weniger davon nach außen. Für den Temperaturausgleich des Körpers ist das kein Problem, die Achselhöhle ist ja nur ein winziger Teil der gesamten Körperoberfläche. Aber nicht jede Haut verträgt die adstringierenden Chemikalien (das sind zumeist Aluminiumsalze). Hautärzte empfehlen deshalb, die Antitranspirants nicht regelmäßig über einen längeren Zeitraum zu benutzen.

Wie wirkt eigentlich Körperpuder?

Vor allem erfrischend. Weil er die Körperfeuchtigkeit etwas aufsaugt und dadurch ein kühles Gefühl auf der Haut erzeugt. Körperpuder wird deshalb mit großen Quasten auf dem ganzen Körper verstäubt – ein angenehmer Luxus mit feinem Duft. Deos ersetzt er nicht.

Enthaaren: Vor- und Nachteile der einzelnen Methoden

Manche Frauen finden es besser, die Körperhaare so wachsen zu lassen, wie die Natur es vorgesehen hat, die anderen finden sich einfach schöner mit glatter Haut an den Beinen und unter den Armen. Was gegen die Enthaarung spricht: man muß sich regelmäßig darum kümmern, weil die nachwachsenden Stoppeln piksig sind und nicht gut aussehen. Was für die Enthaarung spricht, speziell unter den Achseln: die Achselhaare bieten dem Schweiß und der Bakterienzersetzung mehr Oberfläche, man müffelt stärker.

Rasieren: Das ist die einfachste und schnellste Methode für Beine und Achseln. Mit dem Elektrorasierer geht's besonders unproblematisch. (Schaffen Sie sich am besten selbst einen an; kaum ein Mann kann es ausstehen, wenn man sich seinen Rasierapparat ausleiht.) Da kann man alle paar Tage – bei starkem, dunklem Haarwuchs auch jeden Tag – mal schnell drüberfahren. Die Haut sollte ganz trocken sein, nicht sofort nach Dusche oder Bad rasieren.

Naß rasieren: Gut geeignet für die Beine. Die Naßrasur hält etwas länger vor als die Elektrorasur, weil man die Haare tiefer erwischt. An die Achselhaare sollte man sich mit der Klinge nicht wagen, da kann man sich doch zu leicht schneiden. Vor der Rasur muß die Haut gut feucht und mit Seife oder Rasierschaum vorgeweicht sein. Immer gegen die Wuchsrichtung der Haare über die Haut fahren.

Enthaarungscreme: Die sollte man nur für die Beine verwenden. Der Wirkstoff, der die Haare ablöst, muß sie dafür erst auflösen. Da Haare und Haut im Prinzip aus dem gleichen Stoff bestehen, wird dabei auch die Haut angegriffen. Die Beine vertragen das meist, die empfindlichere Haut unter den Achseln kann gereizt oder sogar mit Entzündungen darauf reagieren. Vor dem ersten Benutzen am besten die Verträglichkeit prüfen: ein wenig Creme oder Schaum in der Armbeuge einwirken lassen, abwischen, 24 Stunden warten. Zeigt sich keine Rötung, können Sie das Produkt verwenden. Bei der Anwendung die vorgeschriebene Einwirkzeit nicht überschreiten. Anschließend mit dem Spatel oder – schonender – mit einem warmen, feuchten Waschlappen die Cremeschicht und die Haare abwischen. Danach für einen Tag nur milde, alkoholfreie Pflegemittel auftragen. Je nach Haarwuchs hat man ein bis zwei Wochen Zeit bis zur nächsten Behandlung.

Warmwachs: Mit dieser Methode werden die Härchen bis zur Wurzel entfernt. Danach hat man vier bis sechs Wochen Ruhe. Warmwachs kann man selber anwenden oder von der Kosmetikerin machen lassen. Das Wachs wird erwärmt, bis es flüssig ist. Damit man sich nicht verbrennt, darf es höchstens Körpertemperatur haben. Es wird streifenweise mit einem Spatel aufgestrichen und nach dem Abkühlen ruckartig gegen die Wuchsrichtung abgerissen. Die Methode ist – vor allem beim ersten Mal – ziemlich schmerzhaft. Am besten verträgt man sie an den Beinen. Schmerzunempfindliche können auch die Achseln damit enthaaren. Bis zur nächsten Behandlung müssen die Haare mindestens 4 mm lang sein, damit das Wachs „greift".

Kaltwachs: Funktioniert im Prinzip wie Warmwachs, nur braucht das Wachs nicht erhitzt zu werden. Es wird auf die trockene Haut gestrichen. Dann werden Stoff- oder Zellophanstreifen angedrückt (sie liegen der Packung bei) und mit einem Ruck abgerissen. Gut zur Bein-Enthaarung. Vor der Wiederholung muß man allerdings warten, bis die Haare ziemlich lang sind.

Epilation: Die einzige Methode, um Haare dauerhaft loszuwerden. Mit einer Nadel wird Strom in die Keimschicht geleitet und die Haarwurzel abgetötet. Da jedes Haar einzeln entfernt werden muß, ist das aber auch eine langwierige Methode – und eine schmerzhafte außerdem! Wer sich dafür entscheidet, sollte nur zu erfahrenen Hautärzten oder Kosmetikerinnen gehen. Selbst die haben eine Trefferquote von höchstens 75 Prozent; die restlichen Haarwurzeln müssen ein zweites Mal angestochen werden. Wenn man sie nicht richtig trifft, können leider auch Narben entstehen. Die Methode eignet sich nur für Haare im Gesicht – unter den Armen hält man die Schmerzen gar nicht aus, und an den Beinen wird's zu langwierig und zu kostspielig. Pro Behandlung können höchstens 25 Haare entfernt werden.

Die Bikini-Zone: Wie behandelt man sie schonend?

Die modischen Fitness- und Badeanzüge haben sehr hohe Beinausschnitte, da schauen bei den meisten Frauen ein paar Härchen raus. Wer sie loswerden möchte, muß ein bißchen experimentieren, bis man herausfindet, was die Haut am besten verträgt. Wachs ist gut, weil man den kurzen, ruckartigen Schmerz beim Abreißen der Wachsstreifen nur alle vier Wochen einmal aushalten muß. Die Haare wachsen dann mit feiner Spitze nach.

Leider kann es passieren, daß die Haare schräg in die Hornschicht der Haut einwachsen und vorübergehend eine Entzündung auslösen. Mit täglicher Creme- oder Ölmassage kann man das eventuell verhindern.

Wer Enthaarungscreme verträgt, kann auch damit die äußeren Schamhaare entfernen. Es gibt besonders milde Enthaarungsmittel speziell für die Bikini-Zone und fürs Gesicht. Auf jeden Fall vorher testen.

Manche Frauen kommen auch mit Rasieren ganz gut zurecht. Unangenehm kann es nur werden, wenn die borstigen Spitzen in einer Hautfalte liegen und piksen. Am ehesten vermeidet man das durch tägliches Nachrasieren.

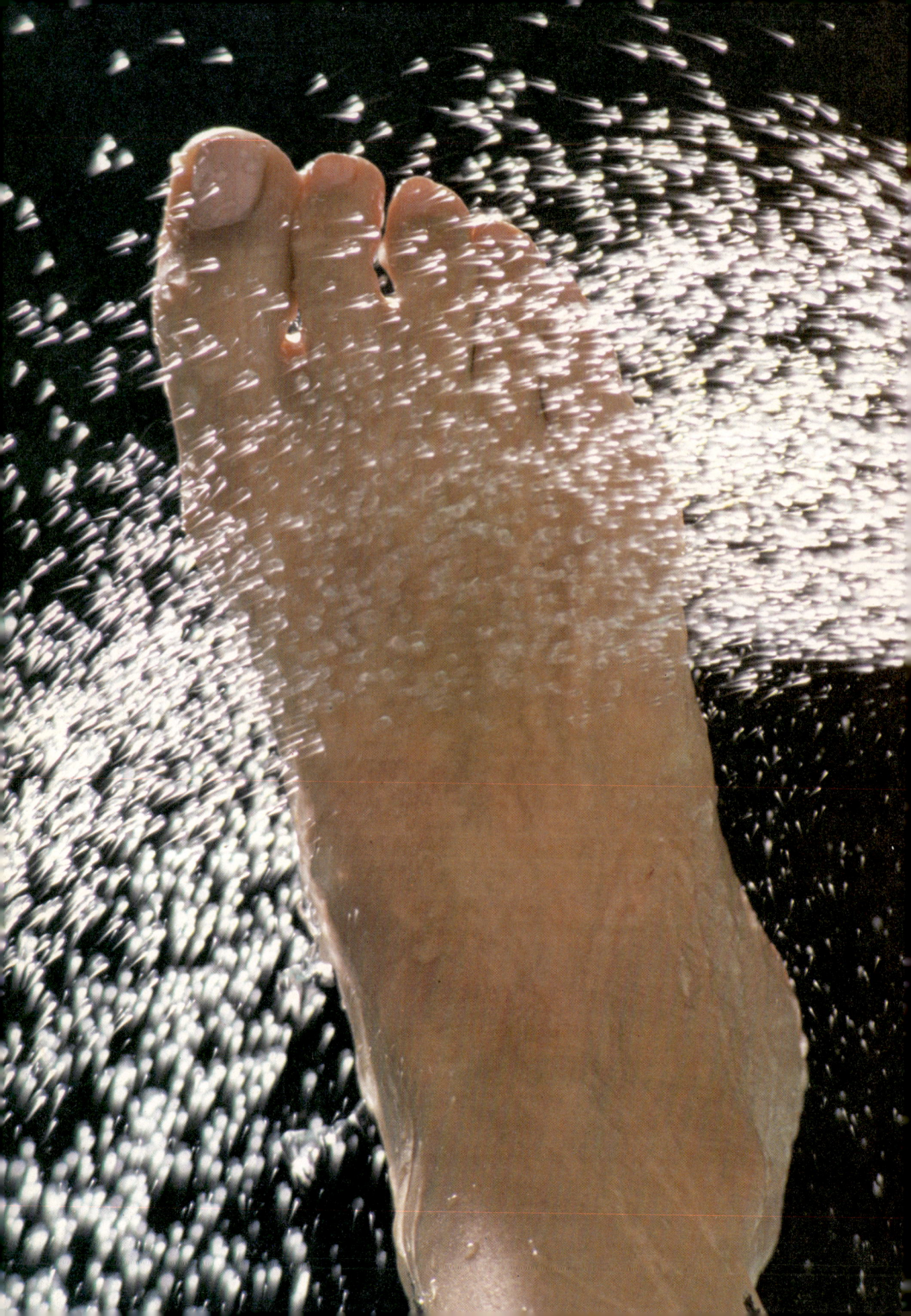

So bleiben auch die Füße fit

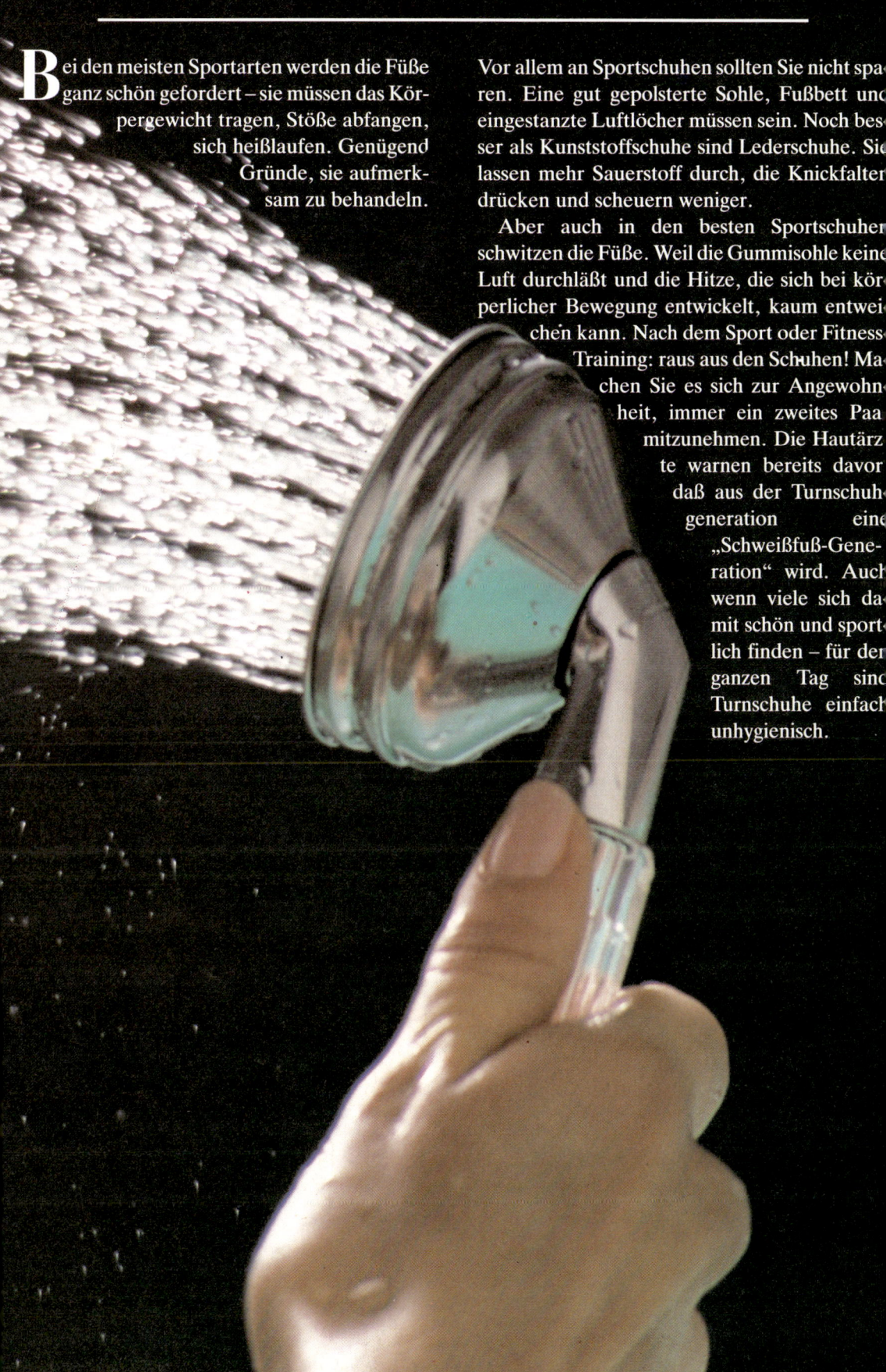

Bei den meisten Sportarten werden die Füße ganz schön gefordert – sie müssen das Körpergewicht tragen, Stöße abfangen, sich heißlaufen. Genügend Gründe, sie aufmerksam zu behandeln.

Vor allem an Sportschuhen sollten Sie nicht sparen. Eine gut gepolsterte Sohle, Fußbett und eingestanzte Luftlöcher müssen sein. Noch besser als Kunststoffschuhe sind Lederschuhe. Sie lassen mehr Sauerstoff durch, die Knickfalten drücken und scheuern weniger.

Aber auch in den besten Sportschuhen schwitzen die Füße. Weil die Gummisohle keine Luft durchläßt und die Hitze, die sich bei körperlicher Bewegung entwickelt, kaum entweichen kann. Nach dem Sport oder Fitness-Training: raus aus den Schuhen! Machen Sie es sich zur Angewohnheit, immer ein zweites Paar mitzunehmen. Die Hautärzte warnen bereits davor, daß aus der Turnschuhgeneration eine „Schweißfuß-Generation" wird. Auch wenn viele sich damit schön und sportlich finden – für den ganzen Tag sind Turnschuhe einfach unhygienisch.

Erfrischungen für heißgelaufene Füße

Nach dem Sport sind Fußbäder eine besondere Wohltat. Bei Hitze erweitern sich nämlich die Venen, Gewebeflüssigkeit sackt in Beine und Füße ab. Jetzt ist alles gut, was die Durchblutung fördert. Erfrischend: ein kaltes Fußbad mit einer Handvoll Salz im Wasser. Entspannend: ein warmes Fußbad mit Roßkastanienextrakt oder Zinnkrauttee.

Angenehm kühlend wirkt es auch, die Füße mit Franzbranntwein einzureiben.

Oder probieren Sie mal eine Fußmassage mit Fuß-Gel. Es enthält Menthol und Kampfer und prickelt schön kalt auf der Haut!

Überall, wo Menschen barfuß laufen, kann man sich mit Fußpilz anstecken: in Schwimmbädern, Saunen, Sporträumen, Fitness-Anlagen, sogar auf den Teppichböden von Hotelzimmern. Feuchtwarmes Klima (auch in Sportschuhen) ist ideal für die Ausbreitung der mikroskopisch kleinen Pilzzellen. Wenn sie sich erst mal in die Haut eingenistet haben, sind sie nicht mehr abzuwaschen. Zuerst machen sie sich durch Juckreiz zwischen den Zehen, dann durch weiße, aufgeweichte Haut oder Bläschen bemerkbar. Pilzinfektionen sollte man unbedingt behandeln. Ohne pilzabtötendes Mittel (Antimykotikum, aus der Apotheke) wird man sie kaum je wieder los und steckt auch noch seine Umgebung an.

Am besten läßt man es gar nicht erst dazu kommen. Tips zur Vorbeugung:

○ Beim Sport, in der Sauna und im Hotel stets Badelatschen tragen.
○ Nach jedem Waschen die Zehenzwischenräume gründlich abtrocknen.
○ Desinfektionsanlagen benützen.
○ Beim Sport reine Woll- oder Baumwollsocken tragen.
○ Sportschuhe nach dem Tragen gut auslüften, ab und zu innen mit Fußpuder einsprühen.

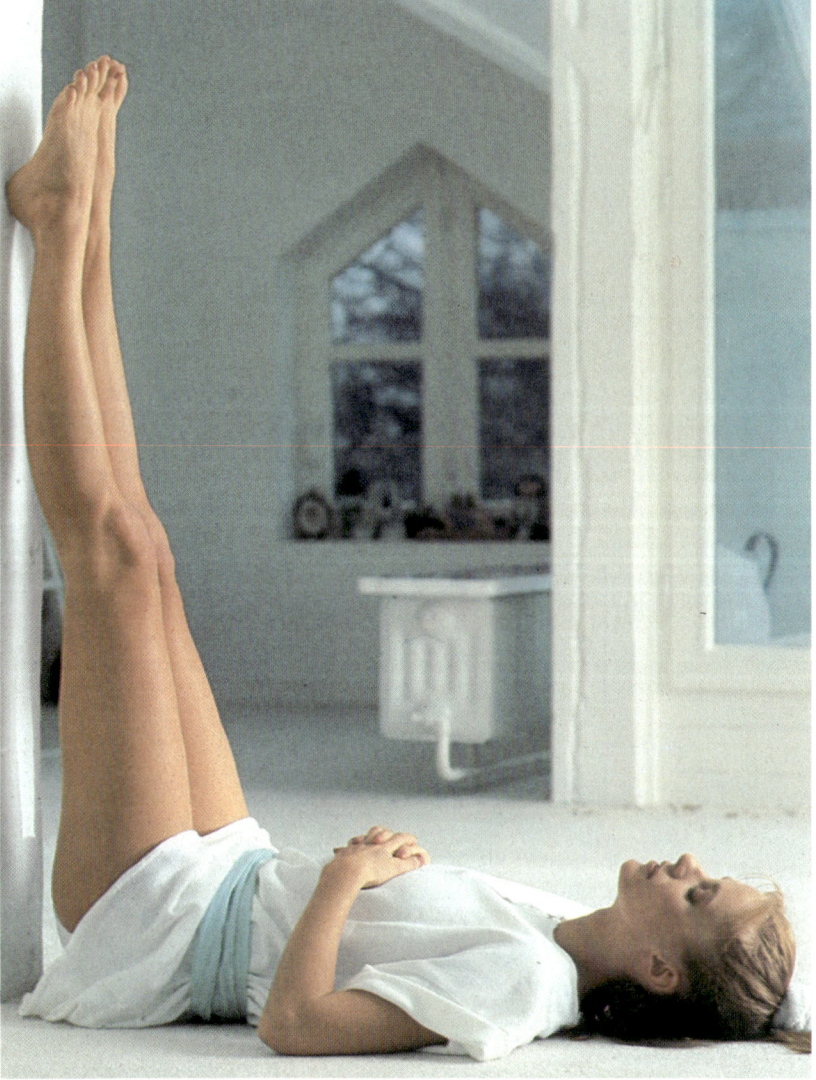

Auf dem Boden liegen und die Beine senkrecht nach oben an der Wand abstützen: eine schnelle Entspannungsübung für müde Füße und auch für den ganzen Körper.

Gesunder Luxus: Urlaub in der Fitness-Farm

Wem es Spaß macht, sich ein paar Tage lang nur mit Sport, Gymnastik, Schönheitspflege und gesunder Ernährung zu beschäftigen, sollte ruhig mal das Geld für eine Woche Fitness-Farm ausgeben. So erholsam ist kaum ein anderer Urlaub, obwohl fast den ganzen Tag irgendein Fitness-Programm läuft. Da werden Körper und Seele gehätschelt, da wird die Energie wieder aufgeladen. Und man kann vieles ausprobieren, was man immer schon mal kennenlernen wollte: verschiedene Gymnastik- und Sportarten, Entspannungstechniken wie Yoga, bestimmte Diäten oder Heilfasten, Gesichts- und Körperpackungen und sogar Schminktechniken. Das Angebot ist riesig, jede Fitness-Farm versucht, eine besondere Attraktion zu bieten (viele hießen früher Schönheitsfarm und haben sich dem Fitness-Trend mehr oder weniger gut angepaßt). Auf der Liste (rechts und links) sehen Sie, was im Behandlungs- oder Bewegungsprogramm alles enthalten sein kann. Man muß schon ein bißchen rumsuchen, bis man die Farm gefunden hat, deren Angebotsmischung man auch nutzen will. Wenn Sie auf Inserate schreiben, fordern Sie zuerst eine ausführliche Beschreibung und – ganz wichtig – eine detaillierte Preisliste an. Denn welche Behandlungen im Preis eingeschlossen sind, kann man aus dem Pauschalpreis oft nicht erkennen. In Häusern, die Sauerstofftherapien und Faltenunterspritzungen anbieten, müssen Sie mit überwiegend älterer Kundschaft rechnen. Je sportlicher das Programm ist, desto jünger das Publikum. Am meisten Spaß macht so eine Woche sicher zusammen mit einer Freundin. Da kann man die neuen Erfahrungen, Erfolgs- (oder Mißerfolgs-)Erlebnisse gleich austauschen!

Was Fitness-Farmen alles anbieten

Schönheit und Gesundheit
Teil- und Ganzmassagen
Reflexzonenmassagen
Gesichtsmassagen
Lymphdrainagen
Gesichts- und
Körperpackungen mit Algen,
Kräutern, Heilerden
Wasseranwendungen:
Bäder und Güsse mit
verschiedenen Zusätzen
Naturkosmetik
Ultraschallkosmetik
Schminkkurse
Sauerstoffbehandlungen
Faltenunterspritzungen
Soft-Laser-Behandlungen
Solarium
verschiedene Diäten
Heilfasten

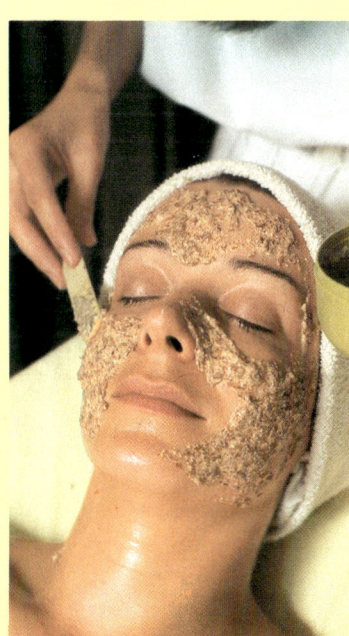

Sportarten
Gymnastik
Wassergymnastik
Stretching
Bodybuilding, Bodystyling
Jogging, Reiten, Golf
Segeln, Surfen
Schwimmen
Tennis, Squash
Ballonfahren
Skiwandern
Schießen

Entspannung
Yoga
Heilkräuterkunde
Aromatherapie
Musiktherapie
Atemtherapien
Positives Denken
Sauna

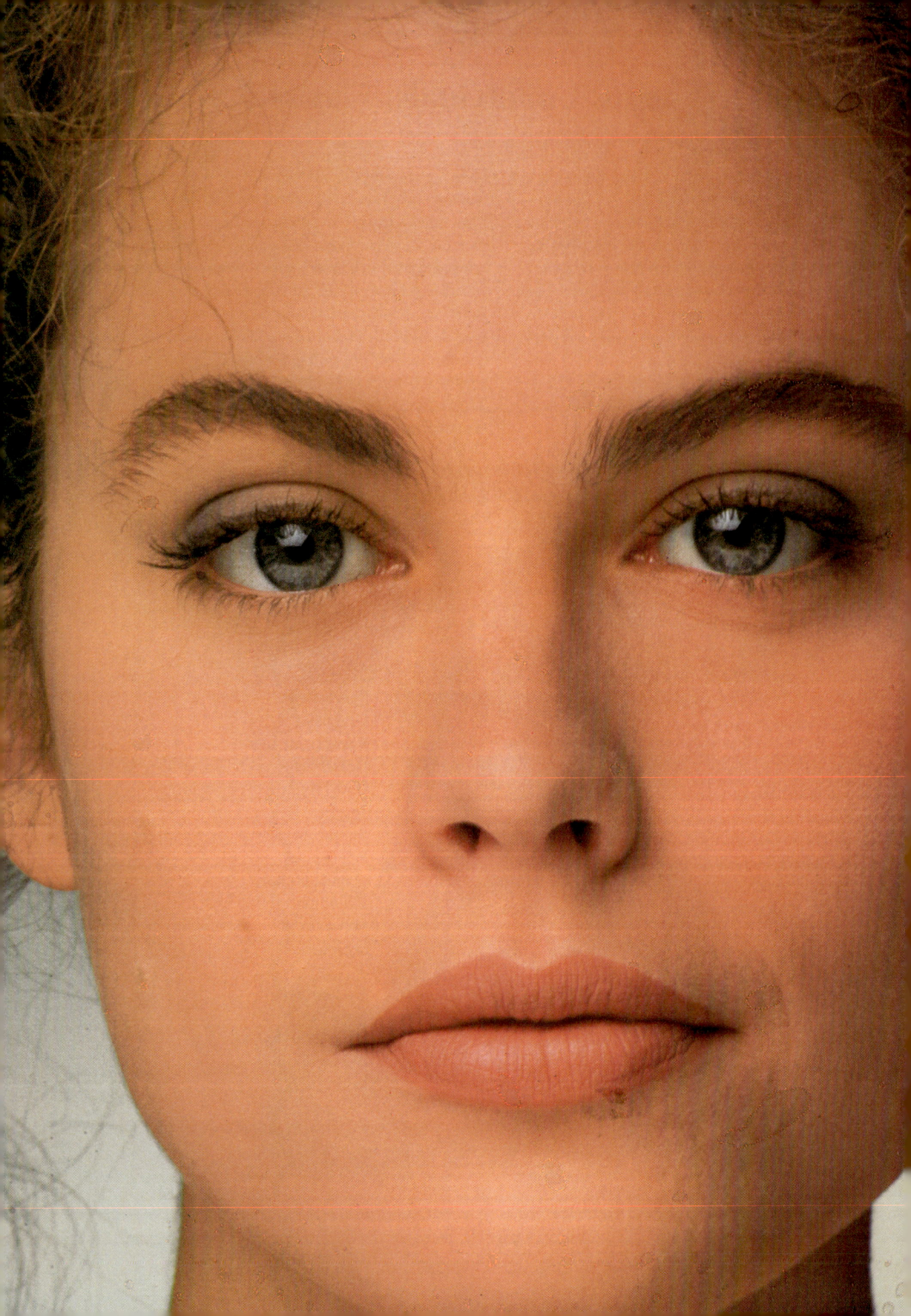

DAS GESICHT

Alles was die Haut schön macht

Für das Gesicht gelten im Prinzip dieselben Pflege-Grundsätze wie für die Körperhaut (siehe Seite 177). Am genetischen Plan der Körperzellen – daß der Mensch, also auch die Haut älter wird – kann man nichts ändern. Man kann aber verhindern, daß die Haut schneller altert als nötig: durch viel Bewegung an frischer Luft, durch gesunde Ernährung und durch Cremes als Schutz vor schädlichen Wirkungen von außen. Nur darf man von Kosmetik keine Wunder erwarten. Wer viel raucht und trinkt, von einer Streßsituation in die andere gerät, im Urlaub mal ein bißchen schwimmt, aber die meiste Zeit in der Sonne brutzelt, der kann sich an Cremes und Ampullen armkaufen und wird trotzdem keinen Pflege-Erfolg sehen. Auch die gelegentlichen Frust-Käufe – „weil man das Gefühl hat, sich mal was Gutes tun zu müssen" – von teuren Wirkstoff-Präparaten bringen der Haut gar nichts. Besser ist, seine Gesichtshaut regelmäßig und sanft zu behandeln und zu beobachten, was ihr gut bekommt. Denn bei dem riesigen Angebot an Pflegemitteln gibt es zwar für jeden Hauttyp das Passende. Aber die Empfehlungen der Hersteller sind oft so widersprüchlich, daß man selbst ausprobieren muß, wie die Haut reagiert.

Kennen Sie Ihren Hauttyp?

Trockene, fettige oder Mischhaut – in diese drei Gruppen wird die Gesichtshaut üblicherweise eingeteilt.

Trockene Haut ist matt und spannt leicht. Im Extremfall sieht sie spröde und etwas schuppig aus. Weil ihre Talgdrüsen nicht genügend Fett produzieren, hat sie keine ausreichende eigene Schutzschicht gegen Kälte und Wind. Fältchen werden in der trockenen Haut früher sichtbar als in der fettigen, zumal die Talgdrüsen beim Älterwerden noch weniger Fett produzieren.

Fettige Haut ist glänzend und elastisch. Die Hornschicht ist relativ dick, daher wirkt sie oft blaß oder sogar fahl. Die Talgdrüsen produzieren viel Fett – manchmal zu viel, was sich durch erweiterte Poren, Mitesser und Pickel bemerkbar macht. Ab 25 Jahren nimmt die Fettproduktion etwas ab, bleibt aber bei den meisten Frauen bis ins hohe Alter so ausreichend, daß sich kaum tiefe Falten eingraben.

Mischhaut zeigt sich daran, daß nur Stirn, Nase und Kinn fettig glänzen, die übrige Gesichtshaut jedoch eher trocken ist. Dieser Hauttyp kommt am häufigsten vor und ist auch ganz normal. Denn gesunde Haut hat in der Gesichtsmitte mehr und stärker fettende Talgdrüsen, die sie vor Wind und Wetter schützen.

Nun ist die Haut aber nicht das ganze Jahr über gleich. Sonne und Heizungsluft, Streß und hormonelle Schwankungen beeinflussen ihren Zustand. Sogar während des Monatszyklus kann das Hautbild sich verändern: etwas fettiger und manchmal unrein vor der Periode, wieder trockener in der ersten Zyklushälfte danach. Sorgsame Hautpflege sollte auf den jeweiligen Hautzustand abgestimmt sein. Machen Sie deshalb ab und zu einen Hauttest: reinigen Sie das Gesicht mit Seife oder Syndet. Spülen Sie den Schaum mit viel Wasser wieder ab, und warten Sie ein bis zwei Stunden. Wie sieht Ihre Haut dann aus? Spannt sie vor Trockenheit, oder glänzt sie fettig? Wie Sie Ihre Haut jetzt am besten behandeln, lesen Sie auf den folgenden Seiten.

Gesichtsreinigung: Da gibt's viel Auswahl

Sie soll einerseits gründlich, andererseits schonend sein. Denn das Gesicht ist – vor allem in der Stadt – ziemlich massiver Umweltverschmutzung ausgesetzt. Und auch Make-up und kosmetische Farben müssen abends entfernt werden, damit die Poren frei werden und die Haut sich nachts erholen kann. Reinigungspräparate sollten aber möglichst wenig in den Säureschutzmantel der Haut eingreifen – dann spannt sie hinterher und reagiert gereizt, auch auf manche pflegende Cremes. Wer das Gesicht abends regelmäßig reinigt und keine stark fettende Creme benutzt, braucht es morgens nur mit Wasser abzuwaschen. Viel kaltes Wasser – das erfrischt schön nach dem Aufstehen! Reinigen kann man mit vielerlei Mitteln:

Ganz normale Seife, wenn die Haut noch glatt ist und weder zu fett noch zu trocken. Sie sollte aber wenig Parfüm und keine Deo-Zusätze enthalten. Alkalische Seifen hinterlassen auf der Haut einen kalkigen Schleier – er muß mit sehr viel Wasser abgespült werden.

Syndets, flüssig oder in Seifenform – darunter versteht man synthetische Hautwaschmittel, die nicht alkalisch sind, also keinen Kalkschleier auf der Haut bilden. Auch sogenannte Waschlotionen und Waschgels sind Syndets. Sie eignen sich gut für fettige Haut (auch mit Mitessern) und für Mischhaut und lassen sich mit Wasser abspülen.

Reinigungsmilch ist besonders milde, man sollte sie deshalb für trockene oder empfindliche Haut nehmen. Was meist nicht auf der Verpackung steht: es gibt Reinigungsmilch, die sich mit Wasser abwaschen läßt, und Milch, die man nur mit Gesichtswasser abwischen kann (dann enthält sie mehr Fett).

Waschcreme und Reinigungsschaum sind ein Zwischending zwischen Syndets und Reinigungsmilch – für jeden Hauttyp geeignet.

Reinigungscreme ist stark fetthaltig und deshalb vor allem zum Abschminken von viel Make-up geeignet. Bei sehr trockener Haut kann man sie auch zur täglichen Reinigung verwenden. Da sie nicht wasserlöslich ist, muß sie mit Gesichtswasser entfernt werden.

Gesichtswasser

Bei allen Reinigungsmitteln, die sich mit Wasser abwaschen lassen, ist Gesichtswasser überflüssig. Nur sehr fettig-unreiner Haut tut es gut, wenn man die fettigen Stellen nach der Reinigung damit leicht abtupft. Es desinfiziert und zieht die Poren vorübergehend zusammen.

Manche Gesichtswässer enthalten waschaktive Substanzen. Man erkennt das daran, daß sie beim Schütteln ein wenig schäumen. Damit kann man das Gesicht ab und zu zwischendurch reinigen.

Gesichtswasser mit Alkohol sollte man nicht auf trockene Haut bringen – es trocknet zusätzlich aus.

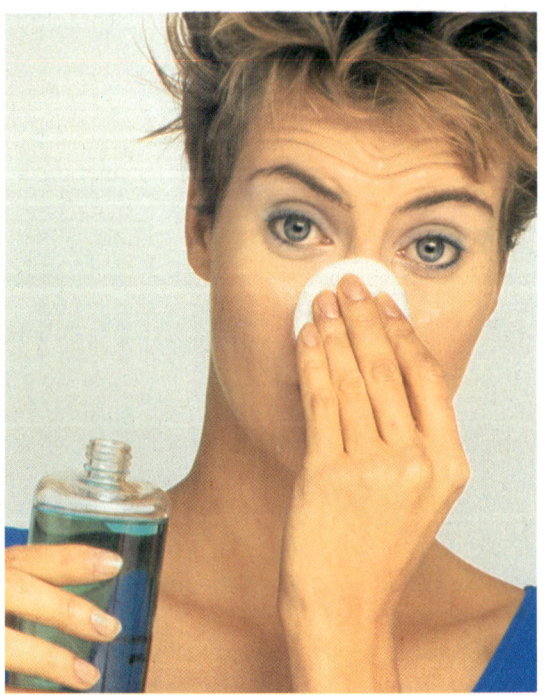

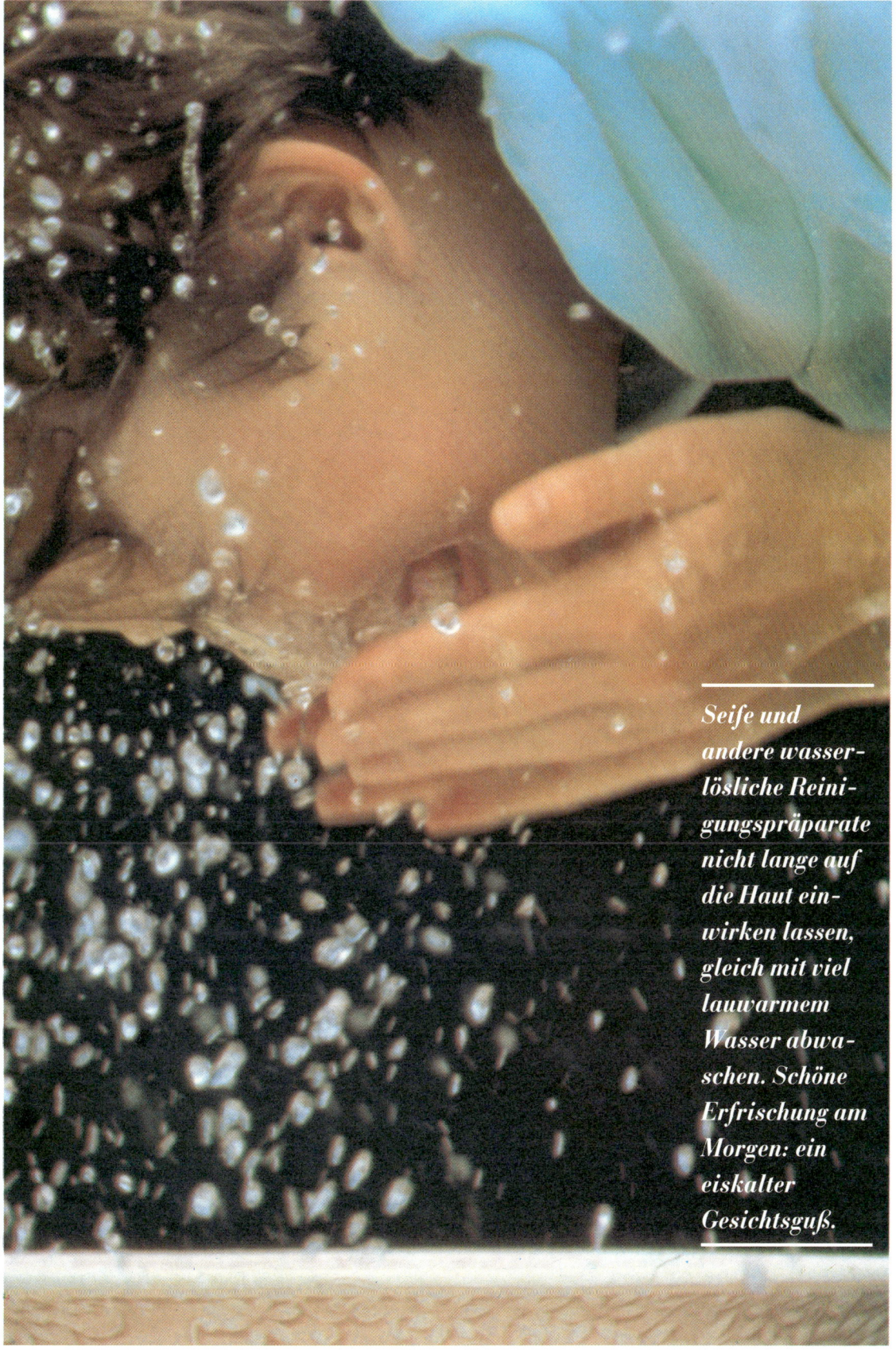

Seife und andere wasserlösliche Reinigungspräparate nicht lange auf die Haut einwirken lassen, gleich mit viel lauwarmem Wasser abwaschen. Schöne Erfrischung am Morgen: ein eiskalter Gesichtsguß.

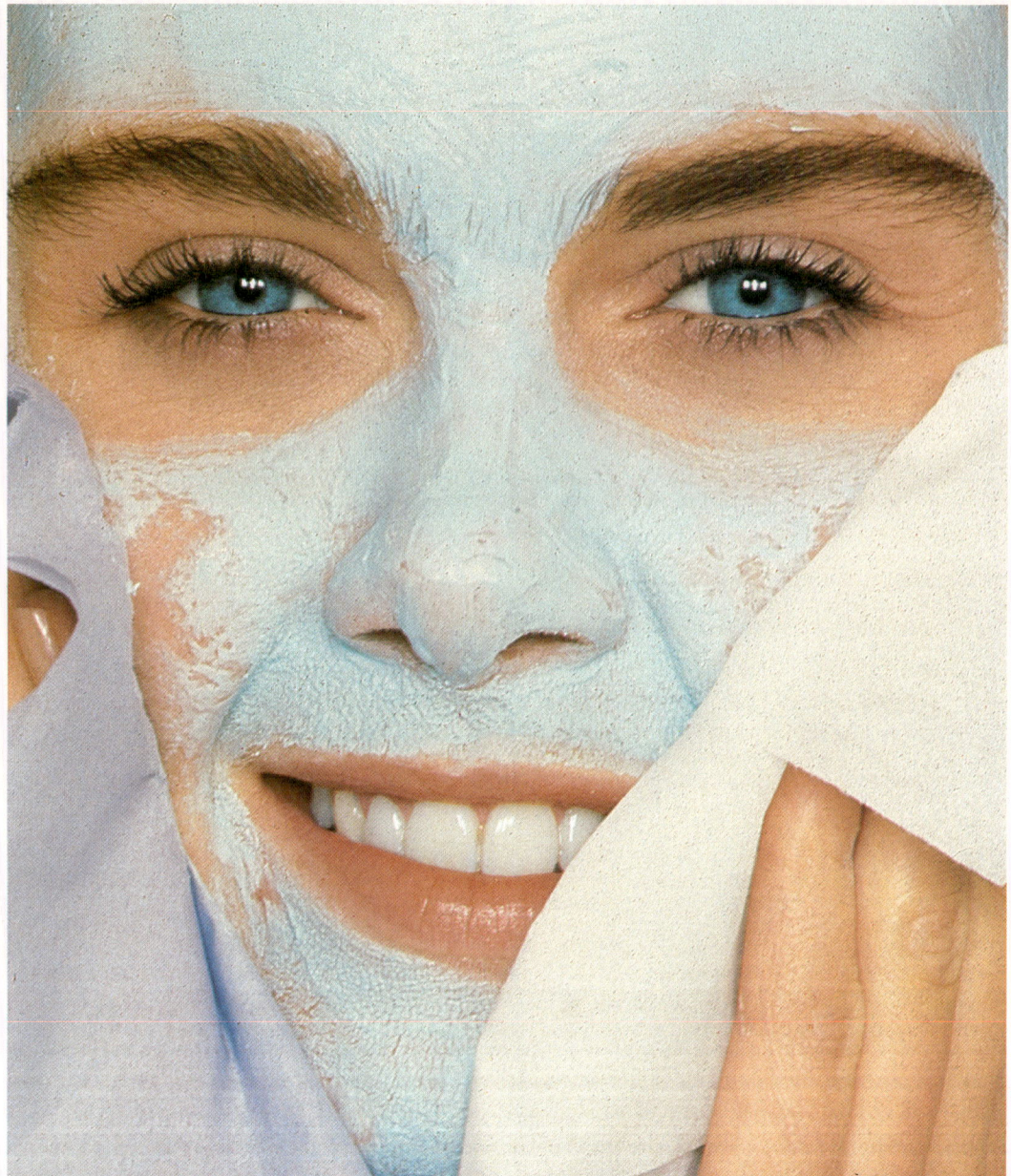

Gesichts-Peeling

Peeling ist eigentlich nichts anderes als eine besonders gründliche Reinigung. Mit den feinen Körnchen in Peelingcremes wird, ebenso wie mit Seife, die oberste Hautschicht etwas aufgequollen, die abgestorbenen Zellen lösen sich ab. Die feinen Peelingkörnchen tun das nur noch radikaler. Das ist aber auch der Haken an der Sache: wenn man's zu oft macht, wird die Haut dabei ziemlich angegriffen und reagiert mit Brennen und roten Flecken. Wer trockene Haut hat, sollte es lieber bleibenlassen. Fettige, großporige und unreine Haut kann Peeling besser vertragen. Und ältere Haut, die schlecht durchblutet wirkt, weil die Schicht aus abgestorbenen Zellen dicker ist, wird dadurch rosiger.

Auch hier gilt – wie beim Körperpeeling: wer Sport oder Fitness-Training macht, hat von innen her eine gut durchblutete Haut. Da ist Peeling überflüssig. Man kann sich die Wirkung aber bei besonderen Gelegenheiten zunutze machen. Wenn man ausgeht zum Beispiel. Das Abrubbeln mit einer sanften Peelingcreme oder Peelingmaske (Foto oben) läßt die Haut für Stunden rosiger aussehen. Und sie fühlt sich dann besonders zart und weich an!

Eincremen: Was der Haut gut bekommt

Bei der riesigen Auswahl von Cremes mit unterschiedlicher Zusammensetzung müßte eigentlich für jeden Hauttyp das Passende dabeisein. Aber die vielversprechenden, oft verwirrenden Beschreibungen machen uns die Entscheidung eher schwer. Als Basis wird meist eine Tages- und eine Nachtcreme angeboten. Vor allem die feuchtigkeitshaltige Tagescreme hat ihre Berechtigung. Sie bildet auf der Haut einen feinen Film, der gegen Austrocknung und Umweltschmutz schützt. Außerdem ist sie wichtig als Unterlage für Make-up: die Grundierung läßt sich darüber besser verteilen und schmiert nicht. Enthält die Tagescreme einen UV-Filter – um so besser. Dieser Filter schützt allerdings nicht vor Sonne. Er filtert nur die Wellenlängen des ganz normalen Tageslichts, die ebenfalls zur Hautalterung beitragen. Wer viel im Freien ist, sollte bei Sonne immer zusätzlich ein Sonnenschutzmittel auftragen!

Nachtcreme soll die Haut bei der natürlichen Regeneration während des Schlafs unterstützen. Darüber streiten sich die Hautärzte allerdings. Sinnvoll ist ein Hauch Fettcreme auf jeden Fall dann, wenn die Haut sich nach der abendlichen Reinigung trocken anfühlt und spannt. Bei fettiger und unreiner Haut kann man sich, vor allem in jungen Jahren, die Nachtcreme sparen. Erst mit zunehmenden Jahren braucht dieser Hauttyp nachts ein wenig Creme für den Hals und für die Augenumgebung.

Was der Haut bekommt, stellt man am besten durch aufmerksame Beobachtung fest: wenn die Haut spannt, braucht sie Fett. Wenn nicht, ist eigentlich nur eine schützende Feuchtigkeitscreme für den Tag nötig. Da der Zustand der Haut sich immer wieder mal verändert (siehe auch Seite 197), kauft man sich am besten eine Feuchtigkeitscreme oder -lotion (die nicht zu dünnflüssig sein sollte) und eine fetthaltige Creme (das kann auch eine Allzweckcreme sein). Je nach „Tagesform" der Haut gibt man ihr Feuchtigkeitscreme (die ja auch etwas Fett enthält) oder Fettcreme. Am wichtigsten: die Creme nur ganz dünn auftragen! Hat man schon eine Stunde danach wieder ein Spannungsgefühl auf der Haut, ist die Creme zu wenig fetthaltig. Es wäre falsch, jetzt mehr von derselben Creme zu nehmen. Lieber eine stärker fettende Creme, aber auch davon ganz wenig. Die Haut kann nur kleinste Mengen aufnehmen, alles andere bleibt auf der Oberfläche liegen und verhindert, daß die Haut von innen atmet. Es ist deshalb sogar sinnvoll, eine Weile nach dem Eincremen das überschüssige Fett mit einem Papiertuch wieder sanft abzutupfen.

Braucht man spezielle Augen- und Halscremes?

Um die Augen und am Hals ist die Haut trockener und altert früher als an den übrigen Gesichtspartien. Das sollen Spezialcremes, die mehr Fett und verschiedene Wirkstoffe enthalten, ausgleichen. Solange man jung ist, braucht man sie aber bestimmt nicht. Ab Mitte 20 kann man Hals und Augenumgebung mit einer etwas fettigeren Creme pflegen, wenn man das Gefühl hat, die bisher verwendete Gesichtscreme reiche nicht aus. Eine Spezialcreme muß das nicht unbedingt sein.

Öl – auch fürs Gesicht?

Fettige Haut – das versteht sich fast von selbst – braucht keine geballte Fettzufuhr. Trockener Haut hingegen bekommt es sehr gut, wenn sie ab und zu mit Öl behandelt wird. Aber, wie bei Cremes, immer nur sehr wenig nehmen! Und mit sanfter Gesichtsmassage gut verteilen. Sieht die Haut nach einigen Minuten noch fettig aus, hat man schon des Guten zuviel getan. Den überschüssigen Fettfilm unbedingt mit einem Papiertuch wieder abnehmen. Es ist unsinnig und eher schädlich, die Haut mit einem Fettfilm zuzuschmieren.

Für die trockene Haut am Hals kann man Öl öfter verwenden. Ein altes Hausrezept empfiehlt sogar, gutes Pflanzenöl leicht zu erwärmen und unter einem Halswickel über Nacht einwirken zu lassen.

Eincremen auf japanische Art – mit Gesichtsmassage

Für Japanerinnen gehört Gesichtsmassage zum täglichen Pflegeritual. Das entspannt die Gesichtsmuskeln und durchblutet die Haut gut. Außerdem kann man dabei morgens oder abends gleich die Hautcreme einarbeiten. Das dauert nur drei Minuten.

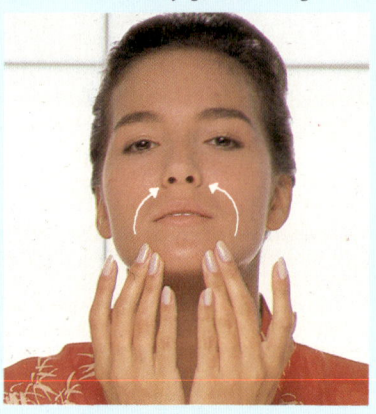

Streichen Sie sanft mit gestreckten Fingern von der Kinnmitte bis zur Höhe des Ohrläppchens entlang. Jede Seite mindestens achtmal. Das beugt einem Doppelkinn vor und strafft die Konturen am Backenknochen – jene Partien, die manchmal schon in den Dreißigern an Festigkeit verlieren.

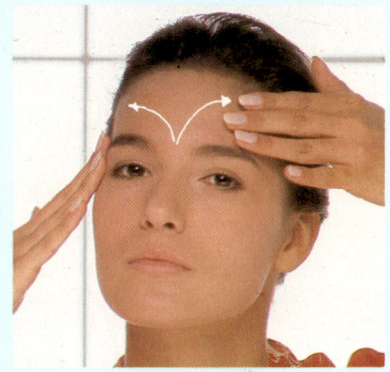

Gut gegen Stirnfalten: Streichen Sie mit mehreren Fingern in einem großen Bogen von der Nasenwurzel zu den Schläfen hin. Erst über den Brauen entlang, dann stufenweise zum Haaransatz hin. Jede Seite sollte mindestens fünfmal immer von unten nach oben sanft massiert werden.

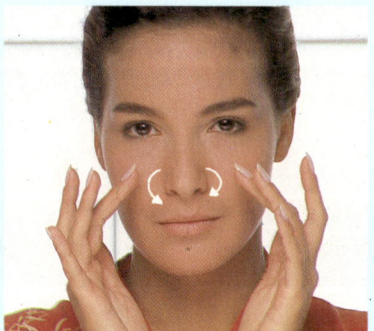

Massieren Sie die Partie um die Nasenflügel in kleinen Kreisen mit etwas mehr Druck. Das wirkt besonders entspannend. Denn gerade an diesen Punkten kommt es häufig zu starken Muskelverkrampfungen, die auf das ganze Gesicht ausstrahlen, es mürrisch machen. Etwa 30 Sekunden lang.

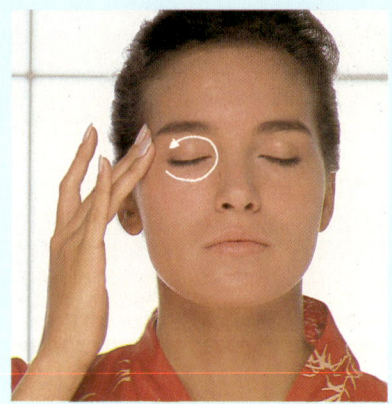

So wird die Augenpartie massiert und gleichzeitig die zarte Haut um die Augen gut mit Creme versorgt: Geben Sie einen Cremeklecks auf den Mittelfinger, und kreisen Sie besonders behutsam von außen nach innen. Jede Seite fünfmal. Die Haut darf dabei auf keinen Fall gezerrt werden.

Massieren Sie die Mundpartie mit beiden Händen. Und zwar von unten nach oben in einem kleinen Halbkreis. Das arbeitet den Nasolabialfalten entgegen – jenen Furchen, die sich leicht von der Nase zum Mund hin eingraben und dann das Gesicht traurig aussehen lassen. Eine halbe Minute!

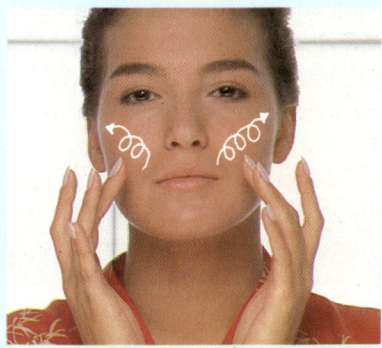

Zum Schluß wird die gesamte Wangenpartie durchmassiert. In kleinen kreisenden Bewegungen von unten nach oben und von der Gesichtsmitte nach außen. „Streicheln" Sie sich so lange, bis die Haut leicht rosig wird. Die Creme sollte jetzt aufgesogen sein – Überschüsse mit einem Papiertuch abtupfen.

Was Wirkstoffe bewirken

Vor allem für die sogenannte reifere Haut werden laufend neue Kosmetika entwickelt, mit vielerlei geheimnisvollen Wirkstoffen, mit Vitaminen und mit chemischen Verbindungen, die das alles tiefer in die Haut transportieren sollen. Die Wissenschaftler streiten noch darüber, ob es diesen Produkten tatsächlich gelingt, körperfremde Stoffe in tiefe Gewebeschichten einzuschleusen. Es würde sich dann nicht mehr um Kosmetika handeln, sondern um Arzneimittel. Wahrscheinlich aber wirkt die Hornschicht der Haut wie eine Barriere. Sie läßt nur kleinste Mengen von Fremdstoffen passieren. Die meisten „wertvollen" Bestandteile der teuren Cremes bleiben also auf der Hautoberfläche liegen, verdunsten oder zersetzen sich an der Luft. Ein Problem ist eher, ob der äußere, sichtbare Teil der Haut sie verträgt. Sehr empfindliche Haut kann gereizt darauf reagieren, und dann ist es bei einer Kombination von Wirkstoffen – die ja leider immer noch nicht deklariert werden müssen – schwierig herauszufinden, welchen Bestandteil die Haut ablehnt.

Die Sache mit den Konservierungsstoffen

Kosmetik, die in großen Mengen hergestellt wird und sich eine Weile halten soll, muß konserviert werden. Je mehr Eiweißstoffe ein Präparat enthält – dazu gehören alle aus Tieren gewonnenen Wirkstoffe wie zum Beispiel Kollagen, Elastin und auch Plazenta-Extrakte –, desto schwieriger ist es, die Produkte zweieinhalb Jahre lang haltbar zu halten. Das aber ist vorgeschrieben. Daher mischt man verschiedene Konservierungsstoffe und versucht dabei, die Menge jeder einzelnen Zutat hautverträglich niedrig zu halten. Trotzdem sind Nebenwirkungen durch Konservierungsstoffe nicht ganz auszuschließen. Bakterien sind lebende Zellen, ebenso wie die Hautzellen. Es ist schwer vorstellbar, daß Konservierungsmittel zwischen beiden unterscheiden – und die Haut von ihnen unbehelligt bleibt. Man sollte das zwar nicht dramatisieren – Millionen Frauen benutzen konservierte Kosmetika ohne sichtbaren Schaden. Aber wer möglichst wenig chemische Stoffe auf die Haut bringen will, sollte sich für Cremes mit einfacheren Rezepturen entscheiden.

Ampullen enthalten übrigens keine Konservierungsstoffe. Deshalb sollen sie auch in zwei Tagen verbraucht und angebrochen im Kühlschrank aufbewahrt werden.

Der neueste Knüller auf dem Kosmetikmarkt sind die sogenannten Mikrokügelchen. Das sind mikroskopisch kleine Bläschen, die aus hautähnlichen Substanzen – Fettmolekülen – aufgebaut und mit Wirkstoffen angereichert sind. Man hofft, daß die Haut sie ungehindert in die tiefen Schichten gelangen läßt, wo sich die Hautzellen bilden. Über ihre Wirkung gibt es noch keine ausreichend langfristige Erfahrung.

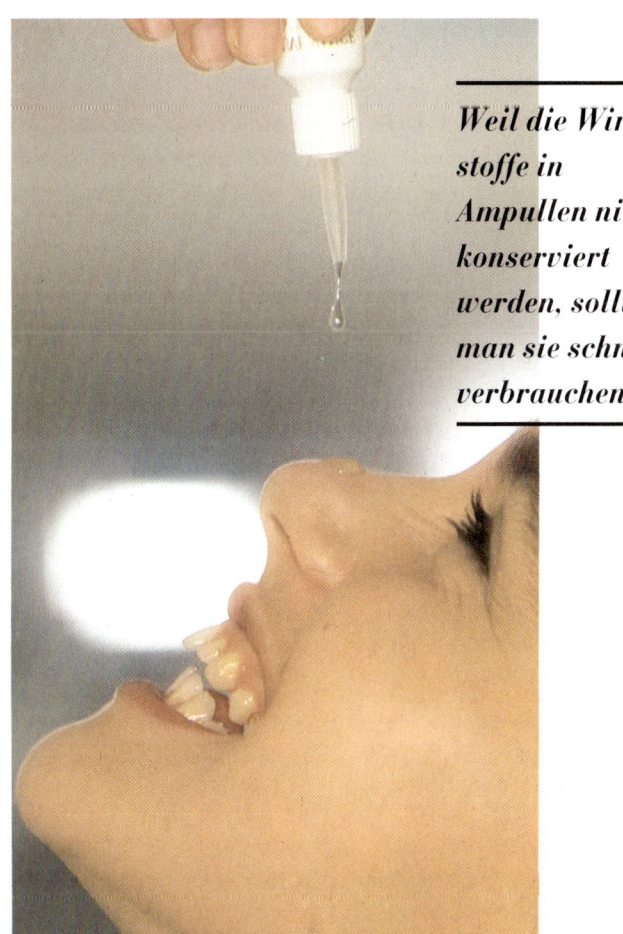

Weil die Wirkstoffe in Ampullen nicht konserviert werden, sollte man sie schnell verbrauchen.

Masken: Die schnellen Schönmacher

Sich mit einer Gesichtsmaske eine Weile hinlegen – das ist für viele Frauen der Inbegriff von Entspannung und Verschönerung gleichzeitig. Mit Recht. Es tut der Seele mindestens genauso gut wie der Haut, sich zwischendurch zurückzuziehen und etwas „nur für sich" zu machen.

Masken gibt's für jeden Hauttyp – zur Reinigung, zur Hautberuhigung, zur Belebung und zur Erfrischung. Man sollte sich gut beraten lassen, um die richtige zu erwischen. Und den Packungstext genau lesen – wo man sie auftragen darf, wie lange sie einwirken soll, wie man sie entfernt.

Masken wirken auf zwei verschiedene Weisen: Masken, die antrocknen und hart werden, decken die Haut vorübergehend fest ab. Darunter entsteht ein Wärmestau, die Haut wird stärker durchblutet und gestrafft. Das Abwaschen wirkt wie ein Peeling. Masken, die nicht antrocknen, haben einen hohen Wasseranteil. Sie durchtränken die Hornschicht mit Feuchtigkeit, die Haut quillt auf und wirkt hinterher rosig und prall.

Ein paar Stunden hält die schöne Wirkung der Masken an. Man macht sie deshalb am besten, wenn man mal besonders gut aussehen will. Aber möglichst nicht zu oft: weil die Zellstruktur sich dabei lockert, wird die Haut von häufigen Masken sehr beansprucht.

Weil man Masken sofort verbraucht und ihre Haltbarkeit deshalb kein Problem ist, kann man sie sich auch mal selber machen:

Erfrischungsmasken: Einfach einen Yoghurt ohne Zusätze auftragen. Oder Quark mit ein paar Tropfen Zitronensaft. 15 bis 20 Minuten einwirken lassen, warm abwaschen.

Reinigungsmasken: Etwas Bäckerhefe in warmer Milch anrühren. Oder Heilerde – bei fettiger Haut mit Wasser und etwas Zitronensaft anrühren, bei eher trockener Haut mit reinem Pflanzenöl vermischen. Wenn die Maske hart geworden ist, mit den Fingerspitzen erst ein wenig abrubbeln, dann mit warmem, feuchtem Waschlappen abnehmen. Diese Masken wirken wie ein sanftes Peeling.

Stark straffende Masken: Eischnee mit ein paar Tropfen Zitrone oder mit etwas flüssiger Sahne verrühren. Nicht länger als 10 Minuten einwirken lassen, lauwarm abwaschen.

Beruhigungsmasken (gegen gereizte Haut mit leichten Rötungen): Starken Kamillentee mit zwei Eßlöffel Bolus alba (Tonerde, aus der Apotheke) zu einem dicken Brei anrühren. Ein feuchtes Tuch drüberlegen, die Maske soll nicht antrocknen. Nach 10 bis 15 Minuten lauwarm abwaschen.

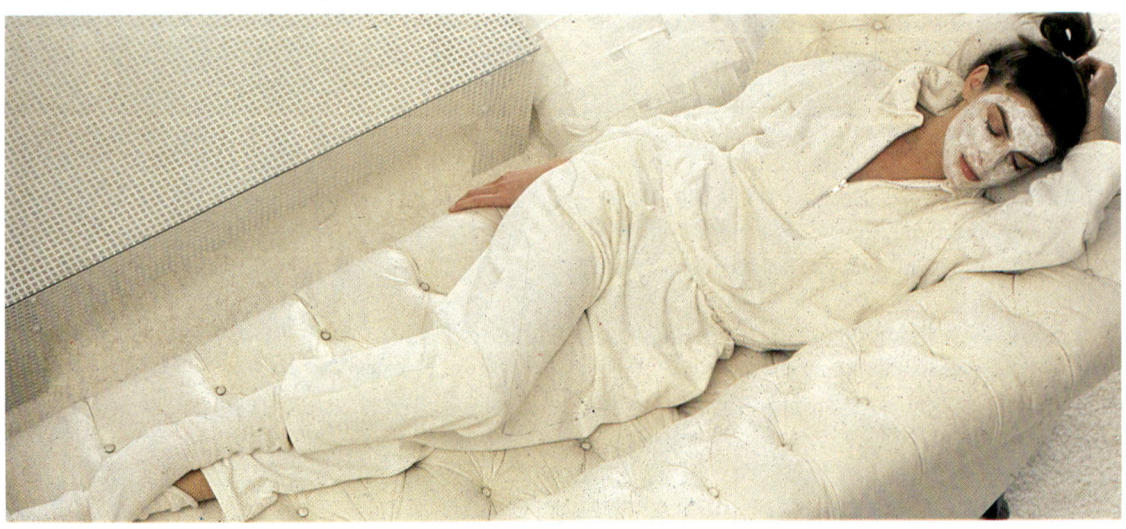

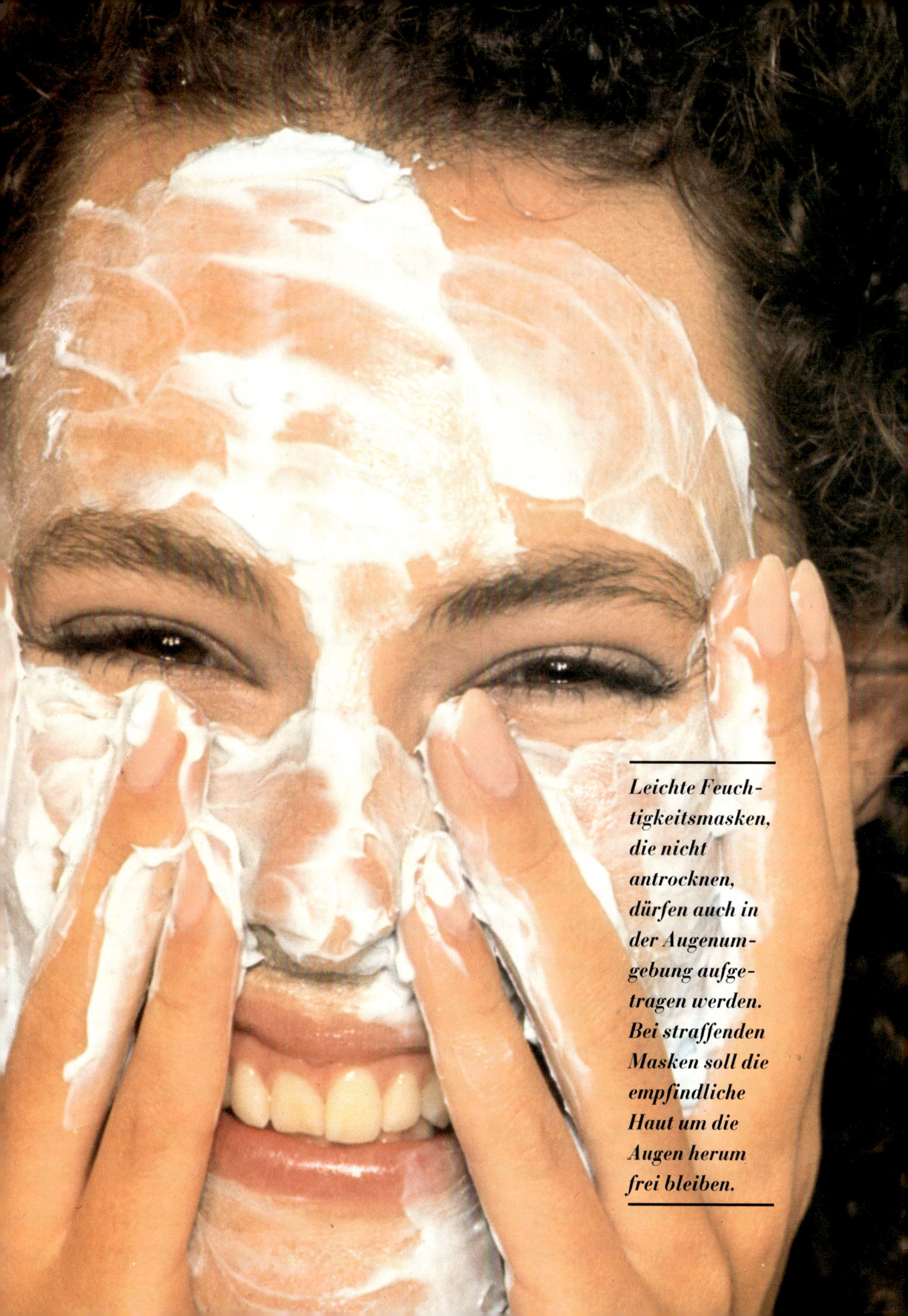

Leichte Feuchtigkeitsmasken, die nicht antrocknen, dürfen auch in der Augenumgebung aufgetragen werden. Bei straffenden Masken soll die empfindliche Haut um die Augen herum frei bleiben.

Make-up auch für sportliche Frauen

Mit Make-up (in der Kosmetiksprache Grundierung genannt) kann man das ganze Gesicht schön gleichmäßig tönen. Nehmen Sie es in Ihrem natürlichen Hautton, sonst ist die Verteilung schwieriger, es wirkt leicht fleckig und am Hals sieht man den Übergang. Vor allem tagsüber sollten Sie es dünn auftragen, bei Tageslicht sieht viel Make-up immer etwas maskenhaft aus. Am natürlichsten wirkt getönte Tagescreme, sie deckt aber auch am wenigsten ab. Man kann sie direkt auf die gereinigte Haut auftragen, dann sollte sie einen ausreichenden Fettanteil haben. Alle anderen Grundierungen brauchen eine Gesichtscreme als Unterlage, weil sie sehr wenig oder kein Fett enthalten. Damit die Haut sich für Stunden von der Farbschicht erholen kann, sollte die abendliche Reinigung selbstverständlich sein.

Auch wer beim Sport ganz schön ins Schwitzen gerät oder gern Schwimmen geht, braucht auf Make-up nicht zu verzichten. Es gibt inzwischen eine Reihe von wasserfesten Präparaten fürs Gesicht:

Wasserfeste Grundierung wird über der üblichen Gesichtscreme aufgetragen, da sie fettfrei ist. Manche haben zusätzlich einen Lichtschutzfilter. Dieser Schutz ist allerdings meist ziemlich gering und ersetzt keine Sonnenschutzcreme (siehe auch die Informationen zum Lichtschutzfaktor auf Seite 210).

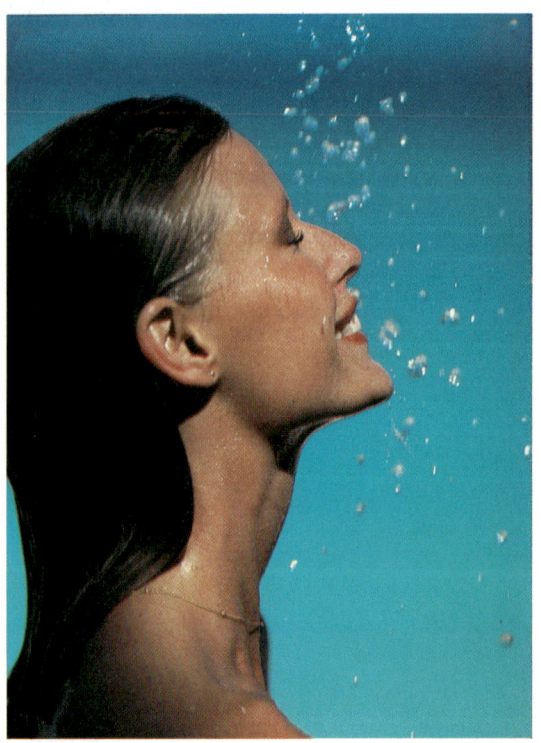

Wasserfeste Wimperntusche oder Mascara gibt es in vielen modischen Farben. Sie sind fettlöslich – wenn man um die Augen keine dunklen Tupfen (von den Wimpern) haben will, darf man keine Fettcreme auftragen. Mit dauergefärbten Wimpern hat man's einfacher: die Farbe ist auf jeden Fall wasser- und fettbeständig.

Wasserfester Lidschatten wird als Creme, Flüssigkeit oder Puder angeboten. Auch hier muß die Augenumgebung völlig fettfrei bleiben, damit die Farbe beim Schwitzen oder Schwimmen nicht zerläuft.

Lippenstifte, Lipgloss und Cremerouge sind wasserabstoßend (nicht völlig wasserfest), wenn sie viel Öl, Wachs und Silikon enthalten. Man erkennt sie an der festen Konsistenz und dem starken (Fett-)Glanz.

Wichtig: Zum Abschminken der wasserfesten Make-ups reichen Reinigungsmilch und fettfreie Augen-Make-up-Entferner nicht aus. Das geht nur mit ölhaltigen Reinigungsmitteln!

Schnelle Erfrischung fürs Gesicht

Auch wenn Schwitzen beim Sport normal – und gesund – ist, ein rotes, erhitztes Gesicht ist manchmal ganz schön lästig. Es gibt ein einfaches Mittel dagegen: Wasser sprühen! Nehmen Sie sich an heißen Tagen einen Zerstäuber (wie man sie auch zum Bügeln benutzt) mit, und besprühen Sie Ihr Gesicht immer wieder mal zwischendurch mit kaltem Wasser. Nach dem Sport sollte das Gesicht dann bald wieder eingecremt werden.

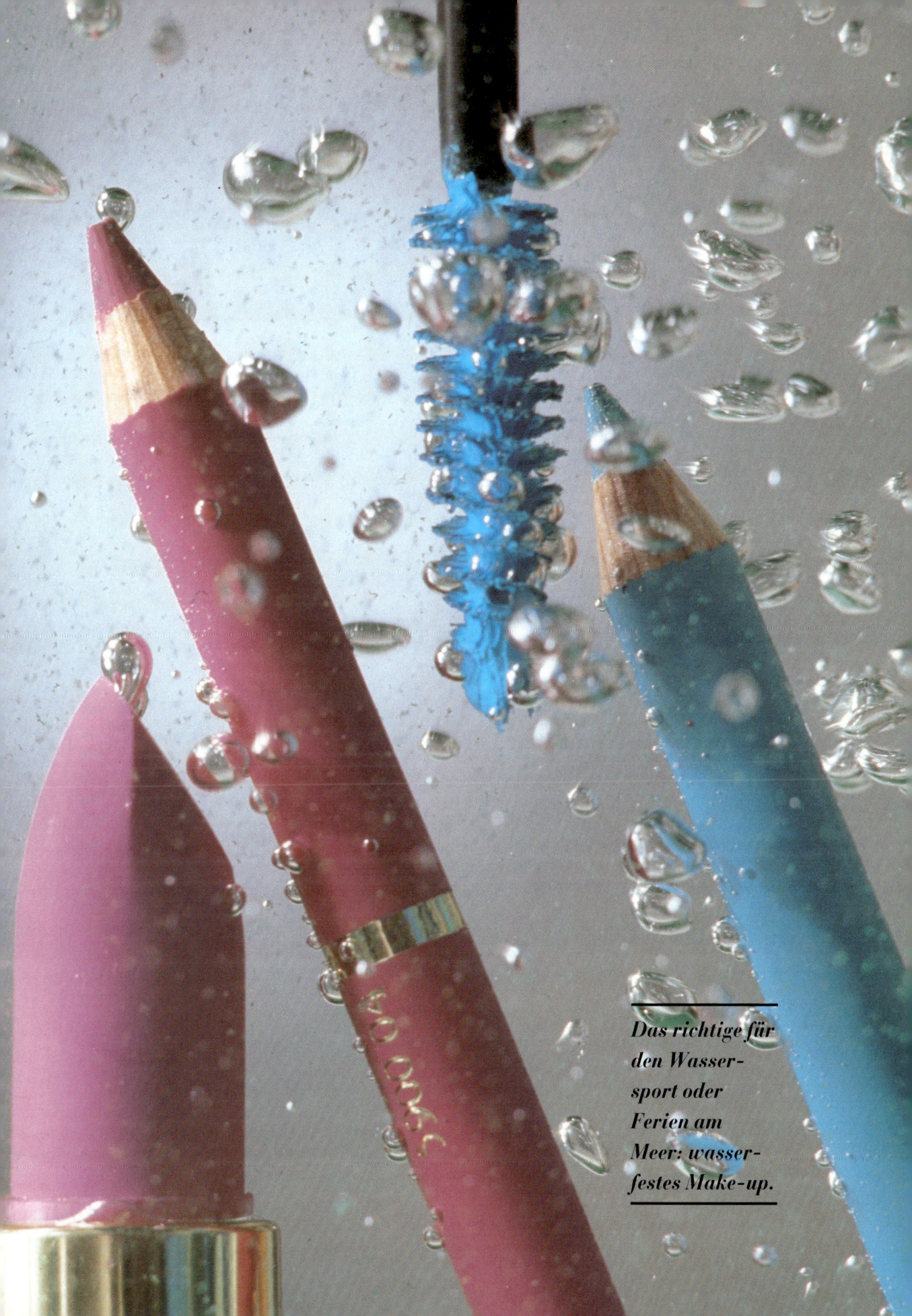

Das richtige für den Wasser-sport oder Ferien am Meer: wasser-festes Make-up.

Die natürlichen Schönmacher zum Einnehmen – was ist davon zu halten?

Heilerde, Kieselerde, Gelatine, Algen: Sie enthalten vor allem Silicate, die Grundbausteine von Horn. Daraus sind im wesentlichen auch die Haare und Nägel aufgebaut. Besteht im Körper ein Mangel an dieser Substanz, kann man mit geduldiger Einnahme sicher nachhelfen. Frühestens nach drei Monaten ist die Wirkung (am Nachwuchs) spürbar. Hat man dünne Haare oder weiche Nägel geerbt, läßt sich aber leider auch mit Silicaten nichts daran ändern.

Hefe (frisch, getrocknet oder in Tablettenform) enthält ziemlich konzentriert alle B-Vitamine. Sie spielen für den Stoffwechsel der Haut eine wichtige Rolle. Der Haken an der Sache: Haut und Haare können davon nicht mehr verwerten, als der Körper mit gesundem Essen auch bekommt.

Schönheitspillen mit Vitaminen, Mineralstoffen und Spurenelementen: Auch hier gilt, wie schon auf Seite 133 beschrieben: der Körper kann nur geringe Mengen davon verarbeiten. Der Rest wird einfach ausgeschieden. Wenn man sich allerdings mangelhaft ernährt (zu viel Süßes ißt oder ständig Diäten ausprobiert), unter Dauerstreß steht und viel raucht und trinkt, wird der Vitaminbedarf nicht mehr gedeckt. Das macht sich auch im Aussehen bemerkbar – an fahler oder unreiner Haut und schlaffen, brüchigen Haaren. Hier kann man mit Vitaminpräparaten einiges ausgleichen. Aber nur, wenn man gleichzeitig seine Lebensweise verändert. Denn man kann sich nicht „schönschlucken". Auf das Aussehen hat die Seele – Glück und Zufriedenheit und ein gesundes, entspanntes Leben – mehr Einfluß als alle Schönheitsmittel zusammen.

Bevor man Haut- und Haarprobleme mit Pillen bekämpft, sollte ein Arzt testen, welche Vitamine und anderen Vitalstoffe dem Körper wirklich fehlen.

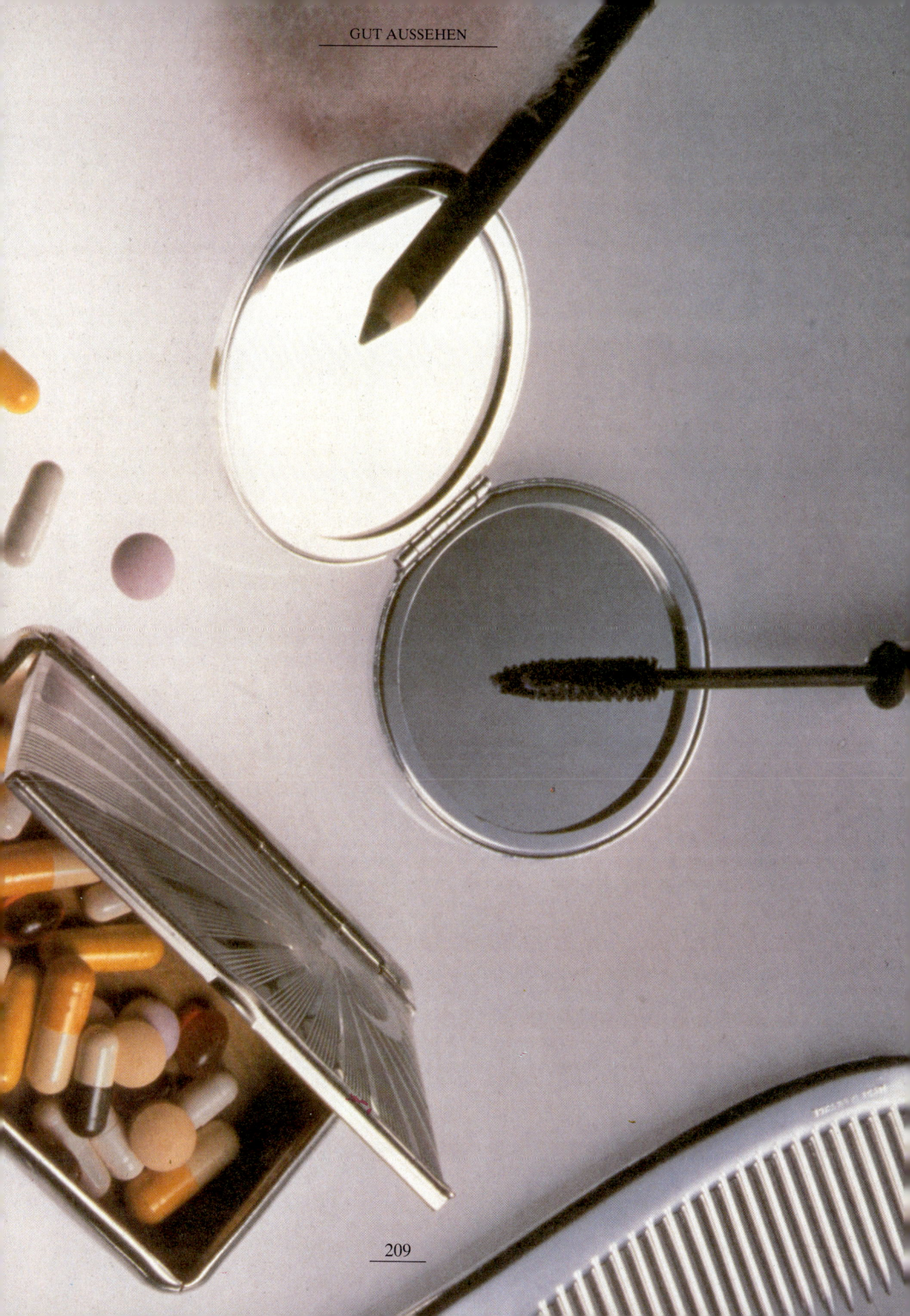

SONNE

Wohltat mit Risiko

Kein Zweifel: Sonne ist gesund. Die ultravioletten Strahlen aktivieren die Atmung, den Kreislauf, den Stoffwechsel und die Drüsen. Besonders wichtig ist Sonnenlicht für die Bildung von Vitamin D, mit dessen Hilfe das Kalzium in der Nahrung verwertet wird. Kalzium macht Muskeln und Knochen stark. Gestärkt wird auch die Reaktionsschnelligkeit. Sportler, so ergaben Untersuchungen, haben bei regelmäßiger UV-Bestrahlung entschieden weniger Sportunfälle als Sonnenmuffel.

Eine im medizinischen Sinne heilsame Wirkung hat Sonne bei Ekzemen, Verhornungsstörungen, Schuppenflechte und Akne. Und vorbeugend wirkt sie gegen Erkältungskrankheiten, weil sie die körpereigenen Abwehrkräfte mobilisiert. Sonne wirkt – auf dem Umweg über die Hormondrüsen – auch auf die Seele ein: sie entspannt, hellt die Stimmung auf und macht Lust auf Liebe.

Braun werden – das ist eigentlich eine Abwehrreaktion der Haut gegen zuviel Sonne: das Hauptpigment Melanin legt sich um den Kern der Hautzellen, um sie vor den UV-Strahlen zu schützen. Dieser Eigenschutz wird noch verstärkt durch die Verdickung der oberen Hautschicht – die Lichtschwiele, die sich nach ein bis zwei Wochen Sonnenbaden bildet. Auch der Schweiß, den die Haut bei Hitze absondert, wehrt Sonnenstrahlen ab – er enthält eine Substanz (Urocaninsäure), die wie ein leichter Lichtschutzfilter wirkt. Und der Sonnenbrand ist die Alarmglocke, wenn die Strahlen der Haut zuviel werden... Trotz all dieser Eigenschutz-Mechanismen der Haut verträgt der Mensch Sonne ungeschützt nur in Maßen: Sie ist einfach zuviel geballte Energie!

Braun werden nach Maß

Ganz ohne Sonnenschutzmittel sollte man eigentlich nie in die pralle Sonne gehen. Schon deshalb, weil die Haut stark ausgetrocknet wird. Wie lange man sich in der Sonne aufhalten kann, hängt vom Hauttyp und vom Lichtschutzfaktor der Sonnencreme ab. Am wenigsten Eigenschutz haben Menschen mit sehr heller Haut und mit rötlichen Haaren – sie können ohne Sonnenschutz schon nach fünf Minuten einen Sonnenbrand bekommen. Während Menschen, die von Natur aus einen dunklen Teint haben (sie sind meist auch dunkelhaarig), bis zu vierzig Minuten Sonneneinstrahlung vertragen. Die meisten Menschen, die in Mitteleuropa aufgewachsen sind, zählen zum mittleren Hauttyp, der 15 bis 25 Minuten in der Sonne bleiben kann, ehe er Sonnenbrand bekommt.

Der Lichtschutzfilter (LSF) in Sonnencremes macht es möglich, das Sonnenbad zu verlängern. Auf den Packungen ist die Stärke in Zahlen angegeben: Lichtschutzfaktor mal Eigenschutzzeit (siehe oben) – so lange darf man in der Sonne bleiben, ohne einen Sonnenbrand zu riskieren. Wenn man also die Eigenschutzzeit von 15 Minuten zugrunde legt und einen Sonnenschutz mit LSF 6 benutzt, wären das 6 x 15 = 90 Minuten.

Sonnenpräparate gibt es von LSF 2 bis 15. Bei europäischen Marken stimmen diese Werte ziemlich überein, während amerikanische Firmen den LSF anders messen – sie geben etwa ein Drittel höhere Werte an. Amerikanische Sonnenmilch mit LSF 15 entspricht etwa unserem Lichtschutzfaktor 10. Manche US-Produk-

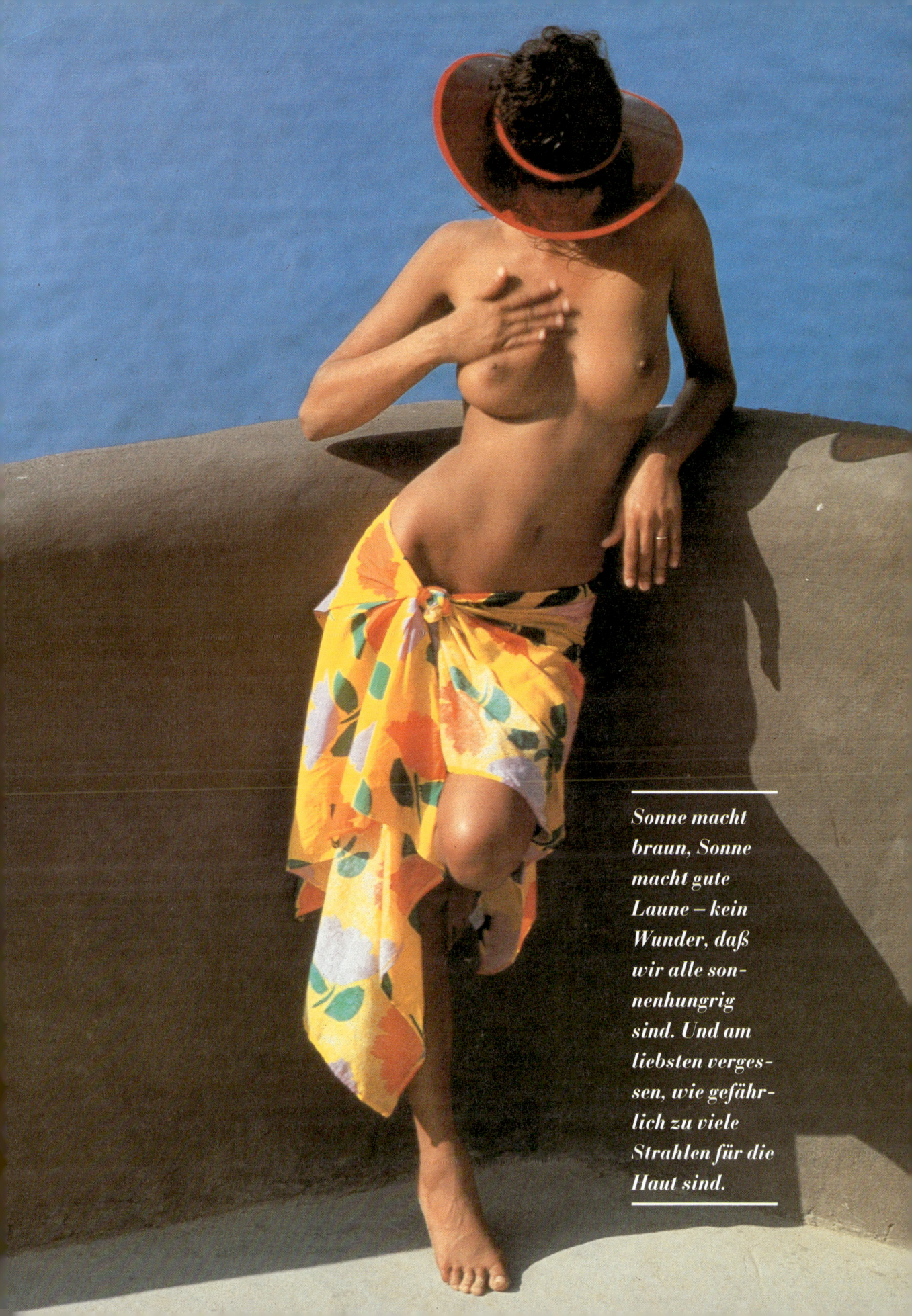

Sonne macht braun, Sonne macht gute Laune – kein Wunder, daß wir alle sonnenhungrig sind. Und am liebsten vergessen, wie gefährlich zu viele Strahlen für die Haut sind.

te rechnen die Angaben für den europäischen Markt allerdings bereits um – man muß sich also genau ansehen, was auf der Verpackung steht.

Lichtschutz – lieber höher als zu niedrig

Allen Warnungen zum Trotz: die Sehnsucht nach Sonne und Wärme und nach knackig brauner Haut verführt immer wieder dazu, sich der Sonne – wenn sie mal scheint – zu lange auszusetzen. Die Vernunft sollte wenigstens beim Sonnenschutzmittel beginnen.

Wer die ersten Sonnenbäder gut dosiert und die Haut mit Sonnencreme schützt, wird zwar langsamer braun, erspart sich aber den Sonnenbrand.

Vor allem in den ersten Tagen am Meer und in südlicher Sonne ist der höchste Lichtschutzfaktor gerade hoch genug. Denn dort verbringt man ja auch außer beim eigentlichen Sonnenbad noch viel Zeit in der Sonne: beim Sport, beim Spazierengehen, beim Essen im Freien . . .

Und auch im Schatten kriegt die Haut noch einiges an ultraviolette Strahlen ab. Am wichtigsten ist es nach Meinung der Hautärzte, Gesicht, Hals, Dekolleté und Hände gut zu schützen. Also alle Hautstellen, die schon das ganz Jahr über dem Licht ausgesetzt sind.

Denn das ist inzwischen erwiesen: die UV-Strahlen der Sonne tun uns nicht gut. Sie beschleunigen die Alterung der Haut, weil sie die tieferen Hautzellen für immer schädigen. Und der mit Abstand häufigste Hautkrebs, das Basaliom, wird neben anderen Ursachen auch durch zu starke Sonneneinstrahlung ausgelöst.

So bekommt Ihnen die Sonne am besten

- Mit hohem Lichtschutzfaktor anfangen (siehe oben). Nach zwei bis drei Wochen, wenn die Haut ihre eigene Lichtschwiele gebildet hat, verträgt sie mehr Sonne. Dann reicht ein niedrigerer LSF.
- Besonders sonnenbrandgefährdete Stellen – Nasenrücken, Wangenknochen, Schultern, Dekolleté, Brustwarzen und Umgebung, Oberschenkel (am Badeanzug-Rand!), Kniekehlen – noch sorgfältiger schützen.
- Die Lippen gut behandeln – die dünne Haut hat kaum Eigenschutz. Etwas Sonne halten schon normale Lippenstifte ab. Wirksamer sind Lippenschutz-Stifte mit hohem LSF. Mehrmals am Tag auftragen.
- Sonnenschutz schon 30 Minuten vor dem Sonnenbaden auftragen. Der Lichtschutz wird erst nach dieser Zeit voll wirksam.
- Auf den Fettanteil des Sonnenschutzmittels achten. Besonders wenn es sehr heiß ist, darf er nicht zu hoch sein. Stark fetthaltige Creme dichtet die Haut gegen Verdunstung ab, darunter kann sich ein Wärmestau bilden. Besser geeignet sind feuchtigkeitshaltige Sonnencremes oder -lotionen. Nur sehr trockene Haut verträgt auch in der Hitze Fettcremes.

Anders ist es in der Wintersonne: dann bietet die Fettcreme gleichzeitig einen Kälteschutz. Sonnenöl ist erst dann sinnvoll, wenn Sie schon sehr braun und nicht mehr sonnenbrandgefährdet sind – Sonnenöle haben nur sehr geringe Lichtschutzfilter. Sparsam auftragen – wegen des Wärmestaus (siehe oben).

- Wenn Sie Urlaub am Wasser machen, nehmen Sie wasserfeste Sonnenschutzmittel. Sie schützen die Haut auch beim Schwimmen – und sie sind umweltfreundlich. Weil sie sich kaum ablösen, bilden sie keine Fettschicht auf dem Wasser.
- Die Haare vor Sonne und Salzwasser schützen, so gut es geht. Auch wenn's nicht schön aussieht – ein Tuch, ein Hut, eine Bademütze wären gesünder für die Haare. Oder wenigstens öfter ein Haargel oder Haaröl mit Sonnenschutzfilter einreiben.
- Schließlich – selbst wenn Sie's schon nicht mehr hören können: im Schatten bekommt Ihnen die Sonne am besten! Dann dauert das Braunwerden zwar etwas länger – Sie riskieren aber auch nicht, krebsrot vor Sonnenbrand herumzulaufen (was Sie an anderen doch auch immer ziemlich lächerlich finden!).

Sonnenschutz beim Sport

Wer's aushält, in praller Sommerhitze zu joggen, Tennis oder Volleyball am Strand zu spielen, sollte vor allem Gesicht, Schultern und Arme gut eincremen, weil dort die Sonnenstrahlen trotz aller Bewegung ständig auftreffen. Besonders am Sommeranfang: für helle Haut erst mal Sunblocker nehmen. Das sind Sonnenschutzmittel mit einem LSF über 15, die nur ganz wenig Strahlen durchlassen. Bei weniger empfindlicher Haut genügt ein wenig Sunblocker auf Nasenrücken und Wangenknochen gegen Sonnenbrand. Neu, wirksam und witzig sind bunte Zinkpasten, die ebenfalls die Sonne blockieren. Man kriegt sie in Pink, Blau, Grün, Orange, Gelb, Lila und Weiß und kann sich modisch oder auch ganz flippig damit bemalen!

Für alle Wassersportarten sind natürlich die wasserfesten Sonnen-Präparate am besten geeignet. Sie sollen so gut haften, daß zum Beispiel nach 40 Minuten Schwimmen der Lichtschutzfaktor nur um etwa 10 Prozent schwächer wird.

Beim Segeln, Windsurfen und Wasserskilaufen müssen Sie auch die Stellen gut eincremen, auf die das Licht vom Wasser her reflektiert: unter dem Kinn, den Innenseiten der Arme und Beine.

Und im Winter beim Skilaufen? Da sollte man das Gesicht mindestens so gut schützen wie im Sommer. Die Sonnenstrahlen wirken dann sogar noch intensiver, weil sie vom Schnee reflektiert werden. Für ganz große Kälte gibt's Kälteschutzcremes mit Lichtschutzfaktor. Die sehr festen pastigen Cremes beim Aufenthalt in warmen Räumen (zum Beispiel in der Skihütte) unbedingt abwischen, sonst bildet sich ein Wärmestau auf der Haut. An exponierten Stellen – Nase, Wangen, Lippen – kann man mit den bunten Zinkpasten auch die Kälte abhalten!

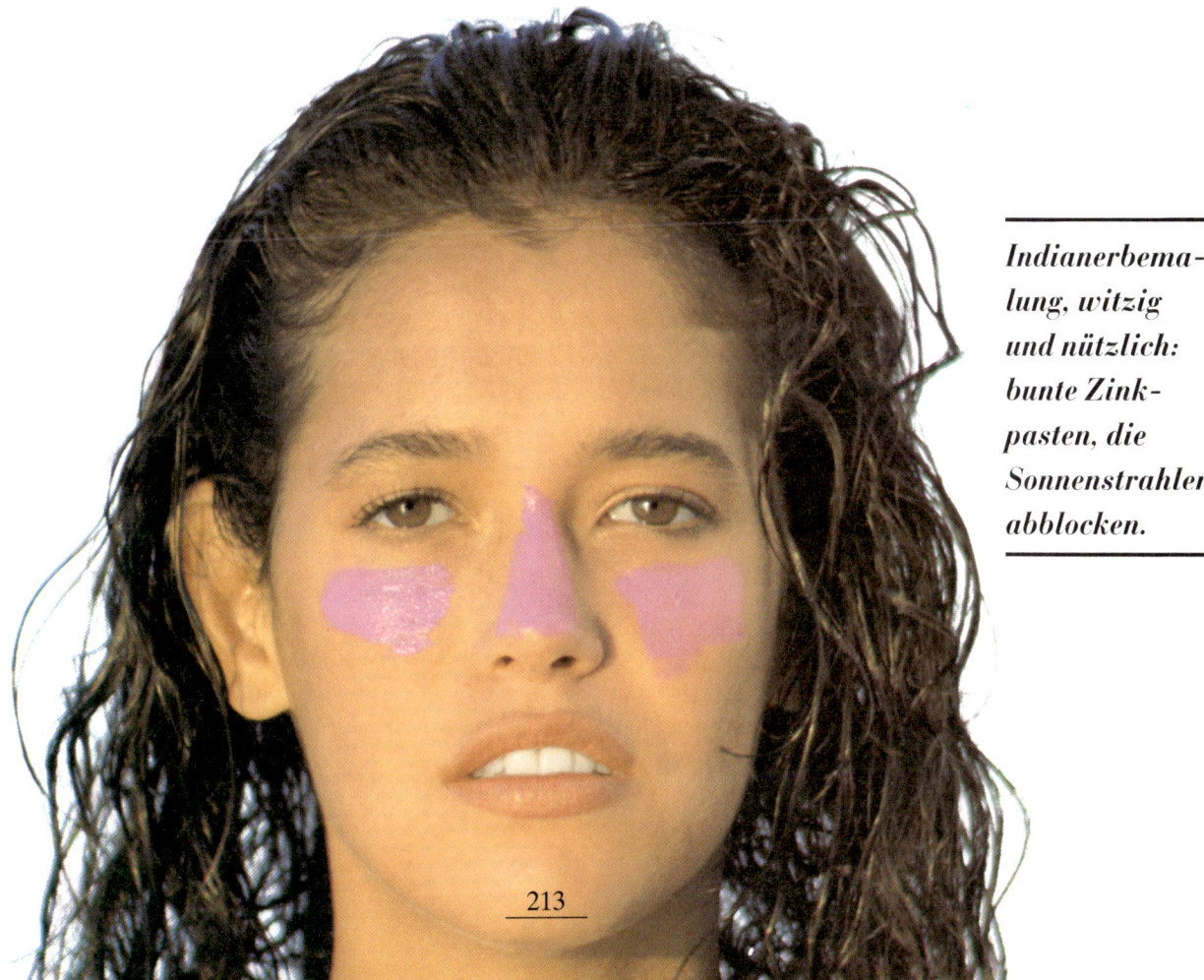

Indianerbemalung, witzig und nützlich: bunte Zinkpasten, die Sonnenstrahlen abblocken.

Solarien: Beliebt und umstritten

Bei den Sonnenhungrigen beliebt, bei den Ärzten höchst umstritten – die Sonnenbank. Nachgewiesen ist, daß UVB-Strahlen das Bindegewebe schädigen und Hautkrebs auslösen können. UVA-Strahlen scheinen weniger Schaden anzurichten (nach den bisherigen, noch relativ kurzen Erfahrungen). Diese Erkenntnisse führten zur Entwicklung von Schnell- und Turbobräunern mit reiner UVA-Strahlung, allerdings bis zu 200mal stärker als im Sonnenlicht konzentriert.

Dabei potenziert sich aber auch eine Gefahr der UVA-Strahlen entsprechend: im Zusammenspiel mit Medikamenten – und auch Kosmetika – kann die Haut fototoxisch reagieren. Das heißt, man kann überempfindlich gegen Sonne werden. Dann bekommt man sonnenbrandähnliche Entzündungen, die bei der sehr starken Bestrahlung auch zu extremen Verbrennungen ausarten können.

Der Trend geht deshalb schon wieder zurück zur „klassischen" Sonnenbank: weniger UVA-Strahlen, mit einem vertretbaren Anteil an UVB-Strahlen, also ein ähnliches Spektrum wie natürliches Sonnenlicht. Denn man besinnt sich auch wieder auf die biologisch positiven Aspekte der UVB-Strahlen: sie sind es, die auf das Hormon- und Immunsystem einwirken, die Durchblutung anregen, das lebenswichtige Vitamin D_3 bilden und unsere Leistungsfähigkeit steigern.

Wer also unbedingt ohne Sonne braun werden will, sollte auf eine Sonnenbank gehen, die das ganze Sonnenspektrum enthält, also UVA- und UVB-Strahlen. Seit es eine einheitliche DIN-Norm gibt, kann man sich auch genau informieren, welcher Art Strahlung man sich aussetzt.

Professor Artur Wiskemann, Leiter der dermatologischen Strahlenabteilung der Universitätsklinik Hamburg-Eppendorf, plädiert dafür, die Sonnenbank höchstens in Intervallen, aber keineswegs das ganze Jahr über zu benutzen. Ihm zu folgen bedeutet allerdings, daß wir Mitteleuropäer kaum das ganze Jahr über „urlaubsgebräunt" sein können ...

Seine Ratschläge:
– Höchstens zweimal im Jahr eine zweiwöchige Behandlung auf der Sonnenbank machen.
– Die vom Hersteller vorgegebenen Bestrahlungszeiten nie überschreiten.
– Immer mit kurzen Bestrahlungszeiten anfangen, langsam steigern.
– Unbedingt eine Schutzbrille tragen, sowohl UVA- als auch UVB-Strahlen schädigen die Augen.
– Auf keinen Fall gleich nach dem Solarium in die Sonne gehen, dann ist die Gesamtdosis für einen Tag zu hoch.
– Im übrigen: Bräune kann man nicht erzwingen. Wer in der Sonne nicht braun wird – also der hellhäutige Typ –, schafft das auch auf keiner Sonnenbank. Daran kann auch die Technik nichts ändern. Wer es trotzdem versucht, schadet nur seiner Haut und darf sich über frühe Falten nicht wundern.

Was tun gegen...

...Sonnenbrand?

Wenn die Haut rot, heiß und gespannt ist, hilft nur kühlen, um das Brennen zu mildern. Das geht mit Sonnenbrand-Gel aus der Apotheke, mit kalten Umschlägen, mit After-Sun-Masken oder einer einfachen Joghurt-Maske (siehe Seite 204). Auch Feuchtigkeitscreme kühlt. Ansonsten im Schatten warten, bis der Sonnenbrand abgeklungen ist.

...Sonnenpickel und -bläschen?

Mediziner nennen sie Mallorca-Akne, weil sie unter südlicher Sonne gehäuft vorkommt. Das Paradoxe daran: wer sich besonders viel eincremt, ist besonders anfällig! Man hat jetzt erkannt, daß die Haut mancher Menschen auf die in Cremes enthaltenen Fette und Emulgatoren in der Sonne allergisch reagiert. Um welche der verschiedenen Fett- und Emulgator-Grundsubstanzen es sich dabei handelt, ist noch unklar. Neu entwickelte Sonnenschutzpräparate sollen die Hitzebläschen verhindern: Gels, die völlig fett- und emulgatorfrei sind.

Wer die Sonnenpickel schon hat, muß sofort die Sonne meiden – und zwar ganz. Auch die um 20 Prozent verminderte Strahlung im Schatten ist dann noch zuviel. Alle kosmetischen Öle und Emulsionen weglassen! Selbst wenn die Haut dann sehr trocken wird – das muß man etwa eine Woche lang durchstehen. Bis dahin sind die entzündlichen Pickel wieder abgeklungen.

Übrigens: die Mallorca-Akne kann, muß sich aber nicht wiederholen. Wenn Sie schon einmal geschädigt waren, versuchen Sie vorzubeugen: lieber einmal am Tag mit hohem Lichtschutzfaktor eincremen, als immer wieder nachcremen. Das Präparat mindestens eine halbe Stunde vor dem Sonnenbad auftragen. Auch wenn Fett normalerweise für die Haut pflegender ist, beim ersten Anzeichen von Bläschenbildung erst mal alle fetthaltigen Produkte weglassen. An den besonders gefährdeten Stellen fettfreie Sunblocker ausprobieren.

... Insektenstiche?

Sommer, Sonne, Wasser – da sind auch Stechmücken nicht weit. Manche Menschen werden von ihnen besonders begehrt. Was ihr Blut so „süß" macht – so recht wissen die Ärzte das noch nicht. Sie registrieren nur, daß immer mehr Menschen von den Stichen nicht nur einen kleinen, juckenden Punkt, sondern großflächige, schwere Entzündungen bekommen. Und sie vermuten, daß die Umweltverschmutzung dabei eine Rolle spielt: daß Umweltgifte die Abwehrkraft der Haut schwächen und sie auf jeden Angriff empfindlicher reagiert. Weil man die blutsaugenden Tierchen (verschiedenster Gattung) meist erst nach erfolgreicher Stecharbeit wahrnimmt, hält man sie sich besser von vornherein fern. Neben den handelsüblichen Produkten kann man es auch mit natürlichen Abwehrdüften versuchen: Nelken- oder Zedernholzöl zum Beispiel, das man in der Apotheke bekommt. Ein paar Tropfen davon mit Körperöl oder Bodylotion vermischen – der Geruch ist ziemlich stark. Für ein paar Stunden hat man dann Ruhe. Allerdings nur in unseren Breitengraden – in südlichen Ländern lassen sich die Biester nur von den stärkeren chemischen Mitteln abhalten.

Sonnenbräune ohne Sonne

Selbstbräuner aus der Tube

Den Hautärzten sind sie lieber als häufiges Sonnenbaden. Die chemischen Mittel verbinden sich mit Eiweißstoffen der obersten Hautschicht. Dadurch färbt sich die Haut braun, nach bisherigen Erkenntnissen ohne schädliche Nebenwirkungen.

Leider wird die künstliche Bräune nicht immer schön gleichmäßig. Auf feinporiger Haut gelingt das noch am besten. Auf großporiger, fettiger Haut ist das Ergebnis oft fleckig, weil die Hornschicht unregelmäßig dick ist. Ein Peeling vor dem Auftragen kann das etwas ausgleichen. Wenn die Bräune halten soll, muß alle vier bis sechs Tage nachgecremt werden. Die Creme immer ganz dünn auftragen, um dunklere Stellen zu vermeiden. Hände hinterher sofort gründlich waschen – die dickeren Hornschichten der Innenflächen verfärben sich besonders stark. Vor Sonnenbrand ist man mit der künstlichen Bräune nicht geschützt. Deshalb: in der Sonne eincremen wie bei blasser Haut.

Pre-Tans (Vorbräuner)

Mit diesen Mitteln soll die Pigment-Bildung in den tieferen Hautschichten auf chemische Weise beschleunigt werden. Sobald man in die Sonne geht, soll man dadurch schneller und dunkler braun werden. Wissenschaftlich belegt ist der Erfolg noch nicht. Und über die Nebenwirkungen weiß man auch noch wenig.

Bräunungstabletten

Die sogenannten Sonnenkapseln sind „entschärft" worden, weil sie merkwürdige, in den Folgen nicht einschätzbare Nebenwirkungen zeigten: auf dem Augenhintergrund entdeckte man nach längerer Einnahme goldene Verfärbungen! Sie enthalten jetzt nur noch Betacarotin, eine Vorstufe von Vitamin A. Es schützt die Zellen vor Lichtschäden und wird vor allem Menschen verordnet, die echte Sonnenallergien haben. Der Nachteil: die Haut färbt sich eher karottengelb als braun.

HAARE

Wie bleibt die Frisur beim Sport in Form?

Schöne Haare – das wünscht sich jede Frau. Mit viel Zeit, häufigen Friseurbesuchen und einer Menge Pflege ist es auch möglich, immer eine perfekte Frisur zu haben. Wer aber regelmäßig Fitness-Training oder Sport macht, hat so viel Zeit selten übrig. Da ist es besser, man legt sich keine zu komplizierte Frisur zu. Lange Haare sind zwar wunderschön, aber das Waschen und Trocknen kann dann eine Angelegenheit von Stunden werden. Kurze bis mittellange Haare hat man einfach schneller im Griff. Denn wenn die Kopfhaut vom Sport schwitzt, sitzen auch die Haare nicht mehr und müssen gewaschen werden.

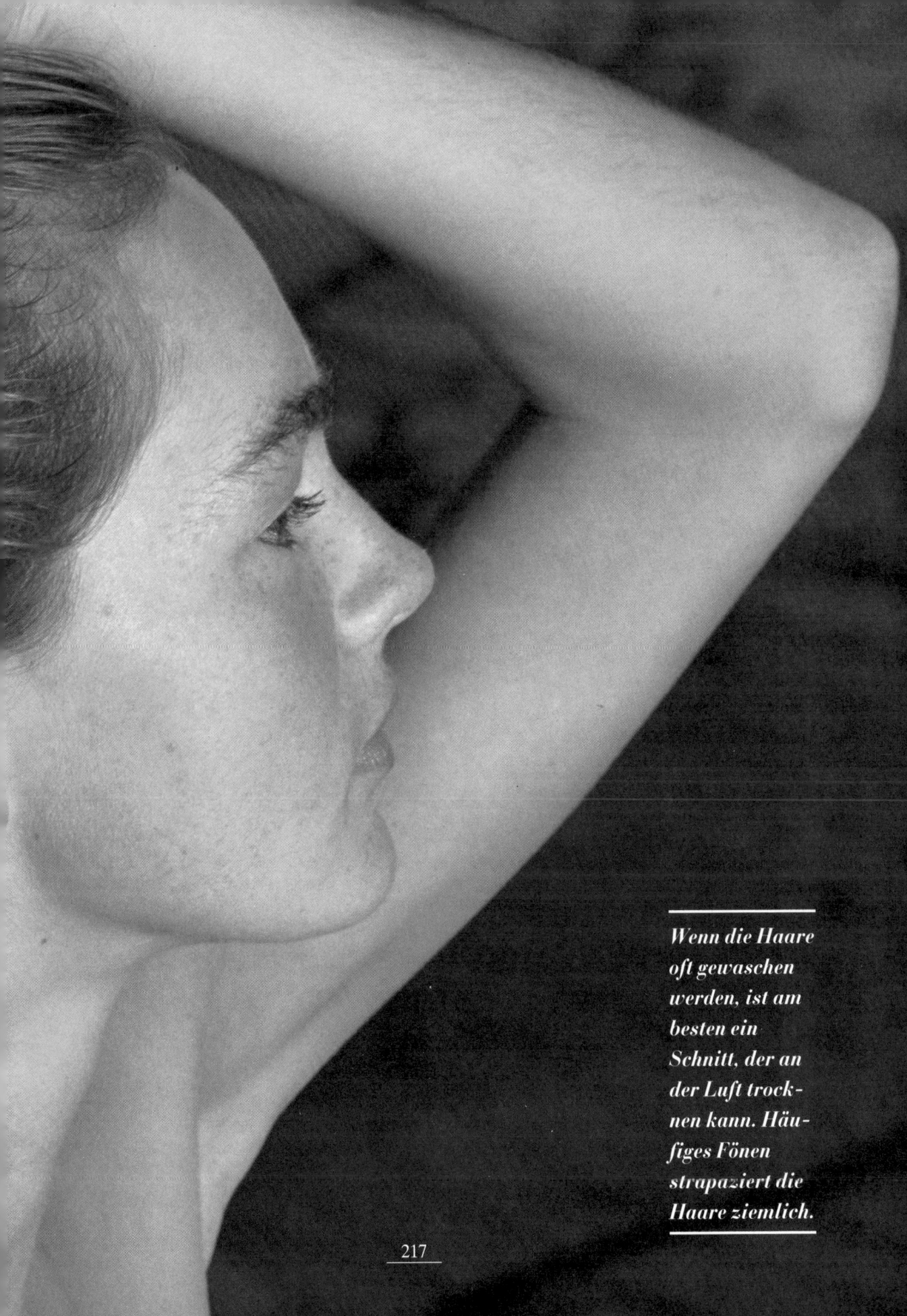

*Wenn die Haare
oft gewaschen
werden, ist am
besten ein
Schnitt, der an
der Luft trock-
nen kann. Häu-
figes Fönen
strapaziert die
Haare ziemlich.*

217

Schadet tägliches Waschen den Haaren?

Nicht, wenn man sie dabei schonend behandelt. Das bedeutet:

– <u>Mildes Shampoo verwenden.</u> Es gibt inzwischen eine ganze Reihe von Produkten für die tägliche Haarwäsche.

– <u>Wenig Shampoo nehmen.</u> Ein kleiner Klecks genügt. Schon in der Handfläche mit etwas Wasser verdünnen. Bei häufigem Waschen kann man das Shampoo so sparsam dosieren, daß sich kaum Schaum bildet.

– <u>Schnell waschen.</u> Schweiß, Fett und Schmutz werden vom Shampoo sofort aufgelöst. Es ist deshalb nicht nötig, lange herumzurubbeln oder das Shampoo eine Weile einwirken zu lassen. Damit verhindert man auch, daß die waschaktiven Substanzen Haare und Kopfhaut angreifen.

– <u>Gründlich ausspülen.</u> Das Shampoo völlig entfernen, sonst sitzt die Frisur nicht.

– <u>Sanft trocknen.</u> Scharfe Kämme, Bürsten und Lockenstäbe schaden den Haaren am meisten. Durch die Hitze beim Fönen entstehen dann mikroskopisch kleine Risse in der Haarstruktur. Werden die Haare auch noch sehr straff über eine Fönbürste gezogen, verstärkt sich dieser Effekt. Mit der Zeit wird das Haar davon spröde und brüchig. Wenn Sie Ihr Haar nicht an der Luft trocknen lassen können, sollten Sie es aus größerer Entfernung bei milder Hitze fönen!

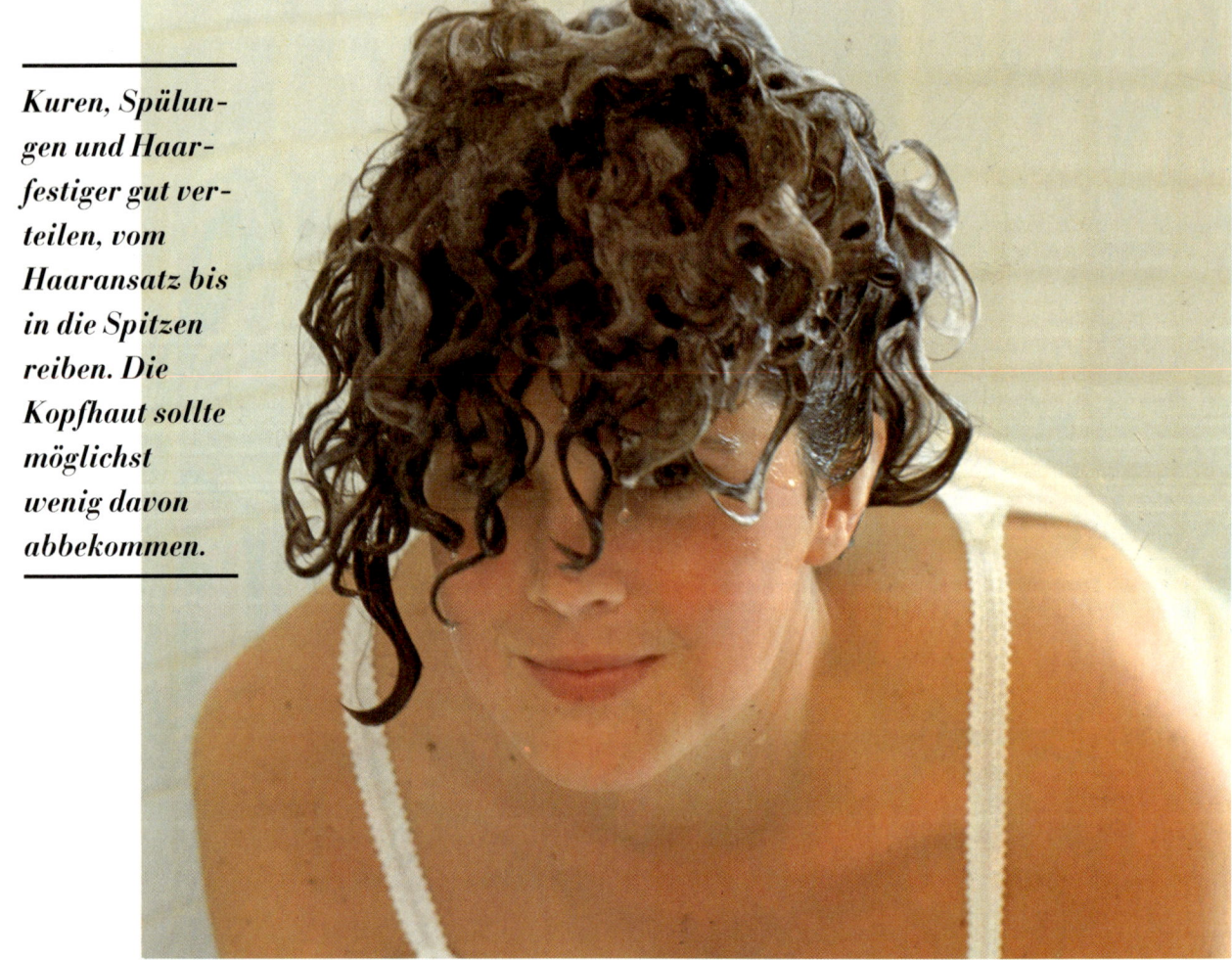

Kuren, Spülungen und Haarfestiger gut verteilen, vom Haaransatz bis in die Spitzen reiben. Die Kopfhaut sollte möglichst wenig davon abbekommen.

Werden die Haare von häufigem Waschen fettiger?

Auch wenn manche Frauen diesen Eindruck haben: nein. Nicht die Haare fetten, sondern die Haut. Wer zu fettiger Haut im Gesicht neigt, hat auch eine stärkere Talgproduktion auf der Kopfhaut. Die Talgdrüsen sitzen so tief in der Haut, daß die Shampoos nicht bis dorthin gelangen. Allenfalls eine kräftige Kopfmassage kann sie dazu anregen, mehr Talg zu produzieren. Also lieber nur die Haare beim Waschen sanft kneten und die Kopfhaut in Ruhe lassen!

Brauchen die Haare nach jeder Wäsche eine Kur?

Regelmäßige Spülung und ab und zu eine Kur tut jedem Haartyp gut. Die Haarsubstanz wird beim Waschen etwas aufgelockert. Spülungen und Kuren legen sich wie ein dünner Film um die Haare und festigen sie dadurch wieder. Präparate für trockenes Haar enthalten ein wenig Fett, für fettige Haare sind sie völlig fettfrei. Man sollte sie aber sehr sparsam verwenden, sonst wird die „Gleitschicht" zu schwer – die Haare fallen schnell zusammen.

Die Haare einölen – bringt das was?

Öl ist am ehesten geeignet für sehr festes, borstiges Haar (Naturkrause zum Beispiel). Es macht die Haare weicher und leichter frisierbar. Öl sollte man eine Weile einwirken lassen – man kann auch über Nacht eine Packung machen. Danach muß das Haar gründlich ausgewaschen werden. Getreidekeimöle, Rizinus- und Klettenwurzelöle scheinen am besten in aufgerauhtes Haar einzudringen.

Beim Schwimmen hat Öl im Haar eine Schutzfunktion: es macht die Haare wasserfest, sie quellen weniger auf, Salz und Chlor prallen ab.

Wie kann man die Haare beim Schwimmen schützen?

Auch wenn's blöd aussieht: mit der Badekappe. Keine hält zwar vollkommen dicht, aber die Haare werden nur am Rand naß. Wer täglich Schwimmen geht, kann sich, wenn's eilt, auch mal damit behelfen: das Chlorwasser mit einem Handtuch abtupfen, bevor es trockengeföhnt wird. Schonender ist natürlich, das Chlorwasser jedesmal gründlich auszuspülen. Mit einer Kurzhaarfrisur macht das am wenigsten Probleme. Übrigens: Mit gefärbten oder blondierten Haaren sollte man zum Schwimmen immer eine Bademütze tragen. Chlorwasser, aber auch Meerwasser und Sonne können zu einer chemischen Reaktion führen – das Haar bleicht aus oder verändert seine Farbe.

Täglich 100 Bürstenstriche?

Es stimmt schon: Die berühmten hundert Bürstenstriche machen das Haar glänzend. Aber nur, weil dadurch Fett von der Kopfhaut bis in die Haarspitzen verteilt wird! Für trockene und borstige Haare ist tägliches Bürsten ein gutes, natürliches Pflegemittel; fettige Haare sollte man lieber nicht bürsten.

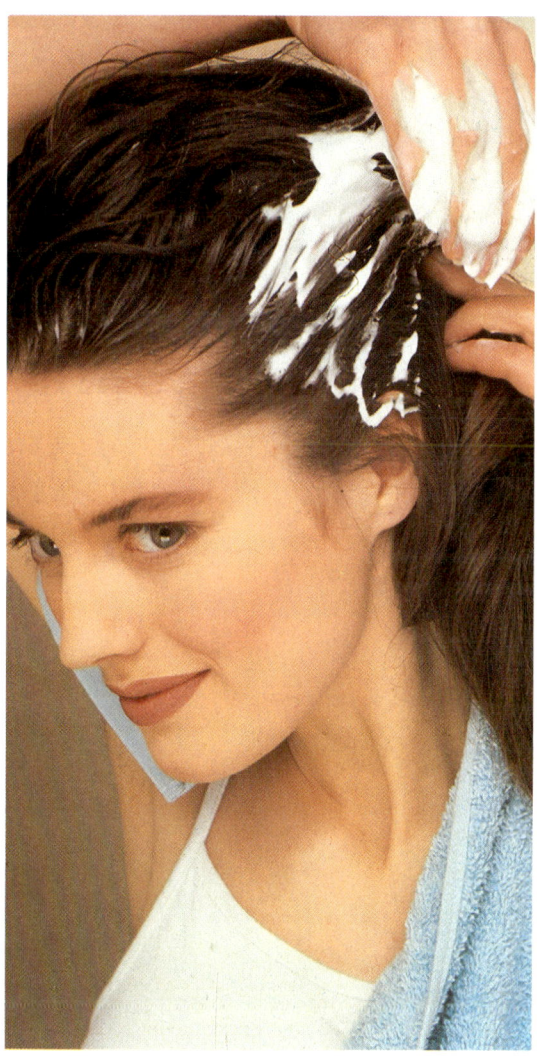

SAUNA

Die natürliche Schönheitskur

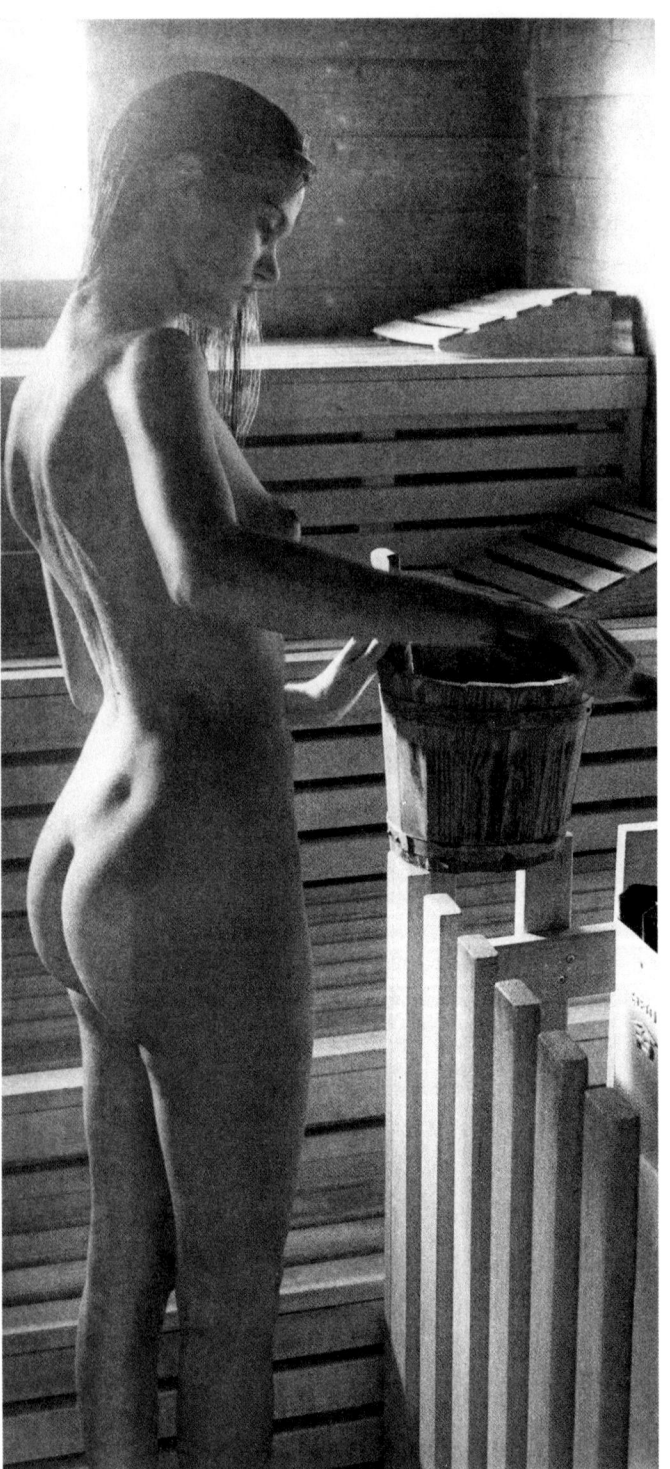

Die beste Tiefenreinigung für die Haut sind Sauna und Dampfbad. Durch die Hitze öffnen sich die Poren, Hautschüppchen werden abgestoßen, überschüssiger Talg kann abfließen. Und auch von innen wirkt die Schönheitskur: durch die Beschleunigung des Kreislaufs und die Verbesserung der Durchblutung wird die Haut schön rosig, Gift- und Schlackenstoffe werden abgetragen. Allerdings nicht direkt durch die Haut, wie oft behauptet wird. Die Wirkung entsteht dadurch, daß die Nieren verstärkt arbeiten und mit der Verdauung mehr Schadstoffe ausscheiden. Der zusätzliche Gesundheitseffekt ist bekannt: die Überwärmung verstärkt die Immunabwehr des Körpers – vor allem gegen Erkältungserreger ist man besser geschützt. Hat man sich den Schnupfen bereits eingefangen, helfen Sauna und Dampfbad allerdings nicht mehr.

Übrigens: Auch im Sommer tun die Schwitzbäder gut: weil die Blutgefäße durch das Aufwärmen/Abkühlen trainiert werden, verträgt der Körper danach auch hohe Temperaturen besser – man fühlt sich in der Sommerhitze nicht so schlapp.

Extra-Tip zum Schönheits-Schwitzen

Haarkur mit Thermo-Effekt: durch die Wärme von Sauna und Dampfbad dringt die Kur gut ins Haar ein. Nehmen Sie aber nicht zuviel, und binden Sie ein Handtuch um den Kopf, damit nichts heruntertropft.

Rote Äderchen mögen keine Hitze

Wer im Gesicht erweiterte Äderchen hat, sollte auf Sauna und Dampfbad lieber verzichten. Diese Gefäße haben die Fähigkeit verloren, sich wieder zu verengen. Damit sie sich nicht noch weiter ausbreiten, sollte man alles vermeiden, was die Durchblutung der Haut stark anregt.

Wie macht man's richtig in der Sauna?

○ Kalte Füße im warmen Fußbad aufwärmen, sonst wird der ganze Körper in der Sauna schlechter warm. (Der Effekt hat mit den Fußreflexzonen zu tun.)

○ Trocken in den Saunaraum gehen. Wassertropfen auf der Haut verzögern die Schweißbildung. Die feine Schicht aus verdampfendem Schweiß kühlt die Haut gleichmäßig am ganzen Körper. Nur so verkraftet er die hohen Temperaturen (bis zu 90 Grad). (Daß man vorher duscht, sollte aus Hygienegründen selbstverständlich sein.)

○ Nur so lange drin bleiben, wie man sich wohl fühlt. Wem es schon nach fünf Minuten zu heiß wird: rausgehen. Wer 15 Minuten aushält, ohne zu leiden – auch gut. Der Körper signalisiert sehr schnell, wenn's ihm zuviel wird: durch Herzklopfen und flache, schnelle Atmung. Wenn man Platz hat sich hinzulegen: kurz vorm Hinausgehen sollte man sich aufrecht hinsetzen, damit man beim Aufstehen nicht schwindlig wird.

○ Gut abkühlen. Besser als das (etwas unhygienische) Tauchbecken ist die kalte Dusche. Da wird auch der Kopf gleich erfrischt. Wer die Haare nicht naß machen will, läßt das Duschwasser wenigstens über Gesicht und Nacken laufen. Das ist ganz wichtig, damit kein Wärmestau entsteht.

○ Mehr als drei Saunagänge sollte man nicht machen. Für die Wartezeit dazwischen gilt die Faustregel: mindestens genausolange wie der Aufenthalt im Schwitzraum.

○ Anschließend eine halbe Stunde ruhen. So viel Zeit braucht der Körper schon, um die Temperatur wieder auszugleichen. Außerdem ist diese Entspannungsphase das Schönste an der ganzen Sauna!

Was ist anders im Dampfbad?

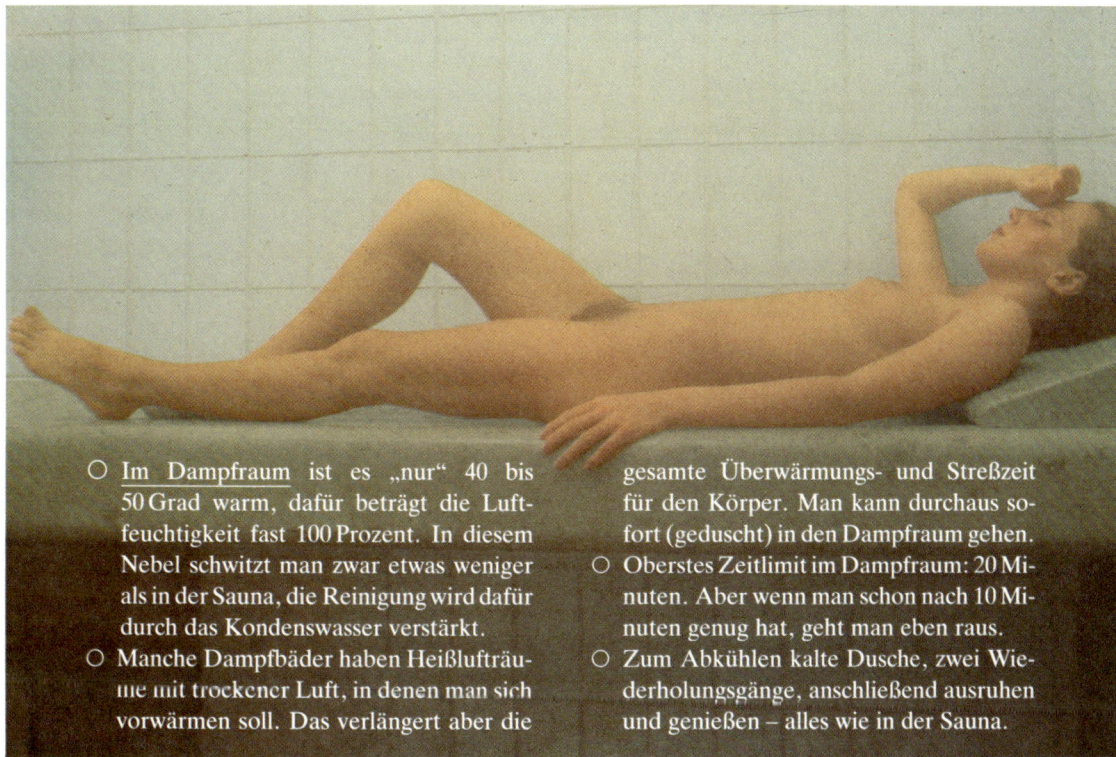

○ Im Dampfraum ist es „nur" 40 bis 50 Grad warm, dafür beträgt die Luftfeuchtigkeit fast 100 Prozent. In diesem Nebel schwitzt man zwar etwas weniger als in der Sauna, die Reinigung wird dafür durch das Kondenswasser verstärkt.

○ Manche Dampfbäder haben Heißlufträume mit trockener Luft, in denen man sich vorwärmen soll. Das verlängert aber die gesamte Überwärmungs- und Streßzeit für den Körper. Man kann durchaus sofort (geduscht) in den Dampfraum gehen.

○ Oberstes Zeitlimit im Dampfraum: 20 Minuten. Aber wenn man schon nach 10 Minuten genug hat, geht man eben raus.

○ Zum Abkühlen kalte Dusche, zwei Wiederholungsgänge, anschließend ausruhen und genießen – alles wie in der Sauna.

221

KALORIEN

und Nährstoffdichte

Nährstoffdichte: Als nährstoffdicht oder nährstoffreich bezeichnet man alle Lebensmittel, in denen wichtige Nährstoffe (und Vitamine und Mineralstoffe) konzentriert vorkommen. In der Tabelle wird ausgewiesen:

Hohe Nährstoffdichte   ○ ○

Mittlere Nährstoffdichte   ○

Kalorien: Die Angaben wurden auf den neuesten Stand gebracht – manche weichen von älteren Daten ab.

Mengenangaben: Wenn nicht anders angegeben, wurden die Lebensmittel in mittelgroßen Portionen für eine Person berechnet (die Grammzahlen stehen dabei).

Abkürzungen:

Bei Flüssigkeiten: 0,21 = 200 Gramm.

Bei Fleisch:

ma = mager, mf = mittelfett, fe = fett

Brot*

	Kalorien	Nährstoffdichte
Brötchen, mit Kleie, 45 g	116	○
Brötchen, mit Rosinen, 45 g	119	
Brötchen, mit Zwiebeln, 45 g	115	
Brötchen, Roggen, 40 g	124	
Brötchen, Weizen, 40 g	106	
Croissant, ohne Füllung, 45 g	78	
Fettbrötchen, mit Schinken, 45 g	143	
Flachknäcke, 7 g	30	○
Grahambrot, 40 g	84	○
Graubrot, mit Ölsamen, 40 g	102	○
Graubrot, Mehrkorn, 40 g	100	○
Graubrot, Roggenmisch-, 45 g	103	○
Graubrot, Toast, 30 g	84	
Graubrot, Weizenmisch-, 40 g	98	○
Knäckebrot, Mehrkorn, 10 g	34	○
Knäckebrot, Roggen, 10 g	35	○
Knäckebrot, Weizen, 10 g	35	○
Kommißbrot, 40 g	90	○
Laugenbrezel, 40 g	98	
Milchbrötchen, Weizen, 45 g	138	

* Die Angaben beziehen sich jeweils auf 1 Scheibe

	Kalorien	Nährstoffdichte
Pumpernickel, 40 g	87	○
Schlüterbrot, 45 g	115	○
Simonsbrot, 45 g	96	○
Steinmetzbrot, 45 g	99	○
Vollkornbrot, Mehrkorn, 45 g	116	○
Vollkornbrot, Roggen, 45 g	93	○ ○
Vollkornbrot, Roggenschrot, 45 g	93	○ ○
Vollkornbrot, Roggenmisch-schrot, 45 g	108	○ ○
Vollkornbrot, Weizen, 40 g	84	○ ○
Vollkornbrot, Weizenschrot, 45 g	94	○ ○
Vollkornbrötchen, Roggen, 40 g	83	○ ○
Weißbrot, Mehrkorn, 35 g	91	
Weißbrot, Toast, 30 g	83	
Zwieback, 10 g	40	

Desserts

	Kalorien	Nährstoffdichte
Apfel im Schlafrock, 250 g	432	
Apfelkompott, 150 g	67	
Apfelringe, gebacken, 125 g	205	○
Birnenkompott mit Schokoladensoße, 150 g	109	
Brataäpfel, 150 g	103	
Erdbeeren mit Sahne, 150 g	262	
Erdbeerschaumcreme, 150 g	130	
Fruchtsoße, 60 g	61	
Grießbrei, 125 g	117	○
Grießflammeri, 150 g	225	
Götterspeise, 150 g	168	○
Hefeplinsen, 70 g	196	○
Karamelsoße, 60 g	64	○
Karamelpudding, 150 g	171	○
Kirschkaltschale, 125 g, ungez.	40	
Kirschmichel, 125 g	255	
Milchreis, 300 g	381	
Milchreis, 100 g	127	
Obstsalat, 150 g	141	○
Pudding, mit Früchten, 150 g	147	○
Pudding, mit Sahne, 150 g	192	
Quarkauflauf, 300 g	414	

Quarkkloß, 60 g	157	
Reisauflauf, 150 g	219	○
Rhabarberkompott, 150 g	132	
Rote Grütze, 150 g	163	
Schokoladenpudding, 150 g	484	
Schokoladensoße, 60 g	71	○
Schokomilchreis, 150 g	213	○
Semmelschmarrn, mit Äpfeln, 125 g	202	○
Stachelbeergrütze, 150 g	202	
Süßkirschkompott, 150 g	103	
Vanille-Äpfel, 150 g	124	○
Vanillepudding, 150 g	171	○
Vanillesoße, 60 g	58	○
Weincreme, 150 g	283	
Weingelee, 150 g	52	
Weinschaumsoße, 60 g	78	
Zitronencreme, 150 g	262	
Zitronenspeise, 150 g	177	○

Eier, Eierspeisen

Eigelb, 20 g	73	○ ○
Eiweiß, 30 g	14	
Eipulver (Vollei), 12 g, 1 EL	72	○
Eiweißpulver, 12 g, 1 EL	48	
Hühnerei, 60 g	100	○ ○
Hühnerei, gegart, 55 g	92	○ ○
Hühnerei, gebraten, 55 g	131	○ ○
Apfelpfannkuchen, 100 g	167	○
Heidelbeerpfannkuchen, 100 g	139	○
Kaiserschmarrn, 275 g	624	
Omelett, mit Kräutern, 150 g	242	○ ○
Omelett, mit Käse, 150 g	330	○ ○
Omelett, mit Pilzen, 150 g	231	○ ○
Palatschinken, 100 g	60	
Pfannkuchen, mit Quark, 100 g	188	○
Rührei, 60 g	107	○ ○
Rührei, mit Speck/Schinken, 80 g	152	○ ○
Spiegelei, 60 g	130	○ ○
Spiegelei, mit Speck/Schinken, 80 g	182	○ ○
Waffeln, 200 g	586	

Eis

Eis mit Früchten, 200 g	270	○
Eis mit Früchten und Sahne, 250 g	427	
Eis mit Früchten, Sahne und Alkohol, 250 g	320	
Eis mit Sahne, 150 g	295	
Eiscreme, 30 g, 1 Kugel	63	
Eiskaffee, 1 Glas, 0,2 l	248	
Eiswaffel, 15 g	57	
Fruchteis, 30 g, 1 Kugel	41	
Kunstspeiseeis, 30 g, 1 Kugel	41	
Milchspeiseeis, 30 g, 1 Kugel	41	
Rahmeis, 30 g, 1 Kugel	49	
Softeis, 50 g	91	

Fett, Öl

Butter, 5 g, 1 TL	38	
Butter, 20 g, 1 Hotelpackung	152	
Butterschmalz, 5 g, 1 TL	46	
Distelöl (Safloröl), 12 g, 1 EL	111	
Erdnußbutter, -mus, 15 g, 1 EL	94	
Erdnußöl, 12 g, 1 EL	111	
Gänsefett, -schmalz, 15 g, 1 EL	141	
Hammeltalg, 15 g, 1 EL	119	
Hühnerfett, 15 g, 1 EL	141	
Kakaobutter, 15 g, 1 EL	138	
Kokosfett, 20 g, 1 EL	185	
Kürbiskernöl, 12 g, 1 EL	111	
Lebertran, 15 g, 1 EL	142	
Leinöl, 12 g, 1 EL	111	
Maiskeimöl, 12 g, 1 EL	111	
Margarine, 6 g, 1 TL	36	
Margarine, halbfett, 6 g, 1 TL	22	
Olivenöl, 12 g, 1 EL	111	
Palmfett, 20 g, 1 EL	185	
Palmöl, 20 g, 1 EL	188	
Rinderschmalz, -fett, 15 g, 1 EL	140	
Rindertalg, 15 g, 1 EL	138	
Schweineschmalz, -fett, 15 g, 1 EL	141	
Sesamöl, 12 g, 1 EL	111	
Sojaöl, 12 g, 1 EL	111	
Sonnenblumenöl, 12 g, 1 EL	111	
Traubenkernöl, 12 g, 1 EL	111	
Walnußöl, 12 g, 1 EL	111	
Weizenkeimöl, 12 g, 1 EL	111	

Fisch, Fischprodukte

Aal, gebraten, 175 g	617	○ ○
Aal, geräuchert, 50 g	175	○

Aal, grün, 150 g	405	○	Miesmuschel, Fleisch, gegart, 100 g	102	○ ○
Auster, Fleisch, gegart, 100 g	89	○ ○	Pilgermuschel, Fleisch, gegart, 100 g	102	○ ○
Barsch, gebraten, 150 g	171	○ ○	Rollmöpse, 125 g	246	○ ○
Bückling, 250 g, 1 Stück	603	○	Rotbarsch, gebraten, 125 g	180	○ ○
Fischfilet, gebraten, 150 g	294	○ ○	Rotbarsch, gegart, 125 g	171	○ ○
Fischfilet, in Teig, 200 g	398	○ ○	Rotzunge, gebraten, 125 g	137	○ ○
Fischfilet, mariniert, 150 g	285	○	Rotzunge, gegart, 125 g	130	○ ○
Fischfilet, paniert, 200 g	868		Sardine, in Öl, 95 g, 1 Dose	224	○
Fischfrikadelle, 65 g, 1 Stück	144		Sardine, gebraten, 150 g	264	○ ○
Fischklößchen, 50 g, 1 Stück	42	○ ○	Schellfisch, gebraten, 125 g	127	○
Fischklößchen, 150 g	127	○ ○	Schellfisch, gegart, 125 g	121	○
Fischrogen, in Öl, 5 g, 1 TL	12	○	Schillerlocke, 100 g	323	○
Fischstäbchen, 150 g	246		Schleie, gebraten, 150 g	163	○ ○
Flunder, gebraten, 150 g	64	○	Scholle, gebraten, 150 g	91	○
Flunder, gegart, 150 g	63	○	Scholle, gegart, 150 g	88	○
Flußkrebs, in Öl, 100 g, 1 Dose	168	○ ○	Seehecht, gebraten, 125 g	131	○ ○
Flußkrebs, Fleisch, gegart, 25 g	23	○ ○	Seehecht, gegart, 125 g	125	○ ○
Forelle, blau, 250 g	150	○	Seezunge, gebraten, 125 g	140	○ ○
Forelle, Müllerin Art, 200 g	354	○	Seezunge, gegart, 125 g	132	○ ○
Hecht, gebraten, 150 g	172	○ ○	Sprotten, geräuchert, 50 g	130	
Hecht, gegart, 150 g	165	○	Steinbutt, gebraten, 125 g	143	○ ○
Heilbutt, gebraten, 125 g	183	○ ○	Steinbutt, gegart, 125 g	136	○ ○
Heilbutt, gegart, 125 g	175	○	Stint, gebraten, 150 g	81	
Hering, Bismarck, 125 g	281	○ ○	Thunfisch, Konserve, in Öl, 50 g	171	○
Hering, gebraten, 125 g	335	○	Thunfisch, Konserve, naturell, 50 g	120	○
Hering, in Gelee, 125 g, 1 St.	220				
Hering, mager, gebraten, 125 g	200	○ ○	Thunfisch, gegart, 125 g	357	○ ○
Hering, mager, gesalzen, 125 g	157	○ ○	Tintenfisch, Konserve, in Öl, 50 g	88	○
Hering, mariniert, 125 g	185	○			
Heringsfilet, in Tomatensoße, 100 g	218		Wels, gebraten, 150 g	223	○
Hummer, Fleisch, gegart, 100 g	110	○ ○	Zander, gebraten, 200 g	226	○ ○
Kabeljau, gebraten, 125 g	131	○ ○			
Kabeljau, gegart, 125 g	126	○			

Fleisch

Karausche, gebraten, 150 g	220	○ ○
Kaviar, 5 g, 1 TL	15	○

Klaffmuschel, Fleisch, gegart, 100 g	88	○ ○	Hammelkotelett, 150 g	349	

Klaffmuschel, Fleisch, gegart, 100 g	88	○ ○	Hammelkotelett, 150 g	349	
			Hammelsteak, 150 g	376	
Krabben, Konserve, in Öl, 50 g	98	○	Hauskaninchen, Fleisch (mf), gegart, 125 g	230	
Krabben, Fleisch, gegart, 100 g	124	○ ○			
Lachs, in Öl, 50 g, 1 Dose	158	○	Kalb, Bauch (mf), gegart, 125 g	192	
Lachs, gegart, 125 g	321	○	Kalb, Braten (ma), gegart, 100 g	144	○
Lachs, gebraten, 125 g	333	○ ○	Kalb, Brust (mf), gegart, 100 g	173	
Leng, gebraten, 125 g	142	○ ○	Kalb, Filet (ma), gegart, 100 g	135	○
Leng, gegart, 125 g	136	○ ○	Kalb, Fleisch, Konserven, 125 g	273	
Makrele, Konserve, in Öl, 50 g	146	○	Kalb, Fleisch (mf), gegart, 100 g	163	
Makrele, gebraten, 125 g	301	○ ○	Kalb, Fleisch (ma), gegart, 100 g	129	○
Makrele, geräuchert, 50 g	119	○	Kalb, Herz, gegart, 100 g	129	○
Matjeshering, 160 g, 1 Stück	254	○	Kalb, Hirn, gegart, 100 g	124	
Matjes in Sahne, 160 g	521	○	Kalb, Keule (mf), gegart, 125 g	216	

Kalb, Kotelett (ma), gebraten, 100 g	144	○	Rind, Brust, Spannrippe (fe), gegart, 150 g	472		
Kalb, Leber, gegart, 100 g	168	○○	Rind, Filet (ma), gegart, 125 g	198		
Kalb, Leber, paniert, gebraten, 150 g	348	○○	Rind, Fleisch, Konserve, 350 g	857		
			Rind, Fleisch (mf), gegart, 125 g	259		
Kalb, Lende (ma), gegart, 100 g	135	○○	Rind, Fleisch (fe), gegart, 125 g	305		
Kalb, Lunge, gegart, 100 g	102	○○	Rind, Gulasch (mf), gegart, 150 g	324		
Kalb, Nacken (ma), gegart, 125 g	180	○○				
Kalb, Niere, gegart, 100 g	124	○○	Rind, Hackfleisch, 100 g	253		
Kalb, Rücken, Kotelett (ma), gegart, 100 g	144	○	Rind, Herz, gegart, 100 g	118	○	
			Rind, Hirn, gegart, 100 g	140		
Kalb, Schnitzel (mf), gegart, 100 g	163		Rind, Keule (mf), gegart, 125 g	235		
			Rind, Kochfleisch (mf), gegart, 125 g	251		
Kalb, Schnitzel (ma), gegart, 100 g	144	○				
			Rind, Kotelett (mf), gegart, 100 g	242		
Kalb, Schulter, Bug (mf), gegart, 125 g	203		Rind, Leber, gebraten, 100 g	161	○○	
Kalb, Schulter, Bug (ma), gegart, 125 g	180	○	Rind, Lende, Filet (ma), gegart, 125 g	198		
Kalb, Steak (mf), gebraten, 100 g	163		Rind, Lunge, gegart, 100 g	101		○
Kalb, Steak (ma), gebraten, 100 g	144	○	Rind, Magen/Kutteln, gegart, 100 g	127	○○	
Kalb, Vorderbein, Haxe (mf), gegart, 125 g	216		Rind, Nacken/Kamm (ma), gegart, 125 g	198		
Kalb, Vorderbein, Haxe (ma), gegart, 125 g	180	○	Rind, Ochsenschwanz, 100 g	209		
			Rind, Pökelfleisch, roh, geräuchert, 150 g	295		
Kalb, Zunge, gegart, 100 g	142		Rind, Pökelfleisch, gekocht, ungeräuchert, 125 g	188		
Kaninchen (mf), -braten, gegart, 125 g	192	○				
			Rind, Rouladen (mf), gegart, 125 g	225		
Lamm, Bauch (mf), gegart, 125 g	250		Rind, Rücken, Roastbeef (ma), gegart, 125 g	198		
Lamm, Brust (mf), gegart, 125 g	280					
Lamm, Filet (ma), 125 g	208		Rind, Schnitzel (mf), gebraten, 150 g	282		
Lamm, Fleisch (mf), gegart, 125 g	301		Rind, Schnitzel (ma), gebraten, 125 g	198		
Lamm, Keule (mf), gegart, 150 g	336		Rind, Schulter/Bug (ma), gegart, 125 g	198		
Lamm, Kotelett, gegart, 125 g	301					
Lamm, Lende, Filet (mf), gegart, 125 g	301		Rind, Steak (mf), gebraten, 100 g	242		
Lamm, Nacken, Kamm (mf), gegart, 125 g	280		Rind, Steak (ma), gebraten, 125 g	198		
Lamm, Rücken, Kotelett (mf), gegart, 125 g	301		Rind, Tatar/Schabefleisch (Beefsteakhack), 100 g	139		
Lamm, Schulter (mf), gegart, 150 g	336		Rind, Zunge, gegart, 100 g	226		
Lamm, Steak (mf), gegart, 125 g	301		Rind/Schwein, Hackfleisch, 100 g	332		
Lamm, Vorderbein, Haxe (mf), gegart, 150 g	300					
Pferd, Fleisch (mf), gegart, 125 g	401		Rindersteak, mit Kräuterbutter, 130 g	335		
Rind, Braten (mf), gegart, 125 g	258					

Sauerbraten, 130 g	145	○
Schmorbraten, 130 g	154	
Schwein, Bauch (mf), gegart, 125 g	260	
Schwein, Bauch (fe), gegart, 125 g	622	
Schwein, Bauch-, Rückenspeck, 30 g	231	
Schwein, Braten (mf), gegart, 125 g	288	
Schwein, Braten (fe), gegart, 125 g	463	
Schwein, Brustspitze (mf), gegart, 125 g	260	
Schwein, Eisbein (mf), gegart, 125 g	260	
Schwein, Eisbein (fe), gegart, 150 g	486	
Schwein, Filet (ma), gebraten, 125 g	221	○
Schwein, Fleisch (mf), gegart, 125 g	228	
Schwein, Fleisch (fe), gegart, 125 g	447	
Schwein, Flomen, 100 g	897	
Schwein, Gulasch (mf), gegart, 125 g	280	
Schwein, Gulasch (fe), gegart, 125 g	332	
Schwein, Hackfleisch/Mett, 100 g	357	
Schwein, Herz, gegart, 125 g	146	○
Schwein, Hinterbein, Eisbein (mf), gegart, 150 g	312	
Schwein, Innereien, 125 g	200	○ ○
Schwein, Kasseler Kotelett, 150 g	372	
Schwein, Kasseler, gebraten, 150 g	214	
Schwein, Keule, Schinken (mf), gegart, 150 g	306	
Schwein, Kochfleisch (mf), gegart, 125 g	260	
Schwein, Kochfleisch (fe), gegart, 125 g	447	
Schwein, Konserven, 125 g	331	
Schwein, Kopf, 125 g	658	
Schwein, Kotelett (mf), gegart, 125 g	311	
Schwein, Kotelett (fe), paniert, 150 g	388	

Schwein, Leber, gegart, 125 g	223	○ ○
Schwein, Lende (mf), gegart, 125 g	311	
Schwein, Lende (ma), gegart, 150 g	265	○
Schwein, Nacken, Kamm (mf), gegart, 125 g	288	
Schwein, Pökelfleisch, roh, geräuchert, 30 g	75	
Schwein, Pökelfleisch, gekocht, ungeräuchert, 30 g	75	
Schwein, Rücken, Kotelett (mf), gegart, 125 g	311	
Schwein, Schinkenspeck, roh, geräuchert, 30 g	122	
Schwein, Schinken, roh, geräuchert, 30 g	109	
Schwein, Schinken, gekocht, geräuchert, 30 g	65	○
Schwein, Schnitzel (mf), gegart, 125 g	255	
Schwein, Schulter (mf), gegart, 125 g	288	
Schwein, Schwarte, 30 g	231	
Schwein, Speck, durchwachsen, 30 g	197	
Schwein, Spitzbein, 125 g	300	
Schwein, Steak (mf), gebraten, 125 g	311	
Schweinerollbraten/-rouladen (ma), 150 g	415	
Spanferkel, mit Kruste, 150 g	310	
Spickbraten, 130 g	232	
Wellfleisch, 100 g	241	
Wiener Schnitzel, 150 g	316	
Ziege (mf), gegart, 125 g	231	

Geflügel

Brathähnchen, mit Haut, gegart, 125 g	247	
Brathähnchen, Leber, gegart, 100 g	164	○ ○
Brathähnchen, Schenkel, gegart, 75 g, 1 Stück	105	○
Ente, mit Haut, gegart, 100 g	368	
Ente, gegart, 150 g	487	
Gans, mit Haut, gegart, 125 g	483	
Gans, Schenkel, gegart, 125 g	223	○
Gans, gegart, 150 g	501	

Gänsebraten, 150 g	312	
Gänseleber, 100 g	244	○ ○
Hähnchenbrust, gebraten, ohne Haut, 150 g	191	
Hähnchen, gegrillt, 150 g	286	○
Hähnchenkeule, 125 g	230	○
Hühnerbrustfilet, 90 g	98	○
Hühnerleber, 25 g	57	○ ○
Hühnerleber, 100 g	231	○ ○
Mastente, Vierländer, 150 g	390	
Paprikahuhn, 150 g	421	
Pute, mit Haut, gegart, 100 g	249	
Pute, Schenkel, gegart, 150 g	207	○
Pute, gegart, 150 g	306	○
Putenbraten, 150 g	357	
Putenbrust, gebraten, 150 g	195	○
Putenleber, gebraten, 100 g	228	○ ○
Putenschnitzel, 150 g	292	○
Suppenhuhn, Fleisch, mit Haut, gegart, 125 g	345	
Suppenhuhn, gegart, 100 g	251	
Suppenhuhn, Schenkel, gegart, 75 g, 1 Stück	167	○

Gemüse, Hülsenfrüchte, Pilze

Artischocke, Konserve, 200 g	46	
Artischocke, gegart, 200 g	60	○
Aubergine, gegart, 200 g	32	
Bambussprossen, roh, 200 g	54	○
Bambussprossen, gegart, 200 g	48	
Bambussprossen, Konserve, 200 g	34	
Bleichsellerie, gegart, 200 g	28	
Blumenkohl, roh, 200 g	40	○ ○
Blumenkohl, gegart, 200 g	34	○
Bohnen, dick, Konserve, 150 g	184	○ ○
Bohnen, dick, gegart, 150 g	184	○ ○
Bohnen, grün, Konserve, 200 g	40	○
Bohnen, grün, gegart, 200 g	50	○ ○
Bohnen, weiß, Konserve, 150 g	205	○ ○
Bohnen, weiß, gegart, 150 g	264	○ ○
Brokkoli, roh, 200 g	50	○ ○
Brokkoli, gegart, 200 g	42	○ ○
Champignons, Konserve, 200 g	28	○
Champignons, roh, 200 g	40	○ ○
Champignons, gegart, 200 g	34	○
Champignons, getrocknet, 25 g	35	○ ○
Chicorée, roh, 200 g	24	○
Chinakohl, roh, 200 g	24	○

Chinakohl, gegart, 150 g	15	
Eisbergsalat, 100 g	19	○ ○
Endivien, 100 g	14	○
Erbsen, grün, Konserve, 350 g	182	○ ○
Erbsen, grün, gegart, 200 g	134	○ ○
Erbsen, grün, getrocknet, 15 g, 1 EL	41	○ ○
Eßkastanie (Marone), 6 g	13	○
Feldsalat, 80 g	15	○ ○
Fenchel, roh, 200 g	54	○ ○
Fenchel, gegart, 150 g	34	○ ○
Grünkohl, Konserve, 150 g	36	○ ○
Grünkohl, gegart, 150 g	43	○ ○
Gurke, roh, 150 g	15	
Gurke, gegart, 150 g	12	
Gurke, in Essig, 50 g	4	
Kichererbsen (getr.), 15 g, 1 EL	22	○ ○
Kichererbsen, Konserve, 350 g	399	○ ○
Kichererbsen, gegart, 200 g	294	○ ○
Knollensellerie, gegart, 175 g	42	○
Knollensellerie, getrocknet, 20 g, 1 EL	32	○ ○
Knollensellerie, Konserve, 300 g	51	
Kohlrabi, roh, 200 g	36	○ ○
Kohlrabi, gegart, 150 g	24	○
Kohlrübe, gegart, 150 g	31	○
Kopfsalat, 80 g	10	○ ○
Kresse, 5 g, 1 TL	3	○ ○
Kürbis, eingelegt, Konserve, 250 g	32	
Kürbis, gegart, 175 g	35	
Kürbis, roh, 200 g	48	○
Leipziger Allerlei, 200 g	114	○ ○
Linsen, Konserve, 200 g	222	○
Linsen, gegart, 100 g	142	○
Mangold, gegart, 200 g	42	○ ○
Mohrrübe, Konserve, 300 g	54	○
Mohrrübe, roh, 100 g	30	○ ○
Mohrrübe, gegart, 100 g	26	○
Okra, 200 g	64	○ ○
Palmenherz, gegart, 150 g	45	○
Paprikaschote, Konserve, 150 g	19	
Paprikaschote, roh, 200 g	40	○
Paprikaschote, gegart, 150 g	25	
Pastinake, 200 g	120	○ ○
Pfefferschote, gegart, 12 g	3	○ ○
Pilze, Konserve, 150 g	22	○
Pilze, gegart, 150 g	27	○
Pilze, getrocknet, 25 g	39	○ ○
Porree (Lauch), gegart, 150 g	33	○

Portulak, 200 g	32	○	○
Radicchio, 80 g	10	○	○
Radieschen, 80 g	13	○	
Rettich (Radi), 200 g	32	○	
Romanosalat, 80 g	10	○	○
Rosenkohl, Konserve, 150 g	37	○	○
Rosenkohl, gegart, 150 g	48	○	○
Rote Rübe (Rote Bete), Konserve, 300 g	69		
Rote Rübe (Rote Bete), roh, 200 g	72	○	
Rote Rübe, gegart, 175 g	54		
Rotkohl, Konserve, 150 g	24		
Rotkohl, gegart, 150 g	30	○	
Sauerkraut, Konserve, 150 g	18		
Sauerkraut, roh, 150 g	31	○	
Sauerkraut, gegart, 150 g	28		
Schwarzwurzeln, Konserve, 300 g	120	○	
Schwarzwurzeln, gegart, 150 g	82	○	
Sojabohnen, Konserve, 150 g	195	○	○
Sojabohnen, roh, 60 g	212	○	○
Sojasprossen, Konserve, 150 g	27	○	
Sojasprossen, roh, 200 g	64	○	○
Sojasprossen, gegart, 150 g	40	○	○
Spargel, Konserve, 350 g	38	○	
Spargel, gegart, 150 g	22	○	
Spinat, Konserve, 150 g	19	○	○
Spinat, gegart, 200 g	34	○	○
Spinat, roh, 200 g	40	○	○
Staudensellerie, roh, 150 g	32	○	○
Tomate, 50 g, 1 Stück	8	○	
Tomate, gegart, 40 g, 1 Stück	5		
Tomate, Konserve, 350 g	42		
Wachsbohnen, Konserve, 200 g	40	○	
Wachsbohnen, gegart, 200 g	50	○	○
Weiße Rübe, roh, 200 g	46	○	
Weiße Rübe, gegart, 175 g	35		
Weißkohl, gegart, 150 g	28	○	
Weißkohlsalat, mit Öl, 150 g	106	○	○
Wirsingkohl, Konserve, 150 g	25	○	
Wirsingkohl, gegart, 150 g	33	○	○
Wurzelpetersilie, roh, 200 g	40	○	○
Zucchini, roh, 200 g	42	○	○
Zucchini, gegart, 150 g	27	○	
Zuckererbsen, Konserve, 350 g	164	○	○
Zuckererbsen, gegart, 200 g	118	○	○
Zuckermais, Konserve, 200 g	142	○	
Zuckermais, gegart, 180 g	163	○	○
Zwiebel, roh, 50 g	15	○	
Zwiebel, gegart, 50 g	13		

Getreide, Nähr- und Backmittel

Bierhefe, 5 g, 1 TL	16	○	○
Buchweizen, Korn, geschält, 20 g, 1 EL	66	○	
Corn-flakes, 2 g, 1 EL	7		
Gelatine, 10 g, Päckchen	33		
Gelatine, 2 Blatt	6		
Gerste, Grütze, 20 g, 1 EL	69		
Gerste, Mehl, 20 g, 1 EL	67	○	
Gerste, Vollkorn, 20 g, 1 EL	66	○	○
Grünkern, Vollkorn, 30 g, 1 EL	99	○	○
Hafer, Flocken, 10 g, 1 EL	37	○	
Hafer, Grütze, 20 g, 1 EL	78	○	
Hafer, Mehl, 20 g, 1 EL	77	○	
Haferflocken, mit Trockenobst, 15 g, 1 EL	52	○	
Hefe, 5 g, 1 TL	2	○	○
Hefeflocken, 5 g, 1 TL	17	○	○
Hirse, Korn, geschält, 20 g, 1 EL	71	○	○
Kartoffelstärke, Mehl, 12 g, 1 EL	43		
Mais, Stärke, 20 g, 1 EL	72		
Mais, Vollkorn, 20 g, 1 EL	67	○	
Mehrkornflocken, 10 g, 1 EL	34	○	
Mehrkornschrot, 20 g, 1 EL	65	○	
Müsli, mit Trockenobst und Nüssen, 25 g, 1 EL	98	○	
Paniermehl, 20 g, 1 EL	53		
Reis, Mehl, 20 g, 1 EL	71		
Reis, Stärke, 20 g, 1 EL	72		
Roggen, Keimflocken, 12 g, 1 EL	46	○	○
Roggen, Mehl, 20 g, 1 EL	65	○	
Roggen, Vollkorn, 20 g, 1 EL	65	○	○
Sojamehl, vollfett, 15 g, 1 EL	63	○	○
Weizen, Feinmehl 405, 20 g, 1 EL	72		
Weizen, Grieß, 12 g, 1 EL	42		
Weizen, Keime, 12 g, 1 EL	55	○	○
Weizen, Keimflocken, 10 g, 1 EL	37	○	○
Weizen, Kleie, 6 g, 1 EL	12	○	○
Weizen, Stärke, 20 g, 1 EL	73		
Weizen, Vollkorn, 20 g, 1 EL	65	○	○

Käse

Brie (60 %), 30 g	120		
Brie (50 %), 30 g	109	○	
Brie (45 %), 30 g	102	○	

Butterkäse (60 %), 30 g	130	○
Butterkäse (50 %), 30 g	108	○
Butterkäse (45 %), 30 g	101	○
Camembert (70 %), 30 g	127	○
Camembert (60 %), 30 g	120	○
Camembert (50 %), 30 g	98	○○
Camembert (45 %), 30 g	94	○
Camembert (40 %), 30 g	92	○
Camembert (30 %), 30 g	73	○
Chester (45 %), 30 g	115	
Doppelrahmfrischkäse (70 %), 30 g	105	
Doppelrahmfrischkäse (45 %), 30 g	97	
Edamer (50 %), 20 g	78	
Edamer (45 %), 20 g	75	
Edamer (40 %), 20 g	67	
Edamer (30 %), 20 g	56	○
Edelpilzkäse (60 %), 30 g	122	○
Edelpilzkäse (50 %), 30 g	113	○
Edelpilzkäse (45 %), 30 g	98	○
Emmentaler (45 %), 30 g	124	○○
Gouda (50 %), 30 g	122	
Gouda (45 %), 30 g	115	
Gouda (40 %), 30 g	103	○
Gouda (30 %), 30 g	90	○
Hüttenkäse (20 %), 200 g	470	
Hüttenkäse (20 %), 15 g, 1 EL	35	
Hüttenkäse (10 %), 200 g	312	
Hüttenkäse (10 %), 15 g, 1 EL	23	
Hüttenkäse (unter 10 %), 200 g	212	○
Hüttenkäse (unter 10 %), 15 g, 1 EL	15	○
Kochkäse (50 %), 30 g	74	
Kochkäse (45 %), 30 g	71	
Kochkäse (40 %), 30 g	64	
Kochkäse (20 %), 30 g	43	○
Kochkäse (unter 10 %), 30 g	33	○
Limburger (50 %), 30 g	103	○
Limburger (45 %), 30 g	98	○○
Limburger (20 %), 30 g	64	○
Münster (50 %), 30 g	108	
Münster (45 %), 30 g	94	○
Parmesan (45 %), 20 g, 1 EL	82	○
Quark (40 %), 250 g	416	
Quark (40 %), 12 g, 1 TL	20	
Quark (20 %), 250 g, 1 Becher	292	○
Quark (20 %), 12 g, 1 TL	14	○
Quark (unter 10 %), 250 g	187	○
Quark (unter 10 %), 12 g, 1 TL	9	○
Quark, mit Früchten (40 %), 250 g	385	
Quark, mit Früchten (20 %), 250 g	252	○
Quark, mit Früchten (unter 10 %), 250 g	182	○
Quark, Frühlingsquark, 40 g, 1 EL	42	○
Quark, Schnittlauchquark, 40 g, 1 EL	52	○
Romadur (50 %), 30 g	99	
Romadur (45 %), 30 g	95	○
Romadur (20 %), 30 g	60	○
Roquefort (52 %), 30 g	113	○
Sahneschichtkäse (60 %), 40 g	84	
Sahneschichtkäse (50 %), 40 g	77	
Sahneschichtkäse (45 %), 40 g	70	
Sauermilchkäse (unter 10 %), 30 g	43	
Schafkäse, 300 g	1155	
Schafkäse, 100 g	385	
Schichtkäse (30 %), 40 g	55	○
Schichtkäse (20 %), 40 g	46	○
Schmelzkäse, mit Gewürzen (50 %), 30 g	86	○
Schmelzkäse, mit Pilzen (45 %), 30 g	82	○
Schmelzkäse, mit Schinken (45 %), 30 g	93	○
Schmelzkäse (70 %), 30 g	114	○
Schmelzkäse (60 %), 30 g	103	○
Schmelzkäse (50 %), 30 g	93	○
Schmelzkäse (45 %), 30 g	91	○
Schmelzkäse (20 %), 30 g	52	○○
Tilsiter (50 %), 30 g	117	
Tilsiter (45 %), 30 g	111	
Tilsiter (40 %), 30 g	103	
Tilsiter (30 %), 30 g	90	

Kartoffeln, Kartoffelprodukte

Batate (Süßkartoffel), 200 g	182	○○
Béchamelkartoffeln, 200 g	158	○
Bouillonkartoffeln, 200 g	122	○
Bratkartoffeln, 200 g	202	○
Kartoffelbrei, 200 g	170	○
Kartoffelbreiflocken, 15 g, 1 EL	42	○○
Kartoffelchips, 1 Stück	9	
Kartoffelkloß, 90 g	125	○
Kartoffelkroketten, 150 g	264	○

Kartoffeln, geschält, gegart, 150 g	105	
Kartoffeln, ungeschält, gegart, 200 g	116	
Kartoffelpuffer, 60 g	103	○ ○
Kartoffelpuffer, 300 g	516	○ ○
Kartoffelpuffer, Schnellgericht, 75 g	270	
Kartoffelsalat, 200 g	134	○
Kartoffelschnee, 200 g	160	○
Pommes frites, 150 g	420	
Speckkartoffeln, 200 g	234	○

Kräuter, Würzmittel

Brühe, gekörnt, 5 g, 1 TL	12	
Brühwürfel, 15 g, 1 Stück	36	
Essig, 15 g, 1 EL	–	
Hefeaufstrichpaste, 5 g, 1 TL	18	
Kapern, 5 g, 1 TL	3	
Knoblauch, gegart, 2 g	1	○ ○
Meerrettich, 8 g, 1 TL	3	○
Petersilie, 1 TL	1	○ ○
Schnittlauch, 8 g, 1 EL	2	○ ○
Schnittlauch, getr. 5 g, 1 EL	6	○ ○
Senf, 5 g, 1 TL	7	○ ○
Senf, süß, 5 g, 1 TL	7	○ ○
Sojasoße, 20 g, 1 EL	14	○ ○
Suppengrün, gegart, 80 g	11	○ ○
Suppengrün, getr. 30 g, 1 EL	36	○ ○
Tofu, 5 g, 1 TL	3	○ ○
Tomaten-Ketchup, 15 g, 1 EL	16	
Tomatenmark, 10 g, 1 TL	4	○ ○
Zwiebel, getrocknet, 5 g, 1 EL	9	○ ○
Zwiebel, geröstet, 5 g, 1 EL	27	

Kuchen, Gebäck*

Apfelkuchen, 100 g	199	
Apfelstrudel, 150 g	567	
Baumkuchengebäck, 50 g	199	
Biskuittörtchen, 100 g	115	
Blätterteig, 35 g	127	
Cremetorte, 100 g	330	
Joghurttörtchen, 120 g	139	
Kokosmakrone, 15 g	40	
Käsesahnetorte, 120 g	343	
Mandelmakrone, 15 g	58	○
Napfkuchen, aus Rührmasse, 70 g	275	

Die Angaben beziehen sich jeweils auf 1 Stück

Nußkuchen, 60 g	257	
Nußsahnetorte, 150 g	562	
Obstkuchen, 100 g	188	
Obstkuchen, aus Quarkölteig, 80 g	127	
Obsttorte, mit Beerenobst, 85 g	116	
Pfannkuchen, Berliner, 120 g	352	
Plätzchen, aus Baisermasse, 12 g	53	
Plätzchen, aus Biskuitmasse, 5 g	14	
Plätzchen, aus Mürbeteig, 20 g	87	
Printen, 20 g	76	
Rosinenkuchen, aus Rührmasse, 70 g	233	
Sachertorte, 100 g	364	
Schwarzwälder Kirschtorte, 150 g	399	
Schokoladenkekse, 10 g	52	
Waffeln, 100 g	348	
Weißer Lebkuchen, 40 g	157	
Zitronenrolle, 75 g	96	

Milch, Milchprodukte

Buttermilch, 200 g	72	
Buttermilchpulver, 10 g, 1 EL	38	○
Dickmilch (0,3 %), 200 g	72	
Dickmilch (1,5 %), 200 g	98	○
Dickmilch (1,5 %), mit Früchten, 200 g	94	○
Dickmilch (3,5 %), 200 g	132	○
Dickmilch (3,5 %), mit Früchten, 200 g	124	○
Dickmilch (10 %), Sahne, 200 g	246	○
Dickmilch (10 %), Sahne, mit Früchten, 200 g	214	○
Milch (0,3 %), Magermilch, pasteurisiert, 1 Glas, 0,2 l	72	
Milch (0,3 %), H-Milch, 1 Glas, 0,2 l	72	
Milch (1,5 %), sterilisiert, 1 Glas, 0,2 l	98	
Milch (1,5 %), 1 Glas, 0,2 l	98	○
Milch (1,5 %), H-Milch, 1 Glas, 0,2 l	98	
Milch (3,5 %), Vollmilch/Rohmilch, 1 Glas, 0,2 l	132	○
Milch (3,5 %), pasteurisiert, 1 Glas, 0,2 l	132	○
Milch (3,5 %), H-Milch, 1 Glas, 0,2 l	132	○

Magermilchpulver, 8 g, 1 EL	30	○
Vollmilchpulver, 12 g, 1 EL	61	○
Sahne (30 %), gezuckert, 5 g, 1 TL	16	
Sahne (40 %), gezuckert, 5 g, 1 TL	19	
Sahnepulver, 10 g, 1 EL	79	
Saure Sahne (10 %), 15 g, 1 EL	18	○
Saure Sahne (20 %), 15 g, 1 EL	31	
Saure Sahne (30 %), 15 g, 1 EL	44	
Saure Sahne/Crème fraîche (40 %), 15 g, 1 EL	58	
Schlagsahne (30 %), 25 g, 1 EL	79	
Joghurt (0,3 %), Magermilch, 150 g	60	
Joghurt (0,3 %), mit Früchten, 150 g	111	
Joghurt (1,5 %), 150 g	75	○
Joghurt (1,5 %), mit Früchten, 150 g	133	
Joghurt (3,5 %), 150 g	108	○
Joghurt (3,5 %), mit Früchten, 150 g	142	○
Joghurt (10 %), Sahne, 150 g	189	○
Joghurt (10 %), Sahne, mit Früchten, 150 g	214	
Kefir (0,3 %), 15 g, 1 EL	5	
Kefir (3,5 %), 15 g, 1 EL	10	○
Kefir (10 %), Sahne, 15 g, 1 EL	12	○
Kondensmilch (10 %), 5 g, 1 TL	9	○
Kondensmilch (7,5 %), 5 g, 1TL	6	○
Kondensmilch (4 %), 5 g, 1 TL	5	○
Kondensmilch (10 %), gezuckert, 5 g, 1 TL	17	
Molke, 1 Glas, 0,2 l	53	
Molkepulver, 10 g, 1 EL	34	○

Nudeln und Reis

Brühreis, 150 g	189	
Butterreis, 150 g	341	
Curryreis, 150 g	186	○
Frischeiteigwaren, gegart, 125 g	198	
Frischeiteigwaren, ungekocht, 15 g, 1 EL	57	
Hartgrießteigwaren, gegart, 100 g	159	
Käsespätzle, 150 g	378	
Milchreis, mit Zucker und Zimt, 300 g	390	

Nudeln, grün, gegart, 200 g	324	
Reis, poliert, gekocht, 30 g, 1 EL	28	
Reis, poliert, ungekocht, 15 g, 1 EL	56	
Reis, Naturreis, gekocht, 30 g, 1 EL	27	
Reis, Naturreis, ungekocht, 15 g, 1 EL	71	
Risi-Pisi, 150 g	319	○
Risotto, 150 g	255	
Spätzle, 150 g	372	
Teigwaren, mit hohem Eigehalt, gegart, 125 g	206	
Tomatenreis, 150 g	181	○
Vollkornteigwaren, gegart, 125 g	198	○

Nüsse, Kerne, Samen

Cashewnuß, 125 g	731	○
Edelkastanie, gegart, 125 g	202	○
Edelkastanie, geröstet, 125 g	221	○ ○
Erdnuß, gesalzen, 1 Stück	4	○
Erdnuß, 20 g, 1 EL	120	○
Erdnuß, geröstet, 8 g, 1 EL	47	○
Erdnuß, geröstet, 50 g, 1 Beutel	298	○
Haselnuß, 1 g, 1 Stück	10	○
Kokosnuß, Raspeln, 10 g, 1 EL	40	
Kokosnuß, 50 g	128	
Leinsamen, 15 g, 1 EL	74	○ ○
Mandel, 2 g, 1 Stück	12	○ ○
Mandel, geröstet, 2 g, 1 Stück	12	○ ○
Paranuß, 6 g, 1 Stück	40	○
Pistazie, 125 g	770	○
Pistazie, geröstet, 125 g, 1 Beutel	762	○
Sesam, 8 g, 1 EL	46	
Sonnenblumenkerne, 20 g, 1 EL	80	
Studentenfutter, 20 g, 1 EL	75	
Studentenfutter, 75 g, 1 Beutel	281	
Walnuß, 5 g, 1 Stück	34	○

Obst, Obstwaren

Ananas, Konserve, 125 g	73	
Ananas, 125 g	65	
Apfel, Konserve, 125 g	70	
Apfel, 150 g, 1 Stück	61	○
Apfel, gegart (Bratapfel), 125 g	47	
Apfel, getrocknet, 5 g, 1 Stück	11	○
Aprikose, Konserve, 100 g	56	

Aprikose, 70 g, 1 Stück	28	○
Aprikose, getrocknet, 25 g	56	○ ○
Avocado, 200 g, 1 Stück	424	○ ○
Backobst, 25 g	70	○
Banane, gegart, 125 g, 1 Stück	91	○
Banane, 125 g, 1 Stück	105	○ ○
Banane, getrocknet, 25 g	70	○
Birne, Konserve, 125 g, 1 Stück	75	
Birne, 150 g, 1 Stück	73	
Brombeeren, 150 g	54	○ ○
Clementine, 40 g, 1 Stück	16	○
Dattel, 15 g, 1 Stück	41	
Dattel, getrocknet, 7 g, 1 Stück	19	
Erdbeeren, Konserve, 150 g	72	
Erdbeeren, 150 g	46	○
Feige, 60 g, 1 Stück	85	○
Feige, getrocknet, 30 g, 1 Stück	80	○
Granatapfel, 100 g, 1 Stück	64	○
Grapefruit, 250 g, 1 Stück	95	○
Guave, 125 g, 1 Stück	52	○ ○
Heidelbeeren, Konserve, 125 g	73	
Heidelbeeren, 125 g	62	○
Himbeeren, Konserve, 125 g	60	○
Himbeeren, 150 g	45	○
Holunderbeeren, 150 g	43	○ ○
Holunderbeeren, gegart, 125 g	43	○ ○
Johannisbeeren, rot, 150 g	42	○
Johannisbeeren, schwarz, 150 g	57	○ ○
Johannisbeeren, weiß, 125 g	43	○
Kaki, 250 g	165	○
Kiwi, Konserve, 350 g	196	○
Kiwi, 100 g	45	○ ○
Litchi, Konserve, 125 g	82	
Litchi, 40 g	16	○
Mandarine, Konserve, 125 g	67	
Mandarine, 40 g	16	○
Mango, Konserve, 125 g	85	○
Mango, 250 g	170	○ ○
Melone, Honigmelone, 150 g	78	
Melone, Wassermelone, 150 g	39	
Melone, Zuckermelone, 150 g	45	○
Mirabelle, 125 g	68	
Nektarine, 125 g	73	○
Obstmischung, Konserve, 150 g	88	
Obstsalat, 150 g	141	○
Olive, grün, 20 g	30	○ ○
Olive, schwarz, 20 g	70	
Orange, 140 g	63	○
Papaya, 200 g	64	○ ○
Passionsfrucht, 40 g	20	○ ○

Pfirsich, Konserve, 100 g	54	
Pfirsich, 150 g	55	○
Pfirsich, getrocknet, 25 g	58	○
Preiselbeeren, Konserve, 100 g	48	
Quitte, 150 g	55	
Reineclaude, 8 g	4	
Rhabarber, gegart, 150 g	18	
Sanddornbeeren, 100 g	91	○ ○
Sauerkirschen, Konserve, 125 g	76	
Sauerkirschen, gegart, 125 g	58	
Stachelbeeren, Konserve, 125 g	58	
Stachelbeeren, 130 g	36	○
Stachelbeeren, gegart, 125 g	30	
Süßkirschen, Konserve, 125 g	78	
Süßkirschen, 250 g	127	○
Weintraube, rot, 150 g	99	○
Weintraube, rot, getrocknet, 10 g, 1 EL	29	○
Weintraube, weiß, 150 g	99	○
Weintraube, weiß, getrocknet, 10 g, 1 EL	29	○
Zitrone, 80 g	16	
Zwetschge, Konserve, 100 g	57	
Zwetschge, 15 g	6	○
Zwetschge, 125 g	58	○
Zwetschge, getrocknet, 6 g	13	○

Säfte, Saftgetränke

Ananas, Fruchtsaft 0,1 l	55	
Apfel, Fruchtsaft, 0,2 l	94	
Aprikose 0,1 l	46	
Birne, Fruchtnektar, 0,1 l	56	
Grapefruit, Fruchtsaft 0,2 l	80	
Guave, Fruchtsaft, 0,2 l	84	
Himbeere, Fruchtsaft	30	
Himbeere, Fruchtnektar	40	
Holunderbeere, Fruchtsaft, 0,1 l	39	○
Johannisbeere, rot, Fruchtsaft, 0,1 l	28	
Johannisbeere, rot, Fruchtnektar, 0,1 l	35	
Johannisbeere, schwarz, Fruchtsaft, 0,2 l	78	
Mandarine, Fruchtsaft, 0,1 l	44	
Mohrrübe, Gemüsesaft, 0,1 l	21	○
Orange, Fruchtnektar, 0,2 l	104	
Orange, Fruchtsaft, 0,2 l	92	
Passionsfrucht, Fruchtsaft, 0,1 l	43	○
Passionsfrucht, Fruchtnektar, 0,2 l	78	

Pfirsich, Fruchtnektar, 0,2 l	94
Rote Rübe (rote Bete), Gemüse-saft, 0,1 l	24
Sanddornbeere, Fruchtsaft, 0,1 l	58 ○ ○
Sauerkirsche, Fruchtsaft, 0,2 l	112
Sojamilch	43 ○ ○
Spinat, Gemüsesaft, 0,1 l	13 ○ ○
Tomate, Gemüsesaft, 0,1 l	11
Weintraube, rot, Fruchtsaft, 0,2 l	146
Weintraube, weiß, Fruchtsaft, 0,2 l	146
Zitrone, Fruchtsaft, 15 g, 1 EL	4

Salate, kalte Soßen

Dressing, Italian, 25 g, 1 EL	32 ○
Eiersalat, 30 g	71 ○ ○
Essig-Kräuter-Soße, 15 g, 1 EL	20 ○
Fleischsalat, 30 g	36 ○
Französische Salatsoße (Essig/Öl), 15 g, 1 EL	74
Geflügelsalat, 30 g, 1 EL	30 ○
Heringssalat, 30 g, 1 EL	66 ○
Joghurt-Salat-Soße, 25 g, 1 EL	22 ○
Joghurtdressing, 25 g, 1 EL	26 ○
Mayonnaise, 8 g, 1 TL	59
Mayonnaise, 20 g, 1 EL	148
Mayonnaise, 80 %, 25 g, 1 EL	195
Meerrettich-Sahne-Soße, 25 g, 1 EL	45 ○
Paprikasalat, mit Öl, 150 g	111 ○ ○
Quark-Kräuter-Soße, 25 g, 1 EL	34 ○
Quark-Salat-Soße, 25 g, 1 EL	28 ○
Remoulade, 25 g, 1 EL	89
Salatsoße, 15 g, 1 EL	64
Tomatenketchup, 20 g, 1 EL	21 ○
Waldorfsalat, mit Mayonnaise, 30 g	35 ○

Snacks, Fertiggerichte

Bauernfrühstück (Bratkartof-feln, Eier, Schinken), 275 g	425 ○ ○
Bauernsalat, griechisch, 150 g	249 ○
Big Mac, 170 g	427
Blätterteigpastete, 150 g	493
Bohneneintopf, weiß, 320 g	291 ○ ○
Cannelloni, 300 g, 1 Packung	456

Cheeseburger, 250 g, 1 Stück	597
Currywurst, Schnellgericht, 160 g	438
Dampfnudeln, 90 g	243
Eintopf, Erbsen mit Speck, 300 g	308
Eintopf, Linsen mit Würstchen, 400 g	550
Eintopf, Kartoffeln mit Würstchen, 400 g	296
Eintopf, grüne Bohnen mit Rindfleisch, 300 g	162
Frühlingsrolle (chines.), 150 g	298
Gaisburger Marsch, 300 g	327
Gemüse, Pichelsteiner, 300 g	135 ○ ○
Gemüsereis, 300 g	309 ○
Grießklöße, 115 g	175 ○
Grießschnitten, 50 g	86 ○
Hamburger, 100 g	284
Hammelfleisch, mit Bohnen, 350 g	199 ○
Hammelpilaw, 300 g	405
Hasenragout, 200 g	276
Hühnerfrikassee, 200 g	264 ○
Irish Stew, 300 g	423 ○
Jägerschnitzel, 200 g	258 ○
Kalbsragout, 250 g	395
Kassler Rippenspeer, in Kraut, 300 g	414 ○
Kohlroulade, 200 g	178 ○
Krautsuppe, russisch, 300 g	177 ○ ○
Krautwickel, 200 g	256 ○
Käsesoufflé, 125 g	400 ○
Käsetoast, 65 g	192
Königsberger Klopse, 225 g	384 ○
Labskaus, 300 g	252 ○ ○
Lamm-Curry, 200 g	374
Lammragout, 200 g	402
Lasagne, 300 g, 1 Teller	333 ○
Leberknödel, 60 g	154 ○ ○
Linseneintopf, 325 g	302 ○
Makkaroni-Auflauf, mit Schinken, 300 g	462 ○
Maultaschen, schwäbisch, 250 g	630 ○
Minestrone, 300 g	312 ○ ○
Nudelsalat, mit Mayonnaise, 300 g	663 ○
Paprika, gefüllt mit Hackfleisch, 200 g	296
Pizza, Zwiebelkuchen, Schnell-gericht, 75 g	158

Pizza, mit Salami, 350 g	724	
Pizza, mit Tomaten, Käse und Wurst, 300 g	621	
Pökelbrust, mit Meerrettich, 150 g	138	
Quiche Lorraine 150 g	276	○
Ragoût fin, 200 g	216	○
Ratatouille, 300 g	150	○
Ravioli, 320 g	547	
Reisfleisch, 300 g	240	
Rindergulasch, 250 g	357	
Schaschlik-Spieß, 300 g	456	○
Schweinebauch, mit Möhren, 350 g	318	○
Schweinefleisch, mit Grünkohl, 350 g	224	○○
Schweineschnitzel, Cordon bleu, 300 g	828	○
Schweinebraten, Schmorbraten, 300 g	255	
Semmelknödel, 75 g, 1 Stück	117	○
Serbisches Reisfleisch, 300 g	642	
Spaghetti, Bolognese, 250 g	215	
Spaghetti, mit Tomatensoße, 300 g	174	
Steckrübeneintopf, 300 g	327	○
Szegediner Gulasch, 200 g	214	○
Tomate, gefüllt mit Hackfleisch, 150 g	213	○
Zwetschgenknödel, 50 g, 1 Stück	64	

Soßen

Béchamelsoße, 15 g, 1 EL	15	
Bratensoße (Trockenpulver), 12 g, 1 EL	44	
Currysoße, 15 g, 1 EL	6	
Grundsoße, Kräuter, einfach, 15 g, 1 EL	4	
Grundsoße, Senf, einfach, 15 g, 1 EL	6	
Grundsoße, Tomaten, einfach, 15 g, 1 EL	6	
Gulaschsoße, 15 g, 1 EL	9	
Käsesoße, 15 g, 1 EL	14	○
Madeirasoße, 15 g, 1 EL	15	
Pilze, Soße, 15 g, 1 EL	5	
Rahmbratensoße, 15 g, 1 EL	8	
Rotweinsoße, 15 g, 1 EL	13	○
Sahnesoße, 15 g, 1 EL	14	
Sauce Hollandaise, 15 g, 1 EL	64	
Saure Sahnesoße, 15 g, 1 EL	10	
Soße, holländisch, 15 g, 1 EL	13	
Specksoße, 15 g, 1 EL	19	
Weiße Soße, mit Eigelb, 15 g, 1 EL	36	○
Weißweinsoße, 15 g, 1 EL	12	
Wildsoße, 15 g, 1 EL	15	
Zwiebelsoße, 15 g, 1 EL	12	

Suppen

Backerbsensuppe, 1 Teller	51	
Blumenkohlsuppe, gebunden, 1 Teller	63	
Bohnensuppe, grün, 1 Teller	30	
Champignoncreme-Suppe, 1 Teller	30	
Cremesuppe, 1 Teller	37	
Fleischbrühe, klar, 1 Teller	7	
Fleischbrühe, mit Einlage, 1 Teller	25	
Geflügelcremesuppe, 1 Teller	50	
Gemüsebrühe, 1 Teller	25	
Gemüsecremesuppe, 1 Teller	45	
Gemüsesuppe, italienisch, 1 Teller	117	○○
Grießsuppe, 1 Teller	100	○
Gulaschsuppe, 1 Teller	80	
Haferschleimsuppe, 1 Teller	22	
Hamburger Aalsuppe, 1 Teller	90	○○
Hefebrühe-Extrakt, mit Gemüse, 5 TL	15	○○
Hummersuppe, 1 Teller	86	○
Hühnerbrühe, klar, 1 Teller	7	
Hühnerbrühe, mit Reis, 1 Teller	27	
Hühnerbrühe, mit Fleisch, 1 Teller	63	
Kartoffelsuppe, gebunden, 1 Teller	61	
Lauchsuppe, gebunden, 1 Teller	33	
Linsensuppe, 1 Teller	51	
Linsensuppe, mit Fleischbällchen, 1 Teller	78	○
Nudelsuppe, mit Hühnerfleisch, 1 Teller	61	
Ochsenschwanzsuppe, gebunden, 1 Teller	40	

Pilzsuppe, 1 Teller	52
Rindfleischbrühe, mit Rind- fleisch, 1 Teller	53
Serbische Bohnensuppe, 1 Teller	108 ○
Spargelsuppe, gebunden, 1 Tel- ler	77
Suppe, klar, mit Teigwaren, 1 Teller	37
Tomatencremesuppe, 1 Teller	33
Tomatensuppe, klar, 1 Teller	7
Tomatensuppe, mit Nudeln, 1 Teller	46
Weiße Bohnen-Suppe, 125 g (Tüte), 1 Teller	63
Zwiebelsuppe, klar, 1 Teller	21

Wild

Hase, Fleisch (mf), gegart, 125 g	172 ○
Hasenbraten, 150 g	232
Hirsch, Fleisch (mf), gegart, 125 g	180 ○
Hirschschlegel, 125 g	215 ○
Reh, Braten, 125 g	232
Reh, Fleisch (mf), gegart, 125 g	180 ○
Reh, Rücken, 125 g	222
Wildkaninchen, Fleisch (mf), gegart, 125 g	192 ○
Wildragout, 200 g	224 ○○

Wurst- und Fleischwaren

Bauernbratwurst, 150 g	637
Bauernleberwurst, 30 g	124 ○
Bierschinken/Schinkenpastete, 30 g	64
Bierwurst, bayrisch, 30 g	100
Bockwurst, 115 g	405
Bratwurst, 150 g	553
Bratwurst, Schnellgericht, 160 g	483
Bratwurst, geräuchert, 150 g	618
Bratwurst, grob (vom Schwein), 150 g	537
Bratwurst, Rheinische, 150 g	501
Breslauer, Lyoner, 30 g	93
Brühwurst, 90 g	289
Bündner Fleisch, 30 g	80
Cervelatwurst, 1A und fein, 30 g	100
Corned beef (amerikanisch), 30 g	68

Corned beef (deutsch), 30 g	46
Dosenschinken, 30 g	54
Fleisch-Stadtwurst, einfach, 125 g	486
Fleischkäse, 125 g	448
Fleischpastete, 30 g	20 ○
Frankfurter Würstchen, Schin- kenwürste, 50 g	168
Gelbwurst, 30 g	113
Göttinger Blasenwurst/Kra- kauer, 30 g	92
Jagdwurst (Süddeutsche und Norddeutsche), 30 g	76
Kalbsbratwurst, 150 g	431
Kalbfleischsülze, 30 g	27 ○
Kalbsleberwurst, 30 g	143 ○
Kassler Aufschnitt, 20 g	51
Katenrauchwurst, 30 g	99
Knacker, einfach/Schüblinge, einfach, 100 g	327
Knackwurst, dicke, 100 g	340
Krakauer, roh, Colbassa, 30 g	115
Kräuterleberwurst, 30 g	158 ○
Leberkäse, 30 g	101 ○
Leberpastete, 30 g	139 ○
Leberpreßsack, 30 g	131 ○
Leberwurst, fein, 30 g	111 ○○
Leberwurst, grob, 30 g	141 ○
Leberwurst, mager, 10 g, 1 TL	27 ○○
Luncheon Meat, 30 g	94
Mettwurst, gekocht, 30 g	119
Mettwurst, grob, 30 g	104
Mettwurst, schnittfest, 30 g	128
Mortadella, norddeutsch, 30 g	91
Mortadella, süddeutsch/Zun- genwurst, 30 g	86
Pfälzer/Augsburger/Regensbur- ger, 75 g	263
Plockwurst, 30 g	107
Polnische, 30 g	117
Preßkopf/Eisbeinpastete, 30 g	98
Rindfleischsülze, 30 g	30
Rostbratwurst, 150 g	411
Rotwurst (Blutwurst), 30 g	180
Rotwurst, Thüringer/ Landrotwurst, 30 g	180
Salami, italienische Art, 30 g	91
Salami, ungarische Art, 30 g	92
Schinkenmettwurst, 30 g	108
Schinkensalami, 30 g	103

Schmierwurst (fette Mettwurst), 30 g	137
Schnecken, Fleisch, gegart, 5 g	5 ○○
Schwartenmagen, 30 g	54
Streichmettwurst, 25 g	104
Sülzwürste, 30 g	98 ○
Teewurst, Rügenwälder, 30 g	153
Trüffelleberwurst, 30 g	94 ○○
Weißwurst, Münchener, 125 g	435
Würstchen, Bock- und Wiener, 115 g	405
Zungenwurst/Filetwurst, 30 g, 1 Scheibe	131

Zucker, Süßwaren

Ananaskonfitüre, 10 g, 1 TL	27
Aprikosenkonfitüre, 10 g, 1 TL	27
Bitterschokolade, 4 g, 1 Stück	22
Brombeerkonfitüre, 10 g, 1 TL	26
Eiskonfekt, 15 g, 1 Stück	42
Erdbeerkonfitüre, 10 g, 1 TL	26
Fondant, 20 g, 1 Stück	70
Fruchtschnitten, 125 g, 1 Stück	157 ○○
Früchtebrot, 100 g, 1 Riegel	295 ○○
Gelee, einfach, 10 g, 1 TL	27
Geleefrüchte, 10 g, 1 Stück	33
Grapefruitmarmelade, 10 g, 1 TL	32
Gummibärchen, 2 g, 1 Stück	6 ○
Hagebuttenkonfitüre, 10 g, 1 TL	31
Hartkaramellen, Drops, 5 g	17
Himbeerkonfitüre, 10 g, 1 TL	26
Honig, 6 g, 1 TL	17
Johannisbeerkonfitüre, 10 g, 1 TL	30
Kakaopulver, schwach entölt, 12 g, 1 EL	43 ○
Kandierte Früchte, 40 g	125
Kaugummi, 3 g	12
Konfitüre, einfach, 10 g, 1 TL	24
Kunsthonig, 6 g, 1 TL	19
Lakritze, 50 g	164
Marmelade, 10 g, 1 TL	27
Marzipan, 100 g	452 ○
Milchschokolade, 4 g	22
Negerkuß	60
Nougat, 100 g	578
Orangenmarmelade, 10 g, 1 TL	32

Pfefferminz-Bonbon, 5 g	19
Pfirsichkonfitüre, 10 g, 1 TL	27
Pflaumenmus, 5 g, 1 TL	11
Praline, gefüllt mit Alkohol, 12 g	44
Praline, gefüllt mit Creme, 12 g	55
Preiselbeerkonfitüre, 10 g, 1 TL	26
Quittenkonfitüre, 10 g, 1 TL	30
Sauerkirschkonfitüre, 10 g, 1 TL	27
Schokolade, gefüllt mit Creme, 4 g, 1 Stück	20
Schokolade, gefüllt mit Alkohol, 4 g, 1 Stück	18
Schokolade, gefüllt mit Marzipan, 7 g, 1 Stück	36
Schokolade, gefüllt mit Nüssen, 4 g, 1 Stück	23
Schokoladenstreuselflocken, 8 g, 1 TL	44
Sirup, 25 g, 1 EL	78
Stachelbeere, Konfitüre, 10 g, 1 TL	26
Traubenzucker, 3 g, 1 TL	11
Weichkaramellen, Bonbon, 5 g	22
Weinbrandkirschen, 1 Stück	60
Zucker, braun, Rohzucker, 5 g, 1 TL	19
Zucker, braun, Rohzucker, 10 g, 1 EL	38
Zucker, Fruchtzucker, 5 g, 1 TL	20
Zucker, Kandiszucker, 2 g	8
Zucker, Puderzucker, 5 g, 1 TL	20
Zucker, Vanillezucker, 8 g, 1 Päckchen	30
Zuckerwürfel 5 g	20
Zucker, weiß, 5 g, 1 TL	19
Zucker, weiß, 10 g, 1 EL	39
Zwetschgenkonfitüre, 10 g, 1 TL	27

Alkoholfreie Getränke

Bohnenkaffee, 1 Tasse	2
Cola-Getränke (coffeinhaltig), 1 Glas, 0,2 l	88
Cola-Getränke, kalorienarm, 1 Glas, 0,2 l	8
Kakao, gezuckert, 1 Tasse	130
Kräutertee, 1 Tasse	1
Limonade, kalorienarm, 1 Glas, 0,2 l	8

Limonade, mit Bitterstoffen, 1 Glas, 0,2 l	48
Limonade, mit Fruchtsäften, 1 Glas, 0,2 l	52
Limonade, mit Fruchtgeschmack, 1 Glas, 0,2 l	48
Mineralwasser	–
Tee, 1 Tasse	1

Alkoholische Getränke

Berliner Weiße mit Schuß, 1 Glas, 0,3 l	126
Bier, Bockbier hell, 1 Glas, 0,2 l	156
Bier, Diätbier, 1 Glas, 0,2 l	82
Bier, Doppelbock, 1 Glas, 0,2 l	156
Bier, Export dunkel, 1 Glas, 0,2 l	118
Bier, Export hell, 1 Glas, 0,2 l	110
Bier, Kölsch, 1 Glas, 0,2 l	98
Bier, Pils, 1 Glas, 0,2 l	110
Bier, Starkbier, 0,3 l	257

Bier, Weizenbier, 1 halber Liter	265
Bier, alkoholfrei, 1 Glas, 0,2 l	60
Bier, mit Limonade, 1 Glas, 0,2 l	70
Cremelikör, 1 Schnapsglas, 2 cl	74
Fruchtbrandy, 1 Schnapsglas	74
Glühwein, 1 Glas, 0,2 l	144
Kräuterlikör, Magenbitter, 1 Schnapsglas	74
Malzbier, 1 Glas, 0,2 l	98
Obstwein, 1 Glas, 0,2 l	88
Rotwein, leicht, 1 Weinglas	76
Rotwein, schwer, 1 Weinglas	91
Rumtopf, 1 Glas, 0,2 l	153
Schorle, 1 Glas, 0,2 l	52
Sekt, 1 Glas	81
Spirituosen (rund 40 %), 1 Schnapsglas	49
Süßwein, 1 Glas, 5 cl	92
Weißherbst, 1 Weinglas, 0,1 l	72
Weißwein, 1 Weinglas	76
Weißwein, Spätlese, 1 Weinglas	88
Wermutwein, 1 Weinglas	100

VITAMINE

in unserer Nahrung

Vitamin	reichlich enthalten in:	gut für:	Mangelerscheinungen:
Vitamin A	Spinat, Brokkoli, Karotten, Paprika, Aprikosen, Getreidekeime, Mais, Butter, Milch, Sahne, Käse, Eigelb, Lebertran*, Innereien*, Brunnenkresse, Löwenzahn, Petersilie	Augen Haut Schleimhaut Keimdrüsen	Stoffwechselstörungen Wachstumsstörungen Sehstörungen Nachtblindheit trockene Haut Karies
Vitamin B_1	Hefe, Sojabohnen, Hülsenfrüchte, Kartoffeln, Getreidekeime, Vollkornprodukte, Samen, Nüsse, Milch, Eier, Schweinefleisch, Geflügel, Muscheln, Seetang, Knoblauch, Petersilie, Schnittlauch	Nerven Gemüt Leber Herz	Neuralgien Nervenschwäche Depressionen Vergeßlichkeit
Vitamin B_2	Hefe, Getreidekeime, Sojabohnen, Nüsse, Trockenobst, Champignons, Milch, Eier, Leber*, Fleisch, Geflügel, Petersilie, Sanddorn, Schnittlauch	Haut Haare Gewebewachstum Fettverdauung im Darm (Fermente)	Schuppen sprödes Haar Hautausschläge Mundwinkeleinrisse Nervosität Krankheitsanfälligkeit
Vitamin-B_2-Faktor	Hefe, Weizenkleie, Hafer, Vollkornprodukte, Sojabohnen, Milch, Innereien*, Fisch, Gartenkresse, Petersilie	Haut Magen Leber Darm Nerven	Hautleiden Verdauungsstörungen Nervenleiden Schlaflosigkeit Depressionen Kopfschmerzen
Vitamin B_3	Hefe, Vollkornprodukte, Kleie, grünes Blattgemüse, Hülsenfrüchte, Eier, Leber*	Haut Haare Gewebewachstum	Gewichtsabnahme Schuppen, Haarausfall, Akne Pigmentstörungen brennende Füße
Vitamin B_6	Hefe, Vollkornprodukte, Hafer, Weizenkeime, Gemüse, Milch, Eigelb, Fisch, Knoblauch	Haut Nerven Blut Muskeln	Eiweiß-Verwertungsstörungen Anämie Hautausschläge Muskelkrämpfe Nervosität Depressionen Schlaflosigkeit
Vitamin B_{10}	grünes Blattgemüse/Salat, Karotten, Hefe, Innereien*, Fleisch, Milch, Käse	Blutbildung Zellwachstum Zellteilung	Anämie Wachstumsstörungen
Vitamin B_{12}	Hefe, Spinat, grüner Salat, Vollkornprodukte, Fleisch, Leber*, Eigelb	Blutbildung Haut	Müdigkeit Blässe Gewichtsabnahme Schwäche
Vitamin C	Kartoffeln, Paprika, Kohlarten, Zitrusfrüchte, Beeren, Salat, Sanddorn, Hagebutten, Petersilie, Meerrettich, Kresse	Abwehr von Krankheiten, Anpassungsfähigkeit an Streß	Krankheitsanfälligkeit (Grippe, Erkältung) Zahnfleischbluten Gelenkschmerzen Frühjahrsmüdigkeit
Vitamin D	grünes Gemüse, Pflanzenöle, Butter, Margarine, Milch, Leber*, Lebertran*, Fisch, Pilze*	feste Knochen gesunde Zähne	Knochenerweichung Wirbelsäulenbeschwerden Zahnverfall
Vitamin E	grüne Blattgemüse, Pflanzenöle, Sojaprodukte, Getreidekornprodukte, Milch, Fleisch, Innereien*, Eigelb, Brunnenkresse	Hormone Muskeln Herz Nerven Leber Blutgefäße	Sterilität vorzeitiges Altern Gefäßleiden Muskelschwund Nervenleiden

* Leber, Nieren, Milz und wildwachsende Pilze sollten wegen ihres hohen Schadstoffgehaltes nicht zu häufig gegessen werden.

MINERALSTOFFE

und Spurenelemente

Mineral	reichlich enthalten in:	gut für:	Mangelerscheinungen:
Eisen	Fleisch, Leber*, Eier, Käse, Geflügel, Gemüse, Walnüsse	Blutbildung Wachstum	Eisenmangel Anämie
Fluor	Fisch, Fleisch, Leber*, Getreide, Eier, Walnüsse	Knochenbau Zähne	weiche Knochen Karies
Jod	Seefisch, Lebertran*, Meersalz, Eier, Brunnenkresse	Stoffwechsel Schilddrüse	Vitalitätsverlust trockene Haut brüchige Haare Kropfbildung
Kalium	Sojabohnen, Aprikosen, Milch, Käse, Fisch, Fleisch, Geflügel, Getreide, Hefe, Samen, Nüsse, Pilze*, Gemüse	Nerven Nieren Herz	Atmungs- und Herzfunktionsstörungen
Kalzium	Sojabohnen, Milch, Käse, Eier, Fisch, Getreide, Samen, Nüsse	Knochenbau Zähne Blutgerinnung Muskeln Nerven Herz	weiche Knochen
Magnesium	Sojabohnen, Milch, Käse, Eier, Fisch, Getreide, Hefe, Samen, Nüsse	Stoffwechsel Muskeln Blutgefäße Nerven	Muskelkrämpfe Migräne Nervosität
Natrium	Käse, Fisch, Fleisch, Gemüse	Blutdruck Nerven Muskeln Wasserhaushalt	Appetitverlust Muskelschwäche
Phosphor	Sojabohnen, Sahne, Käse, Eier, Fisch, Fleisch, Geflügel, Getreide, Hefe, Samen, Nüsse, Gemüse	Knochenbau Zähne Stoffwechsel	Appetitverlust Gewichtsabnahme

* Leber, Nieren, Milz und wildwachsende Pilze sollten wegen ihres hohen Schadstoffgehaltes nicht zu häufig gegessen werden.

Brigitte-Themen als Brigitte-Bücher

Lexikon
Die Frau
Körper – Seele – Gesundheit
Von Renate Scholz und
Margaret Minker
352 Seiten, 260 Begriffe,
225 farbige Illustrationen

Naturheilweisen
vorbeugen – helfen – heilen
Von Renate Scholz und
Margaret Minker
350 Seiten, 40 Zeichnungen

Gymnastik
Von Ilse Döring
168 Seiten, 200 Zeichnungen

Fit & schön
Von Karin Felix
240 Seiten, 235 Farbfotos,
35 Zeichnungen

Brigitte Diät
Von Helga Köster
200 Seiten, 50 Farbfotos

Brigitte Diät/2
Von Helga Köster
256 Seiten, 200 Farbfotos

Kochen & Einfrieren
Von Burgunde Rudolph und
Christa Lösch
160 Seiten, 40 Farbfotos

Fleischlos glücklich
Von Elisabeth Lange
160 Seiten, 29 Farbfotos

Kochen für die Klicke
144 Seiten,
16 farbige Fotoseiten

Kochen mit Kräutern
Von Barbara Rias-Bucher
160 Seiten, 32 Farbzeich-
nungen, 20 Farbfotos

Kochen für zwei
Von Inge Schiermann
160 Seiten, 45 Farbfotos

Kleine Kuchen
Von Barbara Rias-Bucher
160 Seiten, 41 Farbfotos

Grünpflanzen
Von Erika Markmann
176 Seiten, 75 Farb- und
67 s/w-Zeichnungen

Balkonbuch
Von Erika Markmann
176 Seiten, über 90 Farbfotos
und Zeichnungen

Frisch vom Balkon
Von Erika Markmann
128 Seiten, 16 Farbseiten

Gartenbuch
Von Erika Markmann
160 Seiten, 29 Farbfotos,
60 s/w-Zeichnungen

Das mache ich selbst
Reparaturen zu Hause –
leichtgemacht
Von Walter Diem
160 Seiten mit
100 Zeichnungen

Handarbeiten fürs Baby
Von Kathrin Behrens und
Ariane Heyduck
160 Seiten, 51 Farbfotos,
99 Zeichnungen,
Beilagebogen

**Kindersachen Nr. 2 –
selbstgemacht**
Von Gundi Heine und
Jutta Barthel
160 Seiten, 45 Farbfotos,
108 Zeichnungen

Puppenmode
Von J. Barthel und G. Heine
160 Seiten, 40 Farbfotos

Kinderfeste
von G. Könemund
128 Seiten, durchgehend
vierfarbig illustriert

Stricken
Grundkurs
Von Kathrin Behrens und
Ariane Heyduck
160 Seiten, 64 Farbfotos,
90 Zeichnungen

Stricken No. 2
Aufbaukurs
Von Kathrin Behrens und
Ariane Heyduck
176 Seiten, 77 Farbfotos,
90 Zeichnungen,
Beilagebogen

Stricken No. 3
Plastische Muster
Von Kathrin Behrens und
Ariane Heyduck
160 Seiten, 57 Farbfotos,
96 Zeichnungen

Stricken No. 4
Mehrfarbige Muster
Von Kathrin Behrens und
Ariane Heyduck
160 Seiten, 62 Farbfotos,
104 Zeichnungen

Neues Nähen
Von Käthe Fischer und
Antje v. d. Heyde
144 Seiten, 30 Farbfotos,
300 Zeichnungen, Schnitt-
auflagepläne, Schnittbogen

Schönheit
Von Helga Haseltine
226 Seiten, 150 Farbfotos

**Das große, bunte
Weihnachtsbuch**
Von Ilse Döring
204 Seiten, 130 Farbfotos

wer hat schon flügel
Gedichte von Anne Steinwart
96 Seiten, 10 Fotos

Nicht aufzuhalten
Neue Gedichte von
Anne Steinwart
80 Seiten

**Den Arm voller Blumen
für euch**
Gedichte, 96 Seiten

**Weil es nichts
Schöneres gibt**
Liebesgedichte
96 Seiten, 20 Zeichnungen

Wir treffen uns morgen
Die schönsten Erzählungen
aus Brigitte
Paperback, 288 Seiten

Empfängnisverhütung
Von Angelika Blume
Paperback, 288 Seiten,
20 Zeichnungen

Die Regel
Von Angelika Blume und
Sylvia Schneider
Paperback, 256 Seiten,
8 Zeichnungen

Wechseljahre
Von Sylvia Schneider
Paperback, 288 Seiten

Droge Glücksspiel
Von Ulla Fröhling
Paperback, 288 Seiten

Als Kind mißbraucht
Von Angelika Gardiner-Sirtl
Paperback, 224 Seiten

Wege aus der Depression
Von Maggie Scarf
Paperback, 304 Seiten

Mädchen
Von Gerda Bödefeld
Paperback, 264 Seiten

Gleichberechtigt?
Von Angelika Gardiner-Sirtl
Paperback, 256 Seiten

Beruf: Sekretärin
Von Monika Held
Paperback, 248 Seiten

**Strategien für Frauen
im Beruf**
Von Janice LaRouche und
Regina Ryan
Paperback, 325 Seiten

**Frauen machen sich
selbständig**
Von Erika Markmann
Paperback, 168 Seiten

Wenn Sie mich so fragen
Rosemarie von Zitzewitz gibt
Antworten auf Benimmfragen
Paperback, 192 Seiten